JN209030

小児の口腔科学 第5版

Textbook of Pediatric Stomatology

編集・執筆		
鶴見大学歯学部教授	朝田	芳信
松本歯科大学教授	大須賀	直人
福岡歯科大学教授	岡	暁子
日本大学松戸歯学部教授	清水	武彦
大阪大学大学院歯学研究科教授	仲野	和彦
新潟大学大学院医歯学総合研究科教授	早崎	治明
愛知学院大学名誉教授	福田	理
明海大学歯学部教授	星野	倫範
岩手医科大学歯学部教授	森川	和政
執筆		
福岡歯科大学客員教授	尾崎	正雄
日本大学松戸歯学部診療教授	清水	邦彦
松本歯科大学准教授	正村	正仁
前岩手医科大学教授	田中	光郎
新潟大学大学院医歯学総合研究科准教授	中村	由紀
愛知学院大学歯学部特殊診療科教授	名和	弘幸
日本大学名誉教授	前田	隆秀
九州歯科大学前教授	牧	憲司
明海大学保健医療学部教授	渡部	茂

学建書院

第 5 版発行にあたって

　全国の歯科大学・歯学部における教育は，1947 年に作成された『歯学教授要綱』に始まり，1994 年には，Health Science（健康科学）の一分野という視点から『歯科医学教授要綱』として大幅な改訂が行われ，今日に至っている．また，歯学部における臨床実習前教育の到達目標を明確にするために，2001 年，『歯学教育モデル・コア・カリキュラム』が提示され，2005 年から参加型臨床実習における基本的技能，知識，態度を問うことを目的とした「臨床実習開始前の共用試験」が実施されている．2007 年と 2010 年の小改訂後，2017 年 3 月には「平成 28 年度（2016 年度）版歯学教育モデル・コア・カリキュラム」の改訂が行われ，さらに，2017 年 6 月には歯学教育モデル・コア・カリキュラムの用語の修正が行われた．この修正の目的は，「平成 30 年（2018 年）版歯科医師国家試験出題基準の改定」を踏まえてのことであり，『歯科医師国家試験出題基準』との整合性をはかることで質の高い歯科医師養成を目指すものである．

　この数十年を振り返ると，社会環境は大きく変化し，人口構造の変化や産業構造の変化に伴う生活環境の変化，さらに，基礎医学や医療技術の進歩による疾病構造の変化が顕著になった．急速な少子高齢社会の到来により，保健・医療の基本的な枠組みの再構築や見直しが必要とされている．平成 30 年版『高齢社会白書』によれば，現役世代（生産年齢：15〜64 歳）を支え手とすると，2015 年には 2.3 人，2065 年には 1.3 人で 1 人の高齢者を支えなければならない時代になると予測している．そのため，支え手である若者が健康で活力ある社会を創造しなければ，迫りくる高齢者問題に対応することはできない．歯と口の健康は，全身の健康の保持・増進にも影響を及ぼすことが示されるなど，歯と口の健康づくりの推進は，一層重要になっている．

　今日，医療が単に病気の治療（cure）を意味する時代から，疾病予防，健康の維持・増進（care）へと変わるなかで，小児歯科学は，成長発達期の口腔の健全育成を目的としており，臨床的にも学術的にも大変魅力ある歯科医学の一分野であり，「口腔科学」としての役割が強く求められているといえる．

　本書は，2005 年に初版を発行し，第 2 版では『歯科医学教授要綱』（2008 年改訂），『歯学教育モデル・コア・カリキュラム』との整合性を重視し，第 3 版では，小児・障害児の対応法の充実，医療安全と危機管理の追加など内容の充実をはかった．第 4 版では，大幅改訂となる『歯学教育モデル・コア・カリキュラム』と『歯科医師国家試験出題基準』との整合性を最優先に，随所にメモや図表を配置し，わかりやすい教科書を目指した．今回，第 5 版では，歯科矯正学，歯科保存学，公衆衛生学，口腔外科学との整合をはかりつつ，最新のデータを収載することで，学生の理解を高める工夫をした．前版同様，多くの歯科学生，臨床研修医，臨床医の方々にとって一層役に立つことを望むものである．

　2019 年 2 月

編集代表　朝 田　芳 信

はじめに

　わが国の医学，歯科医学教育は，この数年で急激な変革が進行しつつある．歯科界は，歯科医師数の充足を達成した現在，さらなる質の向上が求められている．医学・歯学教育の在り方に関する調査研究協力者会議（文部科学省）は，「21世紀における医学・歯学教育の改善の方策について」の報告書の中で，「歯学教育モデル・コア・カリキュラム」を提示し，国民の臨床実習に対する理解と協力を得るにあたって，臨床実習開始前の歯科学生に対して基本的知識，技能，態度までを問う「共用試験」を提言し，平成17年から導入されることとなった．

　さらに，厚生労働省指導の歯科医師国家試験合格者に対しては，平成18年から臨床研修歯科医の義務化が本格運用されることとなり，歯学教育は大きく変革する．

　一方，最近の生命科学は，目を見張る勢いで発展している．特に分子生物学，分子遺伝学などの進歩によって再生医学という夢の医療が現実化されるのも近々の感がある．国民の健康の増進に寄与する歯科医師ならびに歯科学生に求められる知識量ならびに理解度はますます増大している．国民から信頼されるに値する幅広い見識と豊かな人間性，ならびに日進月歩の歯科医学，歯科医療に呼応して，患者に最良な医療を実践できる優れた歯科医師の養成が歯学教育の責務である．

　小児歯科学は，成長発達期にある小児期の口腔を健全に育成するための学問であり，臨床歯科医学の一分野である．小児は，心身の発達とともに口腔内も成長変化が著しく，かつ一様でないことが特徴であるが，その変化なども科学的に解明されつつある．

　本書は，一般臨床歯科医の基礎教育を目標にした「小児歯科医学教授要綱」と「歯学教育モデル・コア・カリキュラム」を重視しつつ，従来の小児歯科学で取り上げていないが，今後発展が見込まれる分子遺伝学の領域，ならびに今後，国際交流や海外での活躍を期待して諸外国の歯科事情についても解説し，新しい時代に対応した「小児の口腔科学」を編集・企画した．また，カラーの症例写真を多く掲載し，専門用語の解説とKey word をサポート欄に設けることによって，学生ならびに臨床歯科医が理解を深めやすくすることを目指した．

　2005年1月

著者代表　前　田　隆　秀

も く じ

6章 小児歯科臨床の流れ

7章 医療安全と危機管理

8章 小児の臨床における対応

9章 齲蝕と予防

10章 齲蝕治療

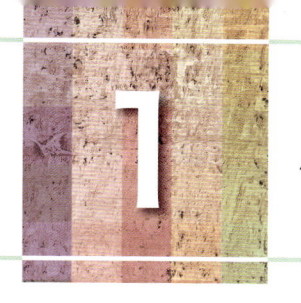

1 小児歯科学と小児歯科医療

1 小児と小児歯科学

■ 1）小児の定義

「子ども」の類義語として小児，児童があげられるが，何歳までを「子ども」とするかの定義は明確ではなく，法律や制度によってばらつきがある．

小児という呼称は，おもに医学用語として使われている．医学・歯学の分野においては，新生児から成人に至るまでの成長発達段階にあるヒト，つまり，0歳から18歳前後の生体を総称して小児とよんでいる．

児童とは，「児童福祉法」および「児童の権利に関する条約」では満18歳未満をさし，「母子及び父子並びに寡婦福祉法」では20歳未満をさしている．「児童福祉法」では，乳児，幼児，少年から満18歳未満をさしているのに対し，「学校教育法」では，初等教育を受けている満6歳から12歳を児童，就学前教育を受けている期間を幼児，中・高等学校の中等教育を受けている期間を生徒とよぶため，児童という呼称は混乱を招くことが多いといえる．

■ 2）小児歯科の歴史

「子どもは大人を小さくしたものではない（The child is not a little man）」ということが認識されるようになり，小児科学は内科学から独立して，臨床医学の一分野として認められ発展してきたように，小児歯科学も同様な経緯から発展してきたといえる．

18世紀のヨーロッパでは，戦争，飢饉や疫病により両親を失った孤児が増加し，その孤児たちを収容する孤児院がつくられ，それらが発展して小児病院が設立された．そして，小児病院における臨床と研究が礎となり小児科学が誕生した．同様に，小児病院のなかで口腔疾患の臨床と研究が盛んになり，小児歯科学へと発展した．

日本での小児歯科学誕生の経緯は，欧米とは異なる．1891（明治24）年，直村善五郎によって日本ではじめて児童の歯科検診が行われた．しかし，小児の歯科治療に積極的に取り組むという時代ではなかった．

1921（大正10）年，日本で最初の児童歯科施設が開設された．しかし，その後，戦後になるまで小児歯科の発展は滞った．

1950（昭和25）年，小児の歯科的問題は子どもの心身の発育の推移を視野に入れるべきであるとの発想から，日本大学に「保育歯科」外来が誕生した．

1955（昭和30）年，東京医科歯科大学に日本初の小児歯科学講座が誕生した．

その後，日本では戦後の復興期と重なる1954（昭和29）年から1973（昭和48）年の高度成長期に齲蝕が急増し，時代の要請を受けるかたちで，小児歯科の臨床と研究が発展した．

1978（昭和53）年，国民からの強い要望により歯科の標榜科名に小児歯科が加わった

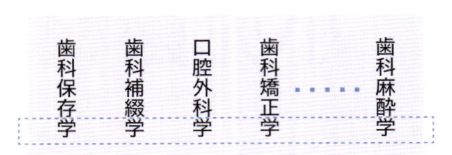

図 1-1　小児歯科学の定義

ことは，小児歯科医療の歴史のなかで大きな出来事といえる．

　小児歯科の標榜から約 40 年が経過した現在，齲蝕罹患率は低下し，齲蝕の軽症化が進んでいる．そのようななか，小児歯科医療は疾病対応型から疾病予防ならびに口腔機能の育成への転換期を迎えており，小児歯科標榜医は，齲蝕治療にとどまることなく，さまざまな問題への対応が求められている．今後は，診療室完結型医療から専門職種間の連携による地域連携型医療が強く求められる．

■ 3）小児歯科学の定義と目的

　小児歯科学は，身体的，精神的，社会的な面を考慮した歯科医療であり，周期的な変化をしている成長発達期の医療に限定した歯科学の一分野である．そして，基礎医学，社会医学の基盤のうえに成り立つ臨床医学の一分野でもある．歯科学は，縦割りに細分化された歯科保存学，歯科補綴学，口腔外科学，歯科矯正学に代表されるように，治療体系などに基づいて発展してきた．それに対し，小児歯科学は小児を対象とした臨床歯科学における横割りの一分科であり，すべての治療体系を含み，栄養や心理など幅広い知識をもとに全人的な見地に立って子どもの健康や発育を見守る学問であり，小児科学を基礎とした医療でもある（図 1-1）．その対象となるのは，顎口腔系の諸器官が発育を開始する胎生期から出生後の無歯期，乳歯列期，混合歯列期，永久歯列期という発育過程を経て，永久歯列咬合が完成し顎口腔系に関連するすべての器官が完成する 18 歳から 20 歳までである．

　また，小児歯科学は妊産婦の口腔保健とも密接にかかわっており，子どもへの齲蝕原因菌の伝播は，おもに母親の口腔内に起因することや，母親の唾液中の齲蝕原因菌数が多いほど子どもへの感染率が高いことが報告されている．子どもの健全な口腔育成のためにも，妊娠中から母親の口腔環境を整えることが大切になる．小児歯科学は，小児だけを対象とするのではなく，妊産婦を含む母子の健康に寄与する歯科医療であり，これらを科学的に追及する歯科学である．

2　小児歯科医療ならびに専門職種間の連携

■ 1）小児歯科医療の本質

　小児の歯科医療では，患児だけではなく保護者や家族を含めた対応が不可欠である．そして，何よりも大切なことは，患児や保護者の気持ちに寄り添い，見守るという姿勢である．患児や保護者が対話をとおして語る，病気になった理由や経緯，病気について今どのように考えているかなどの「物語」から病気の背景や人間関係を理解し，患児の抱えてい

EBM

科学的根拠（過去の疫学的・統計的データ）に基づく医療をいう．客観的・体系的要素からなる．

る問題に対して全人的（身体的，精神・心理的，社会的）にアプローチしていく NBM（Narrative Based Medicine：臨床手法）が近年注目されており，まさに小児歯科医療では，EBM（Evidence Based Medicine：科学的根拠）よりも NBM に基づく医療を優先すべきことが多いといえる．

■ 2）小児歯科医療の特異性

小児歯科医療は，小児を対象とした顎顔面口腔領域の疾患や異常の予防と治療を行い，顎口腔領域の機能と形態の健全な育成をはかることで心身の健全な発育を促すことを目的としており，成人を対象とする歯科医療とは異なるいくつかの特徴がある．

まず，対象とする小児は心身ともに未熟であり，さまざまな感染（細菌やウイルス），傷害などに対する抵抗力が弱く，また，外的因子に対する生体反応が年齢により大きく異なる．

次に，成長発達過程にある小児の顎顔面口腔領域に生じた疾患や異常は，形態および機能の障害をもたらすだけでなく，その後の成長発育に影響を及ぼす．特に，障害を受けた年齢が低いほどその後の発育に大きく影響する．したがって，これらの疾患や異常の発生を予防することがきわめて重要であり，ひとたび疾患や異常が発生した場合には，早期に対応して，形態や機能を回復するだけでなく，正常な発育へと導く必要がある．

さらに，乳幼児期は，摂食・嚥下機能や構音機能など，さまざまな機能の獲得時期であることも念頭に置くべきであり，これらの点が成人における歯科医療とは大きく異なる．

最後に，小児の行動への対応があげられる．成人の歯科医療では，協力的であることが前提となるが，小児ではその前提が成立しないと考えるべきである．そのため，小児の歯科医療においては，小児の発達心理学の知識をもとに，さまざまな行動変容法（行動療法）を用いて治療にあたる必要がある．

■ 3）専門職種間の連携

乳幼児期は，生涯を通じた口腔保健の出発点であり，将来にわたる心身の健康を左右するライフステージとして最も重要な時期である．しかし，子どもを取り巻く社会環境の変化に伴い，地域社会の連帯性や共同体としての絆や相互扶助機能の低下ならびに核家族化が進行し，子育て支援・養育機能の低下や各家庭の孤立により，保護者の育児不安や負担はますます大きくなっている．

母子保健の理念が，疾病対策から健康増進や育児支援に大きくシフトした今日では，子どもの保健という目標を1つにするチャイルドヘルスプロフェッショナル間の連携はきわめて重要であり，保育所・幼稚園・学校などで子どもの保健に深くかかわっている専門関連職種との連携の強化をはかりつつ，小児歯科医療を考えていく時代といえる．

■ 4）小児歯科における専門医制度

2006（平成 18）年，日本小児歯科学会が，専門医申請団体として厚生労働省から認可を受け，「小児歯科専門医」の広告が可能となった．この専門医制度は，医療制度改革ならびに広告規制の緩和政策に基づくもので，医療の情報開示を進めることで患者の自己決定権を通じて質の高い医療が提供されることを意図している．小児歯科専門医の定義は，小児歯科学の専門的知識と技術，そして，公共的使命と社会的責任を有する小児歯科医をさし，小児歯科医療の発展と向上をはかり，小児保健の充実と増進に貢献できる者としている．2018（平成 30）年現在，約 1,100 名の小児歯科専門医が誕生している．

表 1-1　歯科医師の基本的義務
①応召の義務，または診療に応じる義務
②診療の義務
③療育や保健を指導する義務
④診療録の記載・保存の義務
⑤診断書などの交付義務
⑥守秘義務
⑦患者や家族に対する説明と同意（承諾）を得る義務（インフォームドコンセント）
⑧医療水準の進歩についていく義務

表 1-2　患者へ説明すべき内容
①病態，原因，発生機序
②病気を放置した場合の予後
③選択可能な治療法
④治療効果や治療によるリスクとその確率
⑤セカンドオピニオンの存在
⑥患者はどのような状況でも同意を自由に撤回できること

3　小児歯科医療における歯科医師の基本的責任

■ 1）小児歯科医療を安全・安心に行うための歯科医師の責務

　医療行為に傷害のリスクは常に存在するが，安全・安心への配慮を十分に行うことによってそのリスクを最小限にとどめることが可能である．しかし，小児は心身が未熟であるため，外来因子の刺激に対する反応性が高く，その影響は容易に全身に及ぶ．また，歯科診療においては協力が得られない場合が多く，体動による事故のリスクは高い．そのため，小児歯科医療に従事する者は，常に小児の行動予測やリスク回避を念頭に，安全・安心な医療の提供を心がけることが責務である．

　小児歯科診療においては，事故防止を目的に，さまざまな対応がなされている．その代表的なものがラバーダム装着である．ラバーダムは，薬剤や歯科材料の誤飲・誤嚥の防止にきわめて有効であるが，嘔吐物による気道閉塞やチアノーゼの出現などが発見しづらいというマイナス面もある．したがって，歯科医療従事者は小児の特性を十分に理解し，対応にあたる必要がある．そのため，小児歯科診療では，診療補助者との協働によるフォーハンドシステムが基本となる．また，障害がある小児の場合には，介助者や保護者の協力のもと，円滑な診療体制を構築することが重要となる．

■ 2）小児歯科医療におけるインフォームドコンセント

　近年，患者の人権・権利を配慮した対応が医療行為に強く求められるようになるなか，自分の意思や考えを伝えることができない小児患者への人権的配慮は重要になっている．歯科医師の基本的義務を**表 1-1** に，患者へ説明すべき内容を**表 1-2** に示した．

　インフォームドコンセントとは，医療側と医療を受ける側が共通の治療目的を設定し，それを達成するために治療プランを作成するプロセスをさす．日本語では「説明と同意」と翻訳されているが，適切な内容を示しているとはいえない．すなわち，インフォームドコンセントの主体はあくまで患者であり，「歯科医師による説明と患者による同意」ではなく，「患者が説明を受け，同意する」ことを意味している．

　特に，小児歯科医療においては，自己決定ができない乳幼児を対象とすることが多く，保護者によって代替されている．しかし，未成年者であっても判断能力があると認定されるかぎり，患者の意思は尊重されなければならない．

2 小児の成長発育

A 身体の発育

　発育とは，形態学的にみると，外面的には容積または形態の増大であり，内面的には細胞の増大と分化である．さらに，生物学的にみると，生体内における生理機能の発達である．発育と成長，あるいは発達という言葉は同じ意味に用いられている．これらは成熟に関連する言葉であり，ともに小児の成熟の過程である．

1 小児期の区分

　小児の身体および精神の構造や諸機能は，年齢の増加に伴いさまざまに変化していく．その変化の性質や速さはすべての器官について一定ではなく，各時期に遅い速いはあっても，すべて中断することのない一連の現象である．一般に，その速度は初期ほど大きく，その後次第にゆるやかになる．

　小児期の区分を**表 2-1** に，在胎期間および新生児期の諸定義を**図 2-1** に示した．

表 2-1　小児期の区分

出生前期	細胞期	0〜2 週
	胎芽期	2〜9 週
	胎児期	9 週〜出生
新生児期	出生〜4 週	
乳児期	出生〜1 歳	
幼児期	1〜6 歳	
学童期	6〜12 歳	
思春期	男 12〜20 歳	女 10〜18 歳

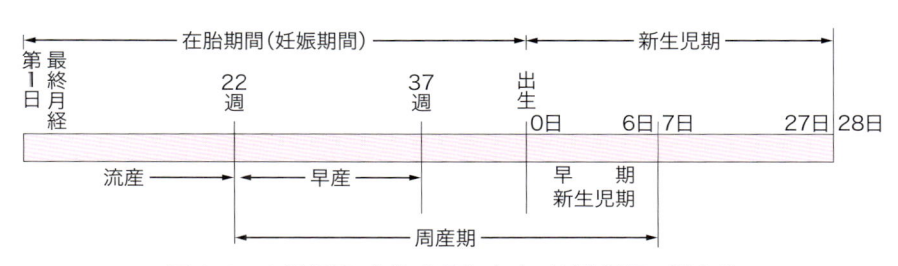

図 2-1　在胎期間（妊娠期間）および新生児期の諸定義
注）在胎週数，日齢は満で表した．
（平山宗宏 ほか編：小児保健，日本小児医事出版社，1987 より一部改変）

2 成長発達の特徴

成長発達には次のような傾向がみられる.

(1) 分化と統合

発育は，未分化から分化，分化から統合へと進歩していく．例えば，箸を持つとき，はじめはにぎり箸であるが，1本ずつ指が使えるようになり，最後は5本の指を上手に使えるようになる．精神発達も未分化から分化，統合へと向かう.

(2) 順序性，方向性

発育はほぼ一定の順序で進み，成長発達には基本的な方向がある(頭尾方向，近遠方向，粗大微細方向).

(3) 異速性，連続性

発育の速度は一様ではなく，緩慢なときや急激なときがある．歩行は連続性の代表例である.

(4) 周期性

発育の過程では，同じような発育形態が周期的に繰り返される．例えば，身長が著しく伸びる成長期と，体重が著しく増える充実期とが交互に現れる.

(5) 相関性

心身の諸機能は，ある程度独立性をもって発育するが，それぞれ無関係ではなく，相互に相関しあって発育する．例えば，運動能力の発達によって知的・社会的行動などが発達する．あるいは，言語，知覚，記憶，想像の発達に伴い思考力が発達する.

(6) 個体差，性差

発育には一般的な原則があるが，同時に個体差や性差があり，身体内外の諸条件によって変化し，一様ではない.

(7) 臨界期（クリティカルピリオド）

胎児発育の途中に，外からの影響を最も受けやすい時期を臨界期とよび，その時期は臓器によって異なる．代表例として，風疹に免疫のない女性が妊娠初期に風疹に罹患すると，風疹ウイルスが胎児に感染して，出生児に先天性風疹症候群と総称される障害を引き起こすことがある．先天性心疾患と白内障は，妊娠初期3か月以内の母親の感染によって発生するが，難聴は，妊娠6か月での感染によっても出現する.

B 身体発育の特徴

身体各部の成長率はそれぞれ異なる．このため，全身の外線および割合は発育とともに変化していく．胎児は，頭部が身体のほかの部分よりも著しく発育する．胎生2か月ころ，頭長は身体全体の1/2を占めるが，新生児では約1/4である．年齢が大きくなるに従ってその割合は小さくなり，成人では1/7〜1/8になる．生後1年たつと頭部の成長は減少し，胸囲が増大してくる（表2-2, 図2-2）．これら身体各部の発育の割合は，身体の発育異常の診断に際して大きな意義をもつ.

表2-2　身長と頭長の割合

年　　齢	新生児	2～4歳	4～7歳	11～15歳	15～25歳
身長：頭長	4：1	5：1	6：1	7：1	7～8：1

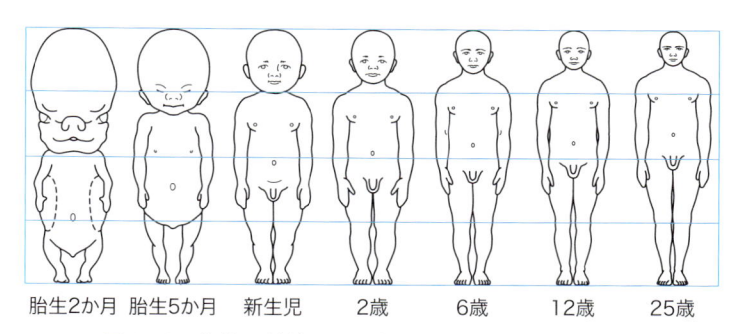

| 胎生2か月 | 胎生5か月 | 新生児 | 2歳 | 6歳 | 12歳 | 25歳 |

図2-2　身体の外線および割合の体長的変化 (Robins)

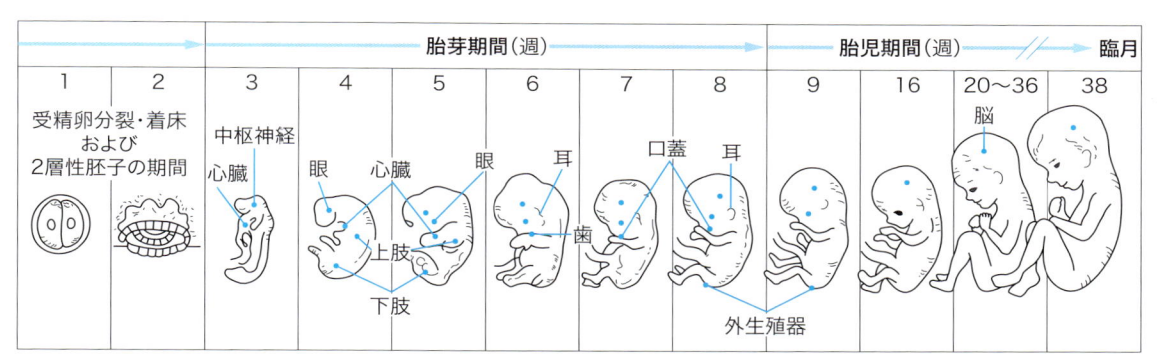

図2-3　胎児の発育図
● 催奇形物質の作用しやすい部分
（平山宗宏 ほか編：小児保健，日本小児医事出版社，1987）

1　出生前期（胎生期）

　胎生期は，広義の胎芽期と胎児期に大別される．胎生8週までを胎芽期といい，臓器形成の時期である．胎生9週以後を胎児期といい，臓器成長の時期である．胎児が胎外生活が可能になるのは胎生22週以後である（図2-3）．

■ 1）身長，体重

　胎生期の発育は，8週で体重4g，体長2.5cm，12週で30g，7～9cm，28週で1,000g，35cmである．

　受精卵の成長は，最初の2～3週が著しく速く，特に頭部の成長が速い．

■ 2）顎骨および乳歯胚の発生

　顎骨の発生は，胎生5～6週ころである．上顎骨は，結合組織を基盤として発生し，下顎骨は，将来下顎骨の生じる部位に発生するMeckel軟骨の外側に現れる1対の核から，結合組織骨として発生する．また，歯の発生部位の外胚葉組織が中胚葉組織中に増殖陥入して乳歯胚が発生する．この時期に癒合不全を起こすと，将来，奇形の原因となる．

表 2-3　小児の体重増加状態と身長増加状態

	出生時	3か月	1歳	2歳	4歳	5歳	12歳
出生時体重に対する比	1（3,000 g）	2倍	3倍	4倍	5倍	6倍	15倍
	出生時	1歳	4歳	12歳			
出生時身長に対する比	1（50 cm）	1.5倍	2倍	3倍			

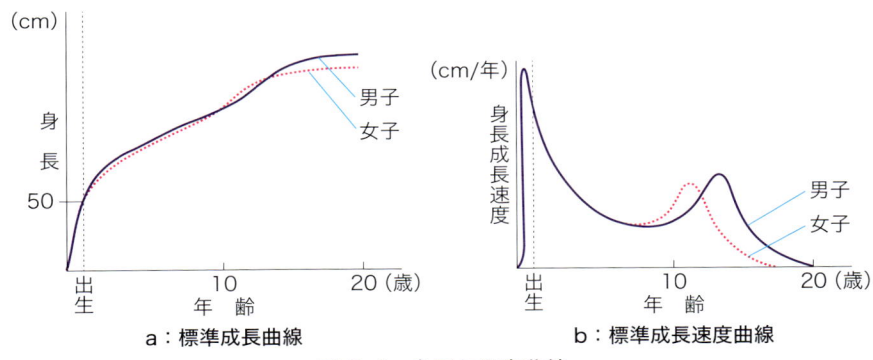

a：標準成長曲線　　　　b：標準成長速度曲線

図 2-4　身長の発育曲線

2　出生時および出生以降

■ 1）身　　長

　出生時，男女児ともに約50 cm である．満1歳で75 cm（1.5倍），4歳で約2倍，12歳で約3倍になる（表2-3）．生後1か月間で6 cm，2か月目で2 cm，3か月以後は1か月に1.5 cm 増加する．

　年齢と身長の関係を表した標準成長曲線からみると胎生期の増加が著しく（図2-4-a），また，年齢と身長成長速度の関係を表した標準成長速度曲線からみると，2つの急伸期が存在する．最初のピークは胎生期中であり，第二のピークは思春期である．特に第二のピークの出現時期には男女差があり，女子が男子に比べて早い（図2-4-b）.

■ 2）体　　重

　2016年，厚生労働省の人口動態調査における出生時体重の全国平均値は，男児3,050 g，女児2,960 g である．出生時体重2,500 g 未満を低出生体重児とよんでいる．

(1)　生理的体重減少

　生後3〜5日のあいだ一時的に体重が減少し，その後再び増加を始める．減少量は出生時体重の5〜8%（約150〜200 g）である．

　生理的体重減少の原因として，①生後1〜2日間は哺乳量が少ない，②肺，体表面からの水分蒸発（減少した体重の約70%），③尿，胎便排泄（10〜20%），④身体脂肪消費（10〜15%）などがある．

　生後7〜10日で出生時体重に回復する．生後15日たっても回復しないときは，小児の疾病，あるいは養護のうえでなんらかの異常が存在すると考えなければならない．

低出生体重児
low birth weight infant

出生時体重 2,500 g 未満の新生児をいう．同じ低出生体重児でも胎週数相当の体重で生まれたものを AFD（appropriate-for-dates infant）といい，在胎週数に比べ出生時体重が少ないものを SFD（small-for-dates infant）という．

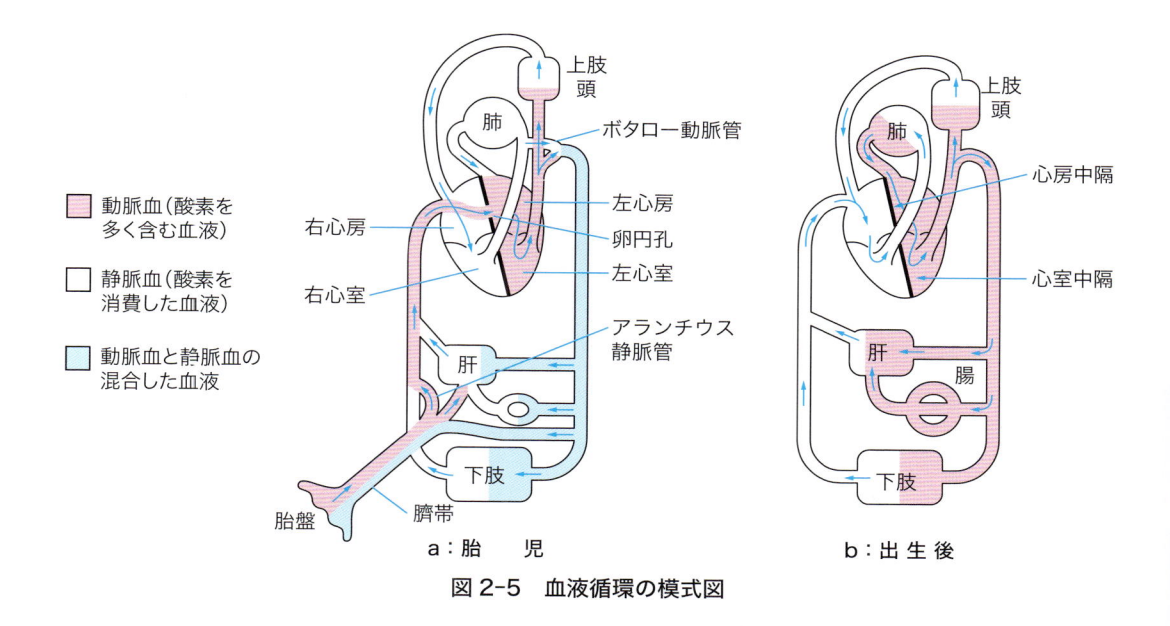

図 2-5　血液循環の模式図

凡例:
- 動脈血（酸素を多く含む血液）
- 静脈血（酸素を消費した血液）
- 動脈血と静脈血の混合した血液

図中ラベル（a：胎児）: 上肢頭, 肺, ボタロー動脈管, 左心房, 卵円孔, 左心室, 右心房, 右心室, アランチウス静脈管, 肝, 下肢, 胎盤, 臍帯

図中ラベル（b：出生後）: 上肢頭, 肺, 心房中隔, 心室中隔, 肝, 腸, 下肢

a：胎　児　　　　b：出　生　後

（2）体重の増え方

　健康児の体重は，生後約 3 か月で出生時体重の 2 倍，1 歳で 3 倍，4 歳で 5 倍になる（**表2-3**）．年間の体重増加率は乳児期が最高で，その後は横ばいになるが，思春期に再び一過性に高率になる．

■ 3）頭囲・胸囲

　頭囲は，出生時 33〜34 cm，生後 6 か月 42〜44 cm，1 歳 45〜46 cm である．

　出生時，頭囲は胸囲より約 1 cm 大きく，1 歳でほぼ同じになり，2 歳以降は胸囲のほうが大きくなる．

　頭囲は特に重要で，水頭症，小頭症，くる病など，発育障害の診断上重要な情報となる．

■ 4）新生児の生理

　出生時の新生児の仮死や呼吸循環状態の評価法として一般に広く用いられているものにアプガースコアがある．心拍数，呼吸，筋緊張，反射，皮膚の色を点数で表したものを集計し，10 点満点で評価する．スコアが高いほど健全である．生後 1 分で 8 点以上が正常，5〜7 点が軽症仮死，4 点以下は重症仮死である．

（1）呼　吸

　分娩時の産道通過により胎児の胸部が圧迫され，肺内の羊水が押し出され，産道通過直後に胸部は弾力で膨らみ，はじめて肺に空気が入る．これを「産声」といい，呼吸が開始される．この機転がうまくいかないと新生児仮死となる．新生児の呼吸は腹式呼吸であり，かつ鼻呼吸で，口呼吸はできない．

（2）循　環

　胎児と出生児では循環系が大きく異なる（**図2-5**）．胎児は，酸素や栄養素を胎盤から取り入れ，二酸化炭素や代謝産物を胎盤から母体へ排出する．出生後は，自分の肺で呼吸し，自分の消化器で栄養素を吸収し，排出しなければならない．

　すなわち，胎児期には臍帯から血液が流入していたため右心房のほうが左心房より圧力

頭囲・胸囲

出生時：頭囲＞胸囲
1　歳：頭囲≦胸囲
（低出生体重児の場合，1 歳以下では頭囲と胸囲の比較は意味がない）

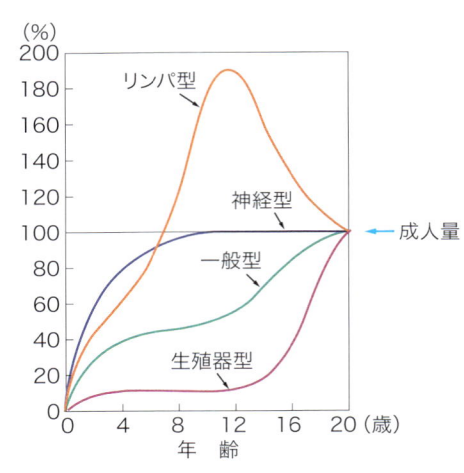

図 2-6　Scammon の臓器別発育曲線 (Scammon, 1930)

リンパ型：リンパ腺，扁桃腺，内分泌腺，胸腺など
神　経　型：脳，脊髄，視覚器官など
一　般　型：身長，体重など一般的な外型，肺活量，筋，骨，内臓器官など
生殖器型：子宮，卵巣，睾丸など

が高かったものが，出生後，呼吸が始まると肺が拡張し，肺への血流が増加する．その結果，左心房の圧力が上昇し，右心房より左心房の圧が高くなり，開いていた卵円孔は生後1時間以内に閉鎖する．また，ボタロー動脈管も生後1日以内に閉鎖し，アランチウス静脈管は生後1週間以内に機能的に閉鎖する．これらの管が閉鎖せず，開いたままの場合には，循環器系に異常を起こす開存症となる．

（3）黄　　疸

胎児は赤血球数が多く，血色素も胎児型から成人型ヘモグロビンへの転換が行われるため，赤血球の崩壊が多い．それを処理するための肝臓の酵素活性が出生後数日は特に低いことから，その代謝産物であるビリルビンが血中に増加することで黄疸が起こる．新生児の多くにみられるが，ほとんどは生理的黄疸で，治療の必要なない．

また，母乳栄養では，母乳に含まれるビリルビン処理酵素の活性抑制作用により，生後3〜4週にわたって黄疸がつづくことがある．これも，特に治療の必要はなく，母乳を中止する必要もない．

一方，母子間に血液不適合があると，母体血中に新生児の赤血球に対する抗体が存在し，溶血が生じ，重症な黄疸になることがある．このような病的な黄疸に対しては早期に治療を行うことが重要である．

3　各器官の発育

Scammon は，成長・発育を，20歳で100%に発達すると考え，身体の各組織が発達・発育していく様相を4つのパターンに分けて示している（図 2-6）．

（1）リンパ型

幼児期から学童期にかけて急激な発育をつづけ，12歳前後で成熟量の2倍近くまで発育し，その後は縮小する．小児の扁桃が異常に大きくみえるのはこのためである．

（2）神　経　型

おもに脳の発育と関係が深く，幼児期からきわめてすみやかに発育し，学童期の6歳こ

ろにはほとんど最高に達し，その後も縮小することなく機能を営み，学童期から思春期に
かけて著しい進歩を示す．脳に隣接している顔面頭蓋にも直接影響を及ぼしている．

（3） 一般型

　一般的発育は，出生後の数年間および思春期に盛んになる．すなわち，2回にわたる急
激な発育がある．このように，ゆるやかなS字状を描いて進行する経過を，Sigmoid曲線
あるいはS字状曲線とよぶ．

（4） 生殖器型

　すべての生殖器官にみられる．最初の1年間はほとんど発育がみられず，思春期に入る
と急激に発育を始める．女子は10歳ころ，男子は12，13歳ころである．
　これらの発育曲線からわかるように，組織，臓器の成長率は特異性がある．
① 出生前，胎生6か月ころから急激に各臓器が成長し，体重とほぼ平行して増大する．
② 出生後は，脳の発育が著明で，6歳ころには成人の重量の80〜90%に達する．
③ 胸腺やリンパ腺は12歳前後で最高となり，成人の約2倍に達する．扁桃腺は，この
　時期に生理的に最も大きくなる．
④ 身体全体としては，脳と視覚器を除いて，呼吸器系，消化器系，腎臓，肺，脾臓，骨，
　筋肉，血量などはS字状の成長過程を示す．副腎，生殖器は特異なパターンを示す．

■4■ 年齢による発育評価

　年齢は，心身の成長発達の程度を示す基準である．暦年齢のほかに，機能の発育程度を
示す年齢的表現として生理的年齢が用いられる．

■ 1）暦年齢

　出生時から数える経年的年齢であり，生活年齢（life age）ともよばれている．必ずしも
成長発達の評価の基準とはならない．

■ 2）生理的年齢

　生理的年齢は，発育の尺度としてよく用いられ，骨年齢，歯齢（歯の萌出年齢，石灰化
年齢），形態年齢，第二次性徴年齢などがある．

（1） 骨年齢

融合について

遠心側：有鉤骨，有頭骨，
小多角骨，大多角骨
近心側：豆状骨，三角骨，
月状骨，舟状骨

　化骨の進行状態で評価する．全身の化骨の進行状態は，手根骨や足根骨に反映されるの
で，臨床では手根骨のエックス線写真で評価する（図2-7-a）．すなわち，年齢の増加と
ともに骨核数が増加していくので，骨核数および大きさ，骨端部の形，骨化度，骨端線の
幅，または融合の程度などによって評価する．
　一般に，手関節部の8個の手根骨と，橈骨および尺骨下端の骨核を加えた合計10個の
化骨状態を調査する．手根骨の骨核化骨数は，目安として暦年齢あるいは暦年齢に1を加
えた数字にほぼ等しく，個体の性的成熟度との一致性が高いといわれている（図2-7-b）．
　骨年齢は，栄養障害，内分泌腺機能障害，慢性感染性疾患などによって暦年齢より遅延
する．

（2） 歯齢

　歯齢は，個々の歯の発育を評価する尺度である．すなわち，歯の萌出開始ならびに脱落

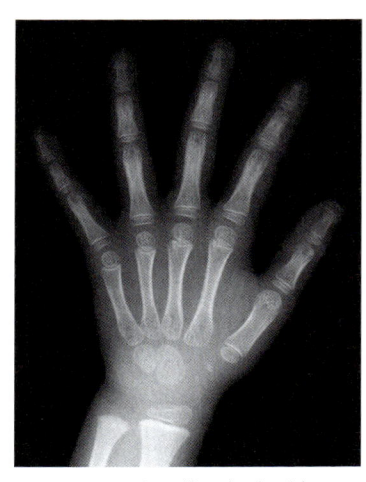

a：エックス線写真（3歳）
（歯科医師国家試験 第109回）

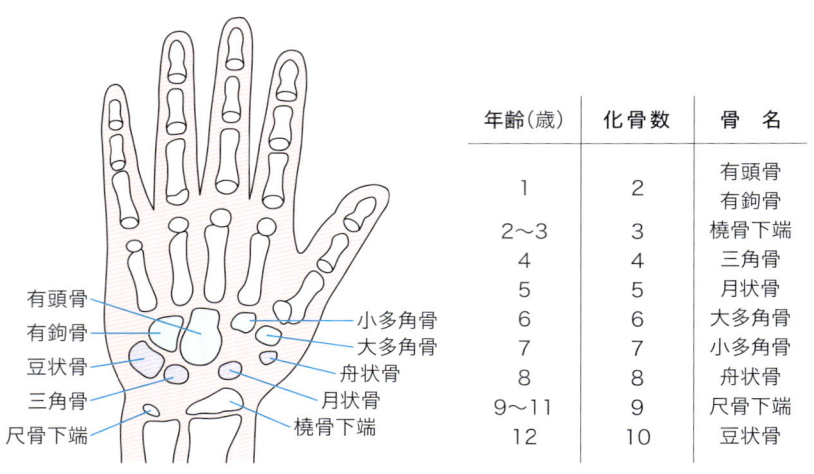

有頭骨　　　　　　　小多角骨
有鉤骨　　　　　　　大多角骨
豆状骨　　　　　　　舟状骨
三角骨　　　　　　　月状骨
尺骨下端　　　　　　橈骨下端

b：手根骨の名称と化骨数

年齢（歳）	化骨数	骨　名
1	2	有頭骨
		有鉤骨
2〜3	3	橈骨下端
4	4	三角骨
5	5	月状骨
6	6	大多角骨
7	7	小多角骨
8	8	舟状骨
9〜11	9	尺骨下端
12	10	豆状骨

図 2-7　骨年齢の評価

の時期，歯の石灰化程度などを判定し，歯と咬合の発育状態を知るために必要である．

a　萌出年齢

乳歯および永久歯の萌出状態から小児の発育状態を判定する．臨床では，標準発育に比べて，どのくらい早いか遅いかを判定する．

また，発育段階を評価する Hellman の分類がある．

b　石灰化年齢

歯の石灰化状態から生理的年齢を判定する．全顎のエックス線写真によって，顎骨内の乳歯および永久歯の歯冠や歯根の形態などから個々の歯の成熟度をみる方法で，Nolla，Moorrees らの分類がある．歯齢が暦年齢より遅延あるいは亢進する場合には，病的因子を考慮する．

（3）　形態年齢

生体計測年齢ともよばれているもので，各種計測値の標準と合わせて発育年齢を決めていく．最も多く用いられるのは身長，体重で，次に体型年齢である．頭部，胴部，脚部のバランス，あるいは計測値の比較から生理的年齢を推測する．

（4）　第二次性徴年齢

思春期に現れる第二次性徴も生理的年齢として利用することができる．初潮，乳房発達段階，恥毛・腋毛の発現，声変わりなどがある．

■ 3）精神年齢

知能年齢ともいい，Binet によってはじめて用いられた．小児の知能は年齢とともに発達していくので，知能の程度を年齢で表現したものである．例えば，8歳の精神年齢とは，8歳児の平均的な知能を示すもので，代表的なものに知能指数（intelligence quotient：IQ）がある．

乳幼児の精神機能の調査は，発達指数（development quotient：DQ）を用いる．これは，乳幼児の精神運動機能を調べて発達年齢を求めるものである．

表 2-4　発育状態の評価法

	計算式	用途	発育状態／判定	
Kaup 指数	$\dfrac{体重（kg）}{身長（cm）^2}\times10^4$	乳幼児期の発育状態の評価に用いる	**発育状態**	
			13 未満	やせすぎ
			13〜15 未満	やせぎみ
			15〜19 未満	標　準
			19〜22 未満	太りぎみ
			22 以上	太りすぎ
Rohrer 指数	$\dfrac{体重（kg）}{身長（cm）^3}\times10^7$	学童期の発育状態の評価に用いる	**発育状態**	
			100 未満	やせすぎ
			100〜115 未満	やせぎみ
			115〜145 未満	標　準
			145〜160 未満	太りぎみ
			160 以上	太りすぎ
BMI	$\dfrac{体重（kg）}{身長（m）^2}$	思春期以降の肥満度の評価に用いる	**判　定**	
			18.5 未満	低体重（やせ）
			18.5〜25 未満	標　準
			25〜30 未満	肥満（1 度）
			30〜35 未満	肥満（2 度）
			35〜40 未満	肥満（3 度）
			40 以上	肥満（4 度）

※ 35 以上を「高度肥満」と定義
肥満度の判定基準（日本肥満学会　2011）

注）Kaup 指数と BMI は，計算の単位は異なるが，基本的には同じ計算式である．
　　しかし，発育（肥満）評価の基準値が異なる．

5　発育状態の評価法

　身長と体重の関係から身体の発育状態や肥満度をみる指標として，それぞれの時期により Kaup 指数，Rohrer 指数，BMI（body mass index）が用いられる（**表 2-4**）．

C　小児の発達の特徴

1　中枢神経系の発達：原始反射

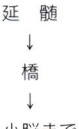

原始反射

延　髄
　↓
橋
　↓
小脳までネットワークができたことを意味する．

　新生児から乳児期の初期にかけて特有の反射が存在する．これらを原始反射（primitive reflexes）という．これらの反射の中枢は，間脳から脳幹部にかけて存在すると考えられている（**図 2-8**）．一般に，大脳皮質の機能が発達する生後 3〜4 か月ころには大脳皮質の抑制を受けて消失する．大脳皮質に障害があると長く残存するので，脳障害の診断に応用される．

　臨床的には，①新生児の成熟度の判定，②脳障害の有無の判定（反射の亢進，減弱，消失時期の延長），③末梢神経障害の診断（分娩麻痺，脊髄脱などの場合には，左右差がみられたり，消失する）に利用される．

■ 1）哺乳に関係する反射

　新生児の授乳には次の反射が関与する．

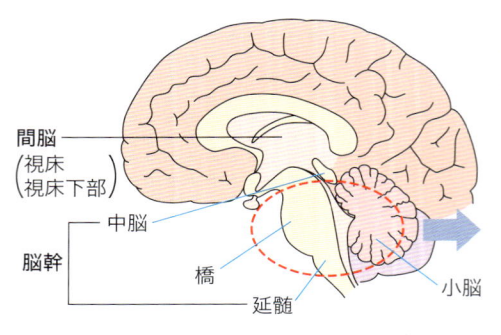

飛び込み反射
視床下部・中脳レベルの反射

8か月以降に出現

原始反射
6か月までに消失

図 2-8　反射の中枢

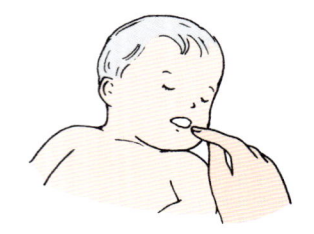

図 2-9　哺乳に関係する反射
（口唇探索反射）

(1)　口唇探索反射（追いかけ反射，図 2-9）

　乳児の口角や頬を指で静かに刺激すると，口を開いて刺激側に向け，指を口唇と舌で捉えようとする．このとき，頭部も刺激側に向ける反射をいう．

　この反射は，胎生 28 週からみられ，32 週で完成する．生後 3〜4 か月ころに消失するが，睡眠中は 7 か月ころまで存続する．この反射の欠如は，低酸素症や外傷による脳幹機能障害か神経筋疾患を疑う．

(2)　口唇反射（捕捉反射）

　乳首を口唇と舌で捉える反射である．指を近づけてもくわえる．

　この反射は，生後 6 か月ころに消失する原始反射である．

(3)　吸啜反射

　乳首を吸う反射である．指を口に入れても吸う．この反射によって吸啜運動が行われる．

　この反射は，生後 6 か月ころに消失する原始反射である．

(4)　嚥下反射

　咽頭部に送り込まれた乳汁を食道のほうへ送る反射である．

　これは，原始反射ではなく終生獲得した反射である．

(5)　舌突出反射

　乳首や指のような突起物以外の固形物を口に入れると，舌で排除しようとする反射である．この反射は，離乳期ころになると消失する．

■ 2）その他の原始反射（図 2-10）

(1)　Moro 反射

　顔を正面にして寝かせてから，背と頭を支えながら床から約 10 cm 持ち上げ，頭部だけを支えたまま約 30 度下方に倒すと，両腕を急に外転伸展し，手指が開く．次に，胸で何かを捕まえるように両腕を内転屈曲し，胸の中央で合わせる．

(2)　起立反射（歩行反射）

　身体を術者の手で支えて立たせ，足を床につけて前傾させると，歩行するように連続的な脚の屈曲伸展が起こる反射である．

(3)　把握反射

　Darwin 反射ともいわれ，手に何かが触れると，しっかり握る．母指は参加しないのが特徴である．足の場合には，指の付け根に何かが触ると，つかもうとするような指の屈折

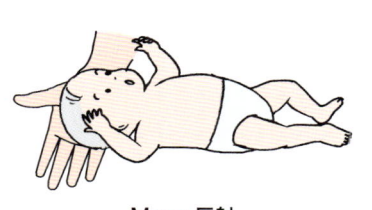

Moro 反射

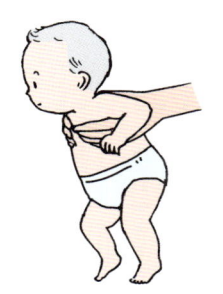

起立反射

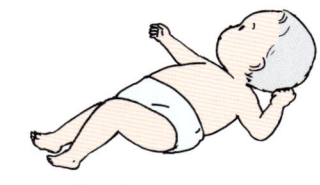

把握反射

非対称性緊張性頸反射

図2-10　原始反射

首がすわる

脳神経のネットワークができたことを意味する.

支えると立つ

脳神経のネットワークが脊髄まで来たことを意味する.

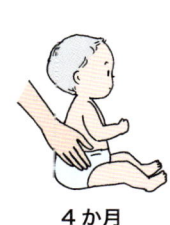
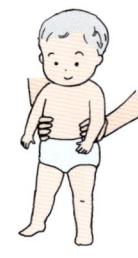
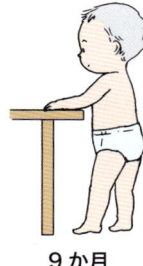
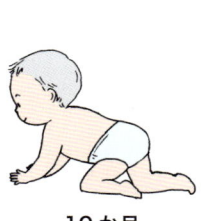
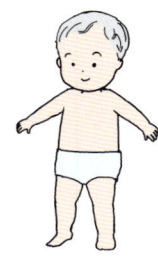

4か月
支えると座る

8か月
支えると立つ

9か月
つかまり立ち

10か月
這い這い

15か月
一人歩き

図2-11　運動機能の発達

が現れる.

（4）　Babinski 反射

　足の裏を軟らかいものでくすぐると，足の指を扇のように広げる反射である．18か月ころからは指の屈曲がみられるようになる.

（5）　非対称性緊張性頸反射

　頭を一側に向けると，顔が向いた側の手足が伸展し，反対側の手足を屈曲させる（フェンシング姿勢）反射である.

2　運動機能の発達

　小児の運動機能は，脳神経系，筋肉，骨格などの発達が統合化したもので，胎生期から連続的に発達していく．新生児期は，反射運動とでたらめ運動である．生後3か月で首がすわり，4か月で支えれば座り，10か月で這う．9〜15か月のあいだにつかまり立ち，一人歩きへと発達する（図2-11）.

　小児の発育には個人差があり，運動機能も遺伝や環境的なものに支配されやすく，一人ひとり発達速度が異なる.

■ 1）歩行の開始

歩行の開始時期

歩行は，成熟によって開始されると考えられ，小児の精神発達診断の1つの指標になっている.

一人歩きができる……………………………………生後14〜15か月

転ばないで歩ける〜走ることができる……………2歳

階段の登り降りができる………………………………3歳

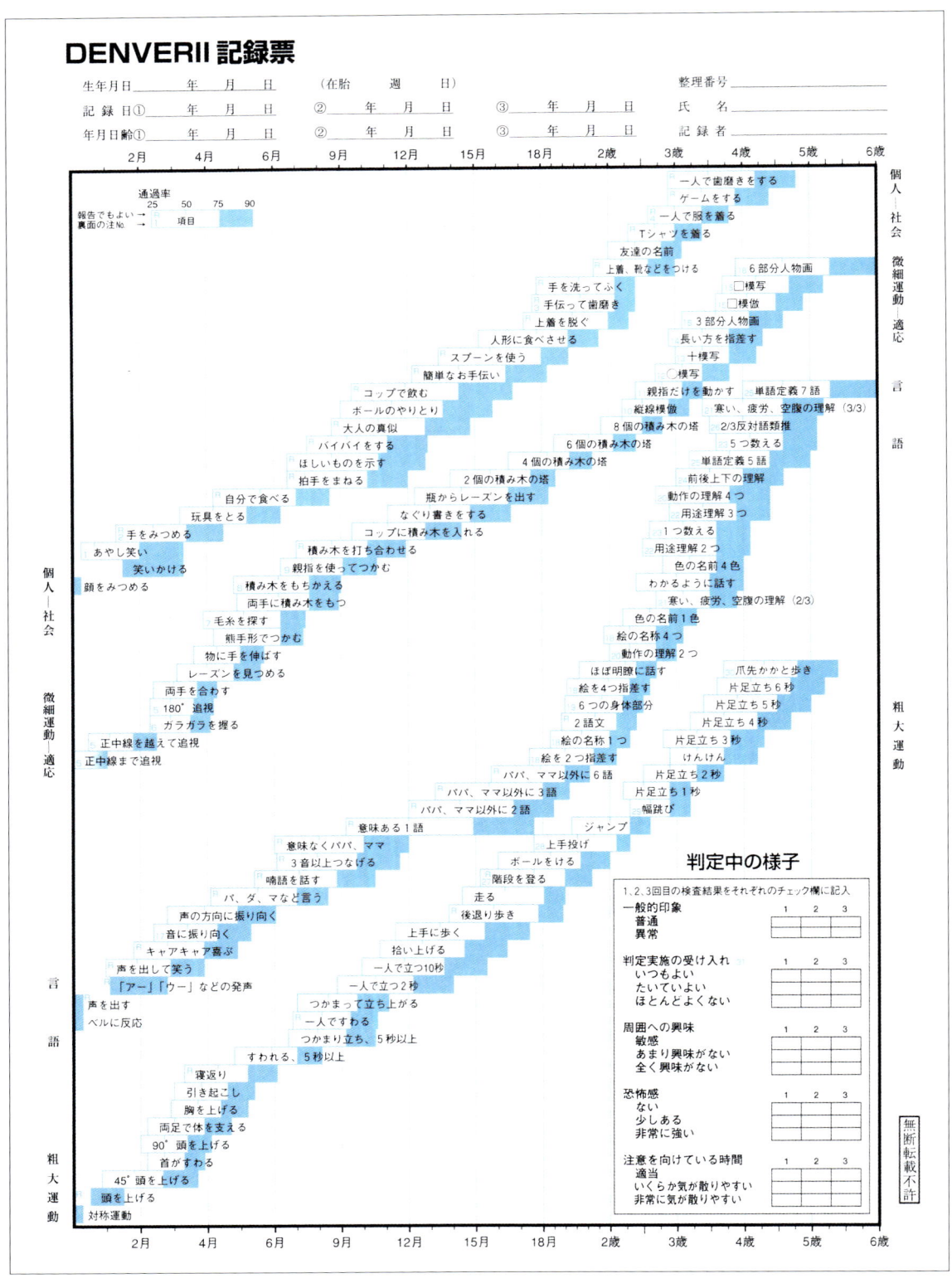

図 2-12　DENVER 式発達スクリーニング検査

跳躍，両足跳び，片足跳びができる…………………4歳

片足で長いあいだ立つことができる………………5歳

■ 2）手足の運動の発達

全身運動の発達とともに手先の運動も巧妙に行えるようになる．積木，折り紙，箸の持ち方などが巧みに細かく，正確に，そして速くなる．手腕運動と脳とは密接な関係があり，運動の発達によって実際的な知能が伸びるといわれている．

5歳の終わりころまでに，歩行，走ること，片足跳び，ひも結び，ボタンかけなどができるようになり，以後発達する運動の基礎ができ上がる（図2-12）．DEVBER式発達スクリーニング検査以外にも運動，社会性，言語の評価として遠城寺式乳幼児分析的発達検査がある．

指で物をつかむことができる………………………9か月ころ

スプーンを握ることができる………………………1歳6か月ころ

箸を使うことができる………………………………3歳ころ

治療椅子に自分一人で昇ることができる…………2歳ころ

一人で治療することができる………………………2歳6か月ころ

３　言語の発達

歯科医師が小児の治療を行う場合，説明は言葉のやりとりによって行われる．言葉の発達過程を知ることは重要である．

話し語の開始は，幼児期の精神発達の最も大きな特徴の1つである．

子どもが最初に発する音声は産声である．生後3〜4か月すると声を出す練習を始め，音声を出して喜んでいる．これを「喃語」という．喃語は意味のない音声であるが，これが発達すると「話し語」になる．生後10〜11か月になると最初の片言をしゃべるようになる．言葉としての本来の発達は幼児期に入ってからである．

Sternによる言葉の発達過程の分類を表2-5に示した．

また，久保とSmithは，3〜4歳のあいだが最も語数の発達が著しいとしている（表2-6）．

幼児は，はじめから正確に発音することはできず，次第に正しい発音へと発達していくが，発達は個人差が大きい．

5歳になると，言葉の面では会話の適応期であるとともに発音が一応完成する．5歳すぎても赤ちゃん的な発音をしている舌のまわらない小児の場合には，気をつけて観察する必要がある（表2-7）．

以上の年齢的な言葉の発達過程を知ることによって，小児の訴える症状などを，ある程度理解，分析することができる．また，小児に症状などを質問する場合にも，年齢や能力に応じた話し言葉で問いかけることが大切である．小児の能力を無視した質問を行うと，混乱させたり，不安，恐怖を起こさせ，押しだまらせ，また，恐怖のために泣き出すこともある．

したがって，言葉を理解することは，小児の歯科治療の際に，彼らが現在どのような苦痛を経験しているかを把握し，保護者の訴えとともに，治療方針を立てるうえで非常に役

表 2-5　言葉の発達過程

準備期		喃語, 模倣, 漠然とした理解の時期	
第 1 期	1 歳～ 1 歳 6 か月	1 語文の時期	○簡単な単語を言う時期で, はじめて話し語を発するのは早くて生後 8～9 か月であるが, 普通は 1 歳 3 か月くらいである ○他人の言うことは相当に理解するが, 自分で話せる言葉は少ない ○片言であり, 発音は喃語に近く, ブーブーとかワンワンなどの表現はしても 1 語文であり, 擬声語が多く, 欲求や感情を現している
第 2 期	1 歳 6 か月～ 2 歳	2 語文命名期	○物に名のあることを知り, 物の名前を覚える時期である. このころから急に話し語が増加する ○動詞が出て, 2 語以上の文章が増え, 状態を述べることができる. アメ, コンコン（雨が降っている）, ワンワン, マンマ（犬が餌を食べている）
第 3 期	2 歳～ 2 歳 6 か月	時称の使い分け	○あした, きのうの言葉を覚え, その区別ができるようになる ○羅列式の言葉が多く, 日常語の基礎ができ上がる時期であるが, 家庭語（母と子, またはその家族だけに通じる自己流の言葉）が多く, 感嘆語や疑問文が用いられる
第 4 期	2 歳 6 か月以後	主文と従属文	○羅列文が, 主文と従属文からなる文章に変化する ○意識的に大人の表現を模倣するようになる ○次第に言語活動が盛んになり, 幼児特有の新造語が多くなる ○ 1 つの文章に含まれている単語数は年齢の増加に伴って多くなり, 複雑な文章が増える. しかし, 相手を意識しない言葉, すなわち, 独り語が相当に多い

(Stern)

表 2-6　語彙量の発達

年　　齢	Smith N. E.(1926)		久保良英 (1931)		大久保愛 (1967)	
	語彙総量	増加量	語彙総量	増加量	語彙総量	増加量
12～15 か月	3～19					
1～2 歳	272	240	295	—	360	—
2～3 歳	896	616	886	591	1,029	669
3～4 歳	1,540	644	1,675	789	1,544	515
4～5 歳	2,072	532	2,050	375	2,160	616
5～6 歳	2,562	490	2,289	239	3,182	1,022

立つ場合が多い. 小児が歯科治療の必要性を理解できるようになるのは, 一般に, 2 歳 6 か月から 3 歳ころである.

　言葉の遅れの原因には, 知的能力障害, 脳性障害, 聴覚器・発語器官の異常, 環境性・心因性（放任, かまいすぎ）, 発育不全症, 自閉スペクトラム症などがある.

表 2-7 言語の正常発達

年　齢	言語の理解	言語の表出
0〜1歳	○イナイイナイバーを喜ぶ ○「バイバイしなさい」や自分の名前がわかる	○あやすと声を出す ○喃　語
1〜2歳	○簡単な命令に従う ○120〜270語の理解	○12か月までに1〜3語 ○18か月までに15〜20語 ○2歳までに200語 ○2歳近くで2語文
2〜3歳	○2歳6か月までに400語 ○3歳までに800語 ○位置関係がわかる ○2つの動作の指示に従う	○300〜500語 ○3〜4語文 ○発声，発語が盛ん ○言葉の流れが使えたり，返語を繰り返したりする
3〜4歳	○1,500語の理解 ○複文の理解 ○簡単な質問に答える	○600〜1,000語 ○文構造は単文
4〜5歳	○1,500〜2,000語の理解 ○「いつ」「なぜ」などの質問がわかる	○1,000〜1,600語 ○4〜6語文
5〜6歳	○2,500〜2,800語の理解 ○受身文，使役文の理解	○1,500〜1,600語 ○完全な5〜6語文 ○複　文 ○流暢さに問題なし

（福迫陽子：言語発達遅滞，言語，4：883〜891，1975より一部改変）

4 情動の発達

■ 1）情動の分化

　小児の全行動は非常に情緒的といえる．情動あるいは情緒とは，快，不快であり，年齢とともに細かく分化していく．

　小児は理論より感情が勝っていて，快，不快に非常に敏感である．そのため，歯科治療に際しては，恐怖や不安などの不快な感情が先立つ．したがって，歯科における小児の対応は，恐怖や不安との対決にかかっているといえる．小児が治療に対する説明や指示を容易に受け入れて，おとなしく協力的になれば，歯科治療は半ば完了したといっても過言ではない．

　本項では，小児の情動のうち，特に不快を中心として，その発達について述べる．新生児の情緒は興奮のみであるが，生後6か月になると興奮のほかに，快，不快に情緒が分化する．年齢が進むに伴い，さらに分化し，5歳くらいまでに成人の表す情動の主要な形態がひととおり現れる（表2-8）．歯科外来においては，小児の恐れ，不安，泣き，怒り，かんしゃくが同時に起こることが多い．

■ 2）恐怖，不安

　恐怖，不安に対する反応は，逃避的行動，救いを求める叫び，内臓諸機能の停止，下痢などとして現れることもある．恐怖は，生後6か月ころに現れ，ほかの情緒と同様，年齢とともに変化し，対象も表現形式も変わっていく．

幼児期の情緒の特徴

・持続時間が短い．
・強烈で爆発的である．
・一過性である．
・情緒の現れる頻度が高い．

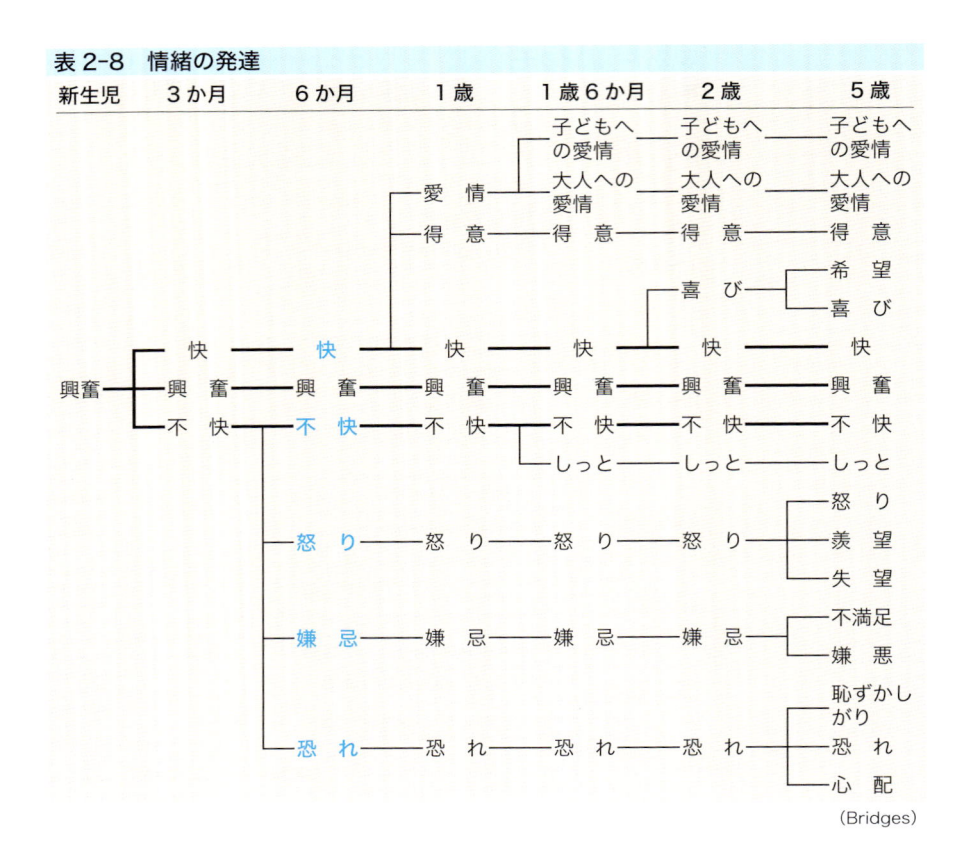

表2-8 情緒の発達

新生児	3か月	6か月	1歳	1歳6か月	2歳	5歳
						子どもへの愛情
			愛 情	子どもへの愛情	子どもへの愛情	大人への愛情
				大人への愛情	大人への愛情	
			得 意	得 意	得 意	得 意
					喜 び	希 望
						喜 び
	快	快	快	快	快	快
興奮	興 奮	興 奮	興 奮	興 奮	興 奮	興 奮
	不 快	不 快	不 快	不 快	不 快	不 快
			しっと	しっと	しっと	しっと
		怒 り	怒 り	怒 り	怒 り	怒 り
						羨 望
						失 望
		嫌 忌	嫌 忌	嫌 忌	嫌 忌	不満足
						嫌 悪
		恐 れ	恐 れ	恐 れ	恐 れ	恥ずかしがり
						恐 れ
						心 配

(Bridges)

(1) 恐怖の発生機序

[模倣,教示,暗示に基づく恐怖] 周囲の人が怖がったり,痛がったりする様子をまね,見習ううちに恐怖が身についてしまう.また,「言うことを聞かないとお医者さんに連れていって注射する」という保護者がいるが,これも罰としての注射に対して強い恐怖を示す.

[驚愕経験に基づく恐怖(不幸な経験)] 強い驚愕経験をしたのちの恐怖である.はじめての注射や,歯の切削の際の疼痛により,それ以後,医師に対して慢性の情緒不安状態を示すようになる.

[社会的未成熟に基づく恐怖] 見聞する世界がだんだん広がり,さまざまなものを理解するようになるが,十分に理解できず中途半端の状態で不安を起こし,心のバランスを失い,恐怖を生じる.

　例えば,見慣れない白衣の医師やさまざまな診療器械を見て,これからどんなことをされるのかという不安や恐怖がわいてくるのである.

[成人を脅かす手段としての恐怖] 恐怖を示すことにより両親を脅かし,初期の目的を達しようとするものである.治療椅子に座ると「怖い,おなかが痛い」と訴えるが,治療椅子から降りるとケロリとしていることがある.

[病的な恐怖] 学校恐怖症,尖端恐怖症などさまざまなものがある.心気性愁訴(病気への恐怖),不安発作(死の恐怖など),その他,うつ病や統合失調症などによって起こる特殊な恐怖がある.

（2）　恐怖への対応法

無用な恐怖をなくすための指導法として，一般に次のようなことが考えられる．

① 原因となっている恐れの性質を説明し，恐れを除いて安心感を与える．

② エンジンや水銃など，怖がっているものを会話のなかに入れたり，見せたり，触らせたりして恐れを克服する知識を与え，自信をもたせる．

③ 怖がらない小児のなかに怖がる小児を入るなど，子ども同士の模倣を利用する．

④ 適度の叱責や勇気づけなどにより恐れを抑制し，克服させる．

⑤ 身体の健康をはかり，自信をもたせる．

⑥ 恐怖を無視する，叱責，嘲笑する，いちどきに完全に恐怖を除去しようとするなどの方法はとるべきではない．

■ 3）泣　　き

歯科治療中に泣く小児はしばしばみられるが，泣くことは，恐怖や怒りなど，一般に不快の系統の情緒の表現であり，一緒に起こることが多い．

乳児や幼児は非常に泣きやすいが，年齢の増加とともに，その回数は少なくなり，抑制することができるようになる．5歳をすぎるとだんだん泣かなくなり，少なくとも幼児的な泣き方はしなくなる．

（1）　泣き声の分類（Elsback による）

[強情泣き]　治療を拒否して「かんしゃく」を起こす小児にみられる．大声を張り上げ，声の調子も高い．多くは歯科治療に対する不安の外部的な表現であるが，これらの行動を抑制しないと，治療を進めることは不可能である．

[おびえ泣き]　治療室の雰囲気におびえている小児にみられる．すすりあげるようにして泣いたり，泣きじゃくったりすることが多い．この場合は，抑制的な対応は避けて，Tell-Show-Do 法（p.127 参照）などで徐々に慣れさせ，正しい対応ができるように導くことが大切である．

[痛がり泣き]　大声の場合もあるが，たいていはすすり泣きである．痛みがあるかどうかは，小児に尋ねるとすぐにわかるので，ほかの泣きとの区別は容易である．小児が痛みのために泣いている場合には，ただちに処置を中止して，適切な除痛を行う必要がある．

[補償泣き]　まったくの嘘泣きで，泣き声は単調な低音である．これは，小児が直面している不安な状態への対応策や，不快な刺激（切削音など）への対応策として泣いている場合が多い．ある意味では，小児なりの不快刺激への対応手段であるため，無理に止めさせるべきではないとされている．

泣くことによって要求や気持ちを表現するのは，いわば「赤ちゃん的表現」である．このような表現に停滞しないように誘導することが大切である．

（2）　泣きへの対応法

乳児の場合は，泣き声の意味をくみとって対応する．これは，幼児についても同じであり，小児の要求を察して，その要求が正当であれば，それをみたす方法を与え，または教えてやる．ただし，泣くことが自分の要求をとおす手段の1つになっていることがある．要求が不当なときは放置しておく．

■ 4）怒り・かんしゃく

小児は，自我意識が未分化で単純なために，怒りが起こりやすく，かつ抑制できずに爆

発する．怒りが実際の行動となって現れると，要求を邪魔したものに直接に向けられ，歯科医師をたたいたり，かみついたりする．

　ある事情によって要求の充足が阻止されたときに示す怒りの爆発的表現を，かんしゃくという．2歳ころから現れ始め，3〜4歳で最も多く，9歳ころまでつづくが，その後は少なくなる．12〜13歳以後はほとんど現れない．かんしゃくの現れ方は年齢によって異なる．8〜9歳ころになると，幼児期と違って，息を止めたり，頭をぶつけたり，床に寝転んだりなどの反応はみられなくなる．

(1) 原　　因

① やりたいことを，ほかから邪魔されたとき

② 欲しいものが手に入らないとき

③ 自分の大事なものを取られたとき

　つまり，自分の要求が否定され，抑えつけられ，あるいは邪魔されたときに怒りを感じる．このほか，少し大きくなると，たえず小言を言われたり，他人と不利な比較をされたとき，自己の体面を傷つけられたとき，などが加わってくる．

(2) 怒りやかんしゃくへの対応

　怒りが小児の要求として正しく当然なものならば十分に認めて，みたしてやり，どうしたらよいかを考える．むやみに抑えつけることは禁物で，反抗児をつくる．しかし，要求が叶えられないものならば，放置しておく．

5　社会性の発達

幼児期の考え方の特徴

・非常に具体的
・自己中心的
・直観的で未分化
・情緒的で興味的*
* 小児が器具の説明を執拗に求めるのは興味のためである．

　社会性とは，社会のなかで生活していくために必要な，さまざまな能力を獲得していくことである．幼児の社会的行動は，保護者，その他の近親者からの働きかけに対して情緒的な反応を示すことから始まる．

(1) 命令や禁止に対する理解と服従

　幼児が禁止命令を理解して，大人の言うことに従うようになるのは1歳3か月で，簡単な命令を理解して，言われたとおりにするようになるのは1歳6か月である．ただし，禁止および命令に対する理解と服従は，その場かぎりのものにすぎない．

(2) 反抗的行動

　2歳ころから4〜5歳ころのあいだに反抗期とよばれる特色のある時期が現れる．幼児期と青年期に1回ずつ，特に反抗的行動の目立つ時期を，それぞれ幼児期反抗（第一反抗期），青年期反抗（第二反抗期）とよんでいる．幼児期は，行動的反抗が多く，高年齢になるに従い言語的反抗が多くなる．子どもの反抗は，保護者が溺愛的態度の場合に最も多くみられ，専制的態度とも関係がある．

(3) 課題意識

　反抗期を経過すると，幼児は大人から命じられたことを指示どおりにやろうとするようになる．およそ5歳ころから課題意識がはっきりしてくると考えられ，これは，その後の幼児や児童の学習態度を構成するきわめて重要な要因となる．

現代の子どもの発達とメディア

　現代の家庭にとって，テレビやゲームは非常に身近な存在となり，低年齢化も進んでいる．そのため，メディア（テレビ，ビデオ，テレビゲーム，携帯用ゲーム，インターネット，携帯電話など）が子どもの心身の発達や健康に及ぼす影響が懸念されている．

　① 視力低下：長時間画面を見つづけると，目の筋肉が緊張して疲れて硬くなり，遠近の調節ができにくくなる．また，動体視力が育ちにくく，視力低下を起こしやすい．

　② 咀嚼機能の低下：食事中，テレビをみたり，ゲーム機を使用したりすることで咀嚼時間や噛む回数の減少がみられる．特に低年齢では，咀嚼機能が未熟なため影響が大きい．

　③ 睡眠不足：ゲームに夢中になり十分な睡眠がとれないと，歯の石灰化が促進されず，むし歯になりやすくなる．また，睡眠不足が長期間つづくと，エナメル質形成にも影響を与える．サーカディアンリズム（体内時計）とエナメル質形成には関係があるといわれている．

　2018年6月，WHO（世界保健機構）は，ゲーム依存症を国際疾患分類に入れ，精神疾患と位置づけた．特に，子どもの依存症は世界的にも注目されている．

　日本小児科医会は，2004年に，メディアが子どもに及ぼす影響の重要性を認識し，次の具体的提言を呈示している．

「子どもとメディア」の問題に対する提言（社団法人 日本小児科医会「子どもとメディア」対策委員会）

　① 2歳までのテレビ・ビデオ視聴は控えましょう．
　② 授乳中，食事中のテレビ・ビデオの視聴は止めましょう．
　③ すべてのメディアへ接触する総時間を制限することが重要です．1日2時間までを目安と考えます．テレビゲームは1日30分までを目安と考えます．
　④ 子ども部屋にはテレビ，ビデオ，パーソナルコンピュータを置かないようにしましょう．
　⑤ 保護者と子どもでメディアを上手に利用するルールをつくりましょう．

（4）　幼児同士の社会的行動

　乳児期の後半になると，物の取り合いを媒介として，子ども同士の交渉が始まる．また，よくけんかをする．

　幼児期には，範囲はせまいが仲間を求める気持ちがきわめて強く，3〜4歳になって仲間が与えられないと，現実の要求がみたされない代償として想像の友だちをつくり出す．

D　　小児の生理的特徴

■ 1）排　　泄

（1）　糞　　便

　初回の胎便排泄は生後12時間ころにみられ，その後，数日間排泄される．糞便の回数は，母乳栄養児は1日2〜4回で，卵黄色，軟膏状，酸臭，酸性，摂取乳汁の2〜3%である．ときに白色顆粒（脂肪ケン化物）が混じることがある．人工栄養児は1日1〜2回で，淡黄色，硬く，便臭があり，多くはアルカリ性である．摂取乳量の6〜8%に相当する．

表2-9 小児の年齢別正常体温

年 齢	腋 窩 温		口 腔 温		直 腸 温	
	平均（℃）	標準偏差	平均（℃）	標準偏差	平均（℃）	標準偏差
乳 児	37.09	0.33			37.45	0.44
2〜3歳	37.08	0.35	37.34	0.34	37.42	0.32
4〜5歳	37.12	0.33	37.33	0.31	37.57	0.33
6〜9歳	37.06	0.38	37.16	0.31	37.43	0.23
10歳以上	37.07	0.31	37.16	0.31	37.46	0.19

注）口腔温と腋窩温の差 0.2〜0.3℃

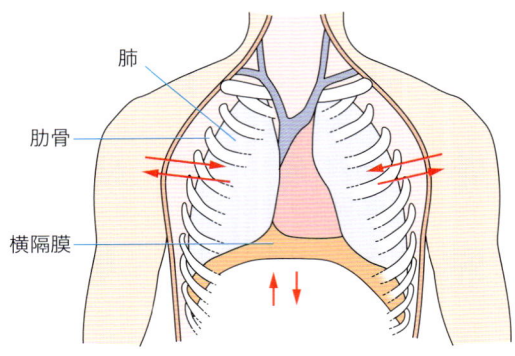

胸郭は，おもに肋骨とそれらを支え動かす筋群，そして，横隔膜から構成される．
息を吸うときは，肋骨を開き拡げるか，横隔膜を収縮させて下げるかである．

乳児は，肋骨が未熟なため，うまく開くことができない．そのため，横隔膜を収縮させ，腹腔が変形することで，腹が前に出る腹式呼吸となる．

図2-13 呼 吸

表2-10 幼児の呼吸数・呼吸量（mL）

	1分間の呼吸数	1回の呼吸量	1分間の呼吸量
新生児	40〜45	13±5	480±227
乳 児	35〜23	10〜56	490〜2,580
幼 児	22〜18	118〜227	2,321〜4,710
学 童	29〜19	121〜276	3,200〜5,000
成 人（70kg）	15	500	6,000

（平山宗宏 ほか編：小児保健，日本小児医事出版社，1987）

（2） 尿

　乳児の尿は希薄で，比重も低く，淡黄色である．人工栄養では酸性，母乳栄養では中性，ときにアルカリ性である．1日の尿量は季節により，また，摂取した液量によって一定の関係がある．摂取飲料水分の約60〜70%は摂取後短時間以内に尿中に排泄される．平均尿回数は1日の食事回数の約3倍に相当する．

■ 2）体　温

　乳児，特に新生児の体温調節機能は不十分で，容易に周囲の温度に影響される．それは，体温中枢の機能不全，汗腺発育不十分，体表面積の大きいことに基づく．また，乳児の体温は，啼泣，運動，興奮，哺乳などで動揺しやすい．

　成人に比べて一般に高く，新陳代謝の旺盛なことを示す．健康小児1日の高低差は0.6〜0.8℃以内である（表2-9）．午前より午後で高い．

■ 3）呼　吸

　乳児の呼吸は腹式で規則正しい．睡眠時はときどき不整になる．10歳ころに成人と同じ呼吸をするまでに胸郭の筋肉が発達し，胸腹式呼吸となる（図2-13）．幼児の呼吸数と呼

表 2-11　増齢に伴う脈拍数の変化（回/分, Lyon）

年　齢	正常下限		中央値		正常上限	
新生児	70		120		170	
1〜11か月	80		120		160	
2歳	80		110		130	
4歳	80		100		120	
6歳	75		100		115	
8歳	70		90		110	
10歳	70		90		110	
	女	男	女	男	女	男
12歳	70	65	90	85	100	105
14歳	65	60	85	80	105	100
16歳	60	55	80	75	100	95
18歳	55	50	75	70	95	90

（小林　登 ほか編：小児科学第2版, 医学書院, 1987）

表 2-12　増齢に伴う血圧の変化（岡本）

年　齢	収縮期血圧 (mmHg)	拡張期血圧 (mmHg)	マンシェット幅 (cm)	長　さ (cm)
2歳	105±17	68±15	5	20
3歳	103±16	68±16	7	20
4歳	106±22	70±23	7	20
5歳	108±15	67±22	7	20
6歳	111±15	70±18	9	25
7歳	112±16	67±14	9	25
8歳	112±16	70±17	9	25
9歳	111±18	66±17	12	30
10歳	112±22	64±20	12	30
11歳	115±22	69±20	12	30
12歳	115±16	63±17	12	30

表 2-13　睡眠時間

乳　児	16〜20
幼　児	12〜13
学　童	10〜11
思春期	8〜9
成　人	7〜8

表 2-14　各年齢における正常血液像

年　齢	ヘモグロビン (Hb) (g/100 mL)		赤血球数 (RBC) ($\times 10^6$)		ヘマトクリット (Ht) (%)		白血球数 (WBC) (mm^3)	リンパ球 (L) (%)
	平均	標準偏差	平均	標準偏差	平均	標準偏差	平均	平均
出生時	17.1	1.5	4.9	0.4	53	5	20,000	20
1〜1歳6か月	11.7	0.8	4.3	0.2	36	2	11,000	54
3〜4歳	13.2	0.8	4.4	0.3	40	3	10,000	49
5〜11歳	14.0	0.9	4.5	0.3	42	2	8,000	32
大　人	16.5	0.8	5.4	0.3	48	2	7,000	29

出生時，赤血球，白血球が多いのは

臍帯を通じた血液循環であった胎児期の低酸素環境のなごりで，新生児の赤血球数，ヘモグロビン，ヘマトクリットは成人に比べて多い。
白血球（好中球，好酸球，好塩基球，リンパ球，単球）のおもな働きは，細菌やウイルスなどの異物から身体を守ることである。新生児は約20,000 mm^3と高値を示し，生後数日で10,000/mm^3近くまで減少する。
乳児から幼児では10,000 mm^3くらいの高値を示し，徐々に成人の値に近づく。新生児の白血球数が多いのは好中球の増加によるものであり，出生時のストレスにより交感神経が刺激され，好中球が末梢血へ動員されることがおもな理由である。

吸量を表 2-10 に示した。

■ 4）心拍数（脈拍数）

　乳児の脈拍数は，1分間に120前後であり，その後，年齢とともに減少する（表 2-11）。心拍数は，安静または睡眠時でなければ正確ではない。小児では，しばしば生理的に呼吸性不整脈がみられる。

■ 5）血　圧

　心拍出量に対し血管径が大きく，血管壁が柔軟なため，血圧は年少児ほど低く（表 2-12），その後，年齢とともに増加し，基礎代謝と相関する。

■ 6）睡　眠

　睡眠時間は成長とともに減少する。新生児は1日のうち18〜20時間眠っているが，幼児期になると1回の午睡を含んだ睡眠パターンになり，4〜5歳で成人と同様の睡眠リズムになる（表 2-13）。

■ 7）血液成分

　血色素量，赤血球は，乳幼児期には成人に比べて少ない（表 2-14）。白血球で特に目立つのは，新生児期をすぎるとリンパ球が好中球の数を上回り，この関係が4〜5歳までつづくことである。小児の全血量は，成人と比べて比較的多く，乳児では体重の1/13〜1/14（成人では1/15）である。

■ 8）免　　疫

　感染に対する免疫性は，小児の年齢，栄養素，季節および体質によって影響される．乳児は生後6か月までは伝染病に罹患することが少ない．これは母体より移行した免疫抗体によるためで，ジフテリア，麻疹，猩紅熱などがある．しかし，百日咳，結核などには新生児期から罹患する．

　母乳栄養児の免疫は人工栄養児に勝り，栄養不良の小児は明らかに減弱するとされている．母乳（特に初乳）には各種の免疫抗体（IgG，IgA）が含まれている．これらの大部分は，哺乳後，腸粘膜に付着して，腸管系のウイルスや細菌の侵入を防ぐ役割をはたしている．成長に伴い，生後3〜4か月ころから，腸粘膜では分泌型IgAの産生が始まり，能動的局所免疫に移行していく．それまでは母乳により役割がはたされる．

免疫グロブリン

胎盤通過性がある免疫グロブリンはIgGだけであり，その他の免疫グロブリンは出生後に獲得する．IgAは初乳中に多く含まれる．

E　　口腔機能の発達

1 摂食機能（吸啜，捕食，咀嚼，嚥下）

　乳幼児期は，哺乳から離乳を経て固形食の摂取機能を獲得する．この時期は，口腔領域の形態成長と摂食機能の発達が互いに密接にかかわっており，摂食機能の変化と発達が著しい．出生時の吸啜に始まり，生涯をとおした摂食機能の基本となる咀嚼機能は，乳歯列完成期に一応の完成をみる．

　固形物を取り込むための摂食機能は，その一連の運動から次の3つに大別される．

[捕食]　食物を口に取り込む動作
[咀嚼]　食物を粉砕，臼磨し，唾液と混和する動作
[嚥下]　食物を口腔から咽頭，食道を経て，胃まで送る動作

　また，発達に伴い，介助されて食べていた状態から，手づかみ食べ，食器や食具を使用した食べ方へと進み，最終的には食事の自立がなされる．

■ 1）吸　　啜

　哺乳において，乳児が口腔内に入った乳首から乳汁を吸引する行動を吸啜という．吸啜様の運動は胎児期からみられる．胎生9〜10週ころ羊水の中で開口運動や舌運動を開始し，胎生12週ころから嚥下運動が，胎生24週ころには吸啜運動がみられるようになると報告されている．吸啜反射をはじめとした乳汁摂取に必要な反射は胎生期に発達しており，出生直後から哺乳を行うことができる．一方で，安定した吸啜には嚥下と呼吸の協調が重要である．出生直後はまだ嚥下と呼吸の協調が不安定で，安定するまでには出生後4〜5日を要するとされている．早産児では，その協調性はさらに未熟で不完全である．

　吸啜時，舌は，口蓋中央の吸啜窩に乳首を押し付け，舌尖から舌根部に向けて蠕動様運動を行い，口腔内に陰圧をつくることで乳汁を摂取する（図2-14）．

（1）　吸啜に適した乳児の口腔形態の特徴

[吸啜窩]　口蓋中央部の深い窪み（図2-15）
[ビシャの脂肪床]　頬部内面の脂肪組織による膨らみ
[顎間空隙]　前方部の歯槽堤間にみられる空隙（図2-16）

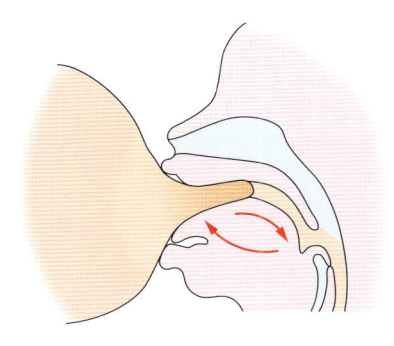

図 2-14　吸啜運動
舌は，口唇，上顎歯槽堤，口蓋（吸啜窩）とともに乳首を取り囲み，前方から後方へと波打つ運動（舌の蠕動運動）により乳汁を圧出する．また，下顎が下がることで口腔内に陰圧が形成され，口腔内に乳汁が吸引される．

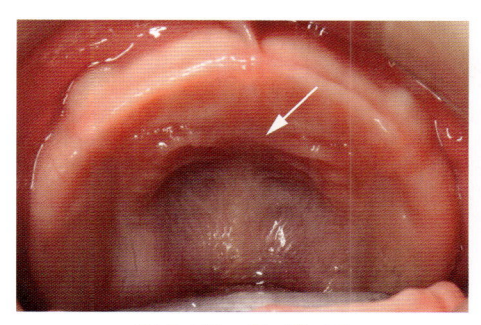

図 2-15　吸　啜　窩

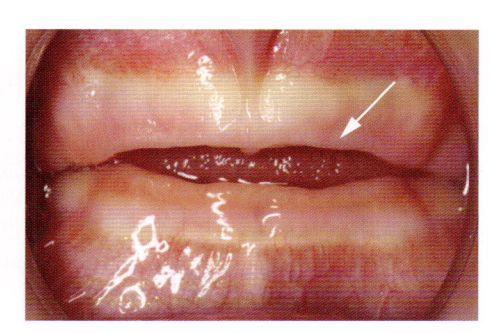

図 2-16　顎間空隙

　これらの形態的特徴は，乳首を固定して口腔内を閉鎖腔とし，効率のよい乳汁摂取を可能にする．

　哺乳中心の時期は，哺乳にかかわる反射（p.13，中枢神経系の発達）によって，口唇，舌，顎などの複数の器官が一体となって動いている．哺乳にかかわる原始反射（口唇探索反射，口唇反射，吸啜反射，舌突出反射）は，出生後4か月ころから弱まり7か月ころまでに消失するが，この変化に伴って，哺乳の一体動作からおのおのの器官が随意的に動く分離動作へと発達する．

■ 2）捕　　食

　捕食とは，食物を口腔内へ取り込む過程をいい，顎と口唇の開閉口によって行われる．基本は口唇による取り込みであるが，固形食の場合は，上下歯列による咬断による捕食や，口唇も顎も開いたまま食物を取り込む流し込み（液体）や落とし込み（固形食）による捕食もある．捕食は随意的な運動であり，食物の量や性質を認識し，取り込む一口分を調整することで，その後の咀嚼や嚥下を円滑に進めている．

　生後6か月ころから，スプーンによる食物を取り込む動作の獲得が開始される．その後，口唇に加えて切歯や舌を利用した取り込みを獲得し，2歳ころまでにその基本的機能を成熟させる．

■ 3）咀　　嚼

　咀嚼とは，口腔内に取り込んだ食物を唾液と混和し，食塊を形成して，嚥下できる状態にするまでの過程をいう．乳前歯の萌出，口蓋の形態変化によって徐々に舌の前方突出が

新生児期〜	哺乳反射によって，乳汁を摂取する．
5〜7か月ころ	哺乳反射は，生後4〜5か月から少しずつ消え始め，生後6〜7か月ころには乳汁摂取時の動きもほとんど乳児の意思（随意的）による動きによってなされるようになる．

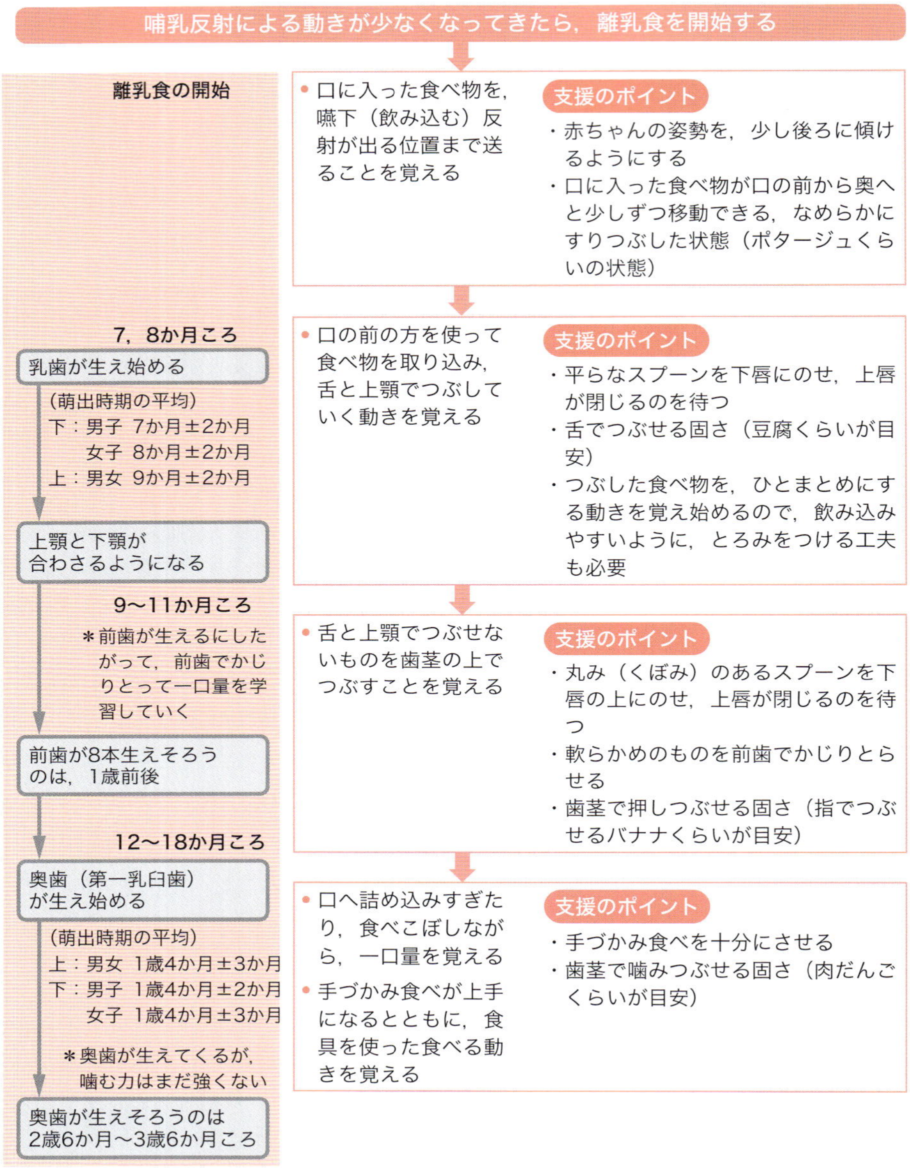

哺乳反射による動きが少なくなってきたら，離乳食を開始する

離乳食の開始

- 口に入った食べ物を，嚥下（飲み込む）反射が出る位置まで送ることを覚える

支援のポイント
・赤ちゃんの姿勢を，少し後ろに傾けるようにする
・口に入った食べ物が口の前から奥へと少しずつ移動できる，なめらかにすりつぶした状態（ポタージュくらいの状態）

7，8か月ころ

乳歯が生え始める

（萌出時期の平均）
下：男子 7か月±2か月
　　女子 8か月±2か月
上：男女 9か月±2か月

上顎と下顎が合わさるようになる

- 口の前の方を使って食べ物を取り込み，舌と上顎でつぶしていく動きを覚える

支援のポイント
・平らなスプーンを下唇にのせ，上唇が閉じるのを待つ
・舌でつぶせる固さ（豆腐くらいが目安）
・つぶした食べ物を，ひとまとめにする動きを覚え始めるので，飲み込みやすいように，とろみをつける工夫も必要

9〜11か月ころ

＊前歯が生えるにしたがって，前歯でかじりとって一口量を学習していく

前歯が8本生えそろうのは，1歳前後

- 舌と上顎でつぶせないものを歯茎の上でつぶすことを覚える

支援のポイント
・丸み（くぼみ）のあるスプーンを下唇の上にのせ，上唇が閉じるのを待つ
・軟らかめのものを前歯でかじりとらせる
・歯茎で押しつぶせる固さ（指でつぶせるバナナくらいが目安）

12〜18か月ころ

奥歯（第一乳臼歯）が生え始める

（萌出時期の平均）
上：男女 1歳4か月±3か月
下：男子 1歳4か月±2か月
　　女子 1歳4か月±3か月

＊奥歯が生えてくるが，噛む力はまだ強くない

奥歯が生えそろうのは2歳6か月〜3歳6か月ころ

- 口へ詰め込みすぎたり，食べこぼしながら，一口量を覚える
- 手づかみ食べが上手になるとともに，食具を使った食べる動きを覚える

支援のポイント
・手づかみ食べを十分にさせる
・歯茎で噛みつぶせる固さ（肉だんごくらいが目安）

図 2-17　咀嚼機能の発達
（厚生労働省：授乳・離乳の支援ガイド，2007 より改変）

表 2-15　乳児型嚥下と成熟型嚥下の違い

	乳児型嚥下	成熟型嚥下
呼　　吸	呼気と同期するが，呼吸停止は短い	呼吸を停止して行う
口唇，顎	顎が開き，上下口唇も開いている	口唇を閉鎖して嚥下
舌尖の位置	舌尖は下顎歯槽堤と乳首の間	舌尖は口蓋に押し付けて固定

（田角　勝，向井美惠：小児の摂食・嚥下リハビリテーション 第2版，医歯薬出版，2014 より一部改変）

減少し，生後7〜8か月ころから舌の上下運動がみられるようになり，口蓋への舌の押しつぶしが可能になる．生後9〜11か月ころ，乳臼歯部の歯槽堤が発達し，顎や舌の左右運動がみられるようになると，固形物を臼歯部の歯槽堤に移動させ，つぶすことが可能になる．この時期が，咀嚼の基本的な動きの始まりと考えられている．

1歳ころまでに，上下顎の前歯が萌出することによって咬断が可能になり，一口量を学習していく．その後，1歳6か月ころから第一乳臼歯の萌出が始まり，臼歯での粉砕・臼磨が可能になり，第二乳臼歯が萌出して乳歯列期が完成する3歳ころまで咀嚼運動を成熟させていく（図2-17）．

咀嚼機能は段階を追って発達するが，離乳期は咀嚼の学習期でもある．離乳の仕方によって咀嚼機能の発達は大きく影響を受けると考えられる．

■ 4）嚥　　下

嚥下とは，口腔内に摂取した食物を咀嚼などの過程を経て食塊を形成したあと，咽頭および食道を経て胃まで送る過程をいう．摂食・嚥下の一連の動作は，先行期（食物の認知），準備期（食塊形成までの咀嚼），口腔期（嚥下の開始），咽頭期（食塊の咽頭通過），食道期（食塊の食道通過）の5期に分けられ，前述した捕食・咀嚼は準備期に，嚥下は口腔期，咽頭期，食道期に起こる．

哺乳にかかわる原始反射が消失してくると，舌の前後運動により食物を咽頭へ送り込む動作がみられるようになる．口腔期に分類されるこの動きは生後5〜6か月ころに獲得され，口唇を閉鎖しての嚥下もできるようになる．嚥下時に下口唇が内側にめくれ込むような特徴的な動き（下唇内転）が観察されるのもこの時期である．

乳児期から幼児期前半にかけて乳児型嚥下から成熟型嚥下への変化がみられる．乳児型嚥下は生後1年をすぎると消失し，成熟型嚥下へと移行する（表2-15）．

摂食機能の発達過程で乳児型嚥下が消失しないと，嚥下時に上下顎もしくは口唇の空隙に舌や下口唇を介在させて口腔内の陰圧を保たざるを得なくなる．このような異常嚥下癖は不正咬合（開咬など）を招くと考えられる．

2 構音（調音）

■ 1）構音の基礎知識

(1) 発声と構音

発声とは，肺から出された気流が声門を通るときに，音声を生じさせることである．このとき，声門が狭まり声帯が振動する状態を有声といい，声門が開いており声帯が振動しない状態を無声という．共鳴は，喉頭から口腔，鼻腔までの管（共鳴腔）の形を変化させて音声にそれぞれの特性を与える．

構音（調音）とは，喉頭より上の器官（構音器官）をさまざまに操作することによって気流に影響を与え，さまざまな種類の音をつくり出すことであり，言語音をつくる過程の1つである．言語音は，発声，共鳴，構音によってつくられる．構音器官には，可動部分として口唇，舌，軟口蓋，下顎，咽頭，喉頭があり，非可動部分として歯，硬口蓋，鼻腔がある（図2-18）．これらの音は，空気の流れに妨害を与えることによって出される子音

乳首に吸い付くために顎の固定が行われる．乳首を上顎前歯部の歯槽堤に押し付けることで固定されるが，その際，確実に固定するためには下顎を上方に強い力で引っ張る必要がある．下顎の固定は，はじめは頬筋などの顔面神経支配筋によって行われるが，哺乳行動をとおして，徐々に三叉神経支配筋に移行する．

成熟型嚥下

嚥下時，顎位は，やや後退した嚥下位をとる．下顎を固定するのは，三叉神経支配筋である咬筋と側頭筋である．

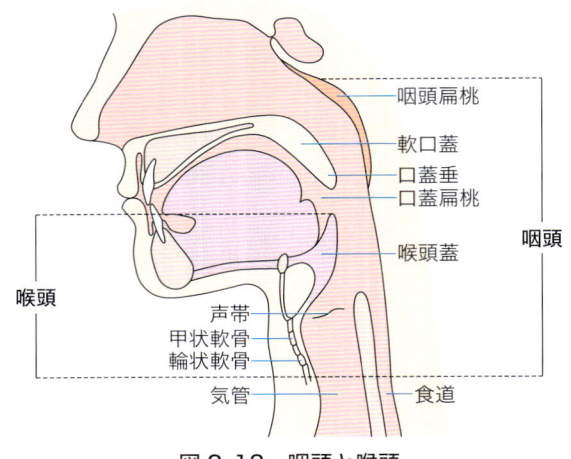

図 2-18　咽頭と喉頭

と，「ア」や「オ」のように妨害を受けずに出される母音に分けられる．

（2）母　　音

　母音は，気流の流れが構音器官で妨害されない音であり，気流の通り道である声道（喉頭，咽頭，口腔，鼻腔からなる）の形によって決定される．すなわち，顎の開きの広狭，舌の前後位，口唇の丸めの有無の組み合わせによって表される．日本語ではアイウエオがこれにあたり，[a] [i] [ɯ] [e] [o] を用いて表記される．ほとんどの場合，声帯の振動を伴う有声音である．

（3）子　　音（表 2-16）

　子音は，構音器官が空気の流れを妨害するときに出る音である．子音は構音の方法によって分けられ，口腔内に完全な閉鎖がつくられるものと，隙間が残るものがある．完全な閉鎖がつくられる音には破裂音，鼻音，弾き音があり，隙間が残る音には摩擦音がある．
[破裂音]　口腔内の完全な閉鎖により気流が一時止められ，その持続のあとに閉鎖が解放されて出る音である．[p] や [b] では口唇で閉鎖をつくり，[t] や [d] では舌端と歯茎で閉鎖がつくられる．破裂音のなかで，口腔内に閉鎖があるが口蓋帆が下がり気流が鼻に抜けるものを鼻音といい，[m] や [n] などである．
[摩擦音]　構音器官がかなり近接し空気の出る隙間が小さくなることで生じる．日本語のサ行やハ行の子音がある．[s] や [z] は舌端と歯茎で狭い隙間をつくり，[h] は声門で狭めをつくる．英語の [f] や [v] は下唇と上顎切歯で隙間をつくる．
[破擦音]　破裂音と同様の閉鎖をつくるが，閉鎖を開放するときに摩擦音が発生する子音である．

■ 2）構音機能の発達

　生後 2〜4 か月ころ，鳩が出す音に似たクーイングとよばれるアーアー，ウーウーなどのような母音を表出する．g, k のような子音も含むことがある．これらの発声は口の後方でつくられ，後方母音と軟口蓋の子音である．4〜6 か月ころは，喃語が表出し，いろいろな種類の音を発声して音の遊びを行う．6 か月以降に「bababa」，「nanana」のような子音-母音が連続する重複喃語が出現する．10 か月以降になると，いろいろな子音と母音の

表 2-16　日本語の子音

	調音点	両唇音	歯（茎）音	歯茎 硬口蓋音	硬口蓋音	両唇 軟口蓋音	軟口蓋音	口蓋垂音	声門音
調 音 法									
破 裂 音	無声	p	t				k		ʔ
	有声	b	d				g		
摩 擦 音	無声	ɸ	s	ʃ	ç				h
	有声		z	ʒ					
破 擦 音	無声		ts	tʃ					
	有声		dz	dʒ					
はじき音	有声		ɾ						
鼻 音	有声	m	n	ɲ			ŋ	N	
半 母 音	有声				j	w			

[ʔ]：閉じた声門を開きながら息を発する.　　[ʒ]：ジを含むジャ行の子音　　[ɲ]：ニを含むニャ行の子音
[ɸ]：フやファ行の子音　　　　　　　　　　　[tʃ]：チを含むチャ行の子音　　[ŋ]：ガ行，ギャ行の子音
[ʃ]：シを含むシャ行の子音　　　　　　　　　[dz, dʒ]：ヅァ行，ヂャ行の子音　[N]：語末のンの音
[ç]：ヒを含むヒャ行の子音　　　　　　　　　[ɾ]：ラ行の子音　　　　　　　　[j]：ヤ行

（日本音声言語医学会，2003）

音節が連続する多様喃語，12〜13か月ころには文を話しているように聞こえる会話様喃語が表出する．1歳前後から音声で意味を表現するようになり，1歳後半になると有意味語の数が急増する．話しことばの音声を正確につくる構音は，2歳をとおして言語行動の一環として体制化される．構音の発達速度が著しいのは3〜4歳であり，4歳になると構音能力はきわめて高い水準に達する．およそ5歳でほぼ正しい構音が完成すると考えられているが，個人差が大きい．獲得が遅い子音は［s］，［ts］，［dz］や［ɾ］であり，サ行やラ行は5歳後半でも正しく発音できない場合がある．

■ 3）発達期の構音障害

（1）　構音障害

　子どもの発音を聞いて，はっきりしない，違って聞こえるなどの異常があり，それが習慣化している場合を構音障害という．構音障害は，障害音の発生する原因から次のタイプに分けられる．

［器質性構音障害］　唇顎口蓋裂，鼻咽腔閉鎖不全，舌小帯の異常，歯列・咬合の異常のような構音器官の形態・構造の異常に起因する．

［運動障害性構音障害］　脳性麻痺など，神経・筋の異常による構音器官の運動障害が原因となる．

［機能性構音障害］　器質的異常や神経・筋などの異常を伴わない構音障害，多くは構音技術の習得の誤りおよび発達の遅れである．

［聴覚性構音障害］　聴覚器官の異常によって起こる二次的構音障害である．

（2）　聴覚判定に基づく誤り音の分類

［省略］　子音が省略（脱落）されるもので，「サラ・皿」が「アラ」のように，「ka」や「sa」が「a」に聞こえる．カ行の一部または全部の音が省略されたり，カ行とサ行の両方が省略される混合型もある．

［置換］　特定の子音がほかの子音に置き換わっており，「サカナ」が「タカナ」，「ウシ」が

「ウチ」のようになる.

[歪み]　日本語語音として表記できない音に歪んでいるもの.

　構音の誤りは，ある行は置換し，ある行は省略する場合や，それに歪みも加わるなど，現れ方は小児によってさまざまである．年齢が低いほど音の置換と省略が多くみられ，歪みタイプは年齢が高くなるのに従い割合が増加する．

（3）　構音操作の異常に基づく誤り音の分類

[異常構音]　構音操作が正常と異なるために生じる歪み音であり，通常の構音にはみられない．機能性構音障害にみられる異常構音には側音化構音が最も多く，舌が口蓋に接していて呼気が口腔の中央から出られず側方から出る歪み音である．次いで，声門破裂音，鼻咽腔構音，口蓋化構音などがある．

（4）　検査と対応

　構音障害の有無，構音障害の種類や重症度の判定，構音障害を起こしている要因の推定を行う．構音検査法には，会話の観察，単音節検査，単語検査，文章検査，類似運動検査などがある．構音時の，省略，置換，歪みの有無，側音化構音などの異常構音の有無を確認し，構音の誤り方と障害の程度を評価する．

　構音器官の形態と機能を検査し，歯列・咬合の異常，舌小帯の異常，口腔習癖の存在による構音への影響が疑われる場合は，それらに対する治療の必要性について検討する．鼻息鏡検査などから軟口蓋異常による鼻咽腔閉鎖機能不全が疑われる場合，耳の疾患が疑われる場合，あるいはほかの原因が疑われる場合は，精査が可能な医療機関と連携し対応する．

3　下顎運動

　下顎運動とは，歯列を含めた下顎骨の動きのことをいう．その範疇は定義により異なるが，咀嚼に加え，哺乳，嚥下，呼吸や構音も含まれる．小児の下顎運動に関する知識は，歯の交換はもとより，咬合誘導や歯冠修復などに伴う顎口腔機能の変化の理解に不可欠である．

　下顎運動には，上顎骨，下顎骨など顎頭蓋を構成する数多くの骨が関与する．小児はこれらの骨の変化が著しく，したがって，下顎運動も大きく変化する．咀嚼筋（咬筋，側頭筋，外側翼突筋，内側翼突筋），開口筋（顎舌骨筋，オトガイ舌骨筋，顎二腹筋，外側翼突筋）は下顎の運動に主体的に働く．

　咀嚼では，食物の粉砕に上下顎の歯の形態が直接関与し，それぞれの筋の力とともにその効率を決定する要素と考えられる．顎関節は下顎骨の両端をなし，かつ成長発育に伴う形態の変化が著しいことから（p.44，図 3-7 参照），機能的な運動において歯とともに運動を決定する要素である．

　下顎のおもな機能と考えられる咀嚼運動は，随意的要素と自動的要素を併せもつ半自動性運動に分類され，その調節の1つは脳にあるパターンジェネレーターが関与している．これにより一連の咀嚼運動は，全体としてリズミカルなサイクリック（繰り返し）なものとなっている．また，咀嚼運動は，咬合接触に伴う歯根膜からの感覚情報や食物に関連し

たほかの感覚情報とも関連している．咀嚼の神経筋調節機構もまた，成長とともに発育すると考えられている．咀嚼運動における下顎切歯の運動経路は，成人では側方から上下の歯の接触を伴い閉口し，垂直的に開口しているのに対し，小児では垂直的に閉口し，開口時に咬合接触が生じる．一般に，上下の歯の接触滑走の距離の長短があることから，咀嚼運動は，成人の場合はグラインディングタイプ，小児の場合はチョッピングタイプとよばれることがある．

咀嚼運動の終末，すなわち，上下の歯が直接接触を保った運動を滑走運動とよぶ．滑走運動において歯は，下顎骨を前方で支えると同時にこれを誘導する．したがって，乳歯から永久歯への変化は歯軸と歯の咬頭傾斜の変化を伴うことから，前方滑走運動，側方滑走運動は，増齢とともに下顎を下方へと誘導する．この下方への下顎の誘導は，後方で下顎骨を支えている両側顎関節の形態の発育変化，すなわち，顎関節窩の深化とも協調し，乳歯列期の顎運動は第一大臼歯の萌出時期に永久歯列期の顎運動へと変化する．

F　小児の栄養

小児期の特徴は，成長発達という成人にない重みをもち，この過程を保護し，守るのは栄養である．小児期の栄養障害は，以後の発育に大きな影響を及ぼす．発育とは，細胞学的に細胞の分裂による増加と，細胞の肥大によって行われる現象であるが，発育期の栄養障害は細胞の増加が不十分なまま推移し，将来，回復しがたい結果をもたらす．特に細胞分裂の活発な乳幼児期に栄養障害がある場合には，あとで適正な栄養摂取が行われても取り戻すことが困難である．特に脳の発育に影響が大きく，脳細胞は生後2年以内に一定数に達し，それ以後は増加しないとされている．

また，栄養不良とは逆に，乳幼児期の肥満は脂肪細胞の増加や肥大を起こし，学童期や成人期の肥満につながるといわれている．

小児期，特に低年齢児では，栄養素を摂取し処理する内臓各部の代謝機能は未熟である．このため，乳汁栄養，離乳栄養や幼児食は，発育段階に沿った特別な配慮が必要となる．摂食能力が成人とほぼ等しくなるのは，およそ6歳以降である．

心理的側面として，小児期の栄養は，単に栄養素を取り込むだけでなく，保護者や母親のスキンシップにより満足感，快感が得られる．また，空腹時に母親に乳を飲ませてもらうことで母子関係が成立し，愛情その他の情緒が形成されていく（図2-19）．

小児期の栄養は，単なる栄養素の授受という行為のみならず，小児の生理・行動学，さらに，社会文化の広い観点から捉えていく必要がある．

1　乳児期

母乳・離乳食をとることで，噛む，飲み込むなど口腔機能の発達の基礎になる．また，さまざまな食べ物を見る・触れる・香りを嗅ぐことで五感を刺激し，味覚が発達する．

歯の萌出が始まる時期である．母親からの齲蝕原因菌の伝播や，齲蝕予防を考慮した母乳・離乳食の与え方について工夫が必要になる．

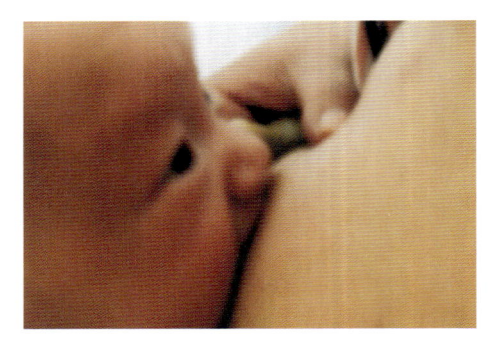

図2-19　授　　乳

■ 1）母乳栄養

母乳は，乳児が，少なくとも5か月まで発育するのに必要な栄養素を含んでいる．

妊娠末期から分娩後数日間に分泌される乳汁を初乳といい，β-カロテンを多く含むため黄色い．分娩後，日を経るに従い組成は変化し，約10〜14日後にほぼ安定し，成熟乳となる．初乳は，成熟乳に比べて酵素や免疫物質を豊富に含み，タンパク質，無機質（ミネラル）が多く，脂質と糖質が少ない．

また，初乳にはIgAやIgGなどの免疫抗体や，ラクトフェリン（糖タンパク質）などの抗菌成分が多く含まれ，感染に対する抵抗性を高めている．

(1)　母乳栄養の利点

① 栄養効率がよく代謝負担が少ない：母乳中に多く含まれるホエイタンパクは消化されやすく，胃での停滞時間が短い．さらに，母乳は，牛乳に比べてカゼインの割合が少なく胃酸の影響を受けても凝固しにくいため，消化されやすい．

② 受動免疫の獲得：母乳中の分泌型IgA（SIgA）は，分娩後数日間かなりの高値になるが，生後5〜6日で安定する．

③ 抗原性がない．

④ 心理面での安心感．

⑤ 衛生面：空気嚥下が少ないため，人工栄養に比べて吐き戻しが少ない．

■ 2）人工栄養

母乳が不足する場合や，母体側の感染症，重篤な疾患などを有する場合に，母乳以外の乳を与えることを人工栄養という．

■ 3）混合栄養

母乳と人工乳の両者を用いる場合を，混合栄養という．毎回母乳を与えたあとでミルクで補う方法と，母乳とミルクを別々に与える方法とがある．

■ 4）母乳栄養と人工栄養の比較

(1)　成分比較

成分内容は同等と考えてよい．しかし，母乳栄養では,ビタミンK含量が少ない傾向にあり，摂取不足が生じると新生児・乳児期にビタミンK欠乏による出血症を起こすことがある．また，人工栄養では，乳糖分解酵素などの酵素活性の上昇が遅く，腸管粘膜を成熟させる因子がないなど，好ましい腸内細菌叢が確立しにくい．

母乳に含まれるタンパク

○ホエイタンパク　60%
　αラクトアルブミン
　　　　　　　　50%
　ラクトフェリン
　　　　　　10〜30%
　その他（免疫グロブリンなど）　　数%
○カゼイン　　　　40%

表 2-17　離乳食の進め方の目安

離乳の開始 ————————————————————————→ 離乳の完了

以下に示す事項は，あくまでも目安であり，子どもの食欲や成長・発達の状況に応じて調整する

		離乳初期 生後5〜6か月ころ	離乳中期 7〜8か月ころ	離乳後期 9〜11か月ころ	離乳完了期 12〜18か月ころ
食べ方の目安		○子どもの様子をみながら1日1回1さじずつ始める ○母乳や育児用ミルクは飲みたいだけ与える	○1日2回食で食事のリズムをつけていく ○いろいろな味や舌ざわりを楽しめるように食品の種類を増やしていく	○食事リズムを大切に，1日3回食に進めていく ○共食を通じて食の楽しい体験を積み重ねる	○1日3回の食事リズムを大切に，生活リズムを整える ○手づかみ食べにより，自分で食べる楽しみを増やす
調理形態		なめらかにすりつぶした状態	舌でつぶせる固さ	歯ぐきでつぶせる固さ	歯ぐきで噛める固さ
1回あたりの目安量	I　穀類　　　　　(g)	つぶしがゆから始める すりつぶした野菜なども試してみる 慣れてきたら，つぶした豆腐・白身魚・卵黄などを試してみる	全がゆ 50〜80	全がゆ90 〜軟飯80	軟飯90 〜ご飯80
	II　野菜・果物　(g)		20〜30	30〜40	40〜50
	III　魚　　　　　(g) または肉　　(g) または豆腐　(g) または卵　　(個) または乳製品(g)		10〜15 10〜15 30〜40 卵黄1〜全卵1/3 50〜70	15 15 45 全卵1/2 80	15〜20 15〜20 50〜55 全卵1/2〜2/3 100
歯の萌出の目安			乳歯が生え始める	1歳前後で前歯が8本生えそろう 離乳完了期の後半ころに奥歯（第一乳臼歯）が生え始める	
摂食機能の目安		口を閉じて取り込みや飲み込みができるようになる	舌と上あごでつぶしていくことができるようになる	歯ぐきでつぶすことができるようになる	歯を使うようになる

（厚生労働省：授乳・離乳の支援ガイド, 2019）

（2）　齲蝕感受性

　人工栄養群よりも母乳栄養群のほうが，齲蝕発生率が高いとの報告が多いが，近年の調査ではその差は有意ではない．しかし，母乳栄養群は，授乳期間が長く，母子伝播の機会となる母子の接触が多いことから，齲蝕が発生しやすくなる傾向はある．

■ 5）離乳期の栄養

　乳汁だけの栄養から徐々に固形食栄養に移行していく過程を離乳という．離乳の必要性には，①咀嚼機能の獲得，②栄養の補給，③味覚の形成があげられる．

　離乳食とは，離乳の過程で与えられる半固形食のことをいい，果汁，スープ，重湯などの液体は，離乳食とはいわない．

必要な栄養素の約2/3が乳汁以外の食事となったときを離乳の完了という．離乳の開始は生後5〜6か月ころ，離乳の完了は12〜18か月ころとされている．

離乳食の進め方の目安を**表2-17**に示した．

離乳の完了後も，母乳を含む乳汁と固形食の栄養摂取を継続するが，特に，母乳を自然なかたちで卒業させることを「卒乳」といい，18か月ころを目安とする．この時期は，歯科的にも大変重要で，「感染の窓」の時期（p.145参照）とも重なることから，卒乳の時期が遅くなれば，齲蝕のリスクが高まる危険性がある．

2 幼児期

幼児と成人の身長および体重の比較（平均値）

	身長 (cm)	体重 (kg)
（男）		
4歳	103.7	16.4
20〜 29歳	171.5	67.6
（女）		
4歳	102.9	16.5
20〜 29歳	157.5	52.0

（2019年国民健康・栄養調査）

顎運動のうち，すりつぶし運動がみられる．すべての乳歯が萌出し，噛むこと，飲み込むことができるようになる．一方，早食い，丸飲みなどが生じやすい．また，砂糖を多く含む飲料・スポーツドリンクの飲用が増え，齲蝕が発生しやすい時期でもある．そのため，規則正しい間食指導が必要になる．生涯をとおした口腔ケアの確立のために，歯磨きの習慣を身につけ，かかりつけ歯科医師をもつことで歯と口腔の健康づくりの意識を高める必要がある．

幼児期は，旺盛な発育を維持するための栄養が必要となる時期であり，運動が活発なため多くのエネルギーを必要とする．18〜29歳成人と比べ，幼児期の体重は1/3〜1/4であるが，推定エネルギー必要量，タンパク質の推奨量は，ともに約半分に相当する．体重比にすると成人よりも非常に多くのエネルギーを必要とする．

■ 1）間　食

定まった食事と食事のあいだに物を食べることを間食という．幼児期は成長が旺盛な時期である．また，消化機能が未熟であり，1回に食べられる量が限られるため，1日3回の食事だけではエネルギーや栄養素が不足しがちである．そのため，離乳が完了し，3回の食事が栄養の主体になったら，栄養補給を目的に与える．しかし近年，食生活の乱れや肥満につながるため，最近の育児書には間食の記載がないものが多くなっている．

間食は，栄養面だけでなく，子どもにとっては楽しみであり，期待がある．あくまでも規則正しい食生活を基盤とし，内容や量，回数，時間が食事に影響しないことが大切である．

小児の食生活は，成長発育期の栄養補給と同時に，成人食への準備期間としての意味をもっている．この時期の間食は，成人に至る食習慣の確立と，十分発達していない咀嚼・消化機能を考慮したものにする．

3 学童期

学童期には，乳歯から永久歯への交換が始まり，将来の口腔の形態と機能が完成していく．特に，第一大臼歯の萌出に伴い，すりつぶす能力が高まる．一方で，前歯の交換期には食べ物をこぼしやすくなる．また，生活習慣が乱れやすく，永久歯齲蝕の予防が重要な時期である．その後の青年期には，永久歯列が完成し口腔の機能が安定する．将来にわた

表 2-18　推定エネルギー必要量とタンパク質推奨量（1日あたり）

年　齢	推定エネルギー必要量（kcal）		タンパク質（g）	
	男	女	男	女
1〜2歳	950	900	20	20
3〜5歳	1,300	1,250	25	25
6〜7歳	1,550	1,450	30	30
8〜9歳	1,850	1,700	40	40
10〜11歳	2,250	2,100	45	50
12〜14歳	2,600	2,400	60	55
15〜17歳	2,800	2,300	65	55
18〜29歳	2,650	2,000	65	50

推定エネルギー必要量は身体活動レベルⅡ（ふつう）を抜粋

（日本人の食事摂取基準 2020 年版）

る歯周病予防が重要な時期である．

　学童期の子どもの食生活は，朝食抜き，夜食を食べる，インスタント食品に偏る，スナック菓子や清涼飲料水を多く摂取するなど乱れを生じやすい．1日の推定エネルギー必要量は 6〜7 歳で 1,550 kcal（女児 1,450 kcal），12〜14 歳で 2,600 kcal（女児 2,400 kcal）である．

　学童期には，脂肪は肉類から，糖質は菓子類から摂取する者が多く，このような食生活の偏りは是正しなければならない．乳児や幼児の肥満は良性肥満が多いが，学童期の肥満は成人の肥満につながる．肥満の防止には運動が必要である．運動は，単にエネルギーの消費を増加させるだけでなく，心臓や肺の機能を向上させ，栄養代謝を改善させる効果がある．

4　食事のとり方

■ 1）日本人の食事摂取基準

　「日本人の食事摂取基準」は，健康増進法に基づき，国民の健康の保持・増進をはかるうえで摂取することが望ましいエネルギーおよび栄養素の量の基準を示したものである．

　「日本人の食事摂取基準（2020 年版）」による1日の推定エネルギー必要量とタンパク質の推奨量を表 2-18 に示した．

■ 2）食事バランスガイド

　食事のとり方の目安として，「食事摂取基準」を参照に，2005 年，「食事バランスガイド」が作成された．層状に区切られたコマの中に「主食」，「副菜」，「主菜」，「牛乳・乳製品」，「果物」の5項目が料理のイラストで示されており，それぞれのグループごとに1日に「なにを」「どれだけ」食べたらよいかの目安が記されている（図 2-20）．

■ 3）食育基本法

　国民の食生活をめぐる環境の変化に伴い，栄養の偏り，不規則な食事，肥満や生活習慣病の増加，過度の痩身志向，「食」の安全上の問題，「食」の海外への依存の問題などが生じている．食育をとおしてこれらの問題に対応することで，国民の心身の健康の増進と豊かな人間形成を目的に，2006 年，『食育基本法』が制定され，2007 年，『食育推進計画法』

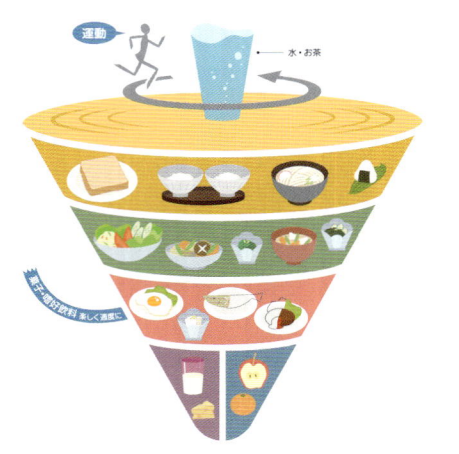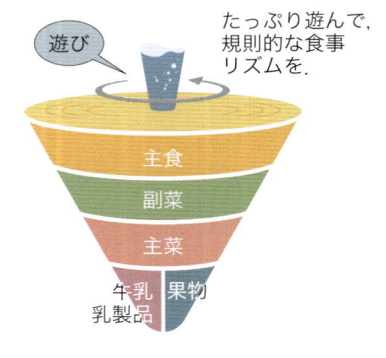

a：家族（成人）の 1 日の食事量の目安

b：子どもの 1 日の食事量の目安
・主食，副菜，主菜はそれぞれ 1/2 弱程度．
・果物は 1/2 程度．

図 2-20　食事バランスガイド
（厚生労働省：授乳・離乳の支援ガイド，2007 より抜粋）

が策定された．2021 年から第 4 次食育推進計画が進行している．食育は，生きるうえでの基本であり，知育，徳育，体育の基礎となるものである．『食育基本法』では，「さまざまな経験を通じて「食」に関する知識と「食」を選択する力を習得し，健全な食生活を実現できる人間を育てること」と述べている．

　『食育推進計画法』の健康づくりと食育推進の項目には「食生活を支える口腔機能の維持等についての指導を推進する」と記載されている．また，重点課題に「健康寿命の延伸につながる食育の推進」が掲げられ，具体的な施策に歯科保健活動における食育推進が記載されており，食育と歯科医療は密接に関係している．特に子どもは，生活習慣の確立する時期にある．また，成長し次世代を担うという側面から，食育による健康の増進には若い世代からのアプローチが重要である．

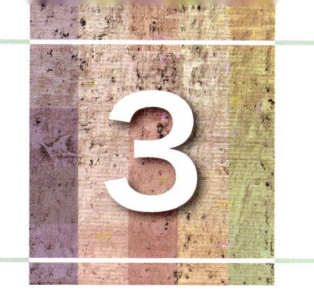

3 頭蓋顎顔面の発育

A 頭蓋顎顔面の発育と評価法

1 頭蓋の発育

1) 脳頭蓋と顔面頭蓋の発育様式

　脳頭蓋底より上部にある脳頭蓋の発育は，大脳の発育過程とまったく同じ様相を示す．大脳は，顔面部より速く成長し，出生から乳児期までの成長速度が最大であり，5歳までに，大きさ，重量ともに成人の85％以上に達する．

　脳頭蓋の発育は，脳の発育と一致することから Scammon の神経型の成長を示す．これに対して，脳頭蓋底より下部にある顔面頭蓋は増齢的に成長量が増加し，全身の成長量とほぼ一致する．すなわち，Scammon の一般型の成長を示し，その成長曲線は一定ではなく，Sigmoid 曲線（S字状曲線）を描く．

　上下顎骨ともに一般型の成長を示すが，発育の様相は異なる．上顎骨は脳頭蓋底に付着し一体化しているため，神経型の成長の影響を受けた一般型を示し，下顎骨は上顎骨よりも一般型に近い発育を示す（**図3-1**）．したがって，思春期の成長スパートは上顎より下顎に強く現れる．また，成長スパートの時期は男子より女子のほうが早い．

　脳頭蓋と顔面頭蓋の容積比は，**表3-1** および **図3-2** に示すように，新生児で8：1，6歳で5：1，成人で2：1となる．すなわち，出生時の脳頭蓋は，最終時の60％の成長がみられ，神経型の発育を示す臓器のなかでも著しい成長をとげている．このように，脳頭蓋と顔面頭蓋は，発育の様相は大きく異なるが，互いに密接な関係にある．

　出生時，脳を包含する脳頭蓋は，急速な発育を示し，脳の成長を助け，より高度な成長

脳頭蓋と顔面頭蓋の発育変化

脳　頭　蓋：神経型
顔面頭蓋：一般型
　上顎骨：神経型の影響
　　　　　を受けた一般
　　　　　型
　下顎骨：一般型

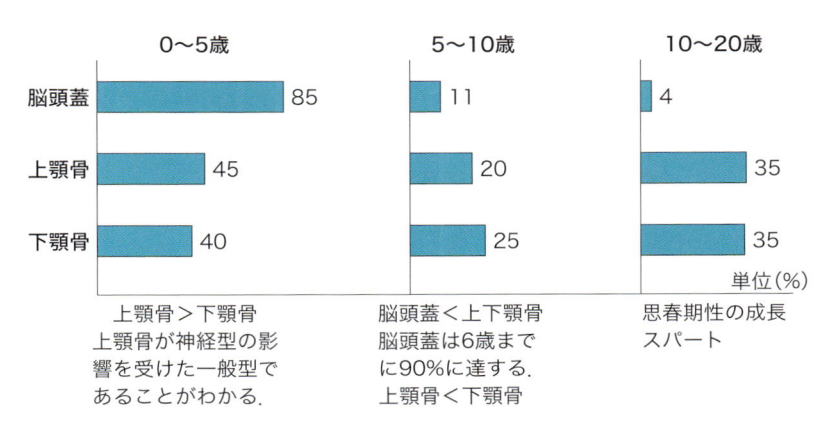

図 3-1　脳頭蓋と顔面頭蓋の発育変化

表 3-1　脳頭蓋と顔面頭蓋の容積比

年　齢	0 歳	6 歳	成人
脳頭蓋：顔面頭蓋	8：1	5：1	2：1

（図 3-2, 側貌参照）

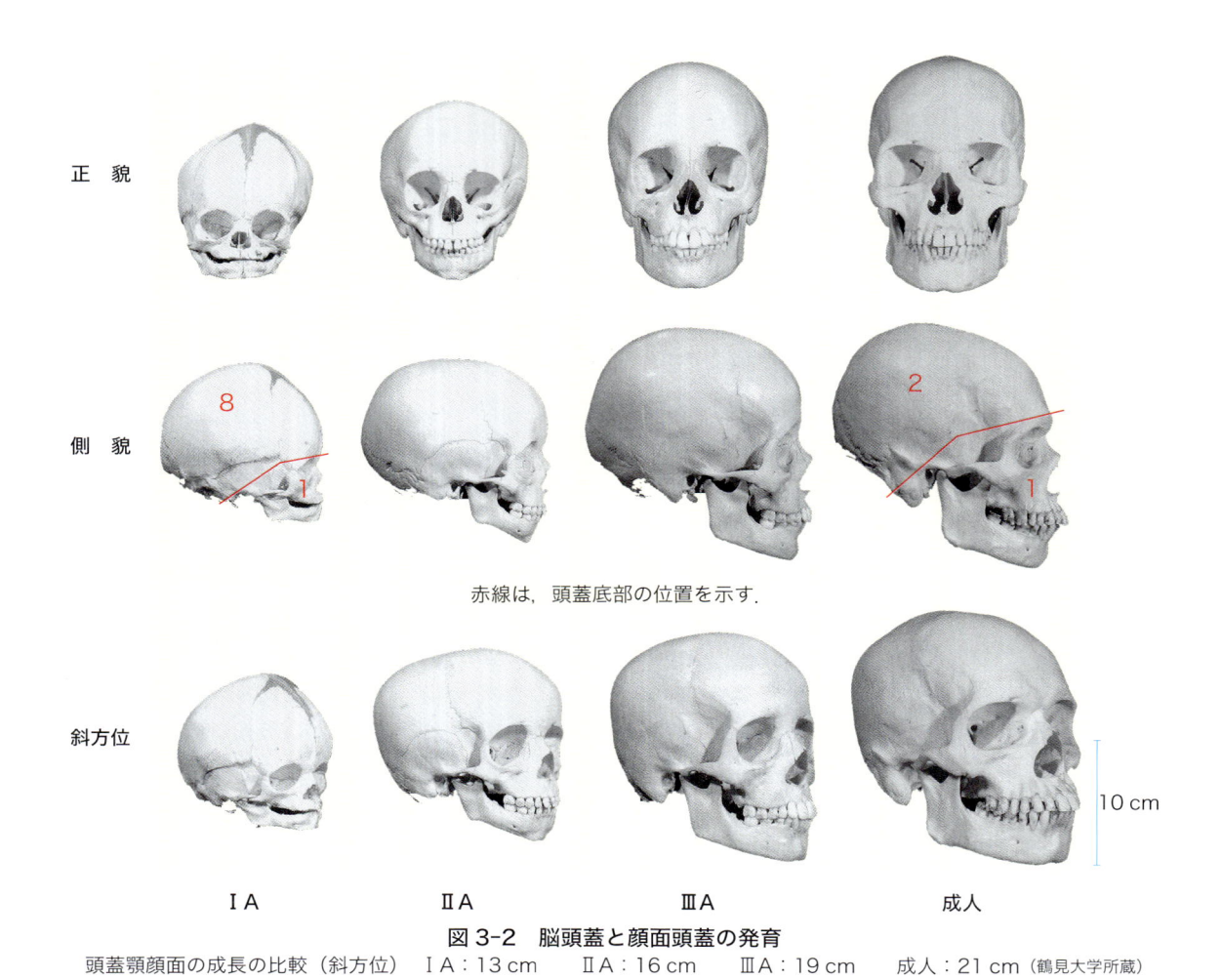

赤線は，頭蓋底部の位置を示す.

正　貌　　側　貌　　斜方位

ⅠA　　　　　ⅡA　　　　　ⅢA　　　　　成人

10 cm

図 3-2　脳頭蓋と顔面頭蓋の発育

頭蓋顎顔面の成長の比較（斜方位）　ⅠA：13 cm　　ⅡA：16 cm　　ⅢA：19 cm　　成人：21 cm（鶴見大学所蔵）

を可能にする．著しい大脳の発達は随意運動を可能にし，さまざまな運動機能を獲得していく．

■ 2）脳頭蓋の発育

脳頭蓋の発育は，頭蓋冠と頭蓋底に分けて考える必要がある．すなわち，頭蓋冠の発育は縫合部の結合組織性成長によって，頭蓋底の発育はおもに軟骨性成長によって行われるものであり，発育様式に違いがみられるためである．

（1）頭　蓋　冠

頭蓋の発育は，胎生 3 か月ころ，広く散在する骨化点から始まり，骨の添加により成長をつづけ，出生時までに大部分は幅の広い骨となり，各骨間は線維性結合組織でみたされる．この膜性骨間を縫合といい，いくつかの縫合の接合部を泉門とよぶ（図 3-3）.

脳頭蓋（10 種）

前頭骨，頭頂骨，後頭骨，側頭骨，蝶形骨，篩骨，下鼻甲介，涙骨，鼻骨，鋤骨

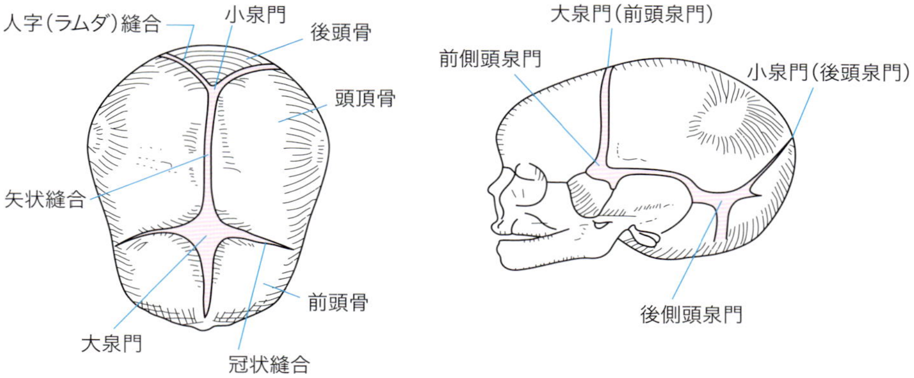
人字(ラムダ)縫合
小泉門
後頭骨
頭頂骨
矢状縫合
前頭骨
大泉門
冠状縫合
大泉門(前頭泉門)
前側頭泉門
小泉門(後頭泉門)
後側頭泉門

図 3-3　泉　　門

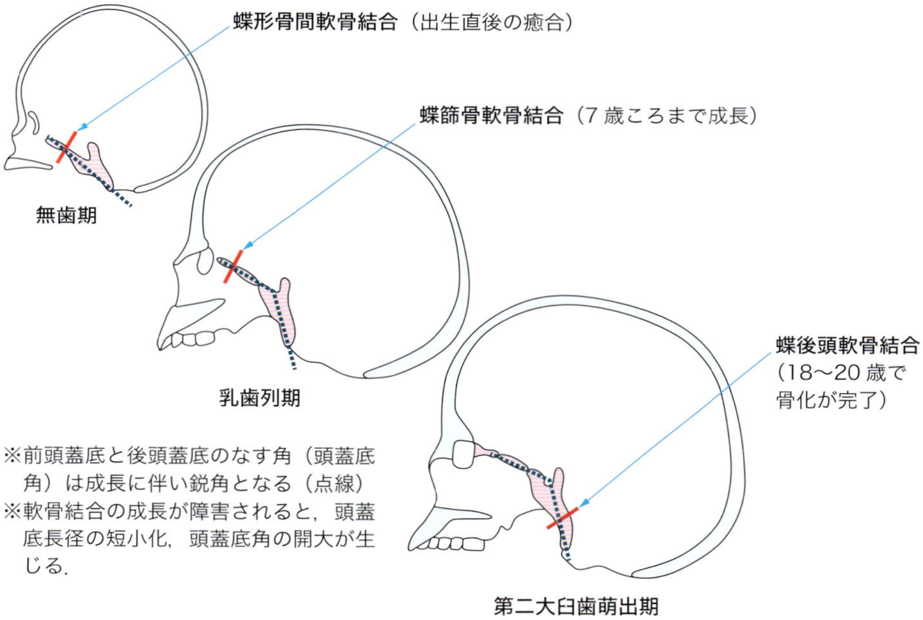
蝶形骨間軟骨結合（出生直後の癒合）
蝶篩骨軟骨結合（7 歳ころまで成長）
蝶後頭軟骨結合
（18～20 歳で
骨化が完了）
無歯期
乳歯列期
第二大臼歯萌出期

※前頭蓋底と後頭蓋底のなす角（頭蓋底角）は成長に伴い鋭角となる（点線）
※軟骨結合の成長が障害されると，頭蓋底長径の短小化，頭蓋底角の開大が生じる．

図 3-4　頭蓋底の成長発育

大泉門の大きさ

0～6 か月	5 cm
6～9 か月	4 cm
9～12 か月	3 cm
18 か月	0 cm

大泉門の早期閉鎖

1．小頭症
①遺伝要因
・家族性真性小頭症
・先天代謝異常症
②染色体異常
・Down 症
・5p-症候群（猫鳴き症候群）
・13 トリソミー
③胎児期の異常
・先天性風疹症候群
・トキソプラズマ感染症
④出生後
・無酸素脳症
・細菌性髄膜炎
2．狭頭症
①Apert 症候群：尖頭合指症
②Crouzon 症候群：頭蓋顔面異骨症

大泉門の閉鎖遅延

大頭症
①水頭症
②脳圧亢進
③巨脳症
④骨疾患
・胎児性軟骨異栄養症

出生時，頭蓋の各骨が重なり合って産道を通過するため，大泉門は一時的に縮小するが，生後 2～3 日で正常な大きさになる．小泉門は生後まもなく，大泉門は 1 歳 6 か月ころまでに閉鎖する．

大泉門が乳児期早期に閉鎖している場合には，小頭症や狭頭症（尖頭型は冠状および矢状縫合の早期癒合）が考えられる．泉門の閉鎖が遅延する場合には，化骨障害や水頭症を考える必要がある．乳児を安静にさせて，立位あるいは座位で大泉門を触診し，その緊張をみることは重要である．膨隆している場合には，髄膜炎や脳腫瘍などによる脳圧亢進状態を示している．

(2) 頭 蓋 底

頭蓋底を構成する個々の骨の骨化中心間には軟骨組織が介在し，軟骨結合（**図 3-4**）での成長，縫合部での骨添加，頭蓋底骨の骨吸収と添加により頭蓋底が発育する．頭蓋底に

表 3-2　顔面頭蓋の成長（%）

年　齢	0 歳	2 歳	6 歳	12 歳	18 歳
幅	56	80	83	90	100
深　さ	40	75	85	87	100
高　さ	38	68	80	89	100

※幅：頬骨弓間の距離
高さ：N（ナジオン）–Me（メントン）間の垂直的距離

は前，中，後の 3 つの頭蓋窩があり，それぞれが大脳の前頭葉，側頭葉，小脳を収めているため，頭蓋底の成長は脳の発育の影響を受けやすい．頭蓋底の成長障害は，軟骨結合の成長が障害されたときに現れ，頭蓋底長径の短小化，頭蓋底角の開大をもたらすことがある．代表的なものに，軟骨無形成症，鎖骨頭蓋骨異形成症，クレチン病がある．

■ 3）顔面頭蓋の発育

　出生時とその後に成長する顔面頭蓋の割合を**表 3-2** に示した．成人の大きさを 100 とした場合，出生時，すでに幅 56%，深さ 40%，高さ 38%が成長しており，胎生期中における幅の成長が顕著であることがわかる．

（1）幅

　顔面頭蓋の幅は，6 歳ころには，すでに成人の大きさの 83%にまで成長している．乳児期までの成長には，骨表面への添加と口蓋縫合部における添加が寄与する．また，6 歳ころにみられる成長には，歯の萌出が密接に関係し，第一大臼歯の萌出から前歯部の交換期が相当する．

（2）深　さ

　顔面頭蓋の深さは，胎生期中の成長が小さく，成人の 40%である．深さの成長は，上顔面部と中・下顔面部に分けて考える必要がある．上顔面部は頭蓋底と接するため，6 歳ころまでは前方への成長量が大きい．中・下顔面部の成長は，ともに歯の萌出によって著しく促進する．

（3）高　さ

　顔面頭蓋の高さは，深さと同じように出生後に形成される割合が大きく，乳歯列完成期および永久歯萌出期で増大する．高さの成長に関与する重要な因子として，鼻腔底より上部における縫合部成長と鼻中隔軟骨の成長があげられる．

2　顎の発育

■ 1）上顎骨の発育と成長様式

　上顔面を構成する上顎骨と，上顎骨に隣接する顔面骨は，互いに縫合で接合しており，上顎複合体とよばれる（**図 3-5**）．その成長には骨体部，縫合部，上顎結節部，歯槽突起部の発育が関与する．鼻腔との関連性から鼻上顎複合体ともよばれている．成長部位と発育方向を**表 3-3** および**図 3-6-a** に示した．上顎骨体部は，外側表面への骨添加と内側面の骨吸収（上顎洞の拡大を意味する）により三次元的に拡大する．前頭上顎縫合，頬骨上顎縫合，頬骨側頭縫合および翼突口蓋縫合の 4 つの縫合部での骨の新生により，上顎骨は

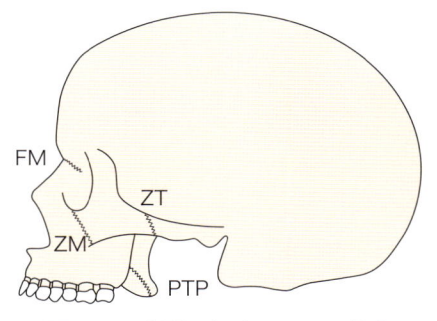

図 3-5　上顎における 4 つの縫合
FM：前頭上顎縫合
ZM：頬骨上顎縫合
ZT：頬骨側頭縫合
PTP：翼突口蓋縫合

表 3-3　上顎骨の成長部位と発育方向

	成長部位	成長様式	発育方向
1.	上顎骨体	外側表面添加	三次元的拡大
2.	前頭上顎縫合(FM) 頬骨上顎縫合(ZM) 頬骨側頭縫合(ZT) 翼突口蓋縫合(PTP)	縫合部の骨新生	前下方への移動
3.	正中口蓋縫合	縫合部の骨新生	側方への拡大
4.	上顎結節後縁	骨添加	後外側への拡大
5.	歯槽突起部	歯槽骨添加	高さの増加

表 3-4　下顎骨の成長部位と発育方向

	成長部位	成長様式	発育方向
1.	下顎骨体	外側表面添加 舌側部の骨吸収 正中縫合部の膜内性化骨	三次元的拡大
2.	下顎枝	後縁：骨添加 前縁：骨吸収	後方への拡大
3.	関節突起部 （下顎頭）	軟骨性骨添加	前下方への移動
4.	歯槽突起部	歯槽骨添加	高さの増加

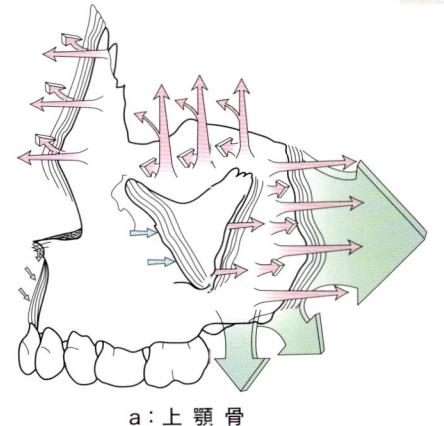

a：上　顎　骨

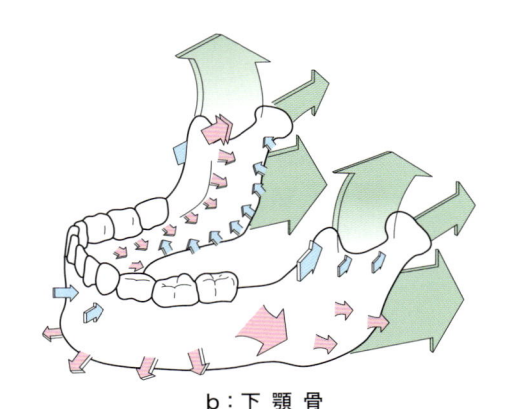

b：下　顎　骨

図 3-6　顎骨の全体的な成長
ブルーの矢印は吸収を，ピンクの矢印は添加を，グリーンの矢印は成長方向を示す．
(Enlow より改変)

前下方へ向かって成長する．また，正中口蓋縫合部では，骨の新生により上顎骨は側方へ拡大する．上顎結節部での骨の添加により，上顎骨は後外側へ成長する．歯槽突起部では，歯の萌出に伴って歯槽骨が添加し，上顎骨の高さが増加する．

■ 2）下顎骨の発育と成長様式

　　胎生初期に出現する第一鰓弓由来の Meckel 軟骨は左右にあり，周囲に形成される下顎骨体部の核になる部分である．出生後，両側の下顎突起は正中縫合部で癒合し，膜内性の化骨により単一骨化する．下顎骨は単一骨であるが，成長には骨体部，下顎枝，関節突起（下顎頭）部，歯槽突起部の発育が関与する．

　　成長部位と発育方向を表 3-4 および図 3-6-b に示した．下顎骨体部は，外側表面への

下顎骨の成長部位と方向

下顎骨体：三次元的拡大
下顎枝後縁：後方
関節突起（下顎頭）部：
　　　　　　　前下方
歯槽突起部：垂直方向

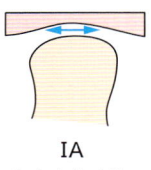 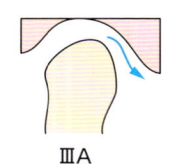 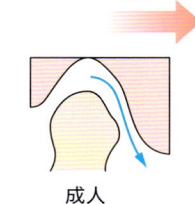

前方

ⅠA
乳歯未萌出期

ⅡA
乳歯咬合完成期

ⅢA
第一大臼歯萌出完了期

成人

図 3-7　顎関節の発育と下顎運動
図中の矢印は，下顎頭の運動経路を示す．

骨の添加と舌側部の骨吸収により全体が増大する．下顎枝後縁への骨添加と前縁での骨吸収により，下顎骨は後方へ向かって成長する．関節突起部では軟骨性成長による骨の添加がみられ後上方へ成長するが，頭蓋を中心として考えると前下方へ向かって成長する．歯槽突起部では，上顎骨の発育と同様，歯の萌出に伴って歯槽骨が添加し，下顎骨の高さが増加する．

　以上のように，顎骨と歯の成長は密接な関係にあり，歯の萌出とともに顎骨は奥行きが深まり（深さの成長），歯の萌出に伴う歯槽部の形成により垂直方向に長さが伸び（高さの成長），歯列弓の拡大で顎骨の広さが増す（幅の成長）．上下顎骨における発育は，それぞれの解剖学的位置関係から影響を受ける成長様式に違いがみられるが，調和を保っている．このように，頭蓋顎顔面の成長発育過程は複雑であり，不調和が生じる可能性をいち早く予想し，正しい方向へ誘導していくことが小児歯科の重要な役割である．すなわち，顔面頭蓋の健全な発育過程ならびに発育の評価方法を熟知することが大切である．

■ 3）顎関節の発育

　下顎頭の形成は，胎生 8 週ころ間葉の凝集に始まり，10 週には下顎頭軟骨が形成される．下顎頭の形成とほぼ同時に関節窩の形成が始まり，胎生 22 週に完了する．下顎頭と関節窩の間に位置する関節円板も，胎生 12 週から 14 週にかけて形成が始まり，胎齢とともに関節円板の線維化ならびに分層化が進行する．

　顎関節の発達は，成長発育する小児の下顎運動に適応するように形成されていく．

　次に各期の発育の特徴を示す．

［新生児期および乳児期］　下顎の直線的な前後運動により乳房を圧迫して乳汁を押し出すようにするため，その運動に適応するように関節窩は浅く，下顎頭は平坦で，突出点は後方にある（図 3-7，ⅠA）．

［幼児期］　乳歯列が完成し乳歯咬合が安定すると，下顎運動は咬合面により規制されるようになるため，関節窩は深くなり，下顎頭の形態が形成されていく．下顎頭の突出点は中央に位置するようになる（図 3-7，ⅡA）．

［学童期］　第一大臼歯ならびに切歯の一部が萌出する時期では，関節結節の高さはわずかに増加するが，外形的にはⅡA 期と比べて変化が少ない．第一大臼歯と中・側切歯が咬合するようになると，咬頭傾斜角に沿って下顎が前後に滑走するようになり，関節窩の傾斜（S 状彎曲）が矢状顆路角に適応するように形成されていく．下顎頭の突出点は前方に移動する（図 3-7，ⅢA）．

顎骨の成長と歯の存在
完全無歯症患者では，顎骨骨体の前下方への成長は，歯の存在とは無関係に起こることが知られている．しかし，歯槽突起の成長は歯の有無に大きく左右され，歯がなければ歯槽突起は成長しない．

さらに、永久歯列が完成し、切歯角や咬頭顆路角によって下顎運動が規制されるのに従い、関節窩ならびに下顎頭の形態は変化する（**図3-7**，成人）.

3　発育の評価

顔面頭蓋の成長発育のあり方を評価するには、成長発育の時期、部位、形成量、速度など立体的な分析が求められる。臨床では次の方法がよく用いられている。

■ 1）生体計測

頭囲、顔面の高さ・幅・深さについて計測する。Martin, Hellman らの人類計測学的な方法を利用したものが用いられている。特に頭蓋の外形を把握するためには、頭（蓋）指数（cephalic index）を用いる.

$$頭指数 ＝ 最大頭幅 ／ 最大頭長 × 100$$

最大頭幅：左右の側頭点間の直線距離
最大頭長：眉間点と外後頭隆起との直線距離

長頭型（75.9 以下）　　中間型（76.0〜80.9）　　短頭型（81.0〜85.9）　　超短頭型（86.0 以上）
　　　　　　※長頭型は欧米人に多く、短頭型および超短頭型は日本人に多い.

■ 2）頭部エックス線規格写真

一般にセファロとよばれている。頭蓋顎顔面の内部構造と、それらの相互関係を表したものである。頭蓋顎顔面の解剖学的構造を十分理解し、その構造が写真上でどのような形で表されるかを熟知している必要がある。さらに、各部の相互関係を角度的、距離的に計測し、頭蓋顎顔面の形態的特徴を客観的に把握することが重要となる.

頭部エックス線規格写真は、エックス線管焦点から頭部の正中矢状平面までの距離を150 cm とし、正中矢状平面からフィルム面間距離を 15 cm に設定し、両外耳道に耳入桿（ear rod）を挿入して頭部を固定した状態、つまり、眼耳平面が床に平行になる状態で撮影する。頭部エックス線規格写真には次の種類があり、側面頭部エックス線規格写真がよく用いられている.

[側面頭部エックス線規格写真，**図3-8-a**]　正中矢状面に投影された像として、顔面頭蓋の形態、大きさや成長に伴う変化を検討するのに有用である.

[正面頭部エックス線規格写真，**図3-8-b**]　前頭面に投影された像であり、顔面頭蓋の幅の計測、歯列および顎の側方への偏位の評価に用いる.

側面頭部エックス線規格写真上の計測点（**図3-9**）をもとに基準平面（**図3-10**）を引き、角度ならびに距離分析を行い、頭蓋顎顔面の発育を評価するのが一般的である.

（1）　分析方法

a　角度分析

頭蓋顎顔面の形態をパターンとして把握する方法である。FH 平面を基準平面として分析する Downs 法と、SN 平面を基準平面として分析する Northwestern 法や Ricketts 法があり、臨床における分析法として用いられている.

b　距離分析

2 点間の長さの絶対量を求める方法で、角度分析に付随して行われる。実測値より 1.1

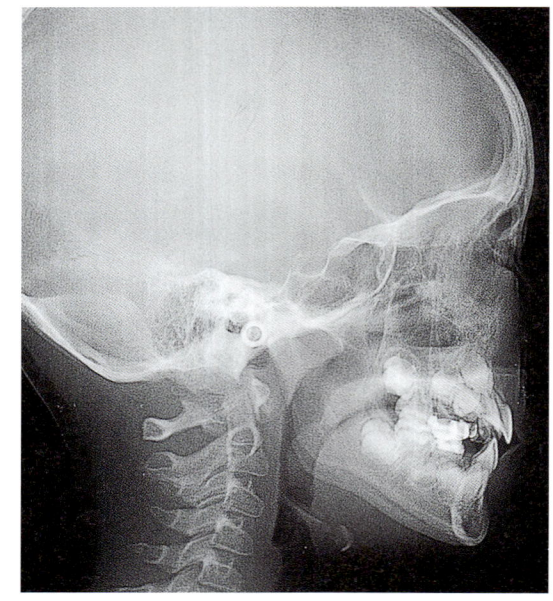
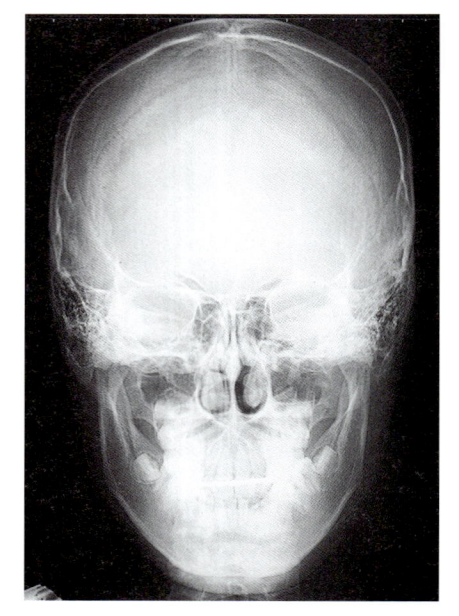

a：側　　面　　　　　　　　　　　　b：正　　面

図 3-8　頭部エックス線規格写真

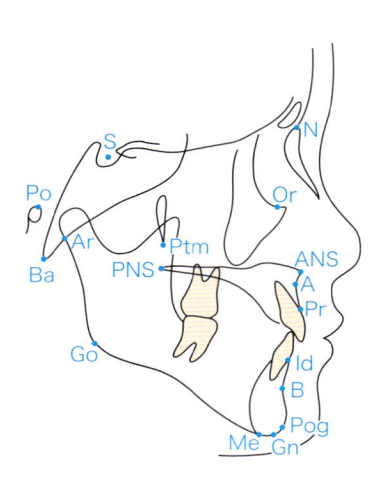

・A（point A）：上顎歯槽基底の前方限界で彎曲部の最深点
・ANS（anterior nasal spine）：前鼻棘の最先端点
・Ar（articulare）：下顎枝後縁と側頭骨下縁との交点
・B（point B）：下顎歯槽基底の前方限界で彎曲部の最深点
・Ba（basion）：大後頭孔の前下縁部で斜台の下端部
・Gn（gnathion）：顔面平面と下顎下縁平面のなす角の二等分線が
　　　　　　　　　オトガイ隆起前縁と交わる点
・Go（gonion）：下顎枝後縁平面と下顎下縁平面のなす角の二等分
　　　　　　　　線が下顎角骨縁と交わる点
・Id（infradentale）：下顎中切歯間歯槽突起の最前点
・Me（menton）：オトガイの断面像の最下縁点
・N（nasion）：鼻骨前頭縫合の最前点
・Or（orbitale）：左右眼窩骨縁の最下点
・PNS（posterior nasal spine）：後鼻棘の最先端点
・Po（porion）：骨外耳道の上縁の中点
・Pog（pogonion）：下顎骨オトガイ隆起の最突出点
・Pr（prosthion）：上顎中切歯間歯槽突起の最前点
・Ptm（pterygomaxillary fissure）：翼口蓋窩の透過像の最下点
・S（sella turcica）：トルコ鞍の中心点

図 3-9　側面頭部エックス線規格写真上の計測点

倍に拡大される．

c　プロフィログラム

　側面頭部エックス線規格写真のおもな計測点を線で結んだ多角形をプロフィログラムといい，骨格パターンを単純な図形で表現できる．

d　重ね合わせ

　術前・術後の評価や成長変化を評価する方法である．

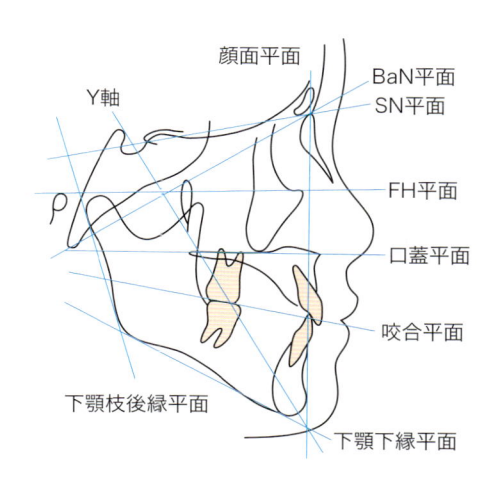

・SN 平面（SN plane）：S 点と N 点を結んだ直線
・FH 平面（FH plane）：Or 点と Po 点を結んだ直線
・下顎下縁平面（mandibular plane）
　　　：Me 点から下顎下縁の隅角部に引かれた接線
・咬合平面（occlusal plane）
　　　：上下顎中切歯切縁の中点と上下顎第一大臼
　　　　歯咬頭嵌合の中央点とを結んだ直線
・口蓋平面（palatal plane）
　　　：ANS 点と PNS 点を結んだ直線
・顔面平面（facial plane）：N 点と Pog 点を結んだ直線
・Y 軸（Y-axis）：S 点と Gn 点を結んだ直線
・下顎枝後縁平面（ramus plane）
　　　：Ar から下顎枝後縁に引かれた接線
・BaN 平面：Ba 点と N 点を結んだ直線

図 3-10　側面頭部エックス線規格写真上の基準平面

① SN 平面を重ね合わせる方法

　　脳頭蓋底に対する上下顎を含む顎顔面部の変化が評価できる．

② 口蓋平面で重ね合わせる方法

　　上顎内での前歯部，臼歯部のそれぞれの前後的・上下的変化を把握する．

③ 下顎下縁平面で重ね合わせる方法

　　下顎内での前歯部，臼歯部のそれぞれの前後的・上下的変化を把握する．

（2）　顎顔面分析評価

セファログラムを分析するための代表的な計測項目を次に示す．

a　骨格型の分析

① 顔面角　facial angle

　　FH 平面と顔面平面との角度：オトガイ部の突出の程度を表す．

② 上顎突出度　angle of convexity

　　N–A と A–Pog との角度：側貌における上顎の前後関係を表す．

③ FH 平面に対する下顎下縁平面角　mandibular plane to FH

　　FH 平面と下顎下縁平面との角度：FH 平面に対する下顎骨の位置・傾斜を表す．

④ 下顎角　gonial angle

　　下顎下縁平面と下顎枝後縁平面との角度：下顎角の離開度を表す．

⑤ SN 平面に対する下顎下縁平面角　mandibular plane to SN

　　SN 平面と下顎下縁平面との角度：SN 平面に対する下顎骨の位置・傾斜を表す．

⑥ 下顎枝後縁平面角　ramus plane to SN

　　SN 平面と下顎枝後縁平面との角度：SN 平面に対する下顎枝の傾斜・下顎の回転を表す．

⑦ SNP 角　SNP angle

　　SN 平面と N–Pog との角度：頭蓋底に対するオトガイの位置を表す．

⑧ SNA 角　SNA angle

　　SN 平面と N–A との角度：上顎歯槽基底の突出の程度を表す．

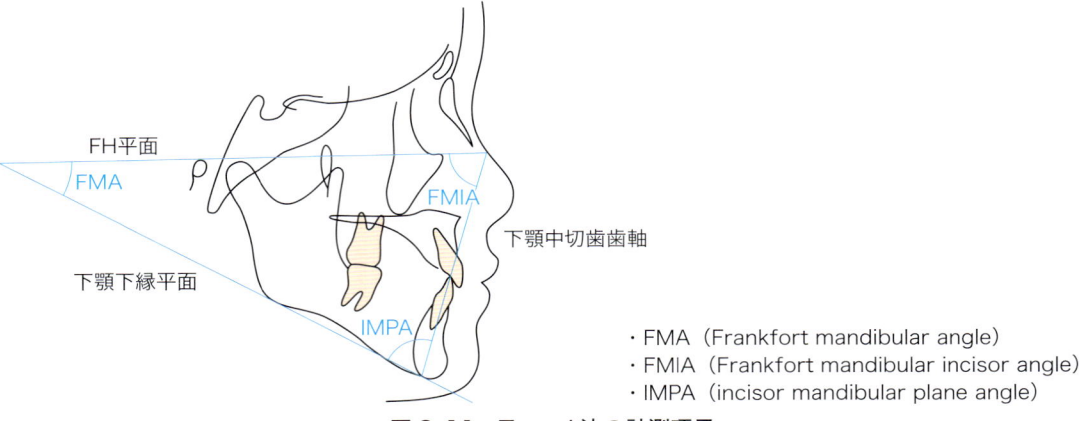

・FMA（Frankfort mandibular angle）
・FMIA（Frankfort mandibular incisor angle）
・IMPA（incisor mandibular plane angle）

図 3-11　Tweed 法の計測項目

⑨ SNB 角　SNB angle

　　SN 平面と N–B との角度：下顎歯槽基底の突出の程度を表す．

⑩ ANB 角　ANB angle

　　A–N と N–B との角度：上下顎歯槽基底部の前後的位置関係を表す．

b　咬合型の分析

① 上下顎中切歯歯軸角　interincisal angle

　　上下顎中切歯歯軸が交わる角度：上下顎中切歯歯軸の唇側傾斜を表す．

② FH 平面に対する上顎中切歯歯軸角　U1 to FH

　　上顎中切歯歯軸と FH 平面との角度：上顔面に対する上顎中切歯の傾斜度を表す．

③ 下顎下縁平面に対する下顎中切歯歯軸角　L1 to mandibular plane

　　下顎中切歯歯軸と下顎下縁平面との角度：下顎下縁平面に対する下顎中切歯の歯軸傾斜を表す．

c　Tweed 三角（図 3-11）

FH 平面，下顎下縁平面および下顎中切歯歯軸からなる三角形をいう．

① FMA　Frankfort mandibular angle

　　下顎下縁平面と FH 平面とのなす角度：上顔面に対する下顎下縁の傾斜度を表す．

② FMIA　Frankfort mandibular incisor angle

　　下顎中切歯歯軸と FH 平面とのなす角度：上顔面に対する下顎中切歯の傾斜度を表す．

③ IMPA　incisor mandibular plane angle

　　下顎中切歯歯軸と下顎下縁平面とのなす角度：下顎骨体に対する下顎中切歯の傾斜度を表す．

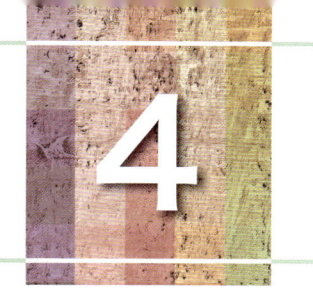

4 歯の発育と異常

A 歯の発育

　小児歯科は，無歯期の新生児から永久歯が完成する20歳ころまでを管理することから，歯（乳歯，永久歯）の発生，萌出，交換，さらに，歯の異常について理解し，正しい診断，治療，予後について学ぶ必要がある．

1 歯の形成

　歯は，決まった場所に一定の順序で発生する．歯にかぎらず器官の発生には一定の方向があり，次に示す3つの基本的な過程を必要とする．
　① 位置情報が与えられ，それが認識されて正確な場所での初期器官の形成が行われる（initiation）．
　② 細胞が増加し器官原器を形成する（morphogenesis）．
　③ 細胞が器官特異的な構造を形づくる（differentiation）．

■ 1）歯胚の発生

　歯は，口腔上皮とその下にある間葉組織の相互作用によって発生する．胎生6週ころ，将来歯槽突起になる部分では，外胚葉性間葉の誘導により口腔上皮が増殖して歯堤が形成される．馬蹄型の歯堤に沿って，胎生8週ころ，20個の乳歯の部分に対応する部位がさらに増殖して，円形ないし卵円形の結節状となり間葉中に突出する．これが，歯蕾あるいは歯胚である．歯胚が形成されると間葉細胞は歯胚周囲に集積し，胎生10週ころ，エナメル器，さらには歯髄と象牙質を分泌する象牙芽細胞になる歯乳頭を形成する．

　蕾状期ののち，帽状期から鐘状期のあいだ上皮部分は折りたたみを起こし，最終的に，エナメル上皮はエナメル質を沈着させるエナメル芽細胞に分化する．また，歯乳頭から象牙芽細胞が分化して象牙質を形成する．さらに，32個の歯胚が永久歯となるが，そのうち乳歯と交換する永久歯を代生歯といい，中切歯から第二小臼歯がこれにあたる．

　代生歯胚は，先行乳歯の歯胚が鐘状を示すころ，舌側に発生する．中切歯は胎生5か月ころ発生する．第一大臼歯は乳臼歯の後方に発生する．

■ 2）歯冠の発育

　内エナメル上皮から発生したエナメル芽細胞は，隣接する歯乳頭細胞を象牙芽細胞に分化させ，最初の象牙質基質を数ミクロン生成したのち，エナメル小柱のかたちでエナメル質を沈着し石灰化が生じる．エナメル質および象牙質基質は1日約4.0 nm ずつ形成されて歯冠が形成され，エナメル質中のハイドロキシアパタイトの結晶の大きさを増していく．
　なお，エナメル質と象牙質の無機質と有機質の割合は異なる．エナメル質の無機質は

96％で，有機質および水分は4％，象牙質の無機質は69％で，有機質および水分は31％である．そして乳歯は，永久歯と比べて，エナメル質，象牙質ともに有機成分が多くなっている．

■ 3）歯根の発育

歯根は，エナメル器，歯乳頭，歯小嚢のそれぞれの細胞のかかわり合いによって発生する．外エナメル上皮がエナメル器底部の内エナメル上皮に接し，その後，歯頸彎曲部の細胞が増殖し，歯冠が完成するとさらに増殖し，Hertwig 上皮鞘という2層の細胞層を形成する．この上皮鞘が発育し歯根が形成される．

Hertwig 上皮鞘の先端は歯髄方向に約45度彎曲し，円板状構造をしている（上皮環）．歯根形成中，上皮鞘は縦方向に伸長することから，上皮環は一定の形を保って歯根は縦方向に伸長する．上皮鞘内層の細胞が象牙芽細胞を誘導し，歯根部象牙質が形成される．すると，上皮鞘が歯根表面にセメント芽細胞を誘導し，セメント質を形成する．歯根象牙質が形成されると上皮鞘は崩壊して歯根表面から遊離し，発達中の歯根膜中にとどまる．これらの細胞を Malassez の上皮遺残という．

2 歯の発育段階

Schour と Massler は，歯の発生から咬耗，あるいは乳歯では歯根吸収までを，発育段階によって，成長期，石灰化期，萌出期，咬耗期，吸収期に区分した．

■ 1）成 長 期

（1）開始期（蕾状期）

外胚葉性間葉の誘導により口腔上皮が増殖して歯堤がつくられる時期である．各歯堤は増殖して間葉中に突出し，歯蕾あるいは歯胚を形成する．

（2）増殖期（蕾状期〜帽状期）

歯胚の細胞が増殖し，歯の上皮部の形状から蕾状期となり，蕾状のエナメル器が形成される．間葉細胞は，さらに進んで歯乳頭を形成し，エナメル器は帽状期となる．

帽状期には，エナメル器，歯乳頭，歯小嚢の3つがそろってみられる．

（3）組織分化期（帽状期〜鐘状期）

歯乳頭がさらに増殖すると，歯胚は帽状期から鐘状期となり，細胞が分化する時期となる．内エナメル上皮はエナメル芽細胞に分化し，歯乳頭の末梢部の細胞が象牙芽細胞に分化する．

（4）形態分化期（鐘状期〜基質形成期）

エナメル芽細胞と象牙芽細胞，ならびに歯小嚢から分化したセメント芽細胞によって将来の歯冠，歯根の大きさと輪郭が定められる．

（5）添加期（基質形成期）

エナメル基質，象牙基質が添加される．

■ 2）石灰化期

エナメル基質と象牙基質に石灰塩が沈着し，基質が硬化していく．この時期からエックス線写真により確認することができるようになる．

■ 3）萌 出 期

　歯根が形成されると，顎骨内で萌出が始まる．口腔内に萌出し，対合歯と接触するまでをいう.

■ 4）咬 耗 期

　対合歯と接触したのち，すなわち，萌出期終了後に対合歯と機能を営むことにより歯が摩耗する.

■ 5）吸 収 期

　吸収期は，乳歯だけにみられる．おもに後継永久歯の萌出に伴う破歯細胞の活性によって乳歯根が生理的に吸収される.

3　歯の発育の評価

　日常臨床において，小児の成長（年齢）と乳歯，あるいは永久歯の発育時期は深く関与することから，歯の発育段階を標準化することは重要である．歯種別の歯胚形成期，石灰化開始期，歯冠完成期，萌出開始期，萌出終了期，歯根完成期，ならびに乳歯においては，歯根吸収開始期を知ることは重要である.

　Schour と Massler は，乳歯および永久歯の発育時期を**表 4-1** のように示している．この一覧表により，いつごろの異常により歯が欠損したか，歯の形態異常あるいは石灰化異常が生じたか，または生じるか判断することができる.

　また，日本人の乳歯ならびに永久歯の萌出状態について，1988 年，日本小児歯科学会が全国の小児を調査し，歯列・咬合の発育表を作成した（**図 4-1**）.

　図 4-2 に，歯種を表す歯式を示す.

4　乳歯の特徴

■ 1）形態的特徴（図 4-3）

（1）歯 冠

　乳歯は白色ないし青色を示し，永久歯はやや黄色味をおびている．乳歯の歯冠長は短く，乳臼歯はずんぐりした形をしている.

　歯冠の外形は，上下顎第二乳臼歯，下顎第一乳臼歯を除いては後継永久歯と似ており，近遠心幅径は下顎第二乳臼歯が最も大きく，次いで，上顎第二乳臼歯，下顎第一乳臼歯，上顎第一乳臼歯の順に大きい（**表 4-2**）．咬合面の頰舌径は，最大膨隆部よりも頰舌的に狭窄している．隆線や裂溝の発達は永久歯ほど著明ではない．歯頸部は狭窄が著しく，歯頸部の近くに帯状の膨隆部があり，特に上顎第一乳臼歯では著しく発達した結節（臼歯結節）がある．接触点は永久歯とは異なり，面で接触している.

（2）歯 根

　乳前歯は単根，上顎乳臼歯は 3 根，下顎乳臼歯は 2 根を有する．歯根長の全体に対する割合は永久歯より長く，乳臼歯歯根は著明に離開している．臼歯部後継永久歯が離開した根に抱き込まれるようにして位置している時期があり，もし早期に乳歯を抜去する場合に

表4-1 ヒトの歯の年齢的発育

〈乳 歯〉

歯種	歯胚形成	石灰化開始	出生時の歯冠形成量	歯冠完成	萌 出	歯根完成	根吸収開始	脱 落
A	胎生 7 週	胎生4〜4.5 月	5/6 3/5	1.5〜2.5 月	7.5 月 6 月	1.5 年	4 年	6〜7 年
B	胎生 7 週	胎生 4.5 月	2/3 3/5	2.5〜3 月	9 月 7 月	1.5〜2 年	5 年	7〜8 年
C	胎生 7.5 週	胎生 5 月	1/3	9 月	18 月 16.5 月	3.25 年	7 年	9〜12 年
D	胎生 8 週	胎生 5 月	咬頭融合	5.5〜6 月	14 月 12 月	2.5 年	8 年	9〜11 年
E	胎生 10 週	胎生 6 月	咬頭頂孤立	10〜11 月	24 月 20 月	3 年	8 年	10〜12 年

〈永久歯〉

歯種	歯胚形成	石灰化開始	出生時の歯冠形成量	歯冠完成	萌 出	歯根完成
6	胎生 3.5〜4 月	出生時	痕 跡	2.5〜3 年	6〜7 年 6〜7 年	9〜10 年
1	胎生 5〜5.25 月	3〜4 月	0	4〜5 年	7〜8 年 6〜7 年	9〜10 年
2	胎生 5〜5.5 月	10〜12 月 3〜4 月	0	4〜5 年	8〜9 年 7〜8 年	10〜11 年
3	胎生 5.5〜6 月	4〜5 月	0	6〜7 年	11〜12 年 9〜10 年	12〜15 年
4	出 生 時	1.5〜2 年	0	5〜6 年	10〜11 年 10〜12 年	12〜13 年
5	7.5〜8 月	2〜2.5 年	0	6〜7 年	10〜12 年 11〜12 年	12〜14 年
7	8.5〜9 月	2.5〜3 年	0	7〜8 年	12〜13 年 11〜13 年	14〜16 年
8	3.5〜4 年	7〜10 年	0	12〜16 年	17〜21 年	18〜25 年

(Schour, Massler ら)

表4-2 歯の歯冠近遠心幅径

		男　性			女　性		
		乳 歯	永久歯		乳 歯	永久歯	
上　顎	A	6.63±0.37	1	8.74±0.57	A	6.57±0.44	1	8.53±0.58
	B	5.52±0.45	2	7.24±0.62	B	5.47±0.41	2	7.09±0.63
	C	6.75±0.41	3	8.17±0.53	C	6.67±0.41	3	7.81±0.46
	D	7.33±0.46	4	7.51±0.44	D	7.22±0.46	4	7.41±0.48
	E	9.36±0.57	5	7.03±0.40	E	9.30±0.57	5	6.96±0.47
			6	10.81±0.35			6	10.42±0.36
下　顎	A	4.26±0.37	1	5.55±0.36	A	4.22±0.30	1	5.45±0.42
	B	4.83±0.33	2	6.16±0.39	B	4.77±0.36	2	6.04±0.45
	C	5.95±0.32	3	7.16±0.42	C	5.87±0.30	3	6.74±0.44
	D	8.26±0.46	4	7.35±0.40	D	8.03±0.50	4	7.22±0.42
	E	10.36±0.48	5	7.29±0.40	E	10.09±0.51	5	7.14±0.44
			6	11.55±0.36			6	11.10±0.37

(山下　浩 編：小児歯科学—総論—, 医歯薬出版, 1976)

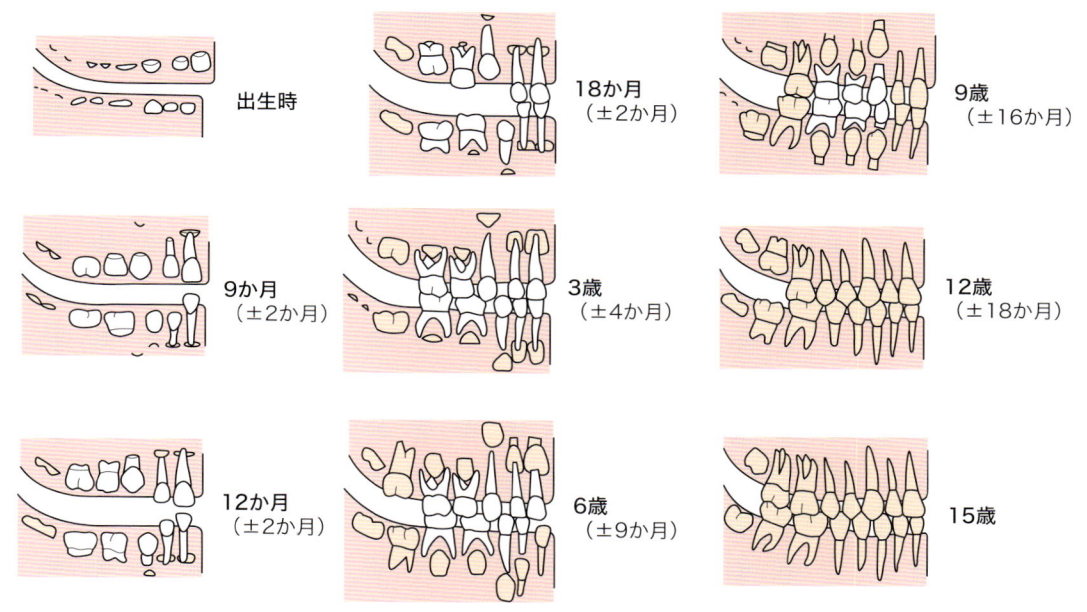

図 4-1　日本人小児の歯列・咬合の発育表 （日本小児歯科学会，1988 より改変）

R 　8 7 6 5 4 3 2 1 ｜ 1 2 3 4 5 6 7 8　 L
　　8 7 6 5 4 3 2 1 ｜ 1 2 3 4 5 6 7 8

R 　E D C B A ｜ A B C D E　 L
　　E D C B A ｜ A B C D E

a：Zsigmondy's system
（Zsigmondy, 1861）

R 　18 17 16 15 14 13 12 11 ｜ 21 22 23 24 25 26 27 28　 L
　　48 47 46 45 44 43 42 41 ｜ 31 32 33 34 35 36 37 38

R 　55 54 53 52 51 ｜ 61 62 63 64 65　 L
　　85 84 83 82 81 ｜ 71 72 73 74 75

b：Two-Digit system
（FDI, 1968）

図 4-2　歯　式

は，永久歯歯胚を傷つけないように注意する．

　乳前歯歯根は頬舌的に薄く，特に上顎乳切歯では，根中央部より唇側に彎曲している．このため，根尖病巣などが生じた場合には，根尖が口腔内に露出することがある．根管は広く，その分歯質は薄くなるので，根管治療時の穿孔に注意する．

　乳歯歯根の大きな特徴は，根完成後，加齢に伴い吸収が起こることである．その吸収程度によっては根管治療の予後に影響が出てくることから，吸収程度を把握した診断を行わなければならない．根管充塡材は根吸収に伴い吸収していくものを使用する．

［歯髄腔］　歯髄腔の外形は，一般に，エナメル-象牙境の形態に似ている．特に幼若な歯ほど髄室が大きく，髄角が咬頭下の象牙質に突出している．歯が近心にやや傾斜していることもあり，近心髄角は特に露髄しやすいので，歯冠修復時の露髄に注意する．根吸収による歯髄組織の萎縮変性がみられる．

［歯冠咬頭数，根数，根管数］　乳歯の根数，根管数を**表 4-3** に示した．

［歯根成長時期］　乳歯および永久歯の歯根成長時期を**表 4-4** に示した．根管治療を行う際には，おおよその根の成長時期を知っておく必要がある．

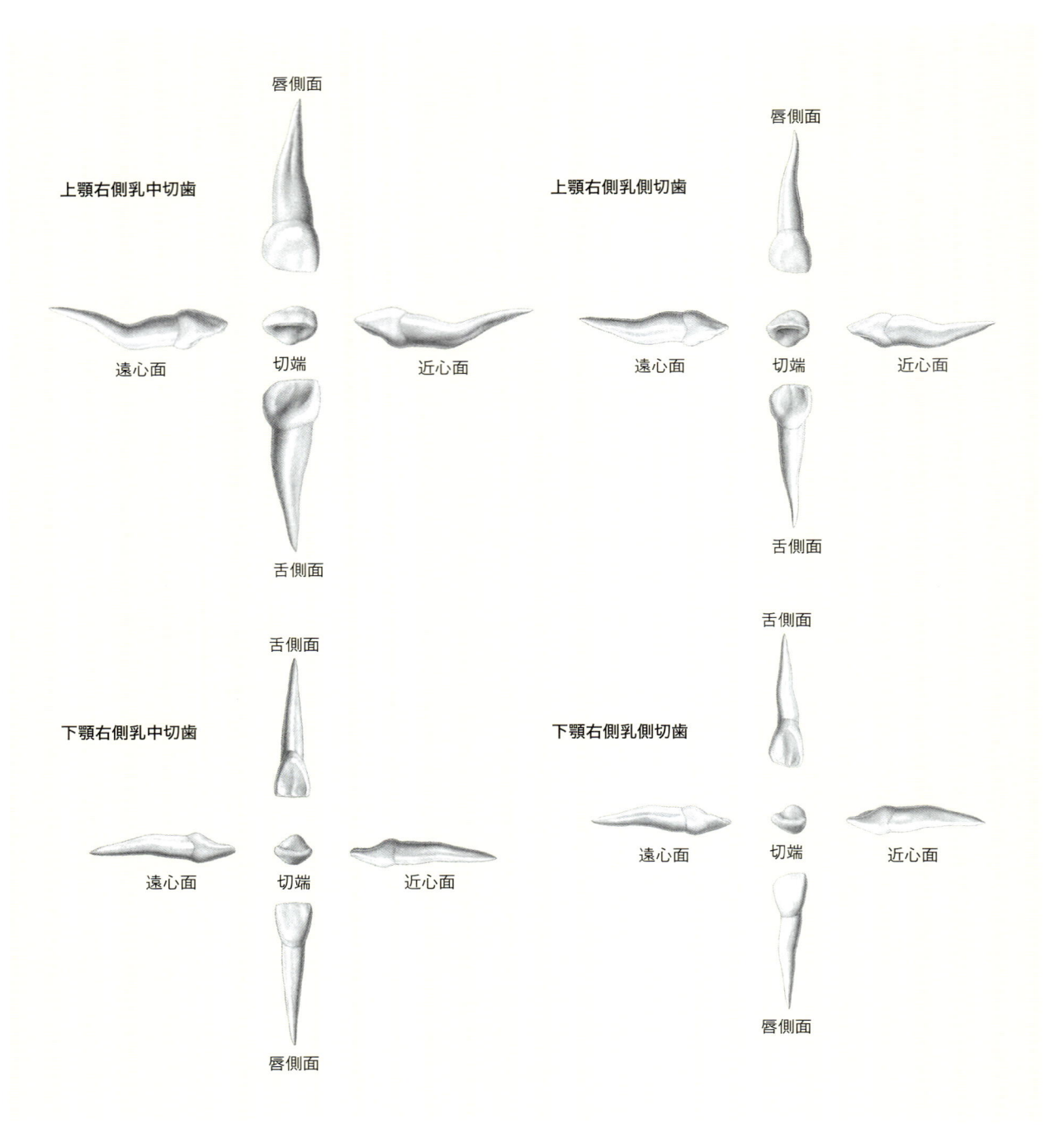

上顎右側乳中切歯

唇側面

遠心面　　切端　　近心面

舌側面

上顎右側乳側切歯

唇側面

遠心面　　切端　　近心面

舌側面

下顎右側乳中切歯

舌側面

遠心面　　切端　　近心面

唇側面

下顎右側乳側切歯

舌側面

遠心面　　切端　　近心面

唇側面

図 4-3　乳歯歯冠形態
（藤田恒太郎：歯の解剖学，金原出版，1967 より改変）

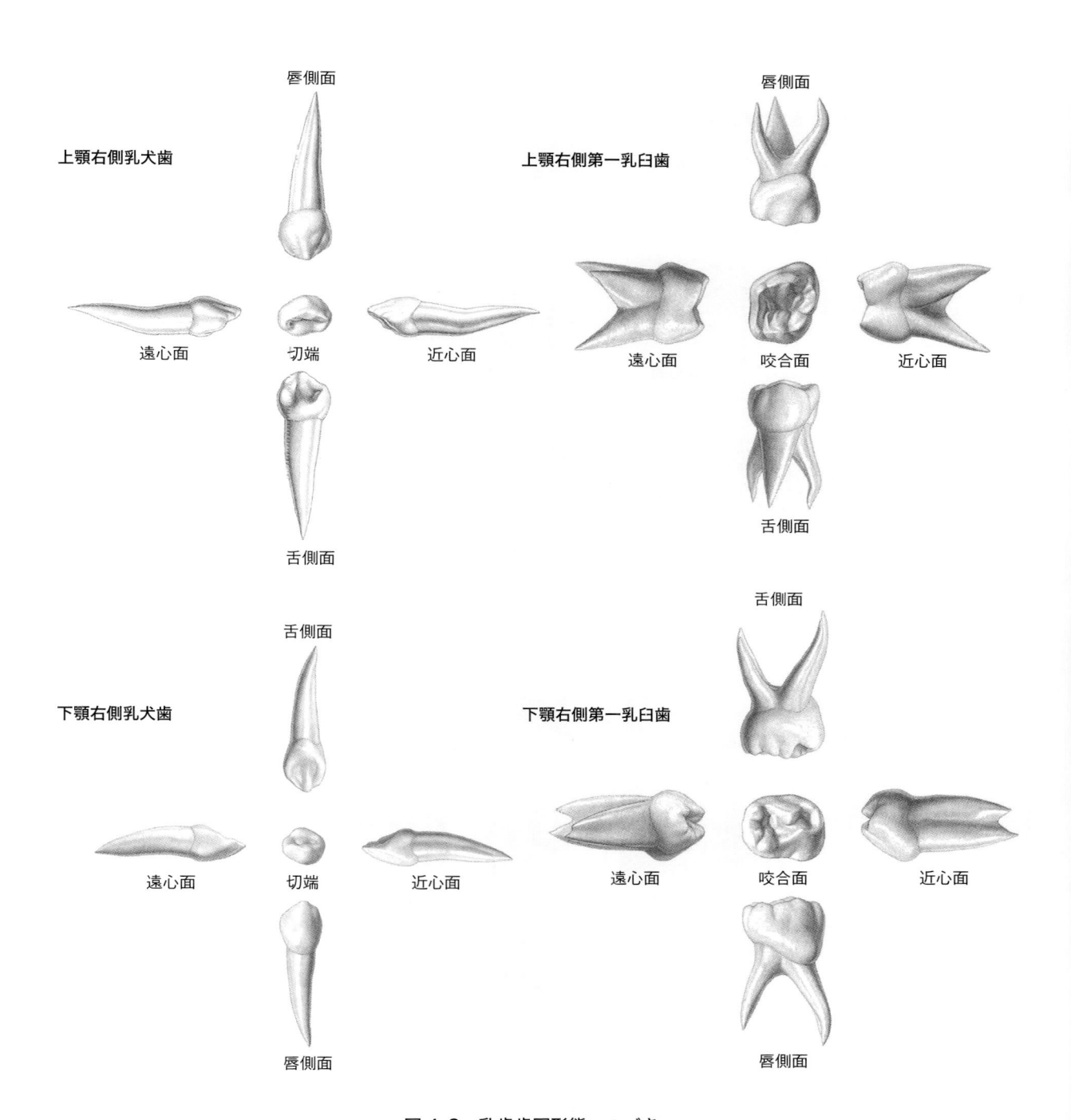

上顎右側乳犬歯

唇側面

遠心面　切端　近心面

舌側面

上顎右側第一乳臼歯

唇側面

遠心面　咬合面　近心面

舌側面

下顎右側乳犬歯

舌側面

遠心面　切端　近心面

唇側面

下顎右側第一乳臼歯

舌側面

遠心面　咬合面　近心面

唇側面

図 4-3　乳歯歯冠形態　つづき
（藤田恒太郎：歯の解剖学，金原出版，1967 より改変）

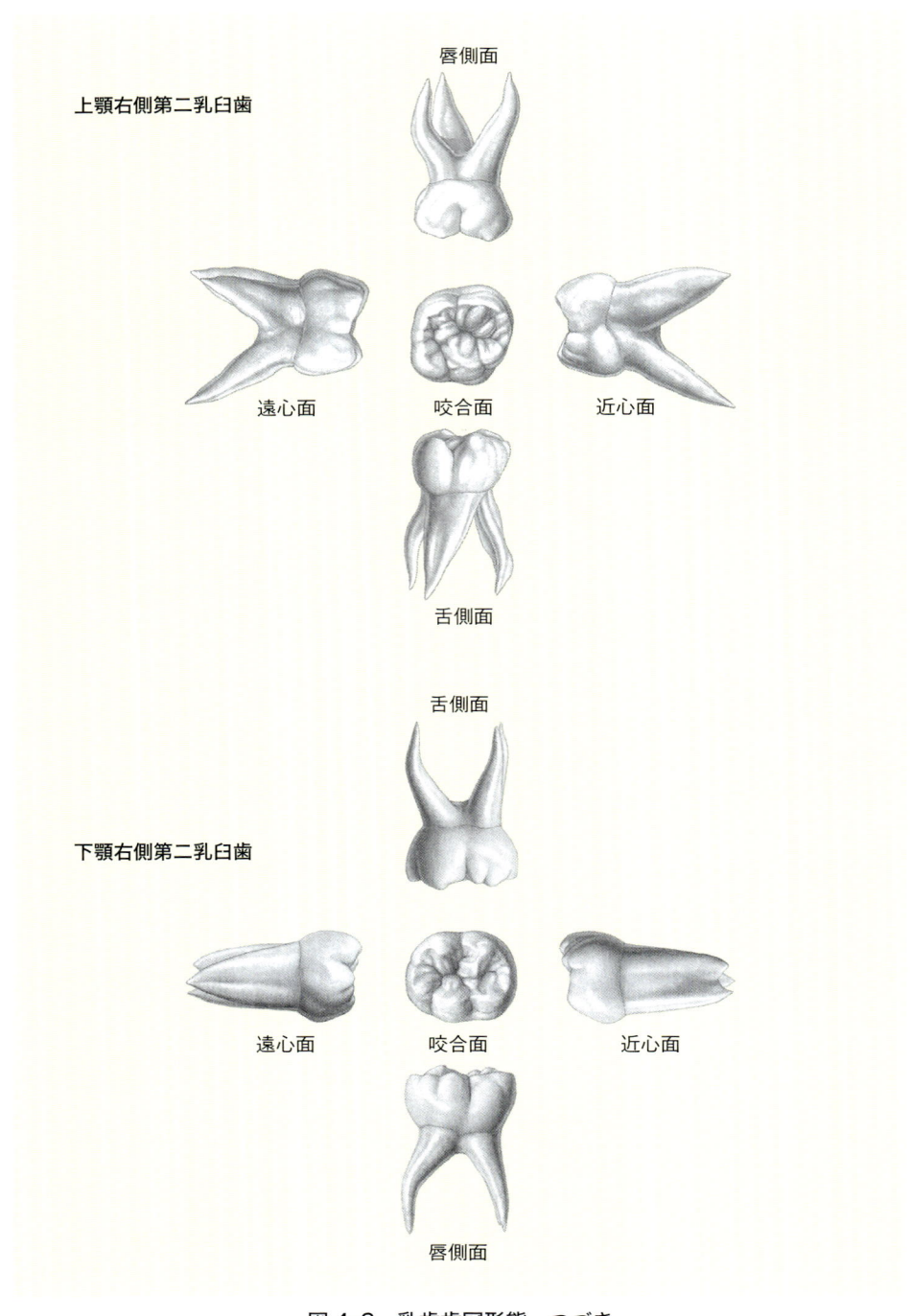

上顎右側第二乳臼歯

唇側面

遠心面　　咬合面　　近心面

舌側面

下顎右側第二乳臼歯

舌側面

遠心面　　咬合面　　近心面

唇側面

図 4-3　乳歯歯冠形態　つづき
（藤田恒太郎：歯の解剖学，金原出版，1967 より改変）

表 4-3　乳歯の根数と根管数

		根　数	根管数
上　顎	乳前歯	1	1
	第一乳臼歯	3	3
	第二乳臼歯	3	3
下　顎	乳前歯	1	1
	第一乳臼歯	2	2～3
	第二乳臼歯	2～3	3～4

注）複根管は漏斗状扁平根管のことが珍しくない.

表 4-4　乳歯および永久歯の歯根成長時期

	歯根完成期	吸収期	脱落期	安定期		歯根完成期
乳中切歯	1 年 6 か月	4 年	6～7 年	2～3 年	中　切　歯	9～10 年
乳側切歯	1 年 6 か月～2 年	5 年	7～8 年	3～4 年	側　切　歯	10～11 年
乳犬歯	3 年 3 か月	7 年	9～12 年	4～6 年	犬　歯	12～15 年
第一乳臼歯	2 年 6 か月	8 年	9～11 年	3～7 年	第一小臼歯	12～13 年
第二乳臼歯	3 年	8 年	10～12 年	4～7 年	第二小臼歯	12～14 年
					第一大臼歯	9～10 年
					第二大臼歯	14～16 年

表 4-5　乳歯および永久歯の化学組成

		水（湿潤%）	有機成分（湿潤%）	Ca（乾燥%）	P（乾燥%）
永久歯	エナメル質	2.3	1.7	36.1	17.3
	象牙質	13.2	17.5	26.1	12.6
乳　歯	エナメル質	2.8	4.7	34.3	17.0
	象牙質	11.1	21.7	26.1	12.9

(Bird. M. j. et al., 1940)

■ 2）組織的特徴

（1）　エナメル質

　胎生中に形成された層と出生後に形成された層の 2 層からなり，その境界部には石灰化の不良な層がみられる．その層を新産線あるいは新産環という（p.70 参照）．胎生中に形成されたエナメル質は，出生後に形成されたものより石灰化が均一である．厚さは前歯，臼歯ともに永久歯の約 1/2 である（咬頭頂部で約 1 mm）.

　歯頸部のエナメル小柱の走行は，前歯では切縁方向のものが多く，臼歯では永久歯が根尖方向に向いているのに対し，乳歯では水平か咬頭頂に向くものが多い．このため，窩洞形成時，永久歯では 2 級窩洞の側室下縁はベベルを付けるが，乳歯では遊離エナメル質が生じないため，ベベルを付ける必要がない.

　乳歯エナメル質の小柱の太さは，一般に永久歯よりも太く，特に臼歯部髄床底では数も多いため，歯髄の炎症が容易に根分岐部に波及しやすい．また，前歯切端部などには無小柱エナメル質（ガラス質，透明象牙質）とよばれる層がみられる．これは，レジン充塡時，エナメル質の酸処理を行う際に，永久歯より長く酸処理を行わなければならない理由の 1 つである.

　乳歯および永久歯の化学組成の比較を**表 4-5** に示した.

（2） 象 牙 質

　象牙質は，出生の前後で形成に差がみられる．出生前の象牙質のほうが緻密であり，その境界部には，新産線に相当する Owen's line とよばれる成長線が存在する．厚さは，エナメル質と同じく永久歯の約1/2である．

　第二象牙質の形成速度は永久歯より速く，形成量も多い．石灰化の程度は永久歯より劣り，球間象牙質が多い．

（3） セメント質

　乳歯と永久歯のセメント質の構成成分については大きな違いはなく，主成分であるハイドロキシアパタイトが約60％を占めている．また，歯根全体を覆う無細胞セメント質と根尖側1/3に存在する有細胞セメント質の構造についても両者に違いはみられない．しかし，乳歯や幼若永久歯では，セメント質の厚みが永久歯より薄く，石灰化の程度が低い．さらに，シャーピー線維の埋入も少ない．

（4） 歯 　 髄

　歯髄細胞は大型で，多角形を呈する．細胞質突起の数が多く，膠原線維は少ない．乳歯歯髄は活性が高く，そのため，一般の永久歯には行わない歯髄切断法などの処置が可能である．歯根吸収が1/3〜1/2では，歯髄は組織学的に正常に保たれており，歯髄切断が適応とされている．

　歯髄細胞は歯根吸収とともに変性萎縮していくため，刺激に対する歯髄の感受性は永久歯より低い．このことは，乳歯齲蝕がかなり進行しているにもかかわらず痛みをそれほど感じないなど，小児齲蝕の特徴に関係している．

5 幼若永久歯の特徴

　幼若永久歯とは，口腔に萌出してまもない永久歯をいい，齲蝕の予防や治療の際には特別の配慮を必要とする．咬合面が咬合平面に達していないために，対合歯と咬合していない時期が長く，自浄作用が悪い．また，歯質が未成熟なことから齲蝕に罹患しやすい．

■ 1）形態的特徴

　臼歯部は，咬頭頂，隆線が明確で，裂溝が複雑である．また，特に第一大臼歯は，萌出に時間がかかり，齲蝕に罹患しやすいため，咬合面が口腔に現れた段階で窩溝填塞の適用を考慮する．

　歯髄腔は大きく，髄角が突出しているので修復時に露髄しやすい．萌出時の歯根は，約3/4程度形成されており，根尖は漏斗状に開口している．

■ 2）組織的特徴

　幼若永久歯は，有機質の含有量が成熟永久歯より多く，エナメル質の無機質結晶粒子は成熟永久歯に比べて小さい．エナメル質は耐酸性に劣り，化学反応性（カルシウム，リンなどの取り込み)が高いので齲蝕の進行が速く，歯髄に炎症が波及しやすい．このように，萌出中のエナメル質は未成熟であるが，萌出後，唾液などの影響を受けて成熟する．

　具体的には，カルシウム，リン，フッ素，塩素などは増加，有機質は減少し，全体的に結晶性が向上する．したがって，耐酸性，耐キレート性も向上する．

B　歯の発育の異常

1　歯の形成障害

　歯の発生から咬耗期あるいは乳歯では，吸収期に至る発育の過程で歯の形成に障害が起こると，さまざまな異常が現れる．心身の発育の原則でも述べたが，器官形成には臨界期（クリティカルピリオド，p.6参照）があり，その時期ごとの臨界がある．また，早期の障害ほど歯の異常は重篤になる．形成障害を引き起こす原因として，環境要因のほかに遺伝子の異常によるものが解明されつつある．

　歯は，発育時の代謝の状態を敏感に反映し，かつ一度形成されると変化することがほとんどないことから，発育状態からその時期の全身状態（全身疾患，代謝障害，栄養障害，内分泌障害など）が判断でき，既往歴とみなすことができる．

　SchourとMasslerによる歯の発育障害の分類を表4-6に示した．

■ 1）発育時期別にみた障害による歯の異常

（1）　成長期（特に歯胚形成開始期から増殖期）

　おもに遺伝子構造の異常あるいは発現の異常により歯胚の形成が始まらない，あるいは，始まっても細胞増殖が起こらない場合には，歯の欠如がみられる．一方，余分な場所で歯胚形成が開始され，その後の発育に障害がないと，過剰歯がみられる．

表4-6　歯の発育障害の分類

	成　長　期				➡石灰化期	➡萌出期	➡咬耗期
	開始期➡増殖期	➡組織分化期	➡形態分化期	➡添加期			
障害の特徴	歯数の異常	構造の異常	形態の異常	量の異常	硬さの異常	萌出の異常	咬耗の異常
発育不全	無歯症：部分的または全部的 先天欠如：側切歯，第三大臼歯，小臼歯など	エナメル質形成不全症（エナメル芽細胞） 象牙質形成不全症（象牙芽細胞） ビタミンA欠乏症（歯系上皮）	栓状歯 Hutchinson歯 桑実状臼歯 矮小歯	エナメル質減形成：全般的または局部的 暦年齢的なエナメル質減形成 限局性エナメル小窩 象牙質減形成（歯髄陥入）	石灰化不全 斑状歯 エナメル質軟化 球間象牙質	萌出遅延：1歯または多数歯にわたる 低位歯列 低位歯（癒着歯） 埋伏歯 位置異常歯	過少咬耗 限局性の側方移動
発育過剰	残存上皮 囊　腫	歯系上皮 エナメル上皮腫	過剰咬頭と過剰歯根 歯内歯 巨大歯 歯系の腫瘍	歯牙腫 エナメル滴，単純性・複雑性・複合性歯牙腫 過剰歯	象牙質硬化：年齢，障害，齲蝕などで生じる	不正咬合：近心および咬合側への歯の異常な移動 過蓋咬合	過剰咬耗 歯ぎしり

注）歯の発育は連続した過程であり，この分類のように明確には区別できない．　　　　　　　　　　　　　　　　（Schour & Massler）

さらに，増殖期から組織分化の過程で発育異常が起こると，嚢胞化，腫瘍化して，濾胞性歯嚢胞，エナメル上皮腫，歯牙腫などがみられる．

（2） 組織分化期（エナメル芽細胞，象牙芽細胞に分化していく時期）

この時期に発育障害を起こすと歯の形成不全がみられる．エナメル芽細胞の分化に障害を起こすとエナメル質形成不全症が，象牙芽細胞の分化に障害を起こすと象牙質形成不全症がみられる．

これらの異常は，いずれも遺伝子の異常によって引き起こされ，遺伝性疾患である．

（3） 形態分化期（歯の形態が決定される時期）

この時期に発育障害を起こすと，歯の外形や大きさに異常が現れ，矮小歯，栓状歯，巨大歯，癒合歯，咬頭異常，結節異常などのほか，歯根，歯髄腔などの形態異常がみられる．

（4） 添加期（エナメル基質，象牙基質が添加される時期）

この時期に発育異常を起こすと，おもに環境要因によって引き起こされる基質の異常をきたし，全般的あるいは局部的なエナメル質減形成あるいは象牙質減形成がみられる．

（5） 石灰化期（エナメル基質と象牙基質に石灰塩が沈着し，基質が硬化していく時期）

この時期に発育異常を起こすと，エナメル質あるいは象牙質の硬さの異常として，白斑，石灰化不全，斑状歯，象牙質硬化などがみられる．

（6） 萌 出 期

ホルモンの分泌異常や遺伝子の発現異常などにより萌出過程で発育異常を起こすと，萌出遅延（晩期萌出），早期萌出，低位歯，埋伏歯などがみられる．

（7） 咬 耗 期

咬合不全や異常習癖などにより，過少咬耗あるいは過剰咬耗がみられる．

（8） 吸 収 期

乳歯では，歯根の吸収時期に異常を起こすと，早期歯根吸収あるいは晩期歯根吸収がみられる．これらの異常は後継永久歯の発育と深く関連する．多数歯にわたる歯根吸収異常は，全身疾患あるいは症候群でみられることが多い．

■ 2）歯の形成障害の原因

歯の形成障害は，環境要因と遺伝要因が交互に関連しあって起こることが多い．遺伝要因のなかでも，遺伝子の構造異常によって生じる形成異常は，遺伝性疾患として親から子どもに引き継がれる．

（1） 全身的原因

a 母体・児の栄養障害や疾患

母体の栄養失調や代謝疾患，長期間に及ぶ極度の悪阻，風疹罹患，児との Rh 不適合，あるいは，母体・児のテトラサイクリン系抗菌薬の長期投与など

b 児の栄養障害

胃腸障害，ビタミン D・C 欠乏，発疹性高熱疾患（猩紅熱，麻疹，風疹，ジフテリアなど）

c 児の代謝障害，全身疾患（症候群）

カルシウムとリンの比に異常をきたす副甲状腺機能低下，先天性表皮水疱症，脳性麻痺，Down 症候群など

①好発部位
　上下顎小臼歯部
②原因
　先行乳歯の根尖病巣
③感染乳歯根下のすべて
　の永久歯が Turner 歯
　にならない理由
・永久歯歯冠形成期に生
　じる障害であり，形成
　完了期には Turner 歯
　は生じない．
・乳歯根尖と永久歯胚と
　が解剖学的にかなり離
　れている場合には，そ
　の間に骨組織が介在す
　ることから炎症が波及
　しにくい．
・炎症が歯嚢へ波及した
　とき，歯嚢の結合組織
　が増殖・肥厚し防御機
　転となる場合がある．
・歯胚が炎症を回避する
　ように移動する場合が
　ある．

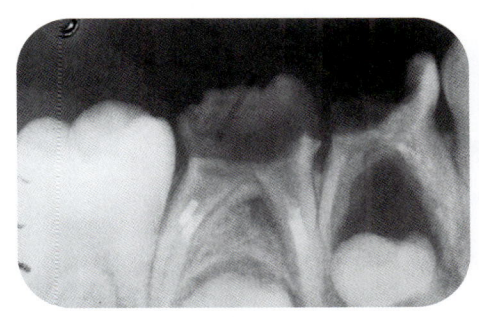 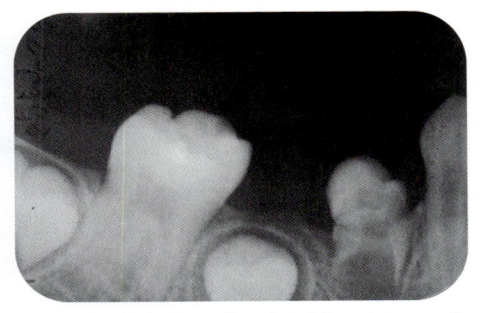

a：下顎第一乳臼歯慢性根尖歯周炎　　　　b：当該後継歯（下顎第一小臼歯）の Turner 歯

図 4-4　Turner 歯

d　遺伝性疾患

エナメル質形成不全症，象牙質形成不全症，骨形成不全症

e　フッ化物

過剰なフッ化物（約 1～2 ppm 以上）を含有した飲料水の摂取による斑状歯

f　先天（性）梅毒

上顎中切歯では，歯冠は洋樽状を示し，切縁は半月状の凹みを示す Hutchinson 歯（p.64，360 参照）がみられ，臼歯では咬頭の形成が不完全で咬頭萎縮がみられる．Fournier 歯，Moon 歯とよばれるほか，形態から桑実状臼歯（mulberry teeth）ともよばれる．

（2）　局所的原因

a　炎　　症

乳歯の根尖性歯周炎あるいは顎骨炎により，後継永久歯のエナメル質に形成不全を起こすことがある．これを Turner 歯（図 4-4）という．重症の場合には，歯冠や歯根の形態異常を生じる．

b　外　　傷

乳歯の外傷（さまざまな程度）によって後継永久歯のエナメル質の形成異常や，偏位，歯根の彎曲などが生じ，萌出異常を起こす．

c　放射線障害

発育期に多量の放射線を被曝すると，さまざまな程度の歯の形成異常をきたす．

2　歯数の異常

歯胚発育の開始期，増殖期の異常により歯数の異常が発現する．

■ 1）歯の欠如（先天欠如）

歯の欠如には，1 歯欠損から多数歯欠損まである．これらの歯の欠如は，遺伝子の異常により発現することが徐々に明らかになってきている．一方，歯の欠如は系統発生学的な退化現象ともいわれ，好発部位は退化理論に沿うことが多い．

（1）　少数歯の欠如

1～数歯の欠如は，乳歯より永久歯に多くみられる．乳歯の欠如の頻度は低いが，特に上顎乳側切歯，下顎乳中切歯・乳側切歯にみられる．

oligodontia

6 歯以上の欠如

hypodontia

6 歯未満の欠如

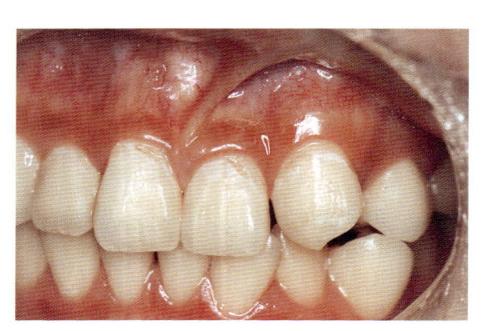

図4-5　少数歯の欠如

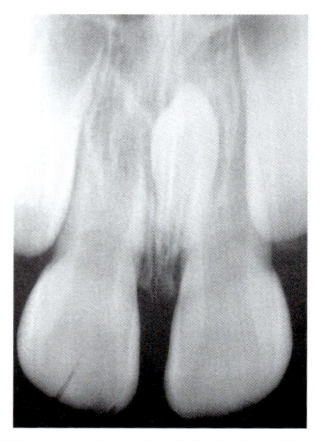

図4-6　正中埋伏過剰歯：逆生

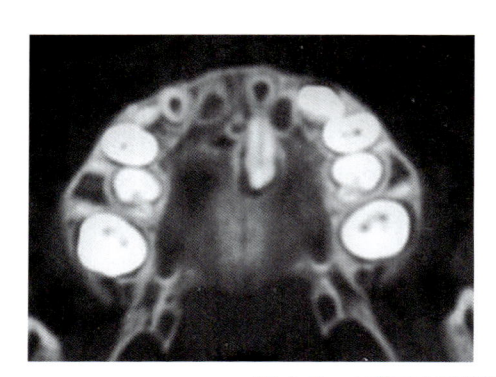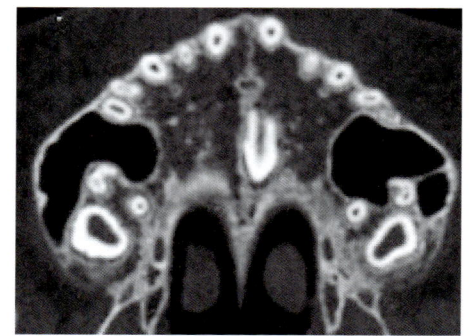

図4-7　上顎正中埋伏過剰歯の経時的位置変化

　永久歯では，各歯群において遠心方向，すなわち，大臼歯群では上下顎第三大臼歯，小臼歯群では上下顎第二小臼歯，前歯群では上顎側切歯（図4-5），下顎中切歯・側切歯が好発となるが，その他の歯種でも欠如は起こる．乳歯が欠如していると，後継永久歯も欠如する割合が高い．後継永久歯が欠如し乳歯が存在する症例では，乳歯が晩期残存することから，その保存を考えることが多い．

（2）　多数歯の欠如

　多数歯の欠如のうち，1本も歯が存在しないものを完全無歯症といい，部分的に歯が存在するものを部分無歯症という．ともに全身疾患，特に遺伝子の異常によって発現する先天性外胚葉形成不全が代表的であるが，それ以外に内分泌障害，栄養障害，代謝障害などによっても生じることがある．

2）過 剰 歯

　歯の発育初期に，歯堤が正常の歯数より多くエナメル器をつくったものが過剰歯となる．過剰歯の形態は，正常歯に類似するものから，萎縮が強く，矮小，円錐，結節状を示すものまでさまざまである．

［好発部位］　圧倒的に上顎正中部が多く，特に正中縫合部に現れるものを正中歯という．渡辺は，正中歯の発現頻度は1.13%で，約2/3が1本の過剰歯で，約1/3が複数の過剰歯であったとしている．

正中歯の60〜80％が埋伏しており，萌出方向により順生歯と逆生歯がある．顎骨内で正常な萌出方向と同じ方向に向かっている歯を順生歯といい，逆の方向に向かっている歯を逆生歯という（**図4-6**）．また，埋伏正中歯の位置は口蓋側が圧倒的に多い．

[処置]　永久歯根の形成量と相互的位置関係に注意し，さらに，口蓋面からの距離，順生か逆生かなどをエックス線写真，CTなどで検査して抜歯する．特に過剰歯が逆生の場合には，**図4-7**に示すように相対的に深くなっていくことを考慮して，抜歯時期を決定する．

一方，大臼歯近心頰側にみられる過剰歯を臼傍歯，第三大臼歯後方にみられる過剰歯を臼後歯という．

3　形態の異常

形態分化期には，歯の外形や大きさをつくるように形成細胞が配列するが，この時期に障害があると歯の外形や大きさを変えてしまう（**表4-7**）．

■ 1）歯冠部の異常

（1）巨　大　歯

歯冠の大きさが異常に大きいものを巨大歯といい，小さいものを矮小歯という．乳歯は原始型をとるといわれることから巨大歯，矮小歯ともに少ない．

（2）矮小歯（円錐歯，栓状歯）

歯冠，特に切縁の部分が萎縮したものを，形態から円錐歯あるいは栓状歯という．歯の退化傾向として出現し，いずれ欠如に向かう過程であるとの考えもあり，欠如を起こす歯種に多くみられる．

（3）癒　合　歯

2個または数個の歯（通常2個）の象牙質およびエナメル質，あるいは象牙質とセメント質が癒合（融合）した歯をいう（**図4-8**）．歯髄腔は，歯冠部，歯根部で癒合していることが多く，結合部は，象牙質，エナメル質，セメント質が連続的に移行している（**図4-9**）．

（4）癒　着　歯

2個または数個の歯（通常2個）のセメント質が結合した歯をいう．エナメル質，象牙質，歯髄腔は別々に離れ，移行はなく，結合部は，第二セメント質が増殖肥厚して強固に結合している．

表4-7　代表的な歯の形態異常と好発部位

分　　類	好発部位
巨　大　歯	上顎切歯
矮　小　歯	上顎側切歯，下顎中切歯
癒　合　歯	下顎乳側切歯と乳犬歯，下顎乳中切歯と乳側切歯，上顎乳中切歯と乳側切歯
双　生　歯	下顎乳側切歯と過剰歯
臼歯結節	上下顎第一乳臼歯
中心結節	下顎第一小臼歯，下顎第二小臼歯，上顎第二小臼歯
タウロドント	下顎第一乳臼歯

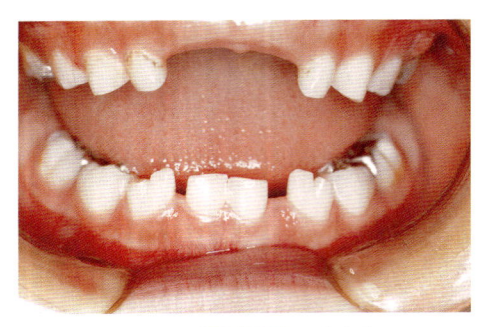
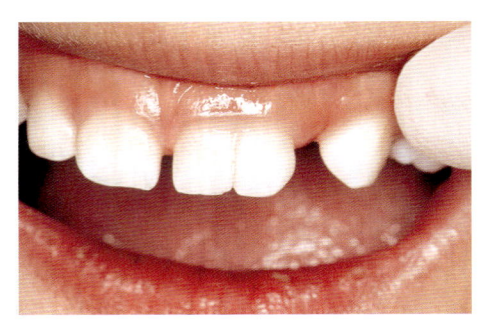

図 4-8　CB|BC の癒合歯　　　　　　　　　図 4-9　|AB の癒合歯

（5）双 生 歯

　1 個の歯胚がさまざまな原因で分裂し，複数歯に発育したもの，あるいは正常な歯胚と過剰歯の歯胚が結合したもので，その結合の時期から癒着あるいは癒合となる．形態的には癒合歯との区別は困難なことが多い．癒合歯の場合には歯数が減少し，双生歯の場合には歯数が増加する．

（6）陥入歯（歯内歯）

　歯冠部の象牙質がエナメル質とともに歯髄腔内に深く陥入している異常歯で，ときには根尖部の象牙質が翻転して，根管腔内に入っているものもある．乳前歯，永久前歯にみられ，エックス線写真では歯髄腔，根管腔に歯が埋入したようにみえる．

（7）Hutchinson 歯

　Hutchinson（1858）は，先天（性）梅毒に，実質性角膜炎，迷路性聾，半月状切痕を示す上顎中切歯の 3 徴候をあげた．病変が高度な場合は，上顎側切歯や下顎切歯にも及ぶ．

（8）異常結節（異常隆起）

　歯が有する形質の一部が特によく発達して異常になった結節や隆起を，異常結節あるいは異常隆起という．

a　切歯唇側面隆起

　上下顎切歯唇側面のほぼ正中部で，歯頸部から幅広い基底で始まり，切縁に向かって徐々にその幅を減じていく隆起をいう．

b　切歯結節ならびに犬歯結節

　上顎の切歯ならびに犬歯の基底結節がよく発達したもので，著しい場合は切縁まで及ぶ．

c　基 底 棘

　これも基底結節の異常の 1 つで，切歯結節の亜型と思われるが，基底結節が鋭く尖っていることから，基底棘という（図 4-10）．

d　臼歯結節

　上下顎第一乳臼歯の近心頬側面にみられる著明な隆起をいう．

　下顎第一乳臼歯の咬合面には遠心トリゴニッド隆線（図 4-11）がみられる．

e　中心結節

　小臼歯ならびに大臼歯にみられる．特に下顎小臼歯に好発し，咬合面の中心部に円錐状，小突起状に結節がみられる．おそらく，頬側咬頭からの中心隆起や副隆線などの一部が特

遠心トリゴニッド隆線
下顎第一乳臼歯の咬合面において，最も発達した近心頬側三角隆線が，近心舌側三角隆線と中央で連なる連合隆線をいう．

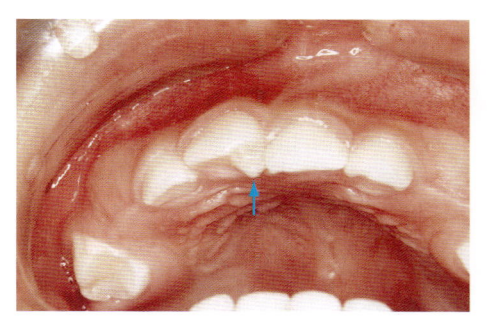
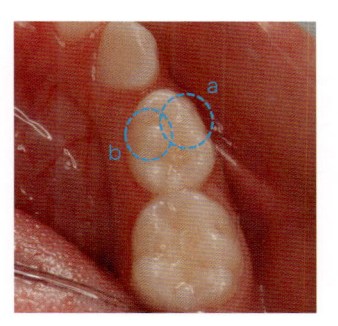
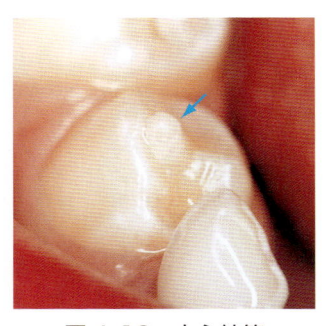

図 4-10　基 底 棘 　　　　　　図 4-11　遠心トリゴニッド隆線 　　　　図 4-12　中心結節
　　　　　　　　　　　　　　　　　a：近心頬側三角隆線
　　　　　　　　　　　　　　　　　b：近心舌側三角隆線

によく発達したものと思われる（図4-12）.

　しばしば結節内に歯髄の一部が入り込んでいることがある．咬合により結節が破折すると細菌感染を起こし，歯髄炎から根尖性歯周炎になり，肉眼所見ではなんら異常がみられないにもかかわらず，エックス線写真により根尖の透過像を認めることが多い.

f　カラベリー結節

　上顎大臼歯近心舌側咬頭の舌側面に現れるのが一般的である．上顎第二乳臼歯の同部位にも多く発現し，上顎第一乳臼歯にもみられるとされるが，頻度は低い．下顎の大臼歯，乳臼歯には発現しない．きわめてよく発達している場合には，結節内に歯髄の一部が入り込んでいることがある.

g　臼傍結節

　上顎大臼歯の近心頬側隅角部に現れる結節で，第一大臼歯では発現頻度が低く，第二・第三大臼歯にやや頻度が高い．臼傍歯とは同類のもので，臼傍結節が独立したものが臼傍歯であり，大臼歯と臼傍歯が癒合したものが臼傍結節ともいえる．頻度は少ないが小臼歯にもみられる.

h　プロトスタイリッド

　上顎の臼傍結節に相当する下顎の臼傍結節をプロトスタイリッドとみることができる．下顎大臼歯にみられ，まれに下顎第二乳臼歯にもみられる.

■ 2）歯根の異常

　歯根の異常には，数と形態の異常がある．ともに歯根の形態形成に関与する遺伝子の，なんらかの過剰反応の結果と思われる.

（1）　過 剰 根

　多くは復古形として捉えられている．あるいは，Hertwig 上皮鞘（p.50 参照）の異常発育または分裂の結果といわれている.

（2）　歯根の彎曲と屈曲

　彎曲は，歯根形成期における位置的条件（多くは先行乳歯の外傷などの圧力により歯胚の位置が偏位する），さらに，上顎洞，鼻腔，隣在歯などのさまざまな圧力によるものと考えられる.

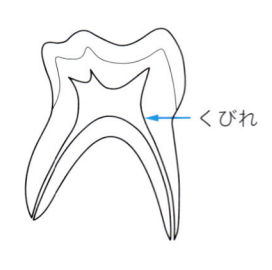
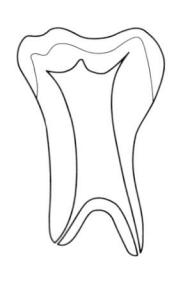
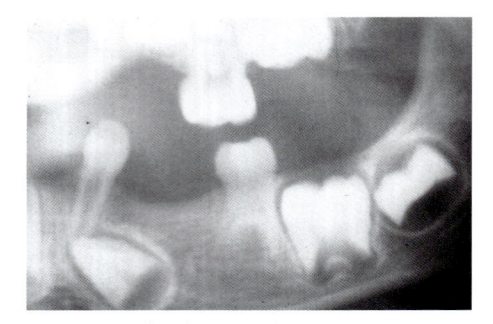

a：正 常 歯　　　　　　　b：タウロドント　　　　c：下顎左側第二乳臼歯のタウロドント

図 4-13　正常歯とタウロドント

（3）癒 合 根

a　台 状 根

上顎大臼歯にみられ，3 根が歯頸部から根尖にわたって癒合し，歯根全体が台状を示している．根の癒合に伴い髄室や根管も太い．Hertwig 上皮鞘の形成異常によるものと考えられている．乳臼歯ではほとんどみられない．

b　樋 状 根

下顎大臼歯の歯根が癒合する場合には，まず，頬側から癒合し，のちに舌側で遅れて癒合する．そのため，歯根の頬側半分が連結して，全体として樋状を呈する．

■ 3）歯髄腔の異常

歯髄腔は，歯根の完成までは象牙質の成長に伴い絶えず形や大きさを変える．歯根完成後も，わずかずつではあるが象牙質は形成され，歯髄腔は狭くなる．

一方，歯冠，歯根の形の異常に伴い歯髄腔の形も異常をきたす．

（1）タウロドント（長胴歯，図 4-13）

taurodontism ともいう．臼歯の体部の部分が長く，歯根が短い．それに伴い歯冠から歯頸部（髄床底）までの歯髄腔も長くなり，長胴を示す．下顎第一乳臼歯に好発する．

４　歯の構造の異常

歯の構造の異常は，歯の発育期の組織分化期，添加期，石灰化期に起こる．

全身的，遺伝的あるいは局所的障害により起こり，発育の初期ほど障害は大きい．さらに，エナメル質のほうが象牙質より強く障害される．これは，エナメル器が歯乳頭の外側にあることによると考えられる．

■ 1）組織分化期に生じた構造の異常

（1）エナメル質形成不全症　amelogenesis imperfecta（図 4-14）

遺伝子の異常によって発現する遺伝性疾患である．エナメル芽細胞の障害により生じることから，異常はエナメル質に限局し，象牙質，セメント質などの間葉系組織は正常である．エナメル質の形成不全は全乳歯ならびに全永久歯にみられ，その発現頻度は 14,000〜16,000 人に約 1 人である．伴性遺伝や常染色体優性あるいは常染色体劣性遺伝を示す症例が報告されている．

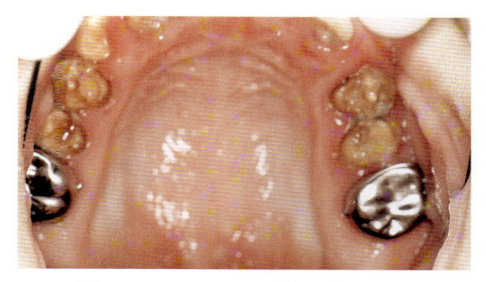

図4-14 エナメル質形成不全症

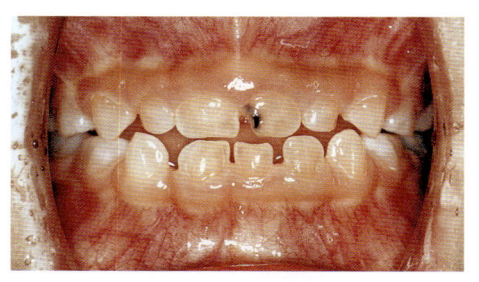

図4-15 象牙質形成不全症

表4-8 象牙質形成不全症の分類	
Ⅰ 型	象牙質の異常とともに骨形成不全症を伴うもの なお，象牙質の異常は乳歯のほうが永久歯より重症である
Ⅱ 型	象牙質の異常だけで，骨形成不全症を伴わないもの
Ⅲ 型	象牙質の障害だけがみられるもの Ⅰ型，Ⅱ型ではみられないⅢ型の所見として，多発性の露髄，根尖部のエックス線透過像などがある

[処置]　審美的目的以外では必要ない．特に齲蝕感受性は高くない．

a　形成不全型（低形成型）

エナメル質形成中に，エナメル質基質の形成に障害が生じ，基質の減形成が生じたもので，石灰化にはほとんど影響を受けていない．

エナメル質の厚さがきわめて薄く，エナメル質表面は粗造で顆粒状を呈するが，硬さは正常である．色調は，一般に黄色ないし黄褐色を示す．組織学的には，エナメル小柱はみられず，セメント質にみられるような層板構造がみられる．

b　石灰化不全型（低石灰化型）

エナメル質形成不全症のなかで頻度が高く，エナメル質の量的な形成は正常である．したがって，萌出時の歯の形態は正常であるが，エナメル質の石灰化が不十分である．

エナメル質は軟らかく粗造で，萌出後，容易に脱落がみられ，歯冠形態が変化する．エナメル質が脱落したところでは，象牙質が露出していることが多く，また，色調は暗黄色ないし褐色を示している．エックス線写真では，エナメル質の石灰化が低いため象牙質との境界が不明瞭である．組織学的には，形成不全型と異なり，エナメル小柱がみられる．

（2）　象牙質形成不全症　dentinogenesis imperfecta（図4-15）

常染色体優性遺伝による．歯の原基の間葉性組織，特に象牙質と歯髄の形成に異常を起こす．セメント質，エナメル質には基本的には障害は起こさないが，二次的にエナメル質に異常をきたすことがある．

また，遺伝性疾患である骨形成不全症の一症状として現れることがある．

本症の分類を表4-8に示した．

[共通所見：Ⅰ型，Ⅱ型，Ⅲ型]　乳歯列，永久歯列で異常がみられ，歯冠は異常な透明度を有し，異常な象牙質により，色は黄褐色から灰色までさまざまである．なお，場合によってはオパール様色を示す．

エナメル質は，化学的にも構造的にも正常であるが，二次的に脆弱となり容易に破折す

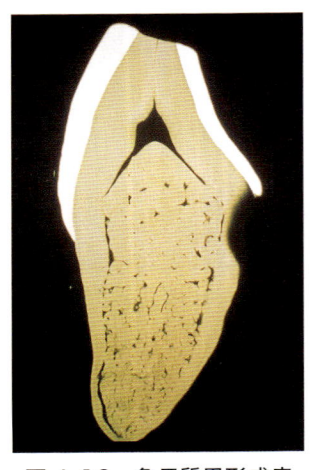

図4-16　象牙質異形成症

表4-9　象牙質異形成症の分類

I型（歯根型）	・歯冠の色と形は，乳歯も永久歯も正常であるが，短い歯根あるいは根尖の炎症性病変により，根未完成の状態で歯を喪失することがある ・エックス線写真では歯根は極端に短く，その髄室はほとんど閉鎖し，髄室ならびに根管をみることはできず，根尖病巣は必発する
II型（歯冠型）	・歯冠色は，乳歯は乳白色で，永久歯は正常である ・歯冠部歯髄は大きく，異常な象牙質の小球でみたされている（アザミの冠） ・根尖病巣は，I型と異なり，必発ではない

るため，象牙質はたやすく摩耗する．象牙質は少ないが，太くて不整な象牙細管を有し，ときに欠如する．

　歯の形態は，エナメル質とセメント質の境で過度に狭窄し，歯冠は鐘状を呈する．歯根は短く，先端は丸くなっている．

[エックス線写真検査]　I型とII型はまったく同じ所見で，異常象牙質の沈着により歯髄腔は不透明像を示す．III型では象牙質は薄く，髄腔と根管は極端に大きく，薄い殻で覆われた貝のような外形から，貝殻歯ともいわれる．

[処置]　歯の摩耗の防止と審美性の回復を行う．早い年齢で全部被覆冠をすすめるが，ブリッジの支台歯には不適切である．これは，応力により歯根破折を生じやすいためである．

（3）　象牙質異形成症（図4-16）

　組織分化期の形成異常として象牙質に異常をきたす，まれな遺伝性疾患で，常染色体優性遺伝による．

　象牙質異形成症の分類を表4-9に示した．

■ 2）添加期に生じた量の異常

（1）　エナメル質減形成症

　添加期に全身的な疾患，あるいは局所的な疾患などによりエナメル質が形成不全を起こした結果生じる．全身的な原因としては，胎生期あるいは乳幼児期に熱性疾患，栄養障害，代謝障害があり出現するが，それら疾患の程度，時期などによりエナメル質減形成の症状は異なる（図4-17）．著しい症例では歯冠全体にエナメル質の実質欠損がみられる．また，ある時期に限局して障害を受けると，程度の差はあるが，帯状のエナメル質の実質欠損による陥凹や着色がみられる（図4-18）．

　局所的原因で最も多くみられるものに先行乳歯の根尖病巣，あるいは外傷により後継永久歯にのみエナメル質の実質欠損がある．特に先行乳歯の根尖病巣により生じた後継永久歯のエナメル質減形成を，Turner歯（p.61，図4-4）という．

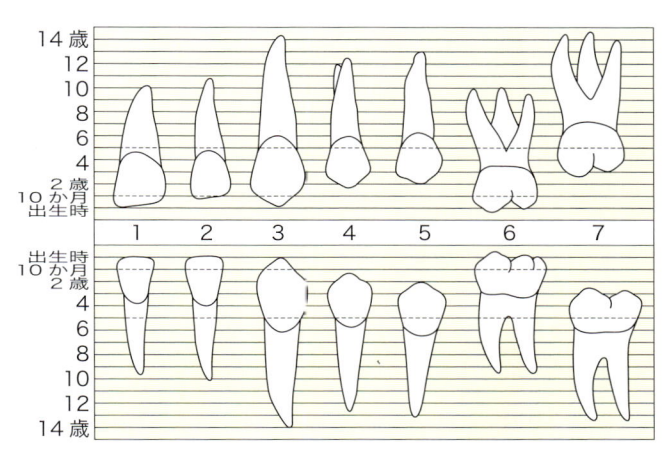

図4-17　永久歯の発育年代表
（Massler & Schour, 1941 より改変）

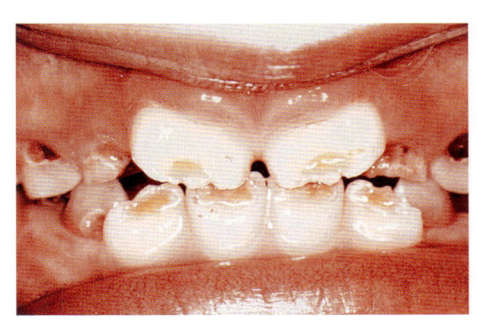

図4-18　エナメル質減形成

■ 3）石灰化期に生じた硬さの異常

（1）　エナメル質石灰化不全（エナメル質低石灰化）

　全身的あるいは局所的原因により起こるエナメル質の形成障害であるが，エナメル質減形成とは異なり，石灰化期に障害を受けたものである．多くみられる症例として，局所的な原因により歯冠のエナメル質に部分的に白斑がみられる．齲蝕の初期にも白斑がみられ，その厳密な鑑別はむずかしいが，歯数，白斑の部位，硬度，境界の明瞭度により判断できる．

　また，全身的な原因で生じたエナメル質石灰化不全では，エナメル質の一部欠如や波状のエナメル質をみることもある．そのような形態異常がなくても，タービンなどの切削による齲蝕治療時に，エナメル質の硬度が著しく低く，軽いタッチで簡単に窩洞形成ができることから，エナメル質の低石灰化を実感できる症例もある．

（2）　歯のフッ素症（斑状歯）

　特定の地域に集団的に発生し，歯冠表面にチョーク様の白斑を示すエナメル質石灰化不全である．1〜2 ppm 以上のフッ素を含んだ飲料水を，歯の形成期，特に石灰化期をとおして長期間にわたって摂取すると出現する．歯のフッ素症となる歯数は，形成期に摂取した期間によって異なるが，一般に臨床では多数歯にみられる．

　また，乳歯でも永久歯でも発現するが，乳歯では石灰化期に至る時期が胎生期であり，胎盤のフッ素通過率によるためか，ほとんど発現しない．乳歯に発現する場合は，かなりの高濃度フッ素地域である．したがって，歯のフッ素症は，おもに永久歯にみられる．

a　エナメル質表面の特徴と分類

　チョーク様の不透明な白濁が点状あるいは斑状，線状，帯状にみられ，縞状の白濁は歯軸に直角の方向にみられる．障害が強いとエナメル質の実質欠損を伴い，色調も茶褐色ないし黒褐色を示す．

　歯のフッ素症の厚生労働省分類を**表4-10**に示した．

表 4-10 歯のフッ素症（厚生労働省分類）

M0 または M±	歯のフッ素症の疑いがあるが，真に歯のフッ素症であるかどうか明らかでないもの
M1	白斑，白濁がみられるが，全歯面にまで及ばないもの
M2	白斑，白濁が全歯面に及ぶもの
M3	全歯面に白斑，白濁がみられ，さらにエナメル質の実質欠損を伴うもの

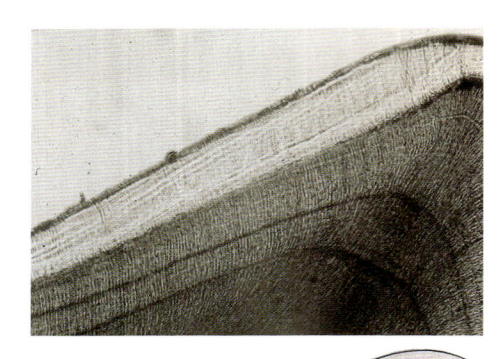

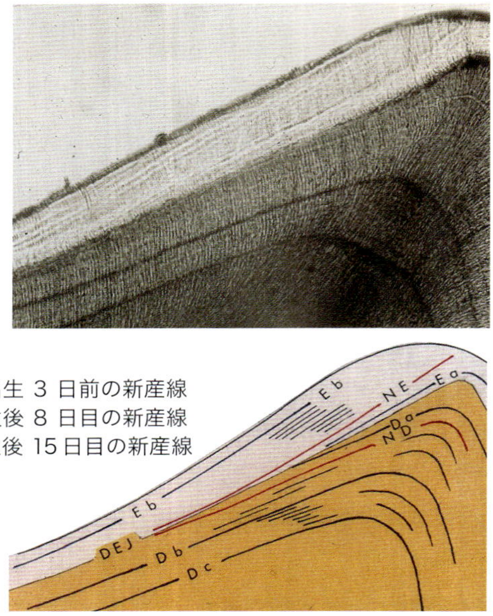

Ea Da：出生 3 日前の新産線
Eb Db：生後 8 日目の新産線
　　Dc：生後 15 日目の新産線

a：上顎第一乳臼歯の頬舌断 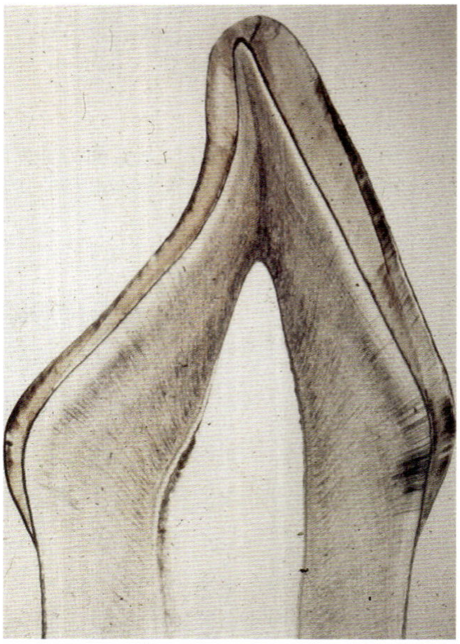　　　　　　b：上顎乳中切歯の唇舌断

図 4-19 エナメル質内新産線

■ 4）その他の異常

（1）新産線（新産環）

　出生時に石灰化が進行している歯に生じる．おもに乳歯エナメル質にみられ，エナメル質の成長線であるレッチウスの線条が出生時に明瞭にみられる（図 4-19）．

　乳歯は，胎生期には比較的よい環境で形成されるが，出生後は発育環境が変化する．この変化に伴った石灰化不良層（帯）でレッチウスの線条が形成されたものであり，象牙質にも新産線はみられるが，エナメル質内の新産線と異なり，明瞭ではない．また，第一大臼歯でも同様に起こることがあるが，近心頬側咬頭部に新産線がみられたものは 20％程度であったと田部は報告している．

　以前，上顎乳前歯の出生時の形成部位は臨床的歯頸部付近と考えられていたため，上顎乳前歯にみられた環状（輪状）齲蝕の原因は，この石灰化不全層である新産線にあるとされていた．しかしその後，田部により，上顎乳前歯において臨床的歯頸部付近より切端側にあることが明らかにされ，環状（輪状）齲蝕との関係は否定された．

　図 4-20 に新産線の発現位置を示した．

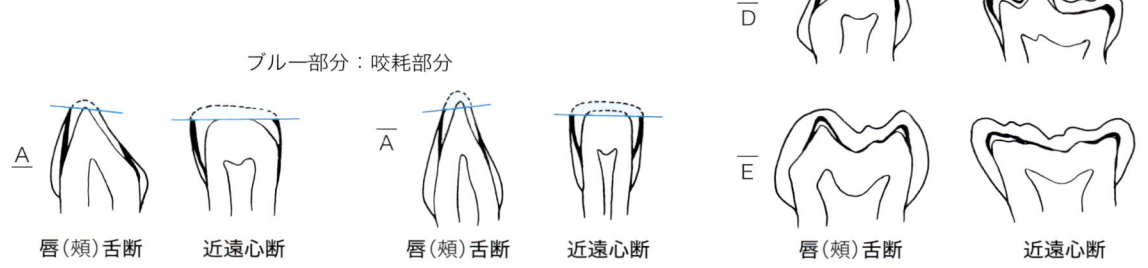

ブルー部分：咬耗部分

$\underline{A}$　唇（頬）舌断　　近遠心断

$\overline{A}$　唇（頬）舌断　　近遠心断

$\overline{D}$

$\overline{E}$　唇（頬）舌断　　近遠心断

図4-20　新産線の発現位置
（圧部　勤：乳歯新産線に関する研究，小児歯誌，10（1）：48-76，1972）

5　歯の色調の異常

　乳歯ならびに永久歯の色調の異常には，除去可能な外因性着色と，歯の形成中に全身に循環した物質が沈着した内因性着色がある．

■ 1）外因性着色

① コーヒー，紅茶，ウーロン茶などの飲料水中のタンニン鉄や色素による着色

② プラーク中の色素産生菌から産生された色素の沈着などによる着色

③ 銅アマルガム合金，銀合金やフッ化ジアンミン銀塗布による黒褐色の着色

④ 成人では，喫煙者のタバコのタールによる暗褐色の着色

■ 2）内因性着色

　形成中の歯質に沈着する代表的な色素として，胆色素，血色素および抗菌薬のテトラサイクリンがある．

① 重症新生児黄疸や先天性胆道閉鎖症などでは，血中のビリルビンが増加し，その酸化物であるビリベルジンの色素（緑色）が形成中の歯質に沈着し，歯冠が緑色を示す．酸化の程度により青，紫，黄色を示す．

② ビタミンK欠乏による出血性疾患である新生児メレナ，あるいは血液不適合の既往のある患児の歯冠色も，その重症度に応じて緑がかったものから黄色のものまでみられるが，青色が代表的である．

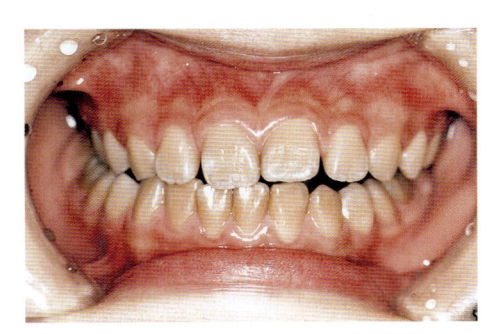

図4-21　色調の異常：テトラサイクリン系抗菌薬による

③ 先天性代謝異常の1つであるポルフィリン症は，ウロポルフィリノーゲンイソメラーゼが欠損し，その結果，ポルフィリンの沈着によってピンクや赤，暗褐色を示す．

④ テトラサイクリン系抗菌薬を妊婦あるいは小児が長期間服用すると，蛍光を伴う黄色から灰褐色の着色を示す（図4-21）．

⑤ 外傷により歯髄内出血から象牙細管内に侵入した血色素の影響により，ピンク，赤から，歯髄壊死によって灰褐色を示す．

⑥ 基質形成や石灰化の異常，歯の形成異常により，淡黄色から褐色まで，さまざまな着色がみられる．

6 硬組織形成障害・異常の診断

　硬組織形成障害・異常の診断の目安を図4-22に示した．障害を受けた歯数により，大きく2つの枝に分かれ，実質欠損の有無，左右対称と非対象，また，それぞれの原因により診断に至る．

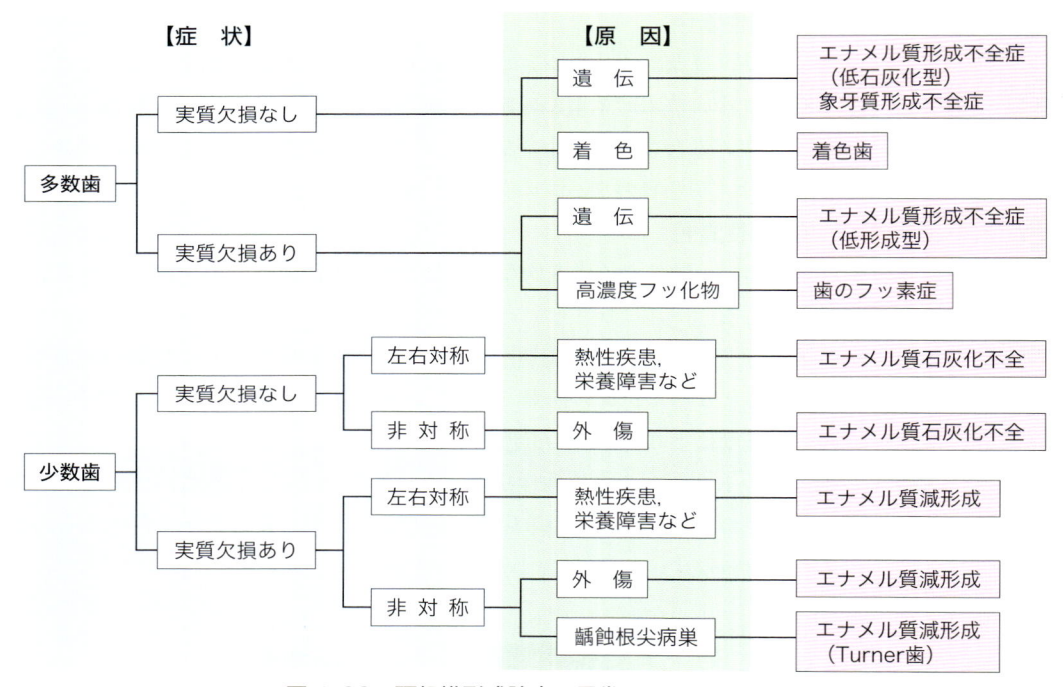

図4-22　硬組織形成障害・異常の診断の目安

C　歯の萌出

　歯冠の外形が完成して，歯根の形成が開始されると，歯胚の上を覆っている歯槽骨縁が吸収を起こして消失する．さらに，退化エナメル質と口腔上皮の間にある結合組織がしだいに消失する．歯冠頂が歯肉に近づくと，歯肉はその形に膨隆し，圧迫される．最初はやや発赤し，次いで，血管が圧縮され，貧血状態になる．さらに，歯の萌出に従い，固有層の細胞は吸収破壊される．次いで，歯冠表面の退化エナメル上皮と口腔粘膜の上皮が融合し，歯は退化エナメル質をその部に残して，先端から萌出し，歯冠を歯肉の上に現す．咬合線に達して一応停止する．

　一般に萌出とは，歯が口腔内に出現すること，すなわち，歯肉から歯が現れることを意味する．それ以前にも歯は口腔内に向かって移動し，顎骨内で動いている（骨内萌出）．まず歯冠の外形が完成し，歯根が次第に形成され，全長の1/3～1/2程度形成されると順次萌出する．すなわち，歯の萌出は，歯が全部完成される前に行われる．そのため，歯冠の部分が萌出を完了しても，ある時期は，根尖は未完成のままである．

1　萌出機序

　歯の萌出機序についての定説はない．しかし，歯胚の発育が顎骨内で行われていることから考えて，萌出の主体は歯胚であり，歯槽骨の成長が歯の発育と密接な関係があることは当然である．

　表4-11に歯の萌出に関するおもな学説をあげる．

　永久歯は，歯冠が形成され，萌出する時期になると，なんらかの原因によって血管の新生が起こり，破歯細胞が出現し，必要な範囲に歯槽縁の退縮が起こるとともに，乳歯周囲

表4-11　歯の萌出に関するおもな学説

	萌出機序	説　明	提　案　者
歯の組織の成長説	1．歯根の発育成長	歯根の延長が歯冠を口腔に押し出す	Hunter, Magitot, Nasmyth, Kölliker, Sarazin, Wedl
	2．象牙質の発育成長と歯髄の収縮	象牙質の発育成長と，歯髄の収縮による圧力によって口腔に歯を出す	Zuckerkandl, Wallisch, Walkhoff, Eichleer, Eildmann
	3．歯根膜組織の発育成長　　a．歯根膜の発育成長と牽引	歯の周囲にある軟組織の運動により歯を口腔に引っ張る	Underwood, Landsbeger
	b．歯槽骨の発育成長	歯槽骨の発育成長が歯を口腔に押し出す	Brash, Nessel, Hermann
その他の説	4．歯槽突起における筋の働きによる圧力	頬および舌の筋肉の働きによる圧力が歯槽突起を収縮させて，歯を萌出させる	Berten
	5．歯槽骨の吸収	歯が口腔に露出する	Aichel, Weidenreich
組織張力説	6．細胞の増殖による圧迫	歯髄および歯根膜にある細胞の増殖，血管，あるいはその両者の浸透圧または組織張力が歯を口腔に押し出し，歯槽骨が圧迫性萎縮によって吸収される	Constant, Leist, Fischer
	7．歯髄歯根膜に存在する血管による圧力		Mathe, King, Baume

（正木）

表 4-12　日本人の乳歯の平均萌出開始年齢

調査年					1988						2018			
性		男		女				男				女		
歯種	顎別	平均年齢	標準偏差(年)	平均年齢	標準偏差(年)			平均年齢	標準偏差(年)			平均年齢	標準偏差(年)	
A	上顎	10 か月	0.96	10 か月	0.96			8.9 か月	1.76			9.4 か月	1.91	
	下顎	8 か月	0.96	9 か月	0.96			6.8 か月	2.08			7.5 か月	1.89	
B	上顎	11 か月	0.96	11 か月	2.04			11.1 か月	2.48			11.0 か月	1.98	
	下顎	1 歳 0 か月	2.04	1 歳 0 か月	2.04			11.8 か月	3.18			11.9 か月	2.49	
C	上顎	1 歳 6 か月	2.04	1 歳 6 か月	2.04			1 歳 5.3 か月	3.11			1 歳 6.4 か月	3.00	
	下顎	1 歳 7 か月	2.04	1 歳 7 か月	2.04			1 歳 5.4 か月	3.21			1 歳 6.4 か月	2.77	
D	上顎	1 歳 4 か月	2.04	1 歳 4 か月	2.04			1 歳 4.0 か月	2.67			1 歳 3.7 か月	2.83	
	下顎	1 歳 5 か月	2.04	1 歳 5 か月	0.96			1 歳 3.8 か月	2.42			1 歳 4.3 か月	3.09	
E	上顎	2 歳 5 か月	3.96	2 歳 6 か月	3.96			2 歳 5.6 か月	5.23			2 歳 5.7 か月	4.34	
	下顎	2 歳 3 か月	3.00	2 歳 3 か月	3.96			2 歳 3.0 か月	3.60			2 歳 3.2 か月	4.20	

（日本小児歯科学会）

の骨組織も，歯根膜の血管より新生された血管と破歯細胞の存在により，骨の吸収と乳歯根の吸収，脱落が起こり，脱落した部位へ永久歯が移動し，萌出が始まる．

2　乳歯の萌出時期と順序

日本人の乳歯の萌出順序
（日本小児歯科学会, 1988）

AB	D	C	E
A B	D	CE	

Schour，Massler らによる乳歯の萌出順序

AB	D	C	E
AB	D	C	E

　日本人の乳歯の萌出時期について，日本小児歯科学会（1988, 2018）の報告を**表 4-12**に示した．

　乳歯は，生後平均 7 か月ころに下顎乳中切歯から萌出し，2 歳 6 か月ころには 20 本の全乳歯が萌出を完了する．萌出順序は必ずしも一定ではないが，1988 年および 2018 年の日本小児歯科学会による日本人小児を対象とした大規模調査の結果によると，男女児，上下顎ともに A → B → D → C → E の順である．

　1988 年の日本小児歯科学会の調査では，下顎乳中切歯の平均萌出開始時期は男児が 8 か月，女児が 9 か月であったが，2018 年の調査では，男児が 6.8 か月，女児が 7.5 か月と 1988 年の調査より 1 か月以上早かった．統計学的検討では，1988 年の値と比べ，2018 年では男女の上下顎乳中切歯および下顎第一乳臼歯と，男児の下顎乳犬歯で有意に早く萌出することが示された．

　また，全乳歯の萌出順序に関する性差は，1988 年の調査ではみられなかったが，2018 年の調査では，乳犬歯と第一乳臼歯で性差がみられた．乳犬歯の場合，男児では上顎が下顎に比べてわずかに早く，女児では下顎が上顎に比べてわずかに早かった．第一乳臼歯の場合，男子では下顎が上顎に比べてわずかに早く，女児では上顎が下顎に比べてわずかに早かった．

　萌出時期，萌出順序については，人種差，個体差，性差あるいは左右差などの差異がある．また，3〜4 か月の差異は異常とは考えられない．

[乳歯の萌出順序]

　男児　　$\overline{A} \rightarrow \underline{A} \rightarrow \underline{B} \rightarrow \overline{B} \rightarrow \overline{D} \fallingdotseq \underline{D} \rightarrow \underline{C} \fallingdotseq \overline{C} \rightarrow \overline{E} \rightarrow \underline{E}$

　女児　　$\overline{A} \rightarrow \underline{A} \rightarrow \underline{B} \rightarrow \overline{B} \rightarrow \underline{D} \fallingdotseq \overline{D} \rightarrow \overline{C} \fallingdotseq \underline{C} \rightarrow \overline{E} \rightarrow \underline{E}$

表 4-13　日本人の永久歯の平均萌出開始年齢

調査年		1988				2018			
性		男		女		男		女	
歯種	顎別	平均年齢	標準偏差(年)	平均年齢	標準偏差(年)	平均年齢	標準偏差(年)	平均年齢	標準偏差(年)
1	上顎	7歳3か月	8.0	7歳0か月	7.0	7歳2か月	8.1	6歳11か月	8.2
	下顎	6歳3か月	7.0	6歳1か月	6.0	6歳3か月	8.8	6歳0か月	6.6
2	上顎	8歳5か月	8.0	8歳0か月	8.0	8歳4か月	10.1	7歳11か月	8.8
	下顎	7歳3か月	7.9	7歳0か月	9.0	7歳3か月	11.7	6歳11か月	8.6
3	上顎	10歳10か月	13.0	10歳2か月	11.0	11歳0か月	13.9	10歳3か月	13.0
	下顎	10歳2か月	11.0	9歳3か月	9.0	10歳3か月	12.3	9歳6か月	10.8
4	上顎	10歳0か月	13.0	9歳4か月	12.0	10歳4か月	15.2	10歳0か月	12.9
	下顎	10歳2か月	13.0	9歳7か月	11.0	10歳5か月	12.8	10歳1か月	12.2
5	上顎	11歳1か月	16.0	10歳7か月	15.0	11歳9か月	17.3	11歳6か月	17.2
	下顎	11歳4か月	15.0	10歳9か月	16.0	11歳8か月	15.9	11歳8か月	17.2
6	上顎	6歳8か月	7.9	6歳7か月	8.0	7歳3か月	16.2	7歳1か月	14.7
	下顎	6歳5か月	7.9	6歳2か月	7.0	6歳8か月	9.8	6歳3か月	8.9
7	上顎	13歳3か月	12.0	12歳9か月	16.0	13歳3か月	13.9	13歳0か月	15.0
	下顎	12歳5か月	14.0	11歳8か月	13.0	12歳6か月	15.6	12歳6か月	15.8

（日本小児歯科学会）

3　永久歯の萌出時期と順序

日本人の永久歯の萌出順序
（日本小児歯科学会，1988）

[混合歯列期前期]
$\overline{6}$→$\underline{6}$→$\overline{1}$→$\overline{2}$→$\underline{1}$
→$\underline{2}$

[混合歯列期後期]
上顎
4→5→3→7
4→3→5→7
3→4→5→7
下顎
3→4→5→7

[永久歯]
上顎
6→1→2→4→3
→5→7→8
下顎
1→6→2→3→4
→5→7→8

永久歯は，6歳ころ下顎中切歯が萌出し，12〜13歳ころまでに28歯が萌出する（表4-13）．

2018年の調査では，1988年の調査と比べて萌出順序において次の違いがみられた．

① 下顎中切歯の平均萌出開始時期は，男児では変化がなかったが，女児では1か月早くなっていた．

② その他の上下顎永久歯の平均萌出開始年齢は，男女ともに，ほとんどの中切歯と側切歯で早くなっており，逆にほとんどの犬歯，小臼歯および大臼歯では遅くなっていた．特に，上顎第一大臼歯は7歳になって萌出していた．

③ 平均値で萌出順序を検討すると，男児では上顎中切歯が上顎第一大臼歯より早く，女児では上顎中切歯と下顎側切歯とが上顎第一大臼歯より早かった．

[混合歯列期前期の萌出順序]（日本小児歯科学会　2018）

男児　$\overline{1}$→$\overline{6}$→$\underline{1}$→$\underline{6}$ $\underline{2}$→$\underline{2}$

女児　$\overline{1}$→$\overline{6}$→$\underline{1}$ $\underline{2}$→$\underline{6}$→$\underline{2}$

上顎　1→6→2

下顎　1→6→2

[混合歯列期後期の萌出順序]

上顎　4→3→5→7（上顎では4357が最も多く，次に3457，4537の順である）

下顎　3→4→5→7（下顎では3457が最も多く，次に3475，4357の順である）

[永久歯の萌出順序]

上顎　1→6→2→4→3→5→7

下顎　1→6→2→3→4→5→7

平均的な萌出開始時期は，女児のほうが早い傾向にある．

4 乳歯の脱落

　永久歯との交換期になると乳歯は脱落する．そのおもな要因として，成長・萌出中の永久歯による圧力によって乳歯根尖部で破歯細胞の分化が誘発され，乳歯の歯根吸収が起こり，歯根膜の付着線維が消失することがあげられる．

　歯根吸収は，乳前歯では唇側にやや屈曲した歯根尖部舌側付近から，また，乳臼歯では歯根の根尖寄りの内側から起こるが，これも一様ではなく，下顎乳臼歯では遠心根の吸収が近心根より遅れる症例が比較的多くみられる．

D　歯の萌出の異常

1 萌出時期の異常

■ 1）早期萌出乳歯

　乳歯の早期萌出とは，乳歯の正常な萌出時期より早く萌出したものをいう．出生時に萌出しているものを出産歯といい，新生児期（生後1か月以内）に萌出するものを新生児歯という．このような早期萌出歯は，いわゆる先天歯あるいは先天性歯といわれている．

（1）先 天 歯

　先天歯は，正常乳歯の萌出をみない真性のものと，正常乳歯の萌出をみる過剰歯のものとに分けられる．下顎に多く，上顎ではごくまれである（**図4-23**）．

［原因］　先天歯の原因について，Fleischmann は，①歯胚が早期に形成されて，その後の歯の形成が正常の速さで行われる場合，②歯胚は正常の時期に形成されるが，その後の歯の形成がすみやかに進行する場合，③歯胚が口腔の表面近くに位置しているため，歯根がまだ形成されないうちに萌出する場合をあげている．

［発現頻度］　日本人 0.1%（三村），欧米人 0.01〜0.15%（Hochsinger）で，日本人は欧米人に比べて多く，男児のほうが女児よりも多いとされている．

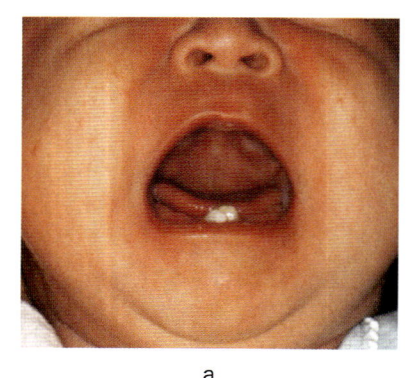
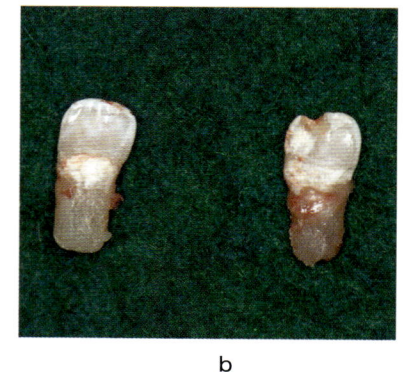

a　　　　　　　　　　　　　　b

図4-23　先 天 歯

[好発部位]　下顎切歯に多く，まれに犬歯に発現する．左右対称的に出現するのが普通で，同顎同名歯に対称的に萌出する．通常は2歯だが，数歯にわたるものもまれにある．

[形態]　乳歯に近いものもあるが，痕跡的なものが多く，歯根をまったく有しないものもある．組織学的には，ほぼ正常なエナメル質，象牙質，セメント質よりなる場合もあるが，一般には歯根の形成が悪いため，高度の動揺をきたして脱落することが多い．

■ 2）萌出遅延（晩期萌出）乳歯

　乳歯の平均萌出期より遅く萌出する場合で，晩期萌出ともいう．通常，最初の乳歯は生後8か月ころに萌出する．乳歯の萌出開始の時期は個人差が大きいが，一般に，最初の萌出開始が生後1年末満である場合には，一応正常であると考えてよい．

[局所的原因]　歯肉の肥厚や，早期喪失による歯槽骨の緻密化など

2　萌出量の異常

■ 1）低位乳歯

　乳歯が何らかの機転によって咬合平面より低位になったものをいう（図4-24）．咬合していた乳歯がその後低位になった場合や，萌出過程で咬合平面に達しないものなどがある．発現頻度は1.3〜6.9%である．

[好発部位]　上顎より下顎に多く，ほとんどが臼歯部である．1口腔内に1歯の低位乳歯をもつ場合が多いが，複数歯に及ぶものでは，同顎内の左右の組み合わせが多いという特徴がある．

[原因]　低位乳歯の本態は，歯根と歯槽骨の癒着（アンキローシス）と，隣在歯の萌出とによって生じる相対的な低位との説が有力視されている．このため，沈下乳歯という用語は誤解を招きやすい．乳歯がアンキローシスを起こす原因として，外傷などによる強い打撃によるショック，局所的代謝障害，後方歯の近心傾斜，後継永久歯の欠如，歯根膜の形成不全などの局所的因子，さらに，全身的または遺伝的因子などがあげられている．

　低位乳歯の影響として，永久歯列の不正や，後継永久歯の歯根形態異常などが報告されている．

[処置]　時期，状態，程度などに応じて，経過観察，修復，抜歯，保隙あるいは脱臼などが行われる．

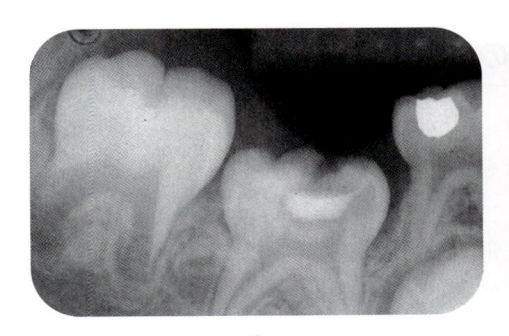
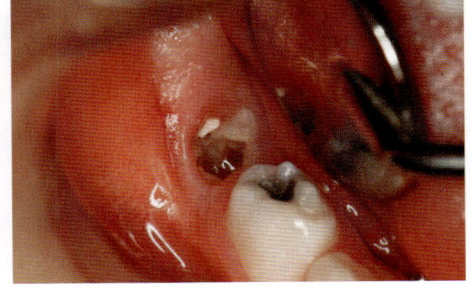

a　　　　　　　　　　　　　　　　b

図4-24　低位乳歯

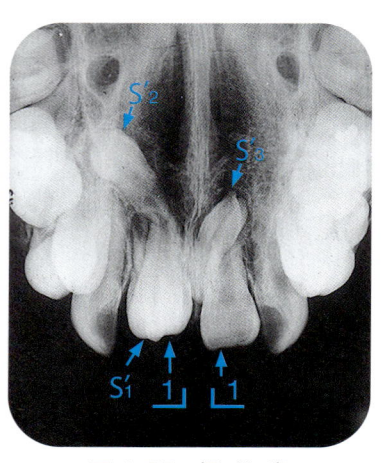
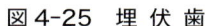
図4-25　埋伏歯

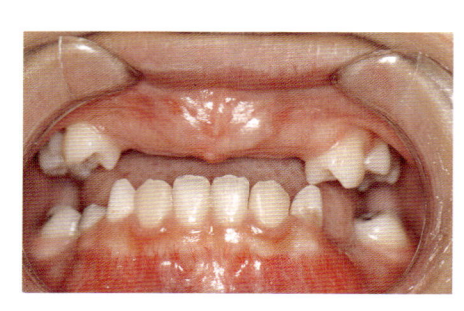
a

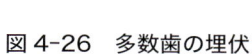

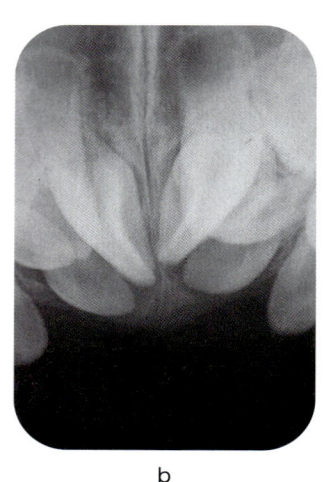
b

図4-26　多数歯の埋伏

■ 2）埋 伏 歯

　萌出異常の1つで，萌出時期をすぎても歯冠の全部あるいは一部が萌出しないで，口腔粘膜下あるいは顎骨内にある歯をいう（図4-25）．1歯あるいは数歯が埋伏している場合と，多数歯が埋伏している場合とがある（図4-26）．また，歯が完全に顎骨内にある完全埋伏歯と，歯冠の一部が口腔に露出している不完全埋伏歯に区別される．永久歯は乳歯よりも発現頻度が高い．

［好発部位］　乳歯では乳臼歯が最も多く，次いで，乳犬歯，乳切歯の順である．永久歯では下顎第三大臼歯，上顎第三大臼歯，犬歯，下顎第二小臼歯の順に多いといわれている．特に上顎中切歯部の過剰歯は埋伏していることが多い．

［全身的原因］　くる病，Down症候群，クレチン病，鎖骨頭蓋骨異形成症，小児性粘液水腫，結核，先天（性）梅毒，内分泌機能異常，先天性外胚葉形成不全など

［局所的原因］　乳歯の晩期残存，早期喪失，骨性癒着，歯槽骨の肥厚，口腔粘膜の肥厚，隣在歯の位置異常，形態異常，歯牙腫，慢性骨髄炎，濾胞性歯嚢胞など

［処置］　隣在歯の根や周囲組織に損傷を与えないように注意して，過剰歯の場合には抜去する．一方，正常歯の場合には萌出誘導を試みることが多い．

3　萌出方向の異常（異所萌出）

　本来，萌出の位置は，歯種により顎内においてほぼ決定しているが，その部位から異なる位置に萌出することを異所萌出という（図4-27）．広義の異所萌出には歯軸の異常も含める．

［原因］　顎骨の発育と歯の大きさの不調和，過剰歯胚の存在，歯胚の位置異常，乳歯の晩期残存，先行乳歯の外傷，濾胞性歯嚢胞など

［好発部位］　上顎中切歯，犬歯，第一大臼歯である．このうち，上顎第一大臼歯の異所萌出は，上顎の歯槽基底の大きさと歯の大きさの不調和が原因の場合が多い．

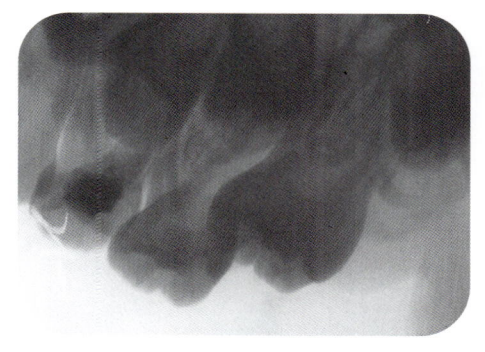
a

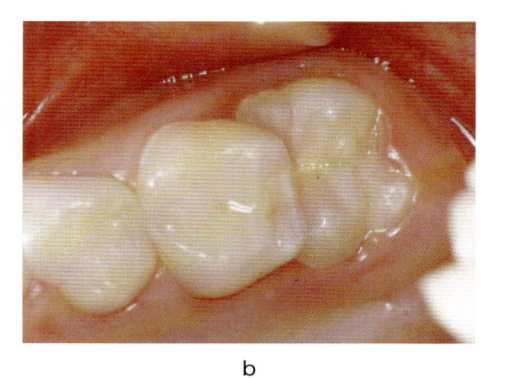
b

図 4-27　異所萌出

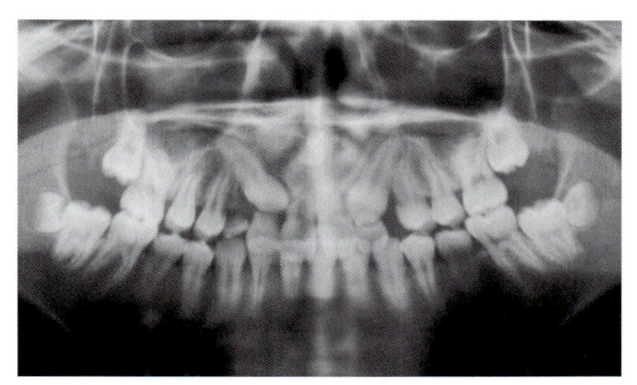

図 4-28　異所萌出

　一方，異所萌出の発見が遅れて重大な異常を引き起こす場合がある．図 4-28 に示す症例は，上顎犬歯が近心方向に萌出し，側切歯ならびに中切歯の歯根を吸収し，両切歯の保存が困難となっている．このようなことを防ぐには，成長発育期にある小児の口腔内を診察する際に，年齢と乳歯，永久歯の萌出状態，さらに，同名歯の萌出時期に大きな違いがないかなどの注意が必要である．もし異常を感じたときは，パノラマエックス線写真で永久歯の数，萌出方向を確認することで早期発見につながる．

5 歯列・咬合の発育と異常

　乳歯および永久歯は，定められた場所と定められた時期に順序よく萌出し，上顎と下顎に一列に並ぶ．これを歯列とよぶ．歯列は正中部を頂点として弓状に左右対称な曲線を描いているので，歯列弓とよばれる．歯列弓は一般的に上顎のほうが下顎より大きいため，上顎歯列と下顎歯列が重なる場合，下顎歯列弓がやや内側になる．そして上下歯列弓の前後的，左右的位置関係は，上下の歯が一定のパターンで接触することで固定される．安静状態で上下歯列弓の歯が接触した状態を咬合とよぶ．

　乳歯から永久歯への交換を伴う成長発達期の小児の歯列・咬合は，ダイナミックな変化をみせるが，時間・空間的に精密に制御されているため，その異常は局所的な問題にとどまらず，全身疾患とも関係している場合がある．したがって，歯列・咬合の変化を理解しておくことは，大変重要である．

A　歯列・咬合の発育

　ヒトの歯列の発育段階は，一般に，口腔内に萌出している乳歯・永久歯の状態から，無歯期，乳歯萌出期，乳歯列期，混合歯列期，永久歯列期に分類することができる．Hellmanの歯齢は，歯の萌出開始や完了を基準として分類されており，臨床において，歯の萌出状態を示すのに便利である（**表5-1**）．

1　無歯期　乳歯萌出前期（Hellman歯齢：ⅠA期）

　出生から，最初の乳歯が萌出を開始するまでの時期（出生から生後6〜8か月くらいまで）をいう．

表5-1　Hellmanの歯齢

Ⅰ	A	乳歯萌出前期
	C	乳歯咬合完成前期
Ⅱ	A	第二乳臼歯萌出完了による乳歯咬合完成期
	C	第一大臼歯および前歯萌出開始期（前歯の交換期）
Ⅲ	A	第一大臼歯萌出完了期（永久前歯の一部あるいは全部の萌出完了）
	B	側方歯群交換期
	C	第二大臼歯萌出開始期
Ⅳ	A	第二大臼歯萌出完了期
	C	第三大臼歯萌出開始期
Ⅴ	A	第三大臼歯萌出完了期

A：Attained（完成）
C：Commenced（開始）
B：Between A and C

（1）　上下顎歯槽堤の対合関係

出生時には，下顎の発育が不十分で，上顎に対し下顎は遠心位にある．Sillman によると，下顎歯槽堤が上顎歯槽堤に対して平均約 3 mm（男児で 2.7 mm，女児で 2.5 mm）遠心位にあるとされている．

（2）　顎間空隙

上下の歯槽堤は，第一乳臼歯萌出予定部位周囲で接触しているが，前方部には空隙が存在している．これを顎間空隙という．この空隙に舌を入れることによって，乳首が捉えやすくなり，哺乳の際の舌の運動に適した形態となっている．顎間空隙は，乳切歯の萌出とともになくなる．

2　乳歯列期

■ 1）乳歯咬合完成前期（Hellman 歯齢：ⅠC 期）

生後 6〜7 か月から 2 歳〜2 歳 8 か月ころまでの時期をいい，最初の歯の萌出開始から全乳歯が萌出を完了するまでの 1 年 6 か月〜2 年間である．

■ 2）乳歯咬合完成期（Hellman 歯齢：ⅡA 期）

上下顎の第二乳臼歯の萌出が開始し，咬合すると乳歯列の完成となる．およそ 2 歳 6 か月前後から永久歯（中切歯または第一大臼歯）が萌出を開始する 6 歳前後までの時期をいい，期間としては約 3 年 6 か月である．

（1）　生理的歯間空隙

乳歯列期に観察される特徴の 1 つに歯と歯のあいだに存在する空隙があり，歯間空隙とよぶ．歯間空隙は第一乳臼歯近心より前歯部にかけて存在することが多く，まれに乳臼歯間にもみられる．乳歯列に観察されるこのような空隙は，乳歯から永久歯への交換に際して有効であり，永久歯の萌出に伴って消失する．生理的歯間空隙には，霊長空隙と発育空隙がある．

[霊長空隙，図 5-1] 霊長空隙は，上顎では乳側切歯と乳犬歯の間，下顎では乳犬歯と第一乳臼歯のあいだに存在し，霊長類に共通してみられる．この空隙には，対顎の乳犬歯が咬合する．

Baume によると，第一大臼歯萌出時に下顎の霊長空隙が閉鎖して，咬合が安定するともいわれている．また，切歯の交換に際して，咬合の調整余地を与えているとも考えられている．

[発育空隙，図 5-2] 乳歯列弓全般にみられる霊長空隙以外の生理的空隙をいう．一般に，発育空隙は増齢的に大きくなり，永久前歯の交換に関与する．これらの空隙を有する乳歯列弓を有隙（空隙）型歯列弓（図 5-3a）といい，空隙がまったく存在しないものを閉鎖型歯列弓（図 5-3b）という．閉鎖型歯列弓では，永久切歯に叢生がみられる場合が多く，永久歯への交換に際して十分に考慮する必要がある．一般に，生理的歯間空隙の発現は，発育空隙と霊長空隙の両方が存在しているものが多い（表 5-2）．

（2）　被蓋関係

オーバーバイトは，乳歯列期前期では比較的深く，永久歯への交換が近づくと浅くなり，

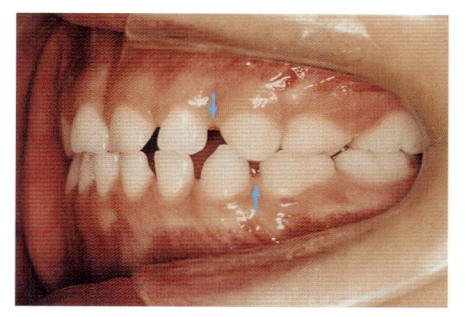

図5-1　霊長空隙

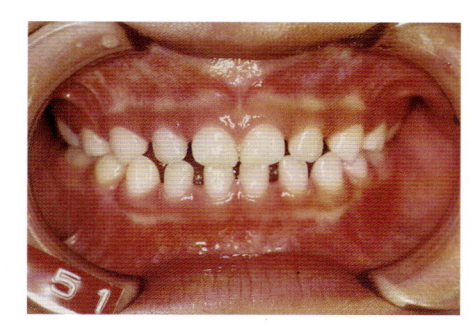

図5-2　発育空隙

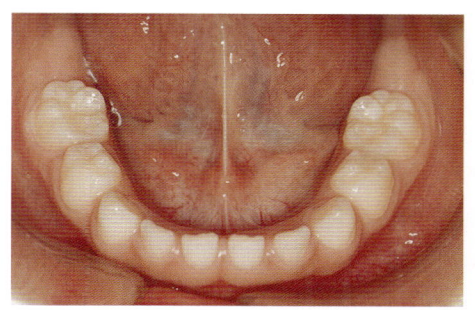

a：有隙型歯列弓

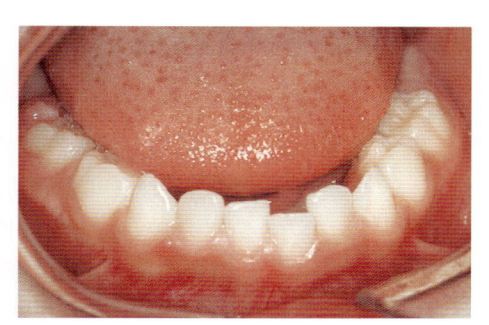

b：閉鎖型歯列弓

図5-3　有隙型および閉鎖型歯列弓

表 5-2　乳歯列期における生理的歯間空隙の発現率（%）		
	上　顎	下　顎
発育空隙のみ	2.5	12.0
霊長空隙のみ	2.5	7.6
発育空隙＋霊長空隙	91.8	70.9
空隙なし	3.2	9.5

（日本小児歯科学会，1993）

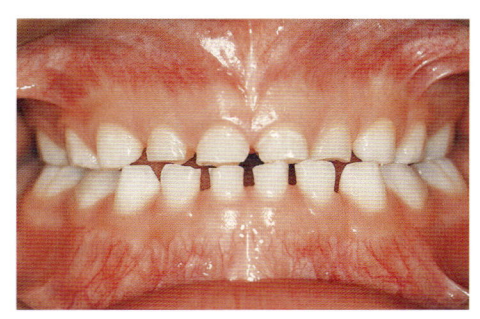

図5-4　切歯交換期直前にみられる切端咬合

切端咬合もよくみられる（図5-4）．切端咬合の多くは，永久歯になったとき正常な被蓋関係になることも多いため，十分な発育分析と経過観察を行う必要がある．オーバージェットは，次に述べる乳中切歯歯軸が垂直的であるため，永久歯に比べて小さく，3 mm以内が正常範囲である．

（3）　上下歯軸関係

　乳切歯の植立状態は，上顎では頭蓋底，下顎では下顎下縁に対して垂直に近い角度を示すため，永久歯に比べて垂直的である．一方で，永久歯切歯は，唇側へ大きな傾斜角をもって萌出してくる．したがって，永久歯の歯軸傾斜角は，乳歯と比較して小さくなる（図5-5）．このことは，永久切歯の萌出スペースを確保することにもつながる．

　乳臼歯の植立状態は，近遠心的には上下顎歯ともに咬合平面に対してほとんど垂直に近

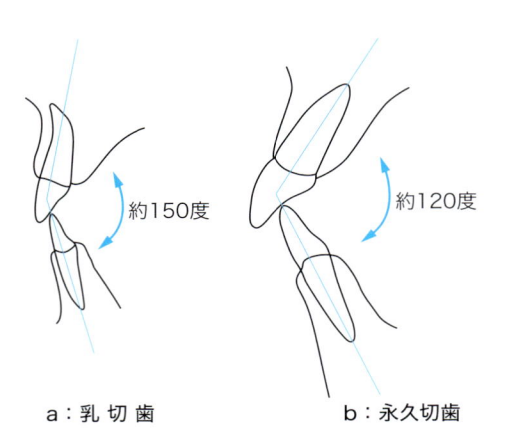

a：乳 切 歯　　　　　　b：永久切歯

図 5-5　乳切歯と永久切歯の歯軸角

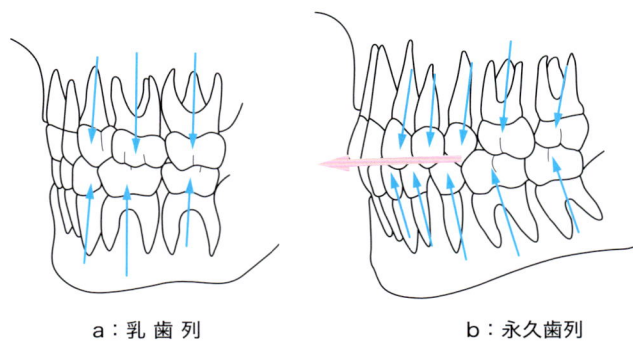

a：乳 歯 列　　　　　　b：永久歯列

図 5-6　咬合時における乳歯・永久歯の歯軸と力のベクトル

い．しかし，永久臼歯は乳臼歯よりも近心へ傾斜している（図 5-6）．

（4）　乳犬歯の対咬関係

中心咬合位での上下顎乳犬歯の近遠心的位置関係は，正常な場合，上顎乳犬歯が下顎乳犬歯と第一乳臼歯のあいだに位置し，下顎乳犬歯が上顎乳側切歯と乳犬歯のあいだに位置する．この位置は，霊長空隙の位置に相当している．乳犬歯の位置は，霊長空隙の量により調整されることが多い．

（5）　乳歯列弓形態の成長変化

乳歯列期の歯列弓の形態は，上顎では半円形，下顎では半円形または半楕円形を示す．永久歯のように鞍状の歯列弓は比較的少ないが，方形やV字形の歯列弓は乳歯列弓でもみられる．吸指癖は，上顎歯列の狭窄を招きV字型歯列弓の原因となる場合も多く，この時期の口腔習癖と乳歯列形態には密接な関係がある．

　　①歯列弓幅径

　　　　両側乳犬歯間幅径は乳歯列期にわずかに増加する．また，両側第一乳臼歯間幅径および両側第二乳臼歯間幅径もわずかに増加する．

　　②歯列弓長径

　　　　歯列弓長径とは，乳中切歯の唇面に接する線から，左右の第二乳臼歯遠心面を結んだ線までの直線距離である．歯列弓長径は，乳歯列期後半ではわずかに減少する．

　　③歯列弓周長

　　　　第二乳臼歯遠心面から反対側の第二乳臼歯遠心面までの歯列弓周長は，乳歯列期ではほとんど変化しない．

（6）　第二乳臼歯の咬合関係（ターミナルプレーン）

上下歯列を中心咬合位で咬合させ側方から観察した際，上下顎第二乳臼歯の遠心面によってつくられる面をターミナルプレーンという．ターミナルプレーンの形態によって，上下顎の前後的位置関係を表すことができ，次の3型に分類される（図 5-7）．

　　①垂直型………上下顎それぞれの第二乳臼歯遠心面に前後的な差がないもの

　　②近心階段型…上顎第二乳臼歯の遠心面に対し下顎の遠心面が近心位にあるもの

　　③遠心階段型…上顎第二乳臼歯の遠心面に対し下顎の遠心面が遠心位にあるもの

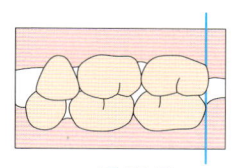
a：垂直型
vertical plane type

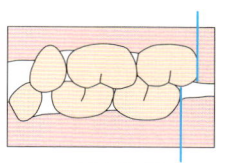
b：近心階段型
mesial step type

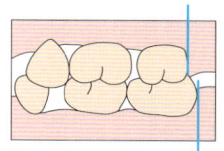
c：遠心階段型
distal step type

図5-7　上下顎第二乳臼歯の咬合関係（ターミナルプレーン）

表5-3　正常な乳歯列における ターミナルプレーンの出現頻度（%）	
両側垂直型	77.8
両側近心階段型	3.2
両側遠心階段型	3.8
片側垂直型 片側近心階段型	5.7
片側垂直型 片側遠心階段型	9.5

（日本小児歯科学会，1993）

　上記の3型のうち，正常な乳歯列では両側ともに垂直型が最も頻度が高い（**表5-3**）．また，乳歯列安定期には，ターミナルプレーンに大きな変化はみられない．しかしながら，第一大臼歯は，第二乳臼歯の遠心面に沿うように萌出してくるため，乳歯列期後期において変化がみられる．ターミナルプレーンのパターンは，後述する第一大臼歯の前後的咬合関係に密接に関係している．

3　第一大臼歯・切歯萌出期

■ 1）第一大臼歯および前歯萌出開始期（Hellman 歯齢：ⅡC 期）

　第一大臼歯あるいは切歯の萌出開始によって，乳歯列は，乳歯と永久歯が存在する混合歯列となる．したがって，Hellman 歯齢は，ⅡA 期からⅡC 期となる．第一大臼歯の萌出に伴い，顎の幅，深さおよび高さの成長が起こると同時に，歯列弓にも著明な成長変化がみられる．

（1）　第一大臼歯の萌出

　上下顎第一大臼歯は，歯冠形成期から歯根形成期をとおして，上下顎が異なった萌出経路をとる．上顎は，近遠心方向としては，萌出開始初期には歯軸は遠心に傾いており，その後近心へと角度を変えて，第二乳臼歯歯冠の遠心面にそって萌出する．頬舌方向としては，萌出開始初期は頬側へと歯軸を傾けながら萌出を開始し，その後，歯列にそって萌出する．下顎は，萌出開始初期より近心および舌側に歯軸を傾けて萌出する（**図5-8**）．

（2）　咬合の変化

　第一大臼歯の咬合関係の確立には乳歯列にみられる生理的歯間空隙の有無や，上下顎第二乳臼歯の遠心面の関係，つまりターミナルプレーンの形態などが深く関与する（**図5-9，表5-4**）．第一大臼歯の咬合完成までの過程は上下歯列の成長評価の基準および中心となるため大変重要である．萌出過程は，Hellman 歯齢ⅡC 期からⅢA にわたるが，最終的に咬合関係が確立されるのは，第二小臼歯が萌出したあと，ⅢB 期を経てからとなる．

　図5-9 に，霊長空隙の有無，ターミナルプレーンの分類によって，第一大臼歯の咬合関係がどのように調整されるかを示した．特にここでは，第二乳臼歯が存在している時期である第一大臼歯の初期咬合の代表例を示す．

　① ターミナルプレーンが近心階段型のもの（**図5-9-a**）

　　霊長空隙の有無にかかわらず，萌出中の第一大臼歯が咬合位に達した段階で，上下

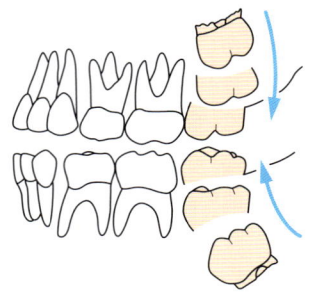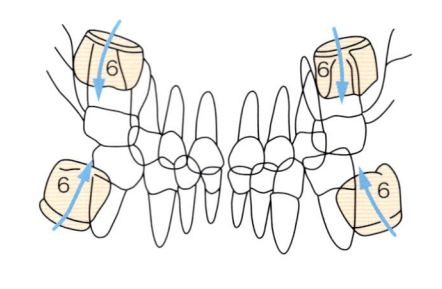

a：近遠心方向　　　　　　　　　　　b：頬舌方向

図 5-8　第一大臼歯の萌出経路

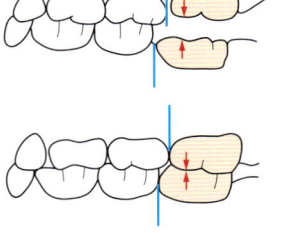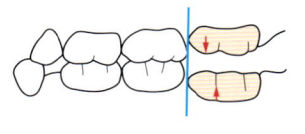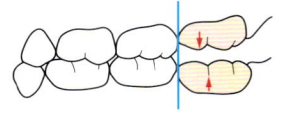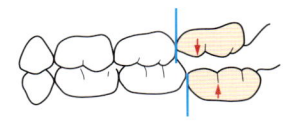

a：近心階段型　　　b：垂　直　型　　　c：垂　直　型　　　d：遠心階段型
　　　　　　　　　　霊長空隙のある場合　　霊長空隙のない場合

図 5-9　第一大臼歯の初期咬合関係の変動

表 5-4　ターミナルプレーンの型と霊長空隙の有無による第一大臼歯
　　　　の初期咬合関係

ターミナルプレーン	霊長空隙	第一大臼歯の咬合関係
近心階段型（a）	有無にかかわらず	Ⅰ級またはⅢ級
垂　直　型（b）	有	Ⅰ級
垂　直　型（c）	無	咬頭対咬頭またはⅡ級
遠心階段型（d）	有無にかかわらず	Ⅱ級

（　）図 5-8 との対応を示す．

顎第一大臼歯の咬合関係はⅠ級咬合となる場合が多い．

② 有隙型歯列弓で，ターミナルプレーンが垂直型のもの（図 5-9-b）

　　下顎第一大臼歯の近心方向への萌出力は，口腔内に存在する乳臼歯に働くため，乳臼歯は近心方向に傾斜または移動する．したがって，第一大臼歯の萌出に伴って，下顎第一乳臼歯近心にある空隙（霊長空隙）を閉鎖する．つまりこのときのターミナルプレーンは，近心階段型と同じ状態となる．その後，上顎第一大臼歯が萌出すると，上下顎第一大臼歯の咬合関係はⅠ級咬合となる．

③ 閉鎖型歯列弓でターミナルプレーンが垂直型のもの（図 5-9-c）

　　下顎第一大臼歯の近心方向への萌出力による乳臼歯の移動がないため，萌出した上下顎第一大臼歯は咬頭対咬頭の咬合関係になり，このまま，ⅢA，ⅢB 期に入り，リーウェイスペースを利用して側方歯群交換期に咬合が安定することが多い．

④ ターミナルプレーンが遠心階段型のもの（図 5-9-d）

霊長空隙の有無にかかわらず，萌出中の第一大臼歯が咬合位に達した段階で，上下顎第一大臼歯の咬合関係はⅡ級咬合となる場合が多い．

■ 2）第一大臼歯萌出完了期および永久前歯萌出期（Hellman のⅢA 期）

Hallman 歯齢ⅢA 期の最も大きな課題は，切歯の交換である．一般に，切歯の交換は，$\overline{1} \rightarrow \overline{2} \rightarrow \underline{1} \rightarrow \underline{2}$ の順序で行われる．切歯の交換では，乳切歯の歯冠近遠心幅径と比較して明らかに大きい永久切歯が萌出するので，それらを正常に配列させるためにさまざまな変化がみられる．

切歯の交換がすみやかに運ぶための要因

①正常な乳歯根の吸収
②後継永久歯胚の位置異常がないこと
③1 本の永久歯が萌出するために，2 本の乳歯が脱落しないこと
④上下顎ともに，中切歯が側切歯より早く萌出すること
⑤上下顎の同名歯の萌出に極端な差異がないこと
⑥歯数の異常がないこと
⑦顎の成長が十分であること
⑧ほぼ左右対称に交換すること

（1）　乳犬歯間幅径の増大

永久切歯の交換期が始まると，乳切歯間に成長空隙がみられる場合がある．これは，乳犬歯間幅径の増大によるものである．増加量は，おもに上顎では約 3 mm，下顎で約 2.5 mm であり，これによって乳切歯と永久切歯の交換が円滑に行われる．増大量の変化は，下顎が側切歯萌出後に緩やかになるのに対し，上顎では側切歯萌出後も増大する（図 5-10）．また，第一乳臼歯間幅径および第二乳臼歯間幅径も乳犬歯間幅径ほどではないが，増加傾向にある．

（2）　歯列弓長径および周長の変化

この時期の歯列弓長径とは，中切歯唇面に接する線から，左右の第二乳臼歯遠心面を結んだ線までの直線距離である．第一大臼歯の萌出時期には，乳臼歯部には近心方向への力がかかり，生理的空隙を閉鎖しながら傾斜するため，歯列弓長径の減少が起こる．しかし，永久切歯は乳中切歯の歯軸より唇側傾斜して萌出するため歯列弓長径は増大する（図 5-11）．歯列弓周長も同様に永久切歯の萌出に伴い上下顎増加する（図 5-12）．

現代の日本人には，第一大臼歯より前に中切歯が萌出する個体もあることがわかってきている．図 5-12 に示されたグラフは，あくまで，第一大臼歯が中切歯に先行して萌出した場合の変化を示している．

（3）　生理的歯間空隙の変化

霊長空隙は，第一大臼歯の萌出による乳臼歯の近心移動や乳切歯より近遠心幅径が大きな永久切歯が萌出することによって消失していく．一方で，乳犬歯間幅径が増加し，これに伴って乳前歯間の空隙が増加するといった変化も観察されることがあり，Baume は，これを二次空隙とよんでいる．

（4）　Ugly duckling stage（みにくいあひるの子時代）

切歯群の萌出時には，正中離開，空隙歯列弓，歯軸の遠心傾斜，捻転などの不正がみられ，一見異常のようにみえる．Broadbent はこの歯列不正の時期を ugly duckling stage とよび，咬合発育の一過程上の現象であるとした（図 5-13）．したがって，このような時期の正中離開や空隙歯列弓などは，上顎犬歯の萌出までに自然に改善される場合もあるため経過観察を行う．

（5）　切歯の交換と歯軸傾斜角の変化

上顎中切歯の歯軸は，萌出開始前まで乳中切歯の歯軸とほぼ同じである．したがって，上顎乳中切歯の歯根は歯軸に対して水平に吸収され，乳中切歯の脱落後に徐々に唇側傾斜しながら萌出する（エレベーター交換）．下顎中切歯の歯胚は下顎乳切歯舌側に存在してお

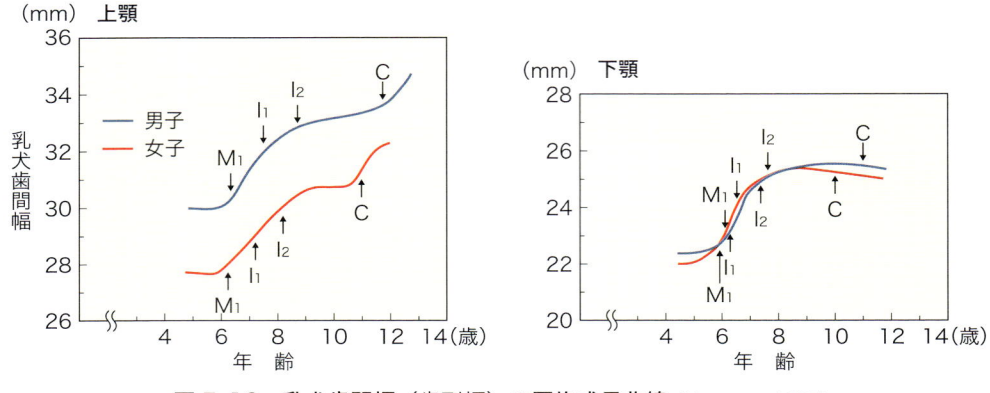

図 5-10 乳犬歯間幅（歯列幅）の平均成長曲線 (Moorrees, 1965)

M₁：第一大臼歯　　　I₁：中切歯　　　I₂：側切歯　　　C：犬　歯　　　矢印：各永久歯の平均萌出時期

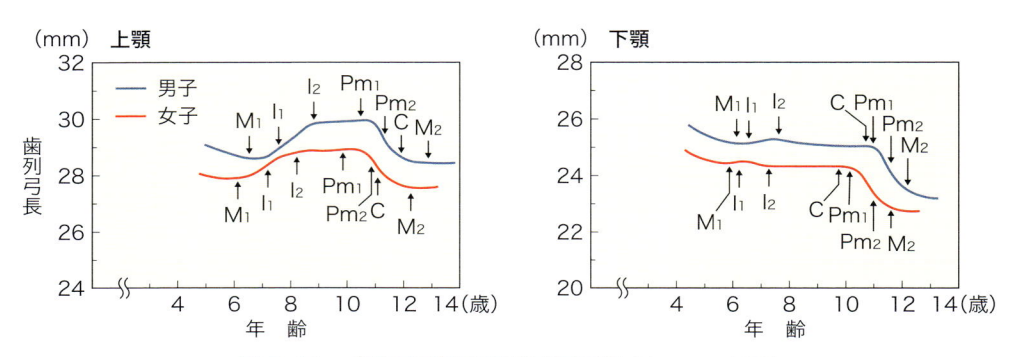

図 5-11 歯列弓長径の平均成長曲線 (Moorrees, 1965)

Pm₁：第一小臼歯　　　Pm₂：第二小臼歯　　　M₂：第二大臼歯　　　矢印：各永久歯の平均萌出時期

ここでいう歯列弓長とは，第二乳臼歯遠心面（第二小臼歯遠心面）から乳中切歯（永久中切歯）唇面までの距離であり，上顎中切歯が唇側に傾斜して萌出することにより歯列弓長は増大する．一方，側方歯群の交換に伴って，第一大臼歯の近心移動とともに，リーウェイスペース相当分，歯列弓長は短縮する．

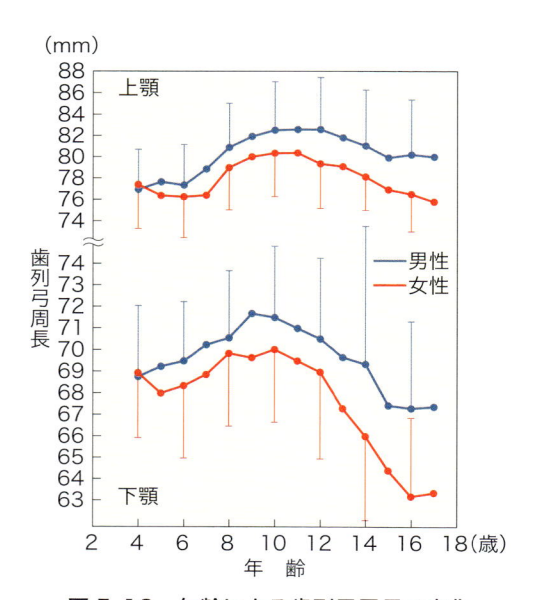

図 5-12 年齢による歯列弓周長の変化
（平均値，標準偏差） (Moyers, R. E, 1976)

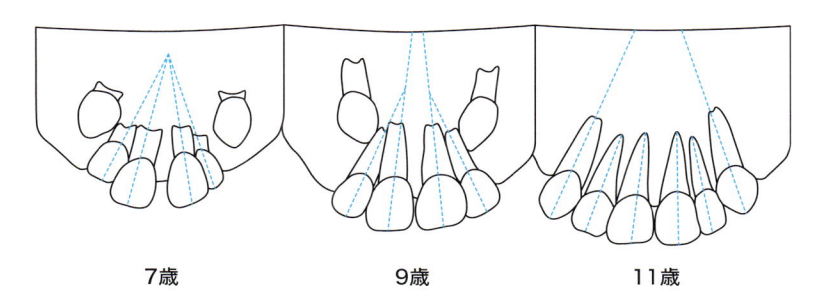

図 5-13 ugly duckling stage

側切歯，犬歯の萌出とともに正中離開は自然閉鎖される．
(Broadbent, B. H., : Bolton standards and technique in orthodontic practice, *Angle. Orthodont.*, 7：225, 1397)

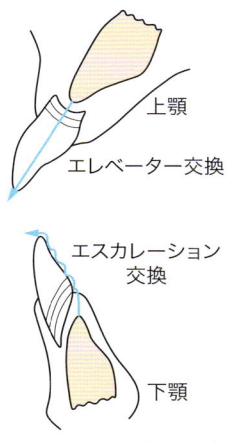
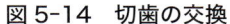

上顎

エレベーター交換

エスカレーション交換

下顎

図 5-14 切歯の交換

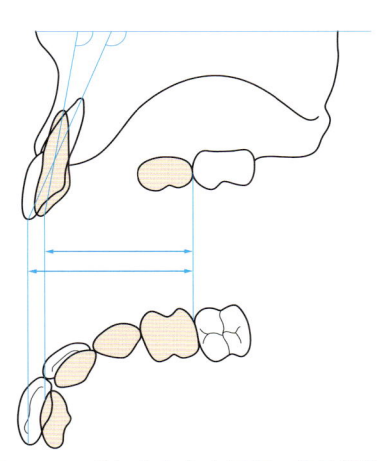

図 5-15 乳切歯と永久切歯の歯軸傾斜の違い，および ⅢA 期の歯列弓長径の増大

り，下顎乳切歯歯軸に対し，角度をもって萌出するため，乳切歯脱落前に舌側から萌出することが多く，しばしば二重歯列 (p.289, 図 15-30-a 参照) となる（エスカレーション交換）．乳歯脱落または抜歯後は，永久歯切歯歯軸は舌の力によって徐々に唇側傾斜し下顎歯列弓内に配列する（図 5-14）．このように上下顎ともに永久切歯は唇側に傾斜して萌出するため（p.84, 図 5-5 参照），歯軸傾斜角は，乳切歯の歯軸傾斜角よりも小さい．この変化は，歯冠近遠心幅径の大きい永久歯切歯が配列するのに有利な変化となる．その後も，口腔周囲筋の緊張状態や上顎骨の前方成長の程度によって，歯軸は変化する（図 5-15）．

<h2>4 側方歯萌出期　側方歯群交換期（Hellman 歯齢：ⅢB 期）</h2>

上下顎切歯萌出後，しばらく歯列は安定している．その後，犬歯と第一・第二小臼歯とを併せた側方歯群の交換が開始する．この時期を Hellman 歯齢ではⅢB 期とよび，暦齢でいうと 9 歳の後半ころより開始する．切歯部とは異なり，乳臼歯，特に第二乳臼歯の歯冠近遠心幅径は，その後継永久歯である第二小臼歯の歯冠近遠心幅径より大きいという特徴

表5-5 乳歯および永久歯側方歯群の歯冠幅径の総和とその差（リーウェイスペース）

		男（mm）	女（mm）
上　顎	C+D+E	23.44	23.19
	3+4+5	22.71	22.18
	リーウェイスペース	0.73	1.01
下　顎	C+D+E	24.57	23.99
	3+4+5	21.80	21.10
	リーウェイスペース	2.77	2.89

(小野，1960)

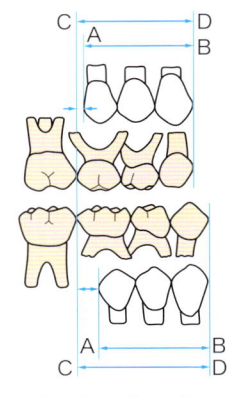

図5-16　リーウェイスペース
CD と AB の差をいう．
(Graber, T. M. : orthodontics. Principles and Practice. 3rd ed., Saunders. 1991)

をもっている．このため，側方歯群の交換に際しては，次のような変化がみられる．

（1）乳歯側方歯と永久歯側方歯の歯冠近遠心幅径の差（リーウェイスペース）

上下顎側方歯群の歯冠近遠心幅径の総和を乳歯と永久歯でそれぞれ比較すると，乳歯側方歯群の歯冠近遠心幅径の総和のほうが永久側方歯群の歯冠近遠心幅径より大きい．この差を，Nance はリーウェイスペースとよんでいる．リーウェイスペースは，上顎片側で約1 mm，下顎片側で約3 mm 存在するとされる（表5-5，図5-16）．

側方歯群における乳歯と永久歯の歯冠近遠心幅径を個別に比較すると，上顎はC＜3，D≒4，E＞5，下顎はC＜3，D＞4，E＞5となる．側方歯交換期に生じるこのスペースの余り，「リーウェイスペース」は次に示すような変化によって消失する．

（2）咬合の変化

a　第一大臼歯の咬合安定

すでに萌出を完了している第一大臼歯は，側方歯群の交換期に生じるリーウェイスペースを利用して，近心移動する．特に，下顎は上顎と比較してリーウェイスペースが大きいため，第一大臼歯の近心移動がおきる．第二乳臼歯が存在している時期の第一大臼歯初期咬合が咬頭対咬頭の関係であったものが，第二小臼歯萌出後にAngleのI級で咬合関係が成立するのは，このリーウェイスペースが大きい分，下顎がより近心移動するためと考えられている．したがって，第一大臼歯咬合関係をAngleの咬合関係は，第一大臼歯咬合が安定したⅢB期終了後に診断する．

b　歯列全般の調整

第一大臼歯の咬合成立だけでなく，リーウェイスペースは，前歯部の歯軸の安定や側方歯群永久歯の咬頭嵌合の正常化のために費やされる場合もある．

（3）歯列弓の変化

① 歯列弓幅径

上顎の乳犬歯間幅径は引きつづき増大する．その理由は，犬歯が交換する時期には，永久犬歯が乳犬歯より頬側に萌出するためである．一方で，乳臼歯間幅径は永久側方歯が萌出すると一時的に増加するが，その後は減少する．

② 歯列弓長径

　この時期の歯列弓長径とは，中切歯唇面から左右の第二小臼歯遠心面を結んだ線までの直線距離である．側方歯群の交換期に入ると，リーウェイスペースを利用して第一大臼歯の近心移動が起こるため歯列弓長径は減少する．

③ 歯列弓周長

　第二小臼歯から反対側の第二小臼歯までの歯列弓周長は，増齢的には上下顎で異なる変化がみられる（**図5-12**参照）．上顎歯列の歯列弓周長は，最終的には乳歯列と比べて大きく変化しないのに対し，下顎歯列では，側方歯群の交換期以降，大きく減少する傾向にある．

5　第二大臼歯萌出開始期（Hellman歯齢：ⅢC期）

　第二大臼歯は，暦齢11歳6か月ころから13歳ころまでに萌出を完了する．すでに乳歯は脱落し永久歯列となっているが，咬合発育には継続して変化がみられる．この時期の特徴を次に示す．

（1）　顎骨の成長

　顔貌は，下顎の成長が旺盛で変化が大きく，全体的に面長になる．

（2）　歯列弓長径の短縮

　歯列弓周長や歯列弓長径の短縮は，下顎において特に継続される．第二大臼歯の萌出経路は，第一大臼歯と類似しており，上顎では遠心頬側方向から萌出するものに，下顎では近心舌側方向からみられることから，下顎大臼歯は断続的に近心移動していると考えられている．

6　乳歯列期から永久歯列期への咬合の変化

　乳歯列期におけるターミナルプレーンと，乳歯交換後の上下顎第一大臼歯の咬合関係（Angleの分類）への推移について**図5-17**に示す．乳歯列期（Hellman歯齢：ⅡA期）に垂直型で，第一大臼歯の萌出期（Hellman歯齢：ⅡC期）あるいは側方歯群交換期（Hellman歯齢：ⅢB期）に近心階段型に変化したものは，Ⅰ級の咬合関係へと移行している．また，乳歯列期に遠心階段型であったものだけでなく，近心階段型，垂直型であっても第一大臼歯萌出期（Hellman歯齢：ⅡC期）に遠心階段型へと変化したものは，すべてⅡ級の咬合関係に移行している．近心階段型ではほとんどがⅠ級の咬合関係となるが，Ⅲ級の咬合関係に移行するものもある．ⅡA期のターミナルプレーンとⅢC期の第一大臼歯の咬合関係の出現頻度を示す**表5-6**のような調査も報告されている．

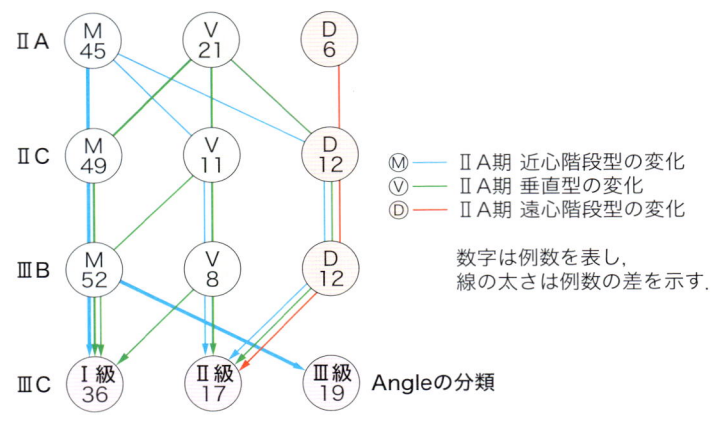

図 5-17　咬合の推移

（鍋田和孝 ほか：永久歯萌出に関する観察，第 2 報，terminal plane と第一大臼歯咬合関係，小児歯誌，20：411-418，1982）

表 5-6　永久歯完成期のターミナルプレーンと第一大臼歯の咬合関係

ターミナルプレーン	Angle の分類		
	I 級	II 級	III 級
垂 直 型 （%）	67	33	0
近心階段型 （%）	49	9	42
遠心階段型 （%）	0	100	0

B　歯列・咬合の異常

　咬合成立過程が発育の中で正常に営まれない場合，不正咬合となる．小児の咬合発達には，乳歯と永久歯の交換が伴うため，咬合は不安定であることから不正咬合の診断は慎重に行われるべきである．歯列・咬合の異常には大きく分けて遺伝的要因と環境的要因があるが，それらが複雑に関連して不正咬合となる場合が多い．

1　遺伝的要因

　以下のような所見が明らかに観察される場合，その不正咬合の要因には遺伝的要因が大きく関係していると考えられる．

（1）　先天異常に伴う顎骨形成や歯の形成異常を原因とする不正咬合

a　唇顎口蓋裂

　唇顎口蓋裂は，遺伝的要因と妊娠中の疾病や異常などの環境要因のどちらも関係すると考えられている．唇顎裂児に特有な不正咬合として，顎裂部の歯の先天性欠如や手術侵襲による上顎骨の発育不全によって上顎前方および側方への成長が抑制され，上顎歯列弓の狭窄が起こりやすく，反対咬合となる場合が多い．

b 小 頭 症

Down 症候群の小児については，頭蓋全体の発育が劣り，顎骨も発育不全が起こる．また，その他の先天的原因によっても小頭症を生じることがある．

c 隣接器官の異常

出生時からの耳疾患は，顎関節の異常や，下顎の発育不全を起こすことがある．

d 咀嚼筋の異常

咀嚼筋は，等長性，等張性の両機能をもち，さらに，各種の筋が平衡を保っているが，異常な緊張がいずれかの筋にある場合には，下顎の発育を抑制し，鳥貌になることがある．

e 内分泌腺の機能障害

歯や顎骨の発育に関係する脳下垂体の機能障害や，萌出，石灰化に関係が深い甲状腺および副甲状腺の機能障害は，咬合発育に大きな影響を与え，末端巨大症（アクロメガリー）などがみられる．

（2）家系として現れる上顎過成長または下顎劣成長によって起こる骨格性Ⅱ級不正咬合，および上顎劣成長または下顎過成長による骨格性Ⅲ級不正咬合

（3）家系として現れる歯槽基底の大きさと歯の近遠心幅径と不調和，すなわち，ディスクレパンシーによる叢生や有隙歯列など

2 環境的要因

（1）乳歯齲蝕と早期喪失

咬合発育途上における齲蝕による乳歯，永久歯の早期喪失は，不正咬合の大きな要因となる．

a 歯列弓周長の短縮

乳臼歯部における隣接面齲蝕は，歯冠近遠心幅径の減少，すなわち，リーウェイスペースの減少を招く．さらに乳臼歯を早期喪失した場合は，第一大臼歯の近心転位が起こり，正常な第一大臼歯の咬合確立が行われず不正咬合を招く一因となる．乳臼歯にかぎらず，乳歯齲蝕や早期喪失によって隣在歯を失うことは，残存歯の移動や対合歯の挺出を招くことにつながる．詳しくは，次項で述べる．

b 顎運動の異常

齲蝕による乳臼歯部の歯冠崩壊は，咬合高径の維持を難しくし咀嚼運動にも変化を及ぼし，ときに顎運動の異常をきたす．

c 機能障害

前歯部乳歯の早期喪失は，食物の捕獲・切断機能を失うばかりでなく，構音異常や，異常嚥下癖の誘因となり，結果的に不正咬合を招く一因になる．

（2）萌出順序の異常

萌出順序の異常は，臨床上しばしば見受けられる不正咬合の誘因である．

a 切歯交換期の異常

側切歯が中切歯より早期に萌出する場合や同名歯の萌出に左右差がみられる場合には，過剰歯，歯牙腫などの存在，中切歯の萌出異常（転位，歯根彎曲，濾胞性歯嚢胞など）が

起こっている場合がある．

b 側方歯群交換期の異常

側方歯群の交換が長期に及び，第二小臼歯の萌出よりも第二大臼歯の萌出が早く起きた場合は，リーウェイスペースが短縮されることがある．上顎では歯の萌出順序の違いで以下のような不正咬合を招く場合がある．

[上顎側方歯群の萌出順序]

3→4→5の場合：切歯は唇側方向に移動するか，側切歯の口蓋側転位を誘導し切歯部叢生を生じることがある．

4→3→5の場合：標準的な萌出順序であり，萌出の調整が自然に行われやすいが，歯と歯列の大きさにディスクレパンシーがある場合は，犬歯低位唇側転位が起きやすく，叢生の原因となりやすい．

4→5→3の場合：3の萌出が遅延すると，リーウェイスペースが閉鎖し，犬歯低位唇側転位は起きやすくなる．

（3） 乳歯の晩期残存

晩期残存とは，標準的年齢を超えて，対顎または反対側の乳歯が脱落して永久歯が萌出を開始したのちも，なおその乳歯が相当期間残存することをいう．乳歯の晩期残存の原因として，①後継永久歯の発育不全または先天欠如，②過剰歯や歯牙腫の存在，③後継永久歯の異所萌出や濾胞性歯嚢胞などが考えられる．

（4） 萌出異常

後継永久歯が異常な位置に萌出したり，異常な歯軸傾斜をもって萌出したりすることを異所萌出という．なかでも第一大臼歯によくみられ，また，上顎中切歯，側切歯，犬歯にもみられる．異所萌出の原因として，歯胚の位置異常や外傷などが考えられるが，可能なかぎり歯の移動を行い，正常な萌出位置へと誘導を行う．その他，低位乳歯，埋伏歯の存在を含めた咬合に影響を及ぼす萌出異常については，歯の萌出の異常(p.76～79)を参照．

（5） 口腔習癖

歯列の発育にとって，習癖は咬合に大きな影響を与える．代表的な口腔習癖とその影響には次のようなものがある．

a 吸 指 癖

開咬，上顎前突，上顎歯列弓の狭窄，上顎前歯唇側傾斜，下顎前歯舌側傾斜

b 咬 爪 癖

前歯切縁の摩耗，正中離開

c 咬唇癖，弄唇癖

上顎前歯で下唇を咬む場合には，上顎前歯の唇側傾斜の原因となる．下顎前歯で上唇を咬む場合には，下顎前歯の唇側傾斜の原因となる．

d 弄 舌 癖

舌で前歯部を圧迫する場合には，その部の傾斜，舌を咬む場合には，開咬を起こす．

（6） 歯と歯列に働く力

歯列を内側へ圧迫するように働く筋群には，口輪筋があり，前方歯群を外側から内側に押す働きをしている．また，側方では，頬筋，口角挙筋，口角下制筋，大小頬骨筋，笑筋

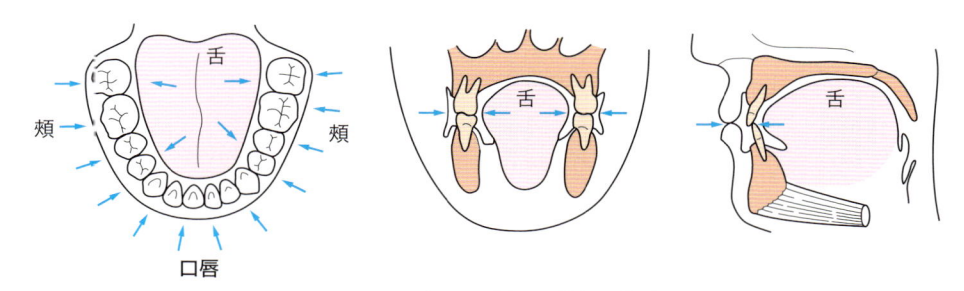

図5-18　歯列の内側と外側の筋力
歯列の内側と外側から筋力が働き，それらの均衡のとれているところに歯列が形成される．

などの働きによって歯列を内側に圧迫している．これに反して，舌は，外舌筋群と内舌筋群によって歯列を拡大させる方向に運動を行っている．舌尖部は前歯群を，舌側部は側方歯群を内側から外側に拡大するような働きをする．

　したがって，歯の位置はその周囲の筋肉の力の影響を持続的に受けている（**図5-18**）．この筋肉の力の均衡がなんらかの原因で乱されると，歯列の異常をきたす．

　近年，口腔機能の異常がみられる小児が増加しており，これに伴う咬合異常も多くみられる．口腔習癖は，適切な時期に介入し中止を促す必要がある（p.299参照）．

（7）　咬 合 力

　歯が咬合し始めると，複雑な力の作用関係が生じて，歯の位置に影響を及ぼす．

① 乳歯は，咬合平面に対して垂直に植立しており，特に乳臼歯は根が離開しているので，咬合力は垂直的に，直接根尖方向に向かう（**図5-7**参照）．したがって，乳歯列期には近心移動や近心傾斜はあまり起こらない．

② 永久歯列は，歯軸が近心に傾斜している．これらの歯が受ける咬合力は根尖方向へ作用すると同時に，歯を近心方向へ動かすように作用する．したがって，歯列内のそれぞれの歯は，咬合力の前方方向の分力を受けており，1本の永久歯が抜去されると，歯の欠損部に近い部位にある歯から近心方向への移動が起こり，欠損部の空隙の閉鎖を起こす．

［乳歯咬合が永久歯咬合と比べて不正が少ない理由］

① 頭蓋，顎の発育が最も旺盛な時期であるため，乳歯が萌出する空間に比較的余裕がある．

② 口腔諸筋の発育も活発で，頭蓋の成長変化や顎の位置的変化に適応して発育できる．
　　乳歯は，舌と口唇あるいは頬の筋群の作用を受け，それらの平衡が保たれる位置に歯が誘導され，咬合に適した安定位置を占めやすい．

③ 乳歯の歯軸と咬合力の方向は，咬合平面に対してほぼ垂直な方向に向かっているため，歯の近心方向への移動や捻転傾斜が起こりにくい．

■3　歯の早期喪失が歯列に及ぼす影響と対応

　早期に乳歯を喪失した際に生じる空隙は，臨在歯および対合歯の位置に影響を及ぼす，特に，第一大臼歯の萌出が開始すると，残存している乳臼歯の近心傾斜をさらに助長し，

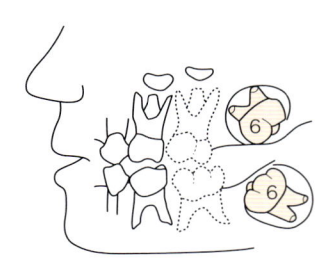 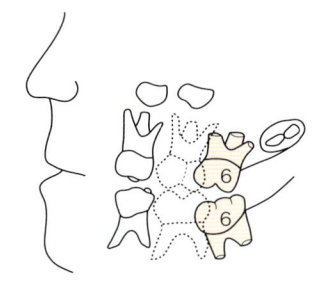 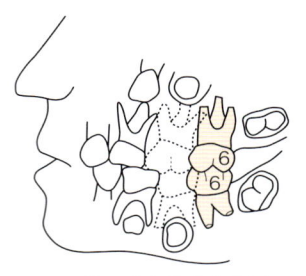

a：第二乳臼歯の早期喪失
第一大臼歯が萌出しないかぎり空隙は閉鎖しない．第一大臼歯歯胚の位置と方向が上顎と下顎で違うことに注意（Massler）

b：第一大臼歯萌出時
（6〜8 歳）

c：第一大臼歯萌出完了
（8〜10 歳）

図 5-19　第二乳臼歯の喪失時期と側方歯群

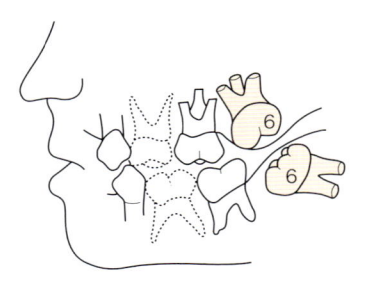 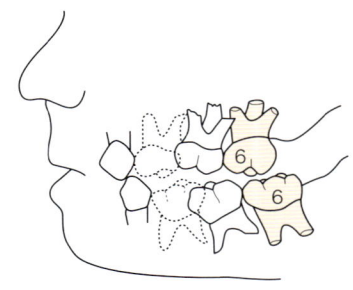

a：第一大臼歯萌出前

b：第一大臼歯萌出時

図 5-20　第一乳臼歯の喪失時期と側方歯群（Massler）

永久歯の配列に必要な萌出余地が不足する．乳歯の早期脱落による永久歯列に咬合の異常や歯列不正を防ぐには，保隙装置を適用するのが望ましい．

■ 1）乳 臼 歯

　下顎第二乳臼歯を早期に喪失すると，下顎第一大臼歯は萌出のための誘導面を失い，第一大臼歯の近心傾斜や移動が起こり，側方歯群の萌出余地の縮小を起こす．図 5-19 に示すように下顎第一大臼歯は歯胚時より歯冠軸を近心に向けているため，上顎第一大臼歯よりも近心への傾斜が起こりやすい．

　下顎第一乳臼歯を早期に喪失した場合でも，第一大臼歯の萌出時期には，第二乳臼歯を近心に傾斜させる力が働くため，保隙装置が必要になる（図 5-20）．

■ 2）乳 前 歯

（1）乳 切 歯

　乳切歯の抜去による近遠心関係の発育空隙の狭窄はほとんどないといわれているが，異常嚥下癖などの口腔習癖を助長する場合があるため保隙装置が適応される．空隙を保つ機能だけでなく，習癖の防止，構音機能の維持，対合歯の挺出防止，審美的回復などのさまざまな役割を有する床型保隙装置が適応となることが多い．

（2）乳 犬 歯

　乳犬歯の早期喪失に対しては，乳臼歯の早期喪失と同様に考えて処置を行う．乳犬歯は

切歯群と臼歯群の境にあり，早期喪失により，その空隙に臼歯群が近心移動する傾向がある．乳犬歯は齲蝕罹患が低く，歯冠の崩壊や残根になることは少ない．永久切歯群の叢生の解消として，乳犬歯が抜去される場合がある．これは，以後の歯列の側方への成長をはじめとする発育に大きく影響を及ぼすので慎重に行われるべきである．

4 代表的な咬合異常

■ 1）上顎前突症

上顎前歯が下顎前歯に対して前方に突き出たものをいう．これには，切歯のみが前突している歯性のもの，上顎骨が下顎骨より相対的に前方に位置している骨格性のもの，および機能的なものがある．永久歯列では，オーバージェットが5mm以上を目安としているが，乳歯列では明確な定義はない．ターミナルプレーンが遠心階段型を示す小児は，将来永久歯列が上顎前突症となる確率が高い．原因としては，遺伝的な要因，成長期でのおしゃぶりの使用や吸指癖，咬爪癖，口呼吸などの口腔習癖が関係している場合がある．オーバージェットが大きくなると下口唇が隙間に入り込むようになり咬唇癖が加わることで，上顎前突がさらに悪化する傾向がある．

■ 2）反対咬合

下顎前歯のうち連続した3歯以上が上顎前歯より前方に突出している場合，反対咬合とよぶ．乳歯列期よりターミナルプレーンは近心階段型を示していることが多い．上顎前突症と同じように，歯性，骨格性，および機能性のものがあるが，それぞれの要素が複雑に関係している症例も多く原因の精査は慎重に行う．構成咬合位が取れる場合は，機能性の反対咬合の要素が含まれていることを示し，早期治療を考慮する必要がある．骨格性下顎前突症では，下顎骨の過成長だけでなく，上顎骨の劣成長にも注意を向ける必要がある．

■ 3）前歯部開咬（図5-21）

上下歯列の垂直方向の異常で，オーバーバイトがマイナスで，前歯部が咬み合わない咬合状態をいう．原因としては，遺伝因子，胎生期の発育障害，歯の発育障害，巨舌，不適当な萌出誘導，口呼吸，舌突出癖，おしゃぶりの使用，吸指癖などがある．開咬は，原因の確定を行い，早期に介入すべき不正咬合である．

■ 4）交叉咬合

上下顎歯列の水平方向での不正咬合をいう．これには，臼歯部における異常（臼歯部交叉咬合）と前歯部における異常（前歯部交叉咬合）がある．前歯部では，上下顎骨の位置関係はほぼ標準で，上顎前歯の舌側傾斜や下顎前歯の唇側傾斜により一部の歯が交叉しているものを交叉咬合としており，反対咬合とは区別される．また，臼歯部では，上顎歯列弓の相対的な狭窄が原因で起こるものと，下顎に比べて相対的に大きい上顎のために生じた鋏状咬合となっているものがあり，診断により治療法が異なる．小児期には，吸指癖によって上顎歯列弓の狭窄が起こり，交叉咬合になるものも多く，口腔習癖との関連を診査する必要がある．

■ 5）過蓋咬合（図5-22）

過蓋咬合とは，一般に，上顎乳前歯が下顎乳前歯の2/3以上を被蓋しているような状態

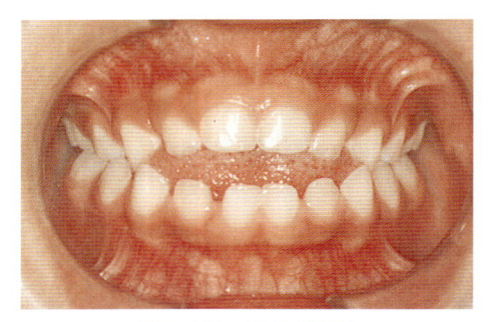

図 5-21　前歯部開咬

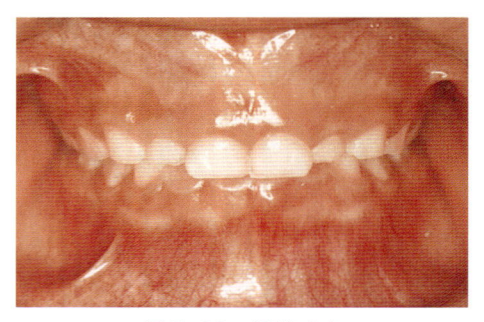

図 5-22　過蓋咬合

をいう．後方の臼歯（第一大臼歯）の萌出量の不足を招き，関節頭の発育などで十分な咬合の挙上が行われないと，正常な咬合に移行できない場合がある．

6 小児歯科臨床の流れ

　小児歯科の目的は，口腔領域の正常な発育をはかり，発育を妨げる異常や口腔疾患について予防と治療を行い，小児の健康に役立つことである．したがって，患児の現在の歯の痛みや機能の障害のみを治療するのではなく，患児の成長発達を把握し，長期にわたる口腔の発育，機能に関する総合的な管理計画を立てる必要がある．そのためには，患児や保護者の理解と信頼を得ることが重要で，適切な診断，処置，診療システムの確立が望まれる．

　小児歯科診療の流れを**表6-1**に示した．初診では，主訴（来院の動機）に対する医療面接，診断を行い，応急的な処置を行う．このときは，現在の痛み，腫脹，咀嚼障害，不快感などの症状をすみやかに解消することが第一の目的となる．それらの症状を解消してから口腔全体の診察・診断を行うが，その前に口腔衛生指導，食事指導などの予防に関する事項，小児期に発生しやすい口腔疾患，発育による口腔の変化などについて，小児や保護者に対する教育を行う．これには，集団で行う場合（母親教室）と，チェアーサイドで個別に行う場合とがある．患児の口腔に主訴以外の問題点がない場合には，口腔衛生指導が終了後，定期健診を基本とした口腔健康管理が行われる．

表6-1　小児歯科診療の流れ

1. 初　　診	応急処置：応急処置に必要な医療面接，診断を行う
2. 母親教室	集団指導を行わない場合は，計画治療開始前に個別指導を行う
3. 診　　断	①医療面接 ②一般診査（全身，顎，顔面） ③口腔診査（必要があれば口腔内写真） ④診断資料採得（エックス線写真，診断用口腔模型）
4. 診療計画	①齲蝕治療 ②咬合誘導処置 ③予防処置
5. 定期健康診査	①口腔衛生指導の徹底 ②二次齲蝕の診査 ③咬合管理

A　診察・検査・診断

1　医療面接

　医療面接では，来院した患児の口腔管理を正しく行うために，過去から現在までの健康状態，出生前および出生後の発育状態，現在の問題などについて聴取する．また近年は，子どもの虐待防止の観点から，生活状況のチェックなども併せて行う（p.318参照）．その

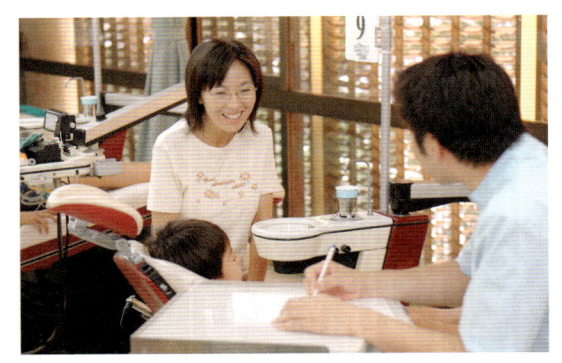

図 6-1　患者との位置関係
幼児の場合は，本人より保護者とのかかわり合いが重要
であり，保護者との対話能力が求められる．

際，丁寧で，やさしくわかりやすい言葉を用いるように心がける．

　患者との位置関係は，一般に，術者は患者に対して斜め45度に位置し，患者がデンタルチェアに座ったとき，術者も椅子にかけ，目線の高さを同じにする．アイコンタクトは，術者が患者に関心があるということを示すのに重要である（図6-1）．

　医療面接は，十分な会話のできない低年齢児の場合は保護者に行い，会話が十分にできる小児の場合は，まず小児に尋ね，保護者に補足してもらう．小児と話をすることは，言語発達程度，診療に対する協力度などを推測するうえで大変有効である（図6-2）．

■ **1）主　　訴**

　主訴とは，おもに来院の動機，希望，異常を感じる症状をいう．痛み，齲蝕治療，歯列不正，咀嚼障害，外傷，軟組織疾患，腫脹，味覚異常，不快感覚，健診などがあげられる．

■ **2）現 病 歴**

　主訴として患児が訴えている症状について，発症時期，発症後の経過（今も持続しているか，増悪しているか，軽減しているか）についてきく．

■ **3）既 往 歴**

　過去の全身および局所（歯科領域）疾患の有無を調査する．現在の疾患が，間接的に過去の疾患に関係している場合があるためである．

（1）　全身の既往歴

　a　発育状態

　妊娠中の母親の健康状態，例えば妊娠高血圧症候群や急性熱性疾患などは，胎児の成長に影響を与える．出産状態（分娩状態，出生時体重など），栄養状態（母乳，人工乳，混合乳，離乳の時期など）についてきく．これらの情報は，歯の形成異常，歯列の異常などと関連が深い．また，食事摂取量，間食の与え方，種類などを調査する．小児の身体・精神発達の状態は，母子健康手帳などを参考にするとよい．

　b　全身疾患の有無

　歯科治療を行う際には，注意を要する全身疾患の有無について，あらかじめ医療面接によって知ることが必要である．心臓疾患，腎臓疾患，血液疾患，アレルギー疾患，喘息，アトピー性皮膚炎，小児糖尿病などは，麻酔や出血傾向，易感染性の問題と関連する．ま

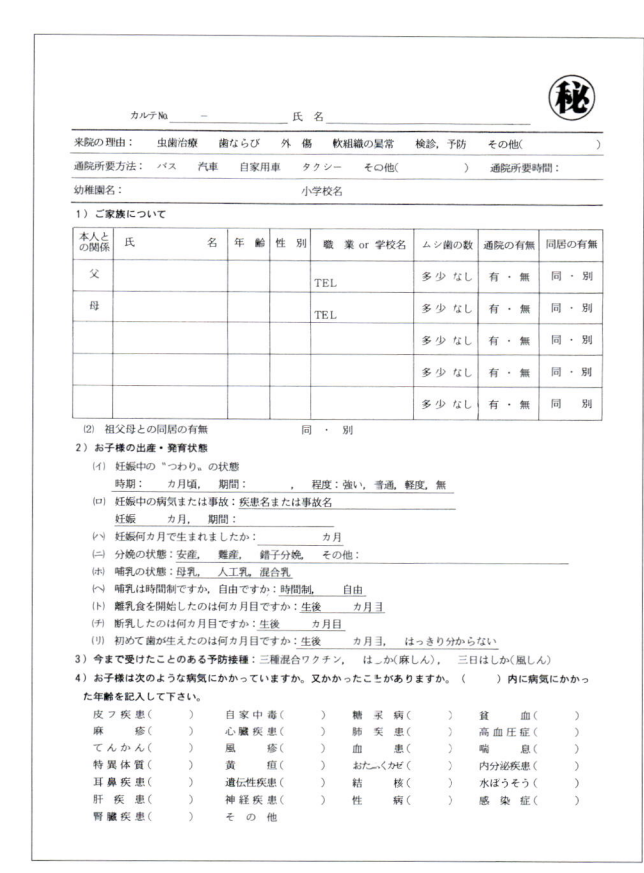

図6-2　医療面接表

た，輸血経験の有無は，肝炎などの感染症罹患の有無を知るきっかけとなる．

（2）　歯科的既往歴

　齲蝕の初発時期，歯科治療経験（局所麻酔，抜歯，口腔衛生指導や齲蝕予防処置）や口腔習癖の有無などについて医療面接を行う．過去の歯科治療経験で，患児がどのような状態で治療を受けたかについては，以後の治療の進め方に大いに参考となる．

■ 4）家族歴

　祖父母，両親，兄弟姉妹の数，健康状態，遺伝性疾患の有無，アレルギー疾患の有無などを調査する．遺伝的な全身疾患には，鎖骨頭蓋骨異形成症，血友病など，局所的疾患には，無歯症，過剰歯，歯の形成不全，下顎前突，上顎前突，口蓋裂などがある．

2　診　　察

　患児の主訴の種類や程度などを判断するために，現在の口腔内，全身的な健康状態を診察する．

■ 1）一般の診察

（1）　視　　診

　主訴に関連した所見とともに，姿勢，歩行，行動，表情ならびに皮膚や口腔粘膜などを

視覚的に診察すること．

（2）触　診

患部の周囲組織の炎症，腫脹や圧痛の有無などを触って診察すること．根尖性歯周炎や外傷歯に対しては歯の動揺の有無や程度を確認する．

（3）打　診

患歯をたたいてその痛みの程度を対照歯と比較する．おもに急性期の根尖性歯周炎では打診痛が著しく，歯髄炎では打診痛はみられにくい．

（4）聴　診

心音や呼吸音を聴取すること．特に歯科においては，聴診器を使用して運動時の顎関節の音を聴取することで顎関節の状態を把握したり，嚥下障害の診断のために頸部の聴診を行うことがある．

■ 2）全身の診察

（1）身体の発育状態

身長，体重，胸囲などを計測する．栄養状態の把握には発育指数を使用する．栄養状態は全身診察の基本であり，初診時にかぎらず定期健診時にも診察を行う．発育の評価として骨年齢が用いられる．

（2）歩行の状態

運動機能，障害の有無について診察する．心身の発達の遅延などは歩行の状態で判定することが可能である．

（3）言葉の状態

発音，語彙数などを評価する．どこから来たのか，乗り物は何を使って来たのかなど，簡単な会話をすることによって把握することが可能である．子どもの言葉の遅れは，小児歯科医によってはじめて指摘される場合も多く，気がついたときは，小児科などへ紹介する．

（4）生理的数値

体温，脈拍，呼吸数，血圧を測定する．化膿性歯髄炎あるいは歯槽骨炎など重篤な炎症性疾患を有するときは測定する必要がある．この際，口腔領域の感染症との関連でリンパ節の診察も併せて行う．

（5）手指，爪

手の皮膚の色沢，吸いだこ，爪の形や色などに関して評価する．呼吸・循環機能，口腔習癖の発見，生活環境などを推定する．

■ 3）頭部，顔貌の診察

頭部の診察では，対称性，形態，大きさ，毛髪，皮膚の異常の有無などについて診察する．顔貌の診察では，顔つき，顔色，眉，眼瞼，耳介（形態，位置），鼻，口唇，顎骨の異常の有無，顎関節の診察では，顎運動，開口障害の有無などを調べる．これらの診察は，先天奇形症候群などの全身性疾患と関連させて行う．

■ 4）口腔内の診察

小児は，常に発育過程にあるので，発育の段階に応じた診察を行う．

表6-2　微生物因子に関する齲蝕活動性試験（市販製品のあるもの）

因子	指標		テスト	検体	概要・特徴	応用
微生物因子に関するもの	菌数を測定	St. mutans	MSBB test（松久保, 1984）	唾液	多糖体の管壁に付着する菌類を測定	3
	唾液・プラークの酸産生能を測定	唾液	Snyder test（Snyder, 1940）	唾液	グルコースとpH指示薬BCGを用いた培地（Snyder培地）で色判定	3
			RDテスト®（真木, 1982）	〃	微生物のresazurin色調変化を利用し, 皮膚温で15分で判定	3
			Dentocult L. B.（Jensen and Bratthall, 1989）	〃	安静時唾液を寒天培地にて培養後Lactobacilli数の判定を行う	
			Dentocult SM strip mutans（Jensen and Bratthall, 1989）	〃	1分間ガム咀嚼後, 舌上にストリップスを置き, それを培養する. mutans streptococciの測定	
		プラーク	Cariostat®（下野, 1975）	〃	シュークロースを含む培地に綿棒でとったプラークを投入	3

（中垣晴男：カラーアトラス口腔衛生活動マニュアル（小西浩二 ほか編）, 医歯薬出版, 1987より改変）

(1)　歯の診察

a　数の異常

早期萌出, 先天欠如, 埋伏歯, 過剰歯, 晩期残存などの診察を行う. 歯数の異常は, 歯列咬合の不正を引き起こす原因となるため, 特に注意が必要である.

b　形態の異常

癒合歯, 癒着歯, 円錐歯, 巨大歯, 矮小歯, 異常結節（プロトスタイリッド, カラベリー結節）などの診療を行う. 歯列咬合の不正のほか, 齲蝕の原因ともなる.

c　石灰化の異常

エナメル質形成不全, 象牙質形成不全, Turner歯, 歯のフッ素症などがある. 原因が局所的なものか全身的なものかについては, 上下顎, 左右側での発現をみて判断する.

d　萌出異常

歯の転位, 捻転, 傾斜, 低位は, 歯の発育の遅延, 萌出余地の不足などが原因で生じる. 多くは歯列不正の原因となるが, 定期的な管理を行っている場合, 萌出時期に適切な処置を行うことにより, 歯列不正となることを防止することができる.

e　齲蝕の重症度, 口腔清掃状態など

初期齲蝕の診察の際には, 小窩裂溝などの歯質を壊さないように注意する.

厚生労働省の齲蝕分類は, 齲蝕状態の評価によく用いられる（p.138参照）.

f　齲蝕活動性試験（表6-2）

齲蝕に対する個人のリスクを定量的に評価することにより, 齲蝕活動性が高いか, 進行が著しいかについて判定し, 予測する. 齲蝕活動性試験の多くは齲蝕の3大要因を評価するものである. 臨床的所見と相関性を示すこと, 再現性があること, 簡便に使用できること, 最小限の設備で対応できることが重要である.

（2） 歯列の診察

a 歯列の発育状態

　Hellman の歯齢は，暦齢では評価できない歯の萌出状況を表現するために用いられる．乳歯列，混合歯列，永久歯列の特徴を理解し，正常な範囲から逸脱していないか，あるいはそのような傾向がみられないかなどについて診察する．異常がみられた場合には，早期に原因因子を取り除き，健全な歯列に誘導する必要がある．

b 歯列弓の形態

　個人差はあるが，正常な歯列弓は半円形か楕円形である．V 字型歯列弓は口呼吸，指しゃぶりなどの影響が考えられる．

c 歯列にみられる空隙

　乳歯列には発育空隙，霊長空隙がみられる．空隙のある場合を有隙型歯列弓といい，ない場合を閉鎖型歯列弓という．これらの空隙は，永久歯との交換のときに利用されるので，有隙型歯列弓では閉鎖型歯列弓より叢生が起こりにくい．また，有隙型歯列弓では口腔内の唾液クリアランスの効率がよく，隣接面齲蝕の発症が少ない．

（3） 咬合の診察

a 前歯部被蓋関係

　上顎前突，下顎前突の程度の診察にはオーバージェット（水平的被蓋関係）を，過蓋咬合，切端咬合，開口の程度の診察にはオーバーバイト（上下的被蓋関係）を調べる．オーバージェット，オーバーバイトともに，値は永久歯列より乳歯列のほうが小さい．

b 臼歯部咬合状態

　乳歯列では，ターミナルプレーンを診察し，第一大臼歯の咬合状態を予測する．第一大臼歯の咬合は，Angle の分類を行う．

（4） 軟組織の診察

　口唇（色調，湿潤状態），歯肉（色調，発赤，腫脹），頬粘膜（発疹，潰瘍，腫脹），舌（表面，舌下部の潰瘍，乳頭），口蓋（形態，深さ），小帯（付着部位，短縮），扁桃（大きさ，色調，形態）などの診察を行う．

（5） 顎関節の診察

　顎関節の診察・診断には，その構造を十分理解し，それぞれの構成要素のもつ解剖学的・臨床的意義をよく理解する必要がある．

　顎関節症の 3 大症状である顎関節音，下顎運動障害（開口障害），顎関節疼痛について診査する．

3 検査・診断

■ 1）軟組織の検査

（1） 口唇の把持力の測定

　歯列は，口唇・頬粘膜と舌の間に位置し，常に唇・頬側部からは内側へ，舌側部からは外側への力を受けている．歯列拡大時に用いるリップバンパーは，歯列の内側への力を解放するために用いられる．

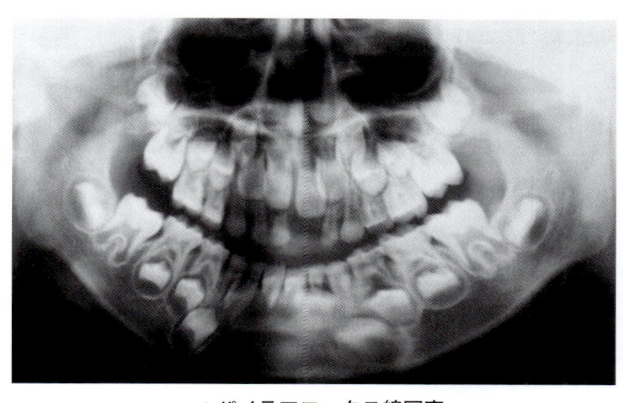
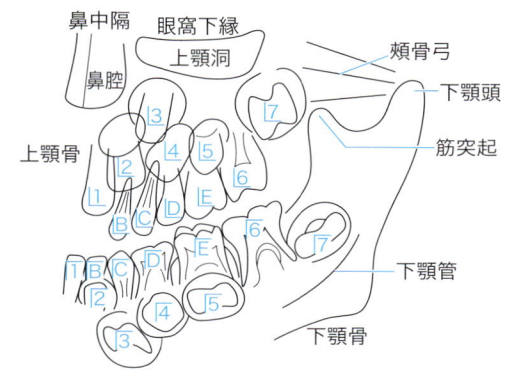

a：パノラマエックス線写真　　　　　　　　　　b：スケッチ

図6-3　パノラマエックス線写真（6歳，女児）

口唇部の動きや力は口輪筋の働きによるが，口腔前庭部に薄いプラスチックを挿入し，それをバネばかりで引っ張り，口唇部の把持力の最大値を調べるテストがある．しかし，この力と歯列異常との関係，あるいは口呼吸との関連についての明確な報告はみられない．

（2）　鼻閉検査（鼻腔通気度検査）

鼻づまりは個人によって感じ方が異なり，鼻腔の複雑な構造上，鼻鏡検査と自覚症状だけでは，実際に空気の通り方がどの程度なのか判断しにくいことが多い．そこで，鼻腔通気度計により客観的に空気の通り具合を測定する．

評価は，鼻腔通気度検査ガイドラインに従って行われる．

■ 2）画像検査

（1）　エックス線写真検査

a　パノラマエックス線写真

口腔全体をスクリーニングするために有用である．歯数の異常，歯の発育状態，歯の萌出順位，乳歯と永久歯との位置関係，乳歯の吸収，根尖病巣，囊胞，歯牙腫などの確認ができる（図6-3）．

b　デンタルエックス線写真（図6-4-a）

局所を精密に観察できる．齲窩の大きさ，隣接面齲蝕の有無（咬翼法），歯根の状態（二等分法），歯髄腔の大きさ，歯根膜の状態，充塡物の状態，根管充塡の状態などの確認を行う．

（2）　CT（コンピュータ断層撮影）検査

CTは，撮影される人体を挟んでエックス線管球と検出器を対向させ，多くの方向からエックス線を照射して人体のエックス線吸収値を測定し，その情報をもとに，コンピュータによる画像の再構成によって人体の横断面の断層像を得る方法である．単に断面画像として用いられるのみでなく，画像処理技術の向上によって三次元グラフィックスとして表示されることも多くなってきている．歯科臨床では，過剰歯，囊胞，腫瘍などの診断に用いられる（図6-4-b, c）．

（3）　MRI（核磁気共鳴画像法）検査

MRIは，人体を構成する元素のうちスピンをもつ原子核からの信号で体内を画像化し，

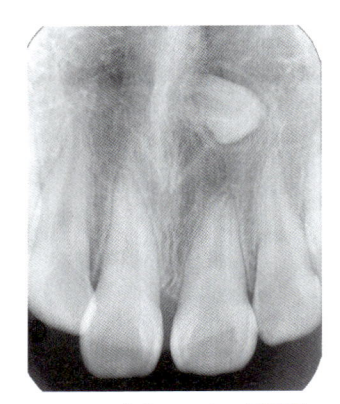

a：デンタルエックス線写真

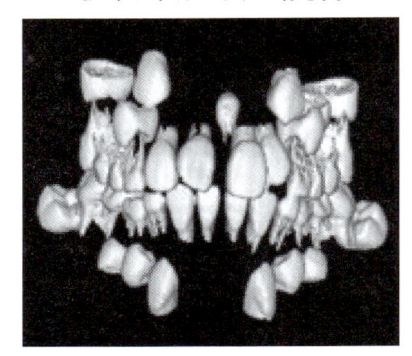

b：三次元CT

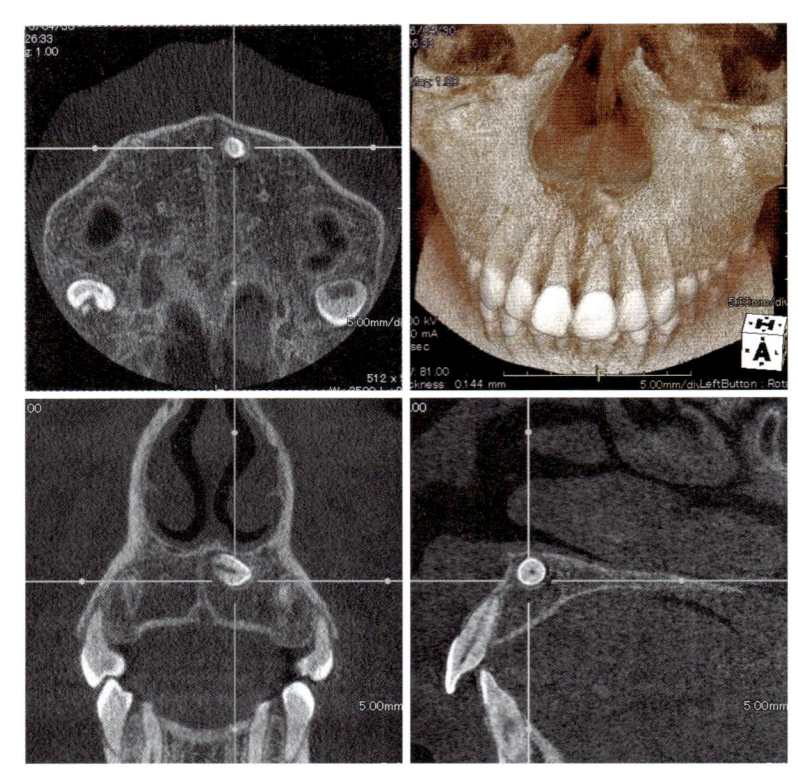

c：CT画像

図6-4　正中過剰歯

それによって診断を行う．CTはエックス線を用いるのに対し，MRIは磁気を利用して体内の水素原子の量と水素原子の存在の仕方を検査する．エックス線被曝がない，精度が非常に良好であるなどの利点があるが，検査に時間がかかる，骨の変化がわかりにくい，動きのある部分（喉，心臓や肺）には不向きという欠点がある．

■ 3）機能検査

（1）咀嚼・嚥下機能検査

a　咀嚼能力検査法

咀嚼と嚥下は連続した機能で，食物を摂取後，嚥下するまでには，粉砕率，水分量の獲得などさまざまな機能が含まれる．咀嚼能力の検査法は，大きく分けて，咀嚼する咀嚼試料より直接判定する方法と，咀嚼に関与するほかの要素より間接的に測定する方法がある．
［直接的検査法］　咀嚼された咀嚼試料の状態を客観的数値として表す方法と，咀嚼能率判定表により摂食能力を主観的に評価する方法がある．

・咀嚼試料の粉砕粒子の分布状態から判定する方法

　　粉砕性のある咀嚼試料を咀嚼させ，その粉砕粒子の分布状態を，重量および表面積により測定し，咀嚼能率を評価，判定する方法である．代表的な方法が篩分法である．
　　※篩分法：一定量の咀嚼試料を一定回数咀嚼させ，粉砕された咀嚼試料の粒子を口腔内より採取し，各種の篩で粉砕度に応じて篩分けをすることにより，咀嚼効率を測定する方法

・咀嚼試料の内容物の溶出量から判定する方法

　咀嚼によって起こる咀嚼試料の成分変化を測定することにより，咀嚼能力を評価，判定する方法であり，咀嚼における粉砕，咬断，混合などの機能を複合的に評価する．

　咀嚼試料としては，チューインガム，グミゼリー，米，ATP 顆粒剤などが使用される．咀嚼によって流出する糖，ゼラチン，グルコース，澱粉，色素などの量を，比色法および重量により測定することで，咀嚼能率を評価，判定する．

[間接的検査法]　咀嚼に関与するほかの要素，すなわち，顎運動，筋活動，咬合接触状態，そして，咬合力などより評価，判定する方法である．間接的検査法は咀嚼能力を直接測定していないため，咀嚼能力の直接的検査法との関連性を明確にする必要があり，咀嚼能力を正確に表している要素はいまだみつかっておらず，さまざまな要素より咀嚼能力を総合的に評価しているのが現状である．

　次の方法がある．
・咀嚼時の下顎運動より判定する方法
・咀嚼時の筋活動より判定する方法
・咬合接触状態より判定する方法
・咬合力より判定する方法

b　嚥下機能検査法

[反復唾液嚥下テスト：RSST]　のどぼとけのあたりに指を当てて，嚥下の有無を確認しながら，唾液嚥下を 30 秒間繰り返し行わせる．30 秒間に 2 回以下の場合には，嚥下開始困難，誤嚥が疑われる．

[改訂水飲みテスト：MWST]　冷水を口腔前庭に注いで嚥下させ，嚥下がない，むせる，呼吸切迫がある場合には，不顕性誤嚥を疑う．5 段階評価を行う．

[フードテスト]　ティースプーン 1 杯（3〜4 g）のプリンなどを嚥下させて，嚥下が可能な場合には，さらに 2 回の嚥下運動を追加して評価する．評点が 4 点以上の場合には，最大 3 回まで施行し，最も悪い評点を記載する．

[聴診所見]　飲水や食事の前に，あらかじめ肺か頸部の呼吸音を聴診器で聴いておき，食後の音と比較する．

[食後の咳と痰]　食事中や食後に集中的に咳が出るようなときは，誤嚥の可能性を疑う．食事を開始してから痰の量が急に増えたときなども危険と判断する．

[嚥下造影検査：VF]　エックス線透視下で造影剤を飲用させ，透視画像で嚥下状態をみる．口への取り込みから嚥下の終了までの過程を観察することができ，「誤嚥」を観察することができる．嚥下障害の重症度の確認や，誤嚥しにくい食形態，姿勢を決めるために必要な情報が得られる．誤嚥を一番正確に評価できる手段は，嚥下造影といわれている．

[嚥下内視鏡検査：VE]　経鼻的に鼻咽腔喉頭ファイバー（内視鏡）を挿入して嚥下状態をみる．食物や唾液などの咽頭残留の状態を直視下で観察できる．VF 検査に比べて被曝がなく，ベッドサイドでも実施可能なので，実際の摂食場面での評価が可能である．

（2）　言葉の遅れ

　発達の遅れか，あるいはキャッチアップするか判断に苦慮するような精神発達の代表的なものとして言葉の遅れがある．言葉の発達は個人差が大きく，さまざまなバリエーショ

ンがある．1歳6か月児歯科健康診査では，最低2つの有意語があるかを確認する．

発達性言語障害は，表出性言語障害と受容性言語障害に分けられる．

a　表出性言語障害

言葉かけによる指示に対し，身振り，指さしなどで反応するなど言語理解があり，発語のみ遅れがみられる場合をいう．言語の遅れはその子の個性と考えてよく，これらの子どものほとんど（約90％）は就学前までに正常にキャッチアップする．

b　受容性言語障害

言語理解と発語がともに遅れている場合をいう．就学時にも遅れを認める例が多く（約60％），その後も学習に困難さを認めることが多い．受容性言語障害が疑われる場合には，小児科専門医，言語療法士などによる対応を考慮する．

■ 4）模型診断

模型診断では，口腔診察ではわかりにくい次のような咬合状態をおもに調査する．

歯列・咬合の発育段階，歯列形態，歯間空隙の有無と叢生，臼歯部・前歯部の咬合状態，永久歯側方歯群萌出余地，歯数の異常，歯の形態の異常，歯の位置異常など．

■ 5）血液生化学検査

血液を遠心分離器にかけて，有形成分（赤血球，白血球，血小板など）や無形成分（血清）とに分離し，血清中の物質を分析する．

血液のなかでも，体液成分の血清には身体の内部の環境を整える働きがあり，血清には，タンパクやブドウ糖をはじめ，さまざまな酵素など，生命活動を維持するのに欠かせない物質が含まれている．血清は，それらの成分を全身に運んだり，不用物を持ち去ったりして，血液の中でそれらが常に一定に保たれるようにコントロールする役割をはたしている．血清を取り出して，それらの成分を検査することは，病気の診断や治療の判定，病状の経過観察に欠かせないものとなっている．

B　診療計画

診察・診断から治療方針を決定し，治療計画を立てる．治療計画は，将来を予測して健全な永久歯列の完成をめざすものでなければならない．

1　診療計画の立案

■ 1）治療計画の基本

治療計画を立てる場合には，口腔内の状況，患児の年齢，発育状況，治療内容，治療の能率，治療の順位，患児の治療に対する協力度などを考慮する．

■ 2）治療順序

乳歯，永久歯を問わず口腔を1単位と考え，6ブロックに分割して治療を行う．

（1）　一般的な考慮事項

① 重症な疾患，痛みのある部位の治療を優先して行い，咀嚼できる状態を先に確保する．

② 前歯部よりも臼歯部を優先して治療を行う．

③ 抜歯が必要なときは，必ず抜歯後の保隙を考慮し，保隙が必要な場合には，長期間放置せずに装置を装着する．

④ 緊急の疾患がない場合には，患児の協力度を高めるために，口腔清掃指導や軽症な疾患から治療する．

C 定期健康診査

■ 1）意　義

歯科治療が一応完了した患児を，永久歯列完成の時期まで口腔領域の健全な発育をはかることを目的に，一定期間ごとに来院させて継続的に口腔内を診察する．

小児期は，乳歯，永久歯に齲蝕が発生しやすく，また，歯肉炎や歯周疾患の発現，顎顔面の成長発育，歯列の成長など状況の変化が著しい時期である．この時期に規則的な健診を行うことは，疾患の早期発見，治療，健全な永久歯列を誘導，育成していくうえで大切なことである．

■ 2）目　的

① 年齢に応じた予防処置を行うことにより，健康で清潔な口腔を維持できるように繰り返し教育する．

② 口腔疾患の早期発見と治療を行い，健全な歯列を維持できるように誘導する．

③ 乳歯の脱落と永久歯の萌出が正しく行われるように診査し，必要があれば咬合誘導処置を行う．

④ 生涯にわたって口腔衛生の重要性を認識させ，規則正しい食生活が営めるように指導する．

■ 3）健診内容

身長，体重など全身の発育状態をチェックしたのち，歯，歯列の発育状態の診察，新しい齲蝕の発生，二次齲蝕の有無，修復物の予後，保隙装置の調整，口腔習癖の有無，歯列不正の有無，口腔清掃状態などについて診察・検査する．健診結果は必ず健診用紙に記録する．口腔衛生指導を徹底する．

■ 4）定期健診の間隔

一般には3〜6か月間隔で行うが，齲蝕罹患率の高い患児，保隙装置などを装着している患児，あるいは歯の交換が近いときなどは期間を短くして行う．

■ 5）Hellman の歯齢に応じた健診のポイント

（1）　IA期（出生から6〜7か月ころまで）

この時期の小児が歯科医院を受診することは少ない．おもな主訴は，先天歯，先天歯による Riga-Fede 病，上皮真珠，先天欠如などである．

無歯期が長期にわたる場合には(12か月以上)，下顎乳切歯の先天欠如の可能性がある．しかし，この時期はエックス線写真検査が困難なため触診にて診察する．大切なことは，保護者への口腔衛生知識の普及，食事指導，子どもの成長の観察などである．

歯が萌出していないので齲蝕罹患を心配する必要はないが，口腔内を清潔に保ち，歯が萌出してくる時期のことを考えて，離乳食の甘味などを制限するなど，齲蝕予防の第一歩

を踏み出す時期である．また，哺乳ビンの習慣も，離乳食の進行に合わせ，なるべくスプーンやコップに代えていく．

(2) ⅠC期（6〜7か月から2歳6か月ころまで）

乳歯の萌出は生後6〜7か月から始まり，2歳6か月ころに上顎第二乳臼歯の萌出が開始する．第一・第二乳臼歯萌出により咬合が挙上され，不安定だった咬合が次第に安定してくる．したがって，ⅠCの時期は，咬合が変化する時期であり，乳歯列が完成して落ち着くまでは，反対咬合など咬合の診断は行わない．歯の萌出時期は多少の個人差はあるが，歯列形成には特に問題はない．

歯科受診の際の主訴は，齲蝕，咬合の異常，歯の外傷などである．この時期は，食後に歯を磨くことを子どもに理解させる時期である．そのためには，保護者が食後に歯を磨く習慣をもっていることが大切である．保護者の歯科的認識度が低い場合には，的確な指導を行わなければならない．

(3) ⅡA期（2歳6か月〜6歳ころまで）

この時期は，約3年半くらいであるが，咬合の変化は比較的少ない．

発育空隙，霊長空隙の存在は，永久歯萌出を有利に導いたり，前歯部の隣接面齲蝕の発症を抑制することに貢献する．ターミナルプレーンの診察は，第一大臼歯咬合の予測に重要である．

齲蝕の治療など，この年齢層の患児の来院は比較的多い．心身の発達の著しい時期であり，生活習慣が身につく時期でもある．したがって，この時期に正しい口腔衛生の知識，習慣を会得させることが重要である．

[乳歯列初期：3〜4歳] 咬合面小窩裂溝齲蝕が最も多い．乳臼歯のフィッシャーシーラント（窩溝填塞）処置，保護者へのブラッシング指導を徹底する．

[乳歯列後期：5〜6歳] 隣接面齲蝕の頻度が高くなってくる．特に，第一乳臼歯と第二乳臼歯の隣接面はフロスによる清掃が欠かせない．

5歳くらいになるとフッ化物洗口ができるようになるので，家庭での洗口の習慣をつけさせる．フッ化物洗口は，睡眠前に行うことが推奨されている．睡眠時では唾液クリアランス能が低下し，フッ素の口腔内停滞率がよくなるためである．

歯科治療に対する恐怖心が旺盛であることから，この時期の患児への対応によっては歯科的恐怖症を植えつけることにもなりかねない．治療にあたっては特に注意が必要である．

(4) ⅡC〜ⅢB期（6〜12歳ころまで）

[6歳児] 第一大臼歯が歯根を形成しながら萌出を開始する．永久切歯も歯根の2/3が形成されて萌出を開始する．側方歯群永久歯は，ほぼ歯冠の形成を終えている．

[9歳児] 側方歯群の永久歯は歯根形成が進み，第二大臼歯は歯冠の形成が終わり，歯根形成期に入る．

乳歯，永久歯が混在して口腔内は複雑となり，今まで以上に口腔の衛生状態をチェックする必要がある．プラークの染め出し結果では，下顎よりは上顎，舌側よりは頬側が汚れやすい．歯の交換をスムーズに進行させ，歯の異所萌出などを未然に防ぐためにも的確な時期に定期健診を行うことが望まれる．

[第一大臼歯の保護] 第一大臼歯は，十分な口腔衛生状態が保たれたとしても，齲蝕発症

の誘因が数多く存在するため，齲蝕になりやすい．萌出開始から咬合面がすべて口腔に露出するまで，かなり時間を要するため，歯肉弁を切除してフィッシャーシーラントを行うことがある．

D　患児・保護者への対応

1　治療方針・内容の説明

　患児の歯科治療を行う前に，治療システム，治療方針（内容，およその回数と費用），不協力児に対する対応の仕方，麻酔を使ったあとの注意事項，アポイントなどの事務的事項について保護者に十分なインフォームドコンセントを行う．

■ 1）治療内容

　エックス線写真や資料を示しながら，治療を行う歯の1歯ごとにどのようなことをするか，どのような薬剤，材料を用いるかについてわかりやすく説明を行い，質問を受けつけ，了解を得る．保護者が拒絶した場合には，多くは，医療者は保護者に従わなければならないが，それが医学的常識となっているような場合には，さらに背景の説明などを試みて理解を得る．緊急時や低年齢児において，やむを得ず抑制具を用いるときは，その必要性を説明し，必ず同意を得る．

■ 2）インフォームドコンセント

　インフォームドコンセントとは，歯科医師は，治療法や処置行為について患者にわかりやすく説明し，患者の同意を得て，それを実行することをいう．

（1）患者に説明すべき内容

①病体，原因，発病機序など病気の説明
②病気を放置した場合の予後
③選択可能な治療法の種類
④治療効果などのメリット
⑤治療によるリスクなどのデメリット
⑥メリット，デメリットの起こる確率
　（成功率や術後合併症，薬物による副作用の発生率など）
⑦治療による苦痛や不快感などの出現予測など，主観的体験内容
⑧セカンドオピニオンの存在
⑨患者は，どのような状況でも同意を自由に撤回できること

（2）同意能力がない場合

a　未成年者

　侵襲的行為は，本人の親族，法的保護者の同意によって行うことができる．未成年者の意見は，その年齢および成熟度に見合った本人の決定能力に応じて考慮されるべきである．

b　精神障害者など，成人で同意能力がない者

　侵襲的行為は，本人の親族もしくは法律によって規定された代理人の同意によって行うことができる．この場合，本人ができるだけ決定手続に参加するようにしなければならな

リスボン宣言
「同意能力のない患者に対する侵襲行為は，本人の直接的利益のためにのみなしうる」ことを原則としている．

い．

c　緊　急　時

　緊急事態で，適切な同意が得られない場合には，当該個人の健康上の利益のため医療的に必要とされる侵襲行為を，ただちに実施することができる．

2　保護者の教育

　齲蝕は，家庭での口腔衛生に対する考え方や習慣が大きく影響するので，家庭での口腔衛生の手引きとなるような教育指導を行う．患児の年齢，患児の口腔内の状態，保護者の歯科的な認識などを考慮して，小児の歯，口腔の重要性について理解を深めさせる．内容は，乳歯の大切さ，歯の交換，歯並び，齲蝕予防（歯磨き，フロスなど），間食（回数，内容）などである．

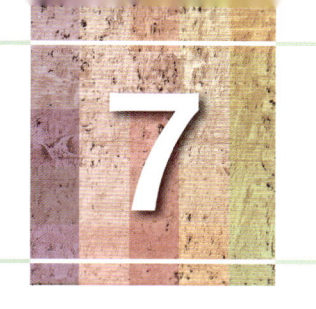

医療安全と危機管理

医療の質の前提をなすのは安全性である．医療事故（医療過誤を含む有害事象）の発生は，その安全性が危機にさらされるということである．近年，医療の安全性に対する関心は非常に高く，歯科医療を行う施設には，医療の安全と危機管理が求められている．医療事故の約70％は，歯科医師や歯科衛生士を中心とした医療従事者が当事者となっており，2004年10月からは，医療法の施行規則の一部改正が行われ，致命的あるいは重大な後遺症を生じた場合には，報告が義務づけられるようになった．

歯科は，医科と比べて致命的な事故が少なく，安全管理に対する関心があまり高いとはいえない．しかし，医療安全や危機管理を行っている大学病院においても，重大な医療事故やインシデントが報告されており，医療施設の規模にかかわらず，安全管理体制と危機管理の整備が必要である．また，小児歯科診療では，治療に対する小児の理解度と協力度が成人と比べて低い．特に乳幼児期の小児では予期しない治療中の体動も多く，医療事故の誘因となりうる．治療の安全性を高めるには，スタッフとの協同作業により，常にリスクの軽減に努めなくてはならない．

A　インシデント

インシデントとは，医療上で患者に起こった，もしくは起こりそうになった好ましくない事象すべてをさす．日常の診療現場で「ヒヤリ」としたり，「ハッ」とした出来事をヒヤリハットといい，インシデントに含まれる．医療行為のなかで，患者に傷害が及び，すでに損害が発生しているものをアクシデント（医療事故）という．

ヒヤリハットは，次のように定義されている．

① 誤った医療行為は行わなかったが，もし行われていれば患者になんらかの傷害や被害を与えたと予想されるもの

② 誤った医療行為が実際に行われていたが，患者に傷害や被害を与えず，その後の観察を必要としなかったもの

ハインリッヒの法則によると，重大な事故1件に対して，ヒヤリハットは300件あるとされており，医療関係者はこのようなヒヤリハットの事例を収集して，医療事故に対する認識をもつようにすることが重要である．

医療事故は，患者への傷害はもちろんのこと，偶発症，合併症，医薬品による副作用，医療材料，医療機器の不具合，不可抗力なものまで含まれる．医療の現場では，ヒューマンエラーは起こりうるものとして捉え，常にインシデントに関する対応と管理を行わなければならない．特にヒヤリハットの情報の管理は，重大な事故の危険因子を発見，そして，除去するうえで重要である．

　小児歯科では，小児を対象として治療行為を行っているため，特有のインシデントが発現する．また，小児は予備力が少ないので，事故が起こると死に至ることがある．

　次にあげる事例は，医療事故の一部である．

■ 1）誤飲・誤嚥

　小児の口腔内は，術野が狭く，また，唾液の流出が多いので滑りやすく，インレー，リーマー，矯正線，抜去歯などの誤飲・誤嚥による事故が多数報告されている．インレーや医療用小器具が口腔内に落下した場合には，ただちに昏睡位をとらせ，患児の顔を横に向け，バキュームで吸引するか吐き出させる．

　誤飲・誤嚥させた場合には，ただちに小児科医を受診させ，胸部または腹部エックス線写真により位置を確認し，医師の指示に従う．この際には，患児の体動に注意し誤飲・誤嚥物が移動しないようにする．また，事故を防止するには，インレーの試適や装着時にもラバーダム防湿を行うなど，誤飲・誤嚥の防止に努める．

■ 2）歯科治療用薬剤の漏出

　患児の体動などにより薬剤が口腔内に漏出したり，衣服へ飛散した場合には，ただちにスリーウェイシリンジまたは水道の蛇口からの大量の水で洗い流す必要がある．フッ化ジアンミン銀が皮膚や粘膜に接触した場合には，ヨードチンキによる還元清拭のあと，アルコールによる清拭を行う．

■ 3）小児の行動管理

　小児は，テーブル上にある薬剤や器具類に興味を示し，触ったり手に取ろうとする．また，動いてユニットから転落することがあるので，常に術者や介補者が注意する．また，診療室を走り転倒し，けがをすることがあるので，本人や保護者の動きに注意する．

誤飲

誤って異物を飲み込んだ場合をいう．

誤嚥

誤って異物を気管や肺に吸引した場合をいう．

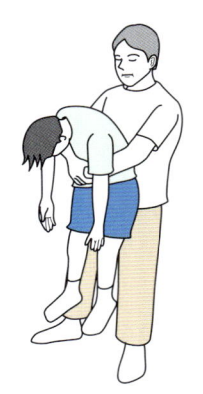

図7-1　ハイムリック法
対象者を立たせる，または座らせた状態にし，背後から両脇に腕を通して抱きかかえ，片手で対象者のへその位置を確認し，確認した手で握りこぶしをつくり，手前上方に向かって素早く突き上げる．

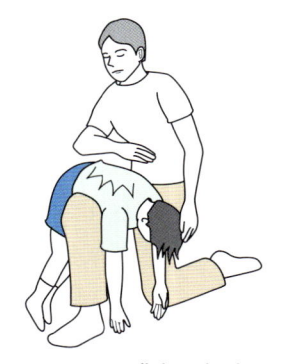

図7-2　背部叩打法
救護者は，ひざまずき，対象者を自分の膝に向けて手で固定（乳児）または横向きに寝かせる．手の付け根で，肩甲骨の間を力強く何度も連続してたたく．

■ 4）窒息事故

　低年齢児の場合には，号泣により嘔吐することがあるので，注意が必要である．特にラバーダム防湿下やレストレイナーを使用している状態で嘔吐し，窒息を起こした例が報告されている．ラバーダム防湿中に嘔吐が起こると，嘔吐物がラバーダムで見えにくく，そのまま気管内に吸引させると窒息や誤嚥性肺炎の原因となる．

　レストレイナーやラバーダム装着時には，絶えず患児の様子に気をつける必要がある．また，小児歯科で用いられるロールワッテは，直径が気管支に吸引しやすい大きさであり，吸引させると，気管内で水分を吸って大きくなるので，窒息の原因となりやすい．

　窒息を起こした小児に対する処置方法には，ハイムリック法（腹部突き上げ法，図 7-1），背部叩打法（図 7-2）がある．

C　ショック

　ショックとは，急性に発症した全身的循環障害で，組織や臓器が正常な機能を維持するのに十分な血液循環が得られない結果発症する，さまざまな異常を伴った状態をいう（図 7-3）．

1　種　類

■ 1）循環血液減少性ショック（大出血など）

　循環血液減少性ショックは，出血性（外傷，大動脈破裂など）と脱水性誘因（下痢，嘔吐，熱中症など）によるものに分けられる．

（1）循環血液量の 15% を喪失

　一般的に，顔面蒼白になり，血圧は正常に保たれているが，起立性の低血圧，頻脈，脈圧減少がみられる．

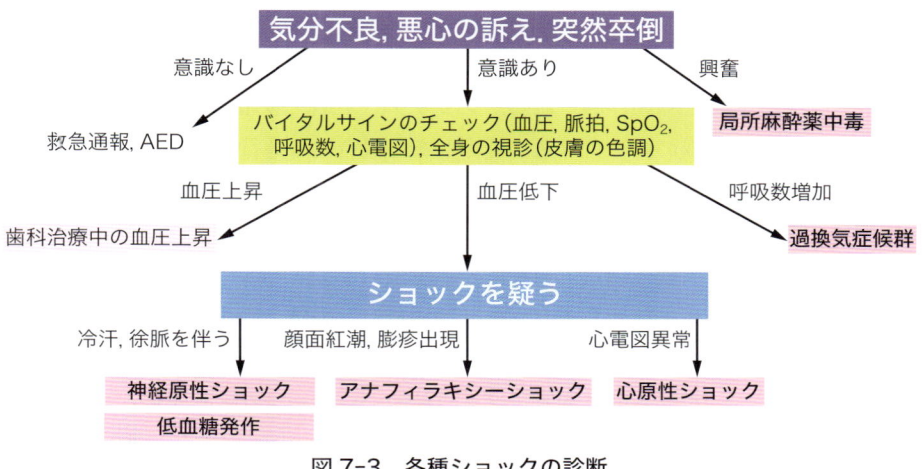

図 7-3　各種ショックの診断

（2）　循環血液量の 20〜30％を喪失

　血圧低下，皮膚蒼白，チアノーゼの出現などがみられ，輸液や輸血が必要となるため，医科への緊急搬送が必要となる．

■ 2）心原性ショック（心筋梗塞など）

　心原性ショックとは，急激に心臓の働きが悪化して血圧が低下し，身体へ十分な酸素が供給できなくなる状態をいう．この状態がつづくと，全身の臓器の働きが低下し，死に至ることがある．原因としては，急性心筋梗塞が一番多いといわれている．その他，脈拍数が非常に多い不整脈も心原性ショックの原因となる．

　急性心不全の症状に加えて発汗があり，顔色や口唇の色も悪くなり，全身がぐったりして，よびかけに応えられなくなる．この状態が起こった場合には，救急搬送が必要である．

■ 3）感染原性ショック（敗血症など）

　細菌の全身性感染によって起こる細菌性ショックと，細菌が放出する菌体毒素（エンドトキシン）によるエンドトキシンショックに分けられる．一般に，ふるえ，悪寒，体温の急激な上昇，肌のほてりと紅潮，激しい動悸などがみられる．脱水を伴うことがあるので抗菌薬と輸液が必要となる．歯性の頬部膿瘍や舌下膿瘍がみられる場合には，全身の状態をチェックする必要がある．

■ 4）神経原性ショック（肉体的・精神的ストレス）

　救急医療の分野における神経原性ショックは，外傷による脊髄損傷などによるショックで，それに伴う自律神経系失調によって引き起こされた末梢血管弛緩による血圧低下とされている．しかし，歯科医療では，治療に対する不安，興奮，恐怖など精神的ストレスによるショックとして捉えられている．

　これらのストレスは，交感神経を刺激し，脈拍増加および著しい血圧の上昇をもたらす．この結果，迷走神経の緊張状態をつくり，血圧降下，脈拍減少など脳貧血の症状を示し，過剰になればショック状態となる．さらに，歯科治療や不安状態は，直接迷走神経反射を引き起こすといわれており，両者の相互作用も考えられる．予防のためには，無痛処置を心がけ，不安や恐怖を取り除くようにする．

■ 5）アナフィラキシーショック（薬物投与など）

　アナフィラキシーは，全身性かつ重度な過敏症のアレルギー反応の１つである．特に，生死にかかわる反応をアナフィラキシーショックという．症状としては，全身性の蕁麻疹と喉頭浮腫，喘鳴，ショック，下痢，腹痛がみられる．特に，後咽頭浮腫，口蓋垂浮腫，喉の締め付け感，嗄声がある場合には進行する可能性が高い．全身蕁麻疹以外にこれらの症状がみられたら，すみやかなアドレナリンの投与が必要となる．

■ 6）低血糖発作（ショック）

　低血糖は，血糖値が最低限の必要レベル（50〜60 mg/dL）以下になった状態で，そのまま放置しておくと，顔面蒼白，動悸，冷や汗，手指のふるえ，めまいなどが起こり，ひどい場合には，痙攣を起こして意識不明となる．特に小児糖尿病患者の治療では，症状が現れる前に糖質（ブドウ糖液，ジュースなど）を補給できるように準備しておく．

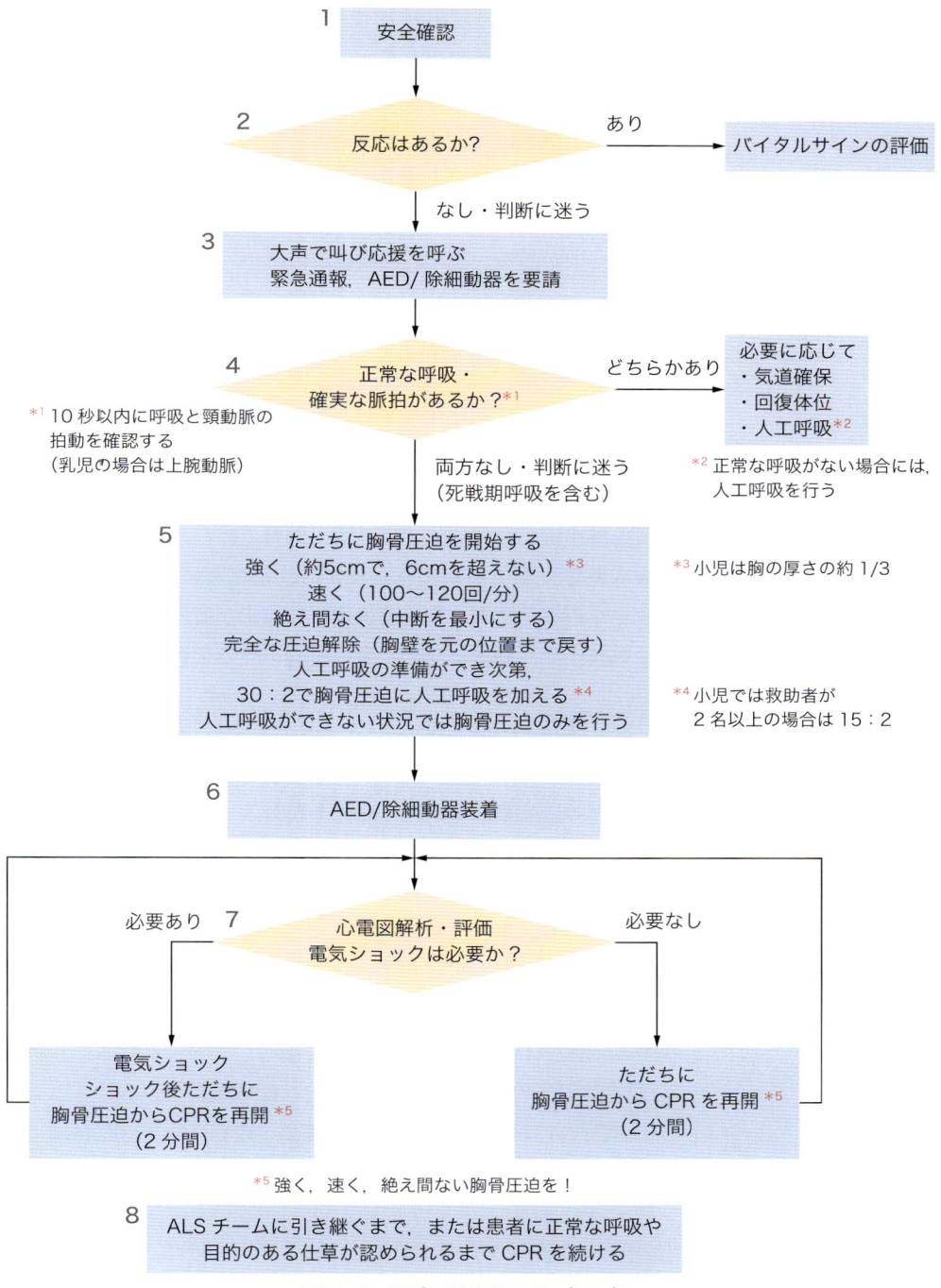

図 7-4　医療用 BLS アルゴリズム
（一般社団法人 日本蘇生協議会：JRC 蘇生ガイドライン 2020, p.51, 2021）

2 対　応

　意識の混濁や悪心など，患児の生死にかかわる事例が発生した場合には，周囲のスタッフに応援を求め，救急処置に全力を尽くす必要がある．まず患児の状況を把握して，リス

クレベルの判定を行う．患児のバイタルサインを確認し，どのような処置を行うかを判断する．心肺停止状態に陥った場合には，まず一次救命処置（BLS，**図 7-4**）を行い，それでも改善がみられない場合には，救急病院などによる二次救命処置を行う．

　一次救命処置とは，特殊な器具や医薬品を用いないで行う救命処置であり，胸骨圧迫と人工呼吸からなる心肺蘇生法（CPR），そして，AED の使用がおもな内容である．歯科医師として当然行うべき処置であり，日ごろから緊急時の手順の確認と練習を行い，緊急時に備える必要がある．また，同時に協力医への連絡体制も整えておく．

D　局所麻酔中毒

　局所麻酔では，患部に注入された麻酔薬が神経細胞の情報伝達に必要な Na チャネルをブロックし，麻酔効果を発揮する．しかし，なんらかの原因で局所麻酔薬が最大投与量を超えて全身の濃度が上がった場合には，局所麻酔中毒が起こる．

　局所麻酔中毒の初期症状では，舌，口唇の痺れ，興奮，ふらつき，意識の喪失，痙攣などがみられる．中毒症状がみられたら，ただちに歯科処置を中止し，バイタルサインのチェックを行う．また，意識消失や呼吸停止などの抑制作用が起こった場合には，119 番通報や医科への連絡を行うとともに，人工呼吸を行う．

E　医療事故を防ぐには（リスクマネジメント）

　ほとんどの医療事故は，人に起因したヒューマンエラーによって起こる．人はだれでもエラーやミスを起こすものであり，その発生は避けられない．日常業務のなかで医療事故を防止するには，医療従事者全員が医療事故に関する認識と知識を十分にもって医療にあたる必要があり，歯科医院の院長をはじめとする，責任的立場にある歯科医師が率先してリスクマネジメントを実践していくことである．

　リスクマネジメントに関する基本事項を次に示す．

① 医療従事者は常に「危機意識」をもち，業務にあたる．

② 患者最優先の医療を徹底し，十分な配慮を行う．

③ 医療行為においては，周知・再確認を徹底する．

④ 患児とその保護者との円滑なコミュニケーションとインフォームドコンセントに配慮する．

⑤ 記録は正確かつ丁寧に記載し，チェックを行う．

⑥ ヒヤリハットなどの情報の共有化をはかる．

⑦ 医療機関全体で医療事故防止への組織的・系統的な管理体制を構築する．

⑧ 医療事故防止のための教育・研修システムを整える．

⑨ アレルギーや全身疾患の既往などの医療面接を十分に行う．

⑩ 誤飲・誤嚥の防止，およびタービンなどによる外傷を起こさないように，ラバーダムを装着する．

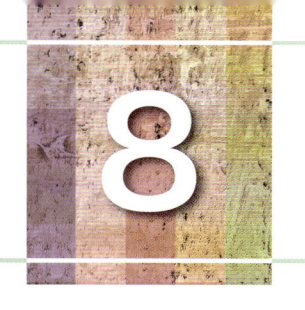

8 小児の臨床における対応

歯科治療において，小児のさまざまな行動を理解するためには，歯科診療で小児が示す不安や恐怖などの情動的行動の発達心理学的な関係を明らかにしなければならない．さらに，心理学的対応をはかりながら，小児の発達段階に応じた適切な対応を考えていく必要がある．常に「tender-loving-care（TLC），優しく愛情をもって接する」ことが，小児の歯科臨床における基本である．

A 診療時の小児の心理

小児には，診療前の待合室での不安や恐怖あるいは疼痛の予感など，さまざまな情動変化がみられる．診療室に入り，歯科診療や治療を行うとき，情動変化は最高潮に達し，治療の妨げとなるさまざまな行動をとることが多い．

1 患児・保護者・歯科医師の相互関係

成人を対象とした歯科治療は，歯科医師と患者が1対1の関係であるのに対し，小児を対象とした歯科治療は，図8-1に示すように，患児，保護者，歯科医師の3者の相互関係で成り立っている．この3者の相互関係を「小児歯科三角」とよんでいる．

1）歯科医師と保護者

歯科臨床で小児への対応をむずかしくするものの1つに，術者や治療に対する保護者の態度がある．小児は保護者（母親）の表情や言動に影響されやすい．保護者が不安にみちた表情をして，歯科医師，歯科医療スタッフに心を開かなければ，治療を円滑に進めることができない．小児の歯科治療を円滑に進めるためには，保護者と術者との信頼関係の確立と，保護者が安心できる環境づくりが重要となる．

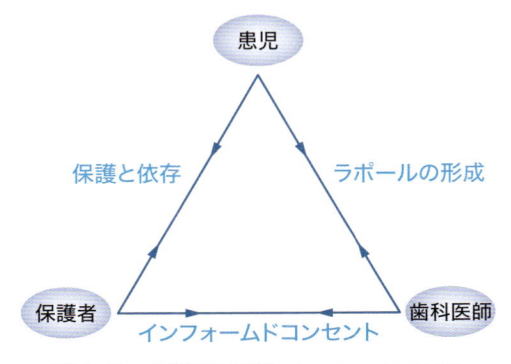

図 8-1　小児歯科三角 (Lenchner, V., 1969)

■ 2）小児と保護者

　小児の性格的あるいは行動的な特徴は，家庭のあり方，特に保護者の養育態度に影響される．日常生活のなかで歯科医師や歯科治療に対する恐怖を暗示されていると，円滑に治療へと導入することがむずかしい．

■ 3）保護者からの小児の分離

　歯科治療を小児一人で受診させるか否かは，小児の心理発達の状態を十分考慮して慎重に判断しなければならない．小児は保護者に対して依存心が強く，特に母親の付き添いがあると，術者と小児のコミュニケーション，ラポールの形成が阻害され，治療の進行の妨げになることが多い．

　しかし，母親が付き添うことにより安定した行動がとれる年長児もいる．従来は，意思の疎通が可能になる３歳以上では，保護者と離して一人で治療できるように務めるのが原則であるとされてきた．しかし，近年は，年齢のみを基準に，無理に母子分離（母親との分離）をする必要はないと考えられている．術者，患児，保護者の信頼関係が確立され治療に慣れてくると，母子分離への不安も減少するため，自然なかたちで徐々に行うのが望ましい．

　治療時に母親が付き添う場合には，母親に，術者を信頼し，小児への不要な声かけや働きかけを避け，リラックスした態度で付き添うことが重要であることを説明しておく．

2　診療に対する適応性

　図8-2に，診療前の各場面における年齢別の適応性を示した．診療室外の各年齢群の適応性は，２歳児を除いてあまり差はみられない．

　待合室から診療室内に入り，歯科医師との対面までの過程では，２歳児は場面ごとに段階的に不適応を示すが，いずれの年齢でも歯科医師との対面時に最も不適応が著しい．

　２歳児は，母子分離により環境の変化に著しい不快情動を表出して，情動抑制は期待できないことが多い．同時に，母親も子どもを一人にすることへの不安があり，母親を同室させるほうが効果的である．

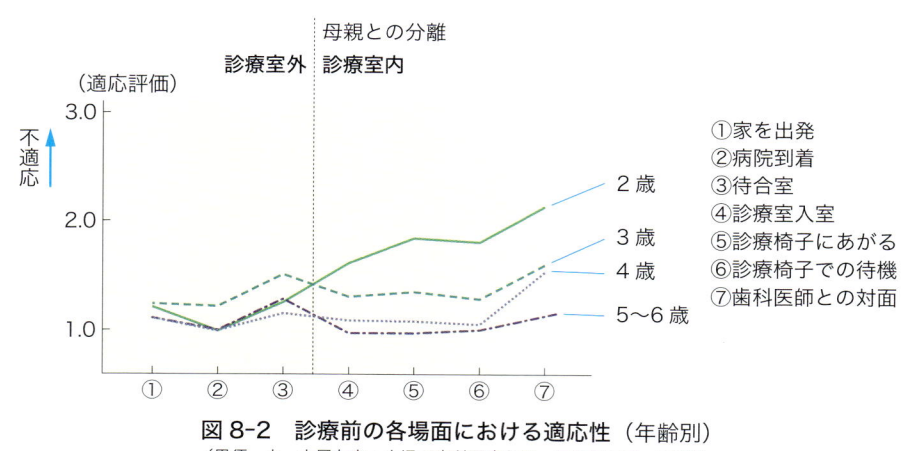

図 8-2　診療前の各場面における適応性（年齢別）
（黒須一夫，土屋友幸：小児の歯科医療心理，医歯薬出版，1987）

3歳児は，治療をある程度認知できても，治療の目的を理解し，識別する能力は十分ではない．この年齢では，小児の行動を十分に観察し，必要があれば母親を同室させる．

　4歳児も同様な傾向がみられる．

　5〜6歳になると，診療への理解力もある程度備わり，情動の外部への表出（外部行動）が減少し，内部的（内部行動）に情動を抑制していると考えられる．

3　診療時の情動変化

　小児が診療時に示す外部行動と内部行動は，次に示すようなさまざまな要因の影響を受ける（図8-3）.

■ 1）外部行動

　歯科診療時，例えば，切削，注射，抜歯の際，小児が示す不快な情動変化は，不安，恐怖，苦悶など目や顔の表情，身体を震わせる，術者の手を払いのけるなど身体（四肢）の行動，泣き声などの音声的変化などで表出される．

■ 2）内部行動

　診療時の不快情動は，身体の内部では自律神経，おもに交感神経に表出される．例えば，不安，恐怖，怒りを感じると脈拍や呼吸が速くなり，心悸亢進，動悸，血圧の上昇，顔面の蒼白あるいは紅潮，筋の緊張，手掌の発汗などが起こる．

　さらに，小児の行動の背景となる環境要因については，質問紙などによる調査と同時に，小児の性格検査と，親子関係や両親の養育態度などを調査する．

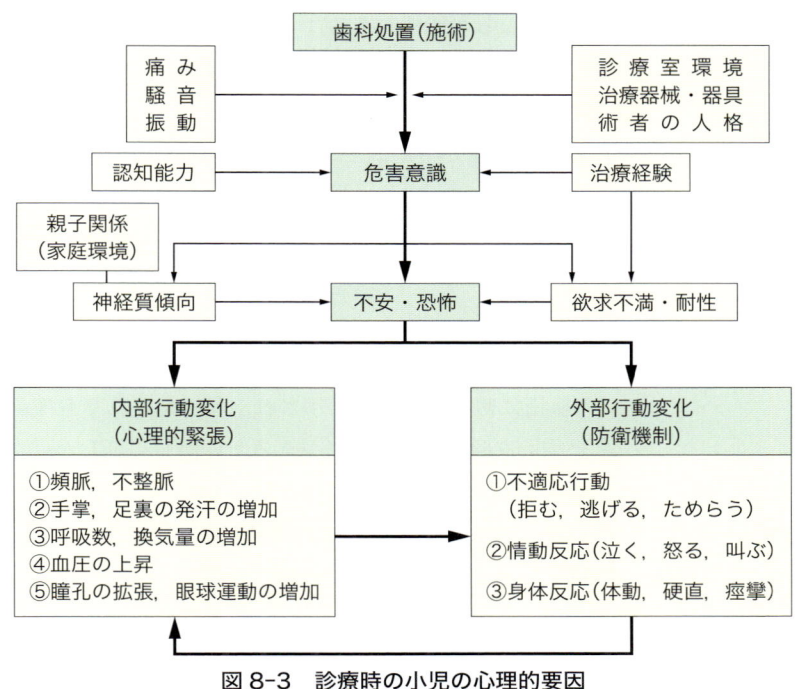

図8-3　診療時の小児の心理的要因
（黒須一夫，土屋友幸：小児の歯科医療心理，医歯薬出版，1987）

4 発達段階別（年齢別）特徴

　治療の際に，情動変化を引き起こす刺激条件は，年齢によってかなり差があり，対応は年齢によって異なる．本項では，就学前の小児を対象に，対応上，一般に留意すべき事項を年齢段階別に述べる.

■ 1）生後1年以内

① 乳児は，母親に抱かれて入室するため，母親から離され，診療椅子に寝かされただけで泣くことが多い.

② そのため，処置を伴わない診察では，母親と術者が対面で座り，小児の頭を術者の膝の上になるように寝かせて行うか，母親の膝に座らせて行う.

③ 診察や処置は能率的に短時間で終わらせる.

■ 2）1～2歳

① 術者との会話は，よほど単純な内容でないかぎり不可能である．しかし，話がまったく理解できないわけではなく，声の調子，表情などから，ある程度までなんらかの意味を感じとることができる．これは，理解が表現よりも先行するためである.

② 未知の人や物はすべて危険なものと知覚する傾向があり，歯科医師に対しても不安感，恐怖心を示しやすい．しかし，術者の優しい言葉づかいや話しかけによって安心させることができる.

③ 簡単な処置などは，比較的容易に開始することが可能である.

④ 歯科治療への適応性は低く，注意の集中時間が非常に短く，飽きやすいので，できるだけ短時間で治療を終了する．不快感や疼痛を与えると，治療に対してただちに不協力的になる可能性がある.

⑤ 母親への依存が強く，治療時の母子分離はむずかしい.

■ 3）3～4歳

① 意思を言葉で話すことができ，言われたことを理解し始める．しかし，見知らぬ人や見慣れない場所に強い恐怖心をもつだけでなく，予防注射などの過去の経験から，医師に対する恐怖心が加わり，歯科医師にも転移している.

② 歯科治療に対する適応性は個人差が大きく，ほかの年齢段階と比べて対応が一番むずかしい時期といえる.

③ 歯科治療に対する情動変化は，タービン切削，エンジン切削，注射，抜歯などすべての施術において同程度に示され，なにをされても怖がる.

④ 恐怖心を除去するには，できるだけ優しく話しかけ，決して恐ろしくないことを歯科診療の代用語や視覚的媒体を用いてわかりやすく説明する.

⑤ 行動変容法による対応法の効果が徐々に期待できる.

⑥ 母子分離が徐々に可能になる.

■ 4）5～6歳

① 言語表現能力が発達し，歯科医師の説明や説得を十分理解できるようになる．身体についての価値観も高まり，身体を大切にすることの意義も理解できる．しかし反面，身体に危害が加わることに過敏となり，不安感をもつ.

② 注射, 抜歯などに強い情動変化が現れるようになる.

③ 術者に対する不安や恐れとともに, 治療行為に疑いの目を向けるようになる. 「どこが痛いか」と尋ねても,「どこも痛くない」と治療に対して自己を防衛しようとすることも多い.

④ 術者は, 彼らが恐れていることを聞き出して, あらかじめ, その恐れの内容を払拭するために, わかりやすく説明して安心させる. 例えば, タービン, エンジンなどの切削用器械を見せながら説明し, それに触れさせ, 握らせるなど, 恐怖心, 警戒心を取り除くのも1つの方法である. 視覚的媒体を用いた説明やTell-Show-Do(TSD)法, モデリング法など, 行動変容法の応用は効果的である.

B　臨床における対応法

治療に不協力な小児をできるだけ協力的にすること, あるいは, 治療に伴う心身のストレスを軽減し, 安全で確実な治療を実施するために, さまざまな対処法がある. 歯科治療を行う場合の, 小児患者の行動分類を**表8-1**に, 意識下と無意識下に大別した対処法を**表8-2**に示した.

1　一般的対応法

特別な器具や薬物を用いないで, 日常臨床で一般的に行われている対応法である.

小児との良好なコミュニケーションを確立することは, 小児歯科治療の第一歩である. この際最も大切なことは, 患児の立場に立って理解し, 温かく, 優しく愛情をもって接することと, 患児, 保護者, 歯科医師の3者間に信頼に基づく親密な人間関係を確立し, 発展させることである（**図8-1**参照）.

そのためには, 小児の発達心理学的な特徴を把握し, 小児との会話, 治療時間, 治療時の配慮, 能率的な治療手順などについて十分留意する必要がある.

■ 1）コミュニケーションの確立

小児とのコミュニケーションを確立することが対応の第一歩である. 小児の年齢を考慮して, 次に示すさまざまなアプローチを組み合わせて行う.

表 8-1　小児患者の行動分類

1 度	明らかな負の反応	治療拒否. 強く泣く, あるいは極度の拒否行動を示す明白な証拠があるとき
2 度	負の反応	治療を受けるのに躊躇. 不協力, ある種の消極性の証拠があるも, 著明ではない. すなわち, 不機嫌, 引っ込み思案
3 度	正の反応	治療の受け入れ. ときに慎重. 術者に同意し従おうとしている. ときに間をとろうとするが, 術者の指示に協力的に従おうとする
4 度	明らかな正の反応	明らかな正の反応. 歯科医師と良好なラポール, 治療術式への興味, 笑いがあり状況を楽しんでいる

(Frankl, S. N. et al. 1962)

表 8-2　小児・障害児の対応法（行動調整法）

意識下の歯科治療	心理学的対応法 （行動科学，学習理論などの心理学的知識と技法に基づいた対応法）	・行動変容法（行動療法）による対応法 　系統的脱感作法（現実脱感作法，Tell-Show-Do 法） 　オペラント条件づけ法 　トークンエコノミー法 　レスポンスコスト法 　モデリング法 　シェイピング法　など ・その他の心理学的対応法 　遊戯療法 　TEACCH アプローチ　など
	抑制法下の対応法 （体動コントロール法）	・物理的・機械的コントロール法 　（徒手，レストレイナー，抑制帯などの使用による身体抑制） 　不協力児に対する身体抑制下の対応 ・神経・生理学的コントロール法 　（反射抑制姿勢（体位），筋弛緩法の応用） 　不随意運動・異常反射に起因した体動のコントロール
	鎮静・減痛下の対応法	・視聴覚減痛法 ・亜酸化窒素鎮静法 ・前投薬（経口投与鎮静法） ・静脈内鎮静法　など
無意識下の歯科治療	全身麻酔法	

表 8-3　歯科診療のための代用語

診療用語	代 用 語
エックス線装置	歯のカメラ
エックス線写真	歯の写真
エアシリンジ	風
バキューム	電気掃除機
麻酔薬	歯のねむり薬
エアタービン	ジェット機
マトリックスバンド	歯の壁
乳歯冠	歯の帽子
歯鏡（ミラー）	歯の鏡
ロビンソンブラシ	歯の掃除

(Snawder, K. D. より一部改変)

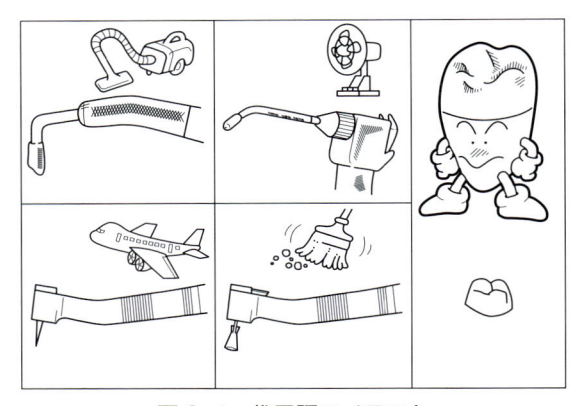

図 8-4　代用語のイラスト

(黒須一夫，土屋友幸：小児の歯科医療心理，医歯薬出版，1987)

（1）　言葉によるアプローチ

　3 歳未満では，言葉によるコミュニケーションは困難であるが，優しく，おだやかに，「こんにちは，お名前は？」と話かけることで，不安や緊張を和らげ，術者への親近感をもたせることに役立つ．

　3 歳以上では，言葉による説明への理解が徐々に可能となるため，小児の発育段階に応じて，優しく，おだやかに，治療内容が理解できるように，わかりやすい言葉で話す．診療行為や診療器具を小児が日常生活で慣れている言葉（代用語）に置き換え，（**表 8-3，図 8-4**），診療スタッフ全員が統一して使用すると効果的である．

　小児との会話では，必要に応じて声の調子を変えること（ボイスコントロール）も有効

である（p.130 参照）.

（2） 非言語的アプローチ

a　ボディランゲージ

言葉によるアプローチを行うと同時に，表情や身振りを添えると，さらに効果的である．

b　スキンシップ（スキンコンタクト）

患児の手を握る，抱き上げる，肩に手を触れる，頭をなでるなどは親近感を増大させ，不安や緊張を軽減させる有効な手段である．これは，治療中でも利用できる手段であり，術者が手で患児の肩に優しく触れる，介補者が患児の手を握るなど勇気づけるようにする．

c　合　　図

痛みを感じたとき，うがいをしたいときは，手を上げて合図をするなど，治療中の患児の意思伝達の手段を決めておき，合図があったら治療を中断することを約束しておくと，患児は安心して治療を受けることができる．このような約束をした場合には，必ず守ることが大切である．嘘をついたり，だましたりすると，信頼感が失われることになる．

■ 2）体動の抑制と制止

治療中の突然の体動（手を上げる，顔を動かす，足を踏ん張るなど）は，治療の障害や，医療事故の原因となることがある．このような体動がよくないことであるという術者側の意思の伝達に際しては，言葉だけでなく，術者や介補者の手による制止（顔や両手を軽く押さえる）を併用すると効果的である．

■ 3）治療前の診療環境の調整

① 小児にとって診療室内の雰囲気による圧力は非常に大きい．小児に不必要な緊張や恐怖心を抱かせることなく，彼らを円滑に治療へ導入するためには，治療者や介補者は，小児の心理的特徴を十分理解したうえで，細心の注意を払わなければならない．

② 低年齢児の治療は，原則として午前中に行うのがよい．一般に，午前中は身体的疲労の蓄積も少なく，心理的にも安定した状態で，治療への導入が可能となるからである．また，空腹時の治療は，心理的緊張が高まっていることから避ける．

③ 小児だけを治療する日時を定めて，彼らだけを集めることによって，そこに発生する集団力学的規制を積極的に利用すると，効果的な場合が多い．

④ 小児の注意持続力は短く，飽きやすいため，長時間待たせることは好ましくない．

⑤ 付添者は，診療室に入れないことが望ましい．付添者が小児の側にいることによって，小児に安心感を与えることはできるが，反面，付添者への甘えの心理から，治療に対する情動変化の閾値が低下する傾向がみられる．そのため，前述（p.120）したように，小児の年齢や母子分離不安の程度を十分考慮して，保護者の同室を検討する．

■ 4）治療時の配慮

① 治療時間は，小児の疲労度や心的飽和を考慮する．小児の年齢に応じて，長短はあるが 10〜30 分にとどめる．

② 不必要な不安や恐怖心を起こさせる刺激条件を可能なかぎり減少させるために，必要以外の器械・器具は置かないように配慮する．使用器具もできるだけ見せないことが望ましい．

③ 突然の処置や器械・器具の操作を避け，常に予告をしてから行う．

④ 小児に疼痛を与えることをできるだけ避け，無痛的な処置を行う．

⑤ 小児は唾液の分泌が多いので，防湿には十分注意する．

⑥ 診療方針に従って，迅速かつ能率的に治療を進行する．術者および介補者の緩慢な行動は治療時間を長引かせ，小児に不安を感じさせることが多い．

⑦ 処置の順序は重要で，通常は簡単な処置から始め，徐々に慣れさせ，抜歯や外科的処置は小児が治療に慣れてから行う．

⑧ その場しのぎの「ごまかし」や「気休め的な言葉」は，小児とのラポールの形成を妨げる．

⑨ 治療中の突発的な体動に備え，介補者や術者が患児の顔や体，手などに軽く触れていることも安全の確保，事故防止のために重要である．

⑩ 小児の不適応な言動に対しても術者は感情を統制し，常に怒らず，落ち着きを失わないことが重要である．

■ 5）一般的対応において注意を要する小児

初診時の医療面接や診察時に，発達の遅れや障害の存在を感じさせない子どもたちのなかに，暦年齢に不相応な対人関係やコミュニケーション能力，環境への適応が低い子どもが存在することがある．その代表例が発達障害である．

発達障害者支援法（平成 16 年）では，発達障害を「自閉症，アスペルガー症候群その他の広汎性発達障害，学習障害，注意欠陥多動性障害，その他これに類する脳機能の障害であってその症状が通常低年齢において発現するもの」と規定している．

文部科学省（平成 24 年）は，小・中学校の通常の学級に発達障害（知的障害を伴う自閉症を除く）の児童生徒が約 6.5 ％程度在籍しているとの調査結果を報告している．

こうした小児の保護者のなかには，障害に気づいていない場合や，障害を受容していないこともあるため，歯科医療場面でも注意を要する（17 章参照）．

障害児の心身の機能発達は，偏りや速度の遅滞を伴うものの，定型発達児（健常児）と同じ過程をたどっていく．そのため，障害児への歯科的な対応は，基本的には定型発達児に対する対応法と同じで，一人ひとりの障害の特異性と小児の発達段階，個性に配慮しながら，優しく愛情をもって接することが重要である．

2 心理学的対応法

歯科診療に際し不適応行動を示す小児に対し，心理学的知見に基づいた諸技法を応用し，不安や恐怖を減少させ，適応行動を引き出す対応法である．行動変容法（行動療法）のほかに，遊戯療法，TEACCH などの概念を応用した対応法が応用される．歯科診療場面に適応できない患者に，こうした心理学的対応法を応用し，適応行動を引き出し，定着させるための訓練の過程を，小児歯科，障害者歯科領域ではトレーニングとよんでいる．

■ 1）行動変容法（行動療法）

行動療法の諸技法を応用した対応法は，心理学的対応法のなかで最も一般的に用いられる技法である．

学習理論に則って，好ましくない行動（不適応行動）を望ましい方向（適応行動）へ変

容していく方法を，行動療法といい，さまざまな行動変容技法が応用される．歯科診療場面での不適応行動を学習という側面からみると，不適切な学習（誤学習）の結果によるものと，未熟・未学習によるものとに大別される．

[不適切な学習により形成された不適応行動]

① 過去の診療時の苦痛や恐怖の体験に起因するもの

② 過去に誤った行動を学習した結果によるもの

　例）歯科診療時に泣き暴れるなどの拒否行動が，診療回避という利得と結びついたという好ましくない学習

③ 誤った情報によるものなど

[未熟・未学習による不適応行動]

① 発達が未熟で，適応行動を習得できる発達段階に達していないもの，いわゆる，歯科診療への適応のレディネス（準備性）が備わっていないもの

② 歯科診療に対する経験や知識がないため，未知の事象への不安や恐怖に起因するものなど

歯科診療場面での行動を学習，経験，発達という視点から分析することは，行動変容法により不安や不適応行動を消去し，好ましい行動パターンを形成，強化するための手掛かりとなる．

（1）　系統的脱感作法

系統的脱感作法は，不安や恐怖の対象物について，不安や恐怖を生起させる弱い刺激をイメージさせ，引き起こされた心身の緊張を取り除くリラックス法を習得させ，リラックスできたら，作成した不安階層表に従って順次強い刺激を段階的にイメージさせていき，不安や恐怖の対象を克服させようとする方法である．

しかし，歯科診療に対し強い不快情動を表出している発達が未熟な小児や障害児自身に，このような不安や恐怖の対象を順次イメージさせ，リラックス法を段階的に習得させていく系統的脱感作法の応用は困難な場合が多い．

そのため，小児歯科臨床では，現実の場面によって不安や恐怖を発生させ，克服させる現実脱感作法が用いられている．これは，不安刺激を現実の対象や場面で与える方法であり，診療器械・器具，診療行為に対する恐怖心や過敏反応を消去し，好ましい行動を形成していく場合などに応用されており，小児歯科臨床で最も多用される技法の1つである．

現実脱感作法の代表的な応用方法として，AddelstonのTell-Show-Do（TSD）法がある（図8-5）．

[Tell-Show-Do（TSD）法]

Tell：不安や恐怖の対象物，はじめて使用する器械・器具，診療行為について，これから，どのようなことを，どのように行うかを小児にわかるように話す．

Show：それに用いる器械・器具を見せ，どのように扱うかを模型や手指などを用いて行い，見せる．

Do：話して，見せたとおりのことを，鏡で見せながら実際に行う．

この方法は，話して，見せて，理解させて実施する方法であるため，ある程度の言語理解能力がある3歳以上の小児への適応が望ましい．

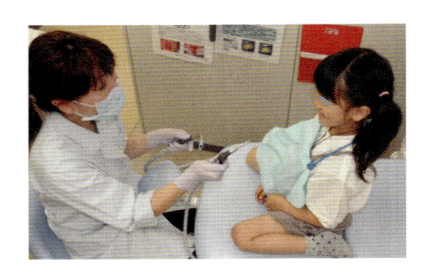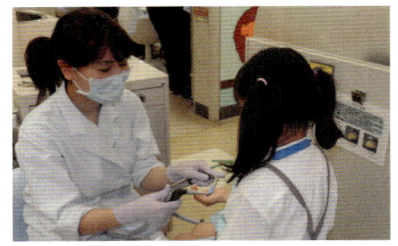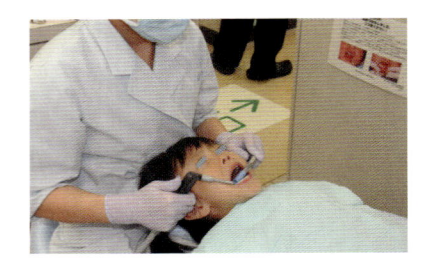

図 8-5　Tell-Show-Do（TSD）法

表 8-4　強化の種類		
正の強化	正の強化因子を与える	1次性（具体的） ワッペン，玩具，絵本，飲物など 2次性（抽象的） ほめ言葉，身体をなでるなど
	負の強化因子の除去	拘束，孤立からの解放
負の強化	負の強化因子を与える	1次性（具体的） 直接的身体拘束，たたくなど 2次性（抽象的） 叱責（言語，表情），無視，孤立など
	正の強化因子の除去	興味対象からの遮断 他者の⊕強化を傍観など

表 8-5　社会的強化因子	
ほめ言葉	よい子だ，えらい よくがんばった お利口だ
顔の表情	ほほえみ 興味を示す
親しみの表現	一緒に歩く，遊ぶ 頭をなでる 握手 手をつなぐ 肩をたたく 抱き上げる

（2）　オペラント条件づけ法（道具的条件づけ法）

　オペラント条件づけとは，正あるいは負の強化因子を操作することによって偏りのある望ましくない行動を弱め，望ましい行動を強めていこうとするものである（表8-4, 5）.
[望ましい行動，すなわち協力的な行動がみられた場合]　正の強化を伴わせることによって，その行動を強めるようにする．社会的な正の強化因子としては，ほめ言葉や親しみの表現があり，具体的なものとしては，ワッペン，玩具，絵本などがある．
[望ましくない行動，すなわち不協力な行動がみられた場合]　負の強化因子を伴わせるか，あらかじめ与えられていた正の強化因子を，望ましくない行動を起こすたびに取り上げる．負の強化因子としては，身体の抑制，叱責，無視，タイムアウトなどがある．
　これらの方法は，反応に対して毎回必ず強化を伴わせることが必要である．正の強化と負の強化による技法は，それぞれ単独に使うより，両者を併用すると効果的である．

（3）　トークンエコノミー法

　トークンとは，代用貨幣という意味で，カードやシール，ポーカーチップなどを用いる．エコノミーは，トークンが貨幣の役割をすることから用いられている言葉である．あらかじめ決められた行動を獲得するたびに一定のトークンが渡され，それがある数になったときに欲しいものと交換できる仕組みになっている（図8-6）.
　この方法は，診療時の適応行動の形成のほかに，歯科保健習慣の改善・定着，床矯正装置の使用，口腔習癖の治療など，さまざまな場面で応用されている．この方法を導入する際には，次のことを決めておく必要がある．
　① 目標となる行動を明確にする．

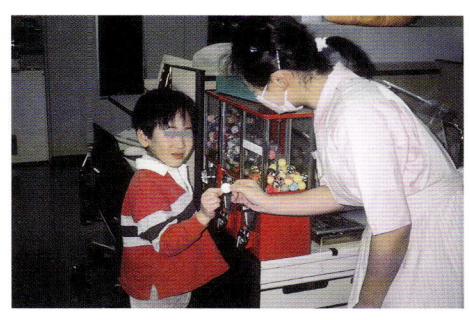

図 8-6　トークンエコノミー法

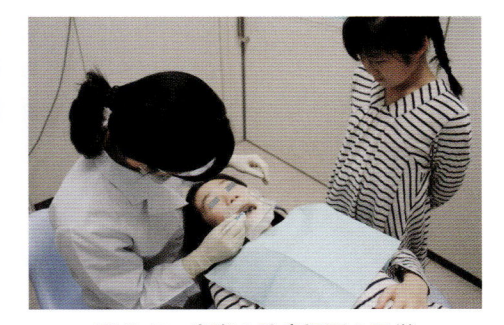

図 8-7　実際の診療場面の見学
（生モデリング）

② 交換するもの

③ トークンの種類や与え方，交換の方法

（4）　レスポンスコスト法

レスポンスコストとは，ある特定の適応行動の強化因子として小児に与えられていたトークンを，不適応行動をとった場合に，その程度に応じて取り上げることであり，トークンエコノミー法と併用される．

（5）　モデリング法（モデリング学習法）

人は，自分で経験しなくても，他人の行動や行動結果を観察することで，他人と同じような行動の習得，行動パターンの変容が可能であり，この過程をモデリングという．

モデルには，次の 2 つがある．

① 実際の診療場面の見学（生モデリング）

② 診療場面の動画や写真，絵カードなどの観察（象徴モデリング）

生モデリングのほうが有効ではあるが，象徴モデリングでも，現実に診療場面を見たり，聞いたりする場合と同様，小児が協力的になることが多い（**図 8-7**）．

（6）　シェイピング法

目標行動に至るまでの行動を，段階的にスモールステップのかたちで設定し，順次これを遂行させて，最終的に目標行動を獲得させる方法である．継時的段階によって目標行動に接近するという意味で，継時近接法ともよばれる．この技法は，目標となる行動・課題を明確にしたうえで，各個人の能力に合わせた段階（ステップ）設定が重要であり，成功体験を積み重ね，達成感をもたせながら進めることが重要である．トークンエコノミー法と併用すると効果的である．

（7）　タイムアウト法

タイムアウト法は行動療法の技法の 1 つである．この技法は，なんらかの活動中に望ましくない行動の出現に伴い，それまで行っていた活動をいったん中断し，短時間活動を制限することによって，直前の望ましくない行動の表出頻度や強度を低減させることを目的としている．

例えば，歯科診療場面において不適応行動を示し，繰り返し説明，説得しても，診療を受け入れようとしない場合には，タイムアウトを宣言し，いったん，その場から引き離し，一人だけ隔離し，考えさせることにより診療への適応行動を引き出す技法である．

本法の応用に際しては，あらかじめ子どもにタイムアウトについて説明し，警告を与えておく必要がある．タイムアウト中は，保護者，歯科医療スタッフは全員，共通認識をもち，誰もその子どもに話しかけたりせず，無視し，隔離された場所や状況が「退屈な場所」，「早く抜け出したい」と思わせる時間でなければ効果は得られない．タイムアウトの時間は 1〜5 分程度が適当とされている．実施にあたり，保護者へのインフォームドコンセントは必須である．

（8） ボイスコントロール法

診療中に，不協力で小児の注意が術者側に向かないとき，優しい口調から厳しい口調へ，小さい声から大きい声へと，突然声の調子を変えることにより，小児の注意を術者に向けさせる．小児とのコミュニケーションが可能な環境をつくり出すための手段である．

おどすような言動は慎み，小児を一個の人格として認め，訴えを聞き，対応することが大切である．

■ 2） その他の心理学的対応法

（1） 遊戯療法

ロールプレイ（ごっこ遊び）を通じて，治療に対する不安や恐怖の軽減をはかろうとするものである．小児に縫いぐるみやおもちゃ，歯ブラシ，デンタルミラーなどを使った「歯医者さんごっこ」などの遊びをさせ，状況に応じて歯科医師をはじめとした診療スタッフ，母親も参加し，術者，スタッフとのラポールを形成し，診療環境や診療器械・器具に慣れさせながら，診療に対する不安や恐怖を減少させ，協力性を引き出そうとする方法である．

（2） TEACCH アプローチ（TEACCH 法）

治療や訓練により能力を伸ばすのではなく，周りを変えて自閉スペクトラム症の人が住みやすいように環境を整えることを基本とする TEACCH の概念に基づいた対応法である（p.329 参照）．

3 特殊な対応法

■ 1） 抑制法下の対応法（体動コントロール法）

抑制法下の対応法には，次の 2 つがある．

① 不協力児に対する身体抑制下の対応

② 脳性麻痺などの障害児の不随意運動・異常反射に起因した体動を，反射抑制体位（姿勢，p.336 参照）や筋弛緩法の応用によりコントロールする対応法

本項では，前者の不協力児に対する身体抑制下の対応について述べる．後者については第 17 章-D，歯科的対応参照．

低年齢児や障害児の場合，治療目的が理解できず，診療に際し，泣いたり，暴れたり，逃げ出したりと，激しい不適応行動を表出することがある．治療に不適応行動を示す小児に対しては，通常，行動変容法による対応や薬物を応用した対応法が応用される．しかし，応急処置が必要な場合や，ほかの対応法での治療が困難な場合には，保護者の許可のもとで，身体抑制下での歯科治療を余儀なくされることもある．しかし，歯科治療の受け入れ

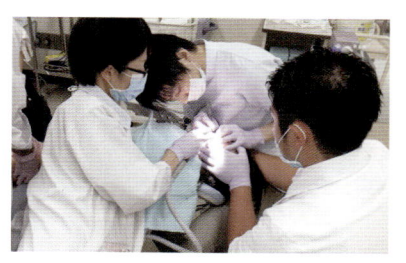
図8-8 抑制法

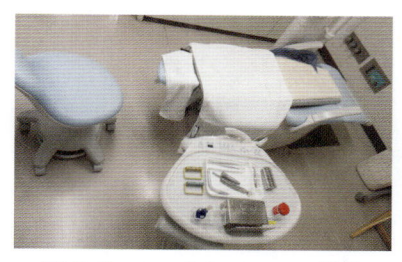
図8-9 レストレイナーの準備

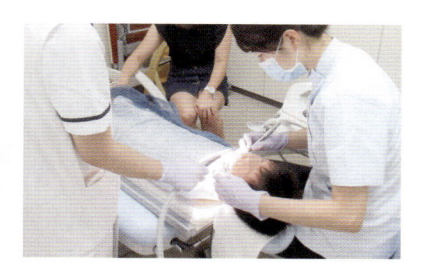
図8-10 レストレイナー下での治療

を拒否し，泣き暴れる小児への，いわゆる強制的な身体抑制下での歯科治療は，安全で確実な処置，あるいは小児の心理面への影響を考慮すると，おのずとその適用範囲は限定される．

［適応範囲］

① 急性の炎症や疼痛があり，緊急の処置を要する場合

② 行動変容法の効果がみられず，ほかの対応法の適用が困難な場合

③ 小児は不協力であるが，保護者が治療を強く要望する場合

［適応時の注意事項］

① 本法の適用に際しては，保護者にその方法を具体的に説明するとともに，リスク，さらには，代替の対応法についても十分説明し，了解を得ることが重要であり，説明同意書を用いる．

② 抑制下での対応法の適用基準と，判定・適用に至る手続きを明確にしておく．

③ 身体抑制下での歯科治療では，小児の心理的影響（心的外傷）を十分考慮し，漫然と抑制治療をつづけるのではなく，常にその必要性を再評価する．

④ 抑制治療は懲罰的なものではなく，あくまでも応急処置や患者を治療に慣れさせるため，患児にけがをさせないための対応であるため，本法の適用中には，小児への説得，あるいは行動変容法応用による対応を併用することが必要である．

⑤ 小児が協力的になったら，ただちに固定している抑制具や開口器を外して治療を行う．この際，受診態度がよくなったことをほめ「もうお利口になったから，しばることはない」と強調しながら治療を行う．

⑥ 身体抑制下での歯科治療は，常に無痛的，効率的で，確実な処置が望まれる．

⑦ 不協力児の抑制下の歯科治療では，下顎の圧迫や大開口による気道の圧迫・狭窄，息ごらえ，嘔吐物の誤嚥などによる呼吸抑制の危険性があり，重大な事故の報告例もあるため，循環・呼吸変化などの体調変化には十分注意する．

⑧ 抑制下での治療は，保護者同席のもとで行うことが望ましい．

（1）　身体の抑制法

小児の身体の動きを物理的に抑制する方法である．徒手による方法，タオルや布，ベルトを用いる方法，あるいは抑制具を用いる方法がある（**図8-8〜10**）．

（2）　開口の保持

開口保持困難な小児には，開口器を用いる（**図8-11**）．使用に際しては，歯の破折，口唇・舌・歯肉などの軟組織の損傷，顎関節の損傷，さらに，歯の破折，器具の破損による

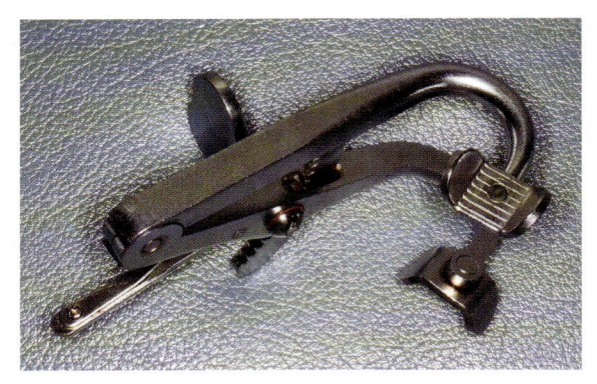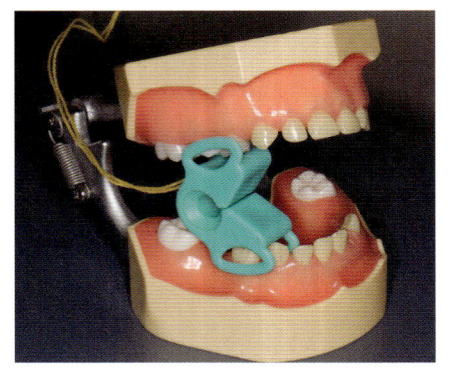

図 8-11　開 口 器

誤飲・誤嚥に注意する.

（3）　ハンドオーバーマウス法

一時的にパニック状態になり，診療を拒否し，術者の説得を聞こうとしない小児に対し，手で口を押さえて声を遮り，術者の方に注意を向けさせ，説得を行うのに有効な方法である．そのため，言葉が理解できない低年齢児や障害児には適応すべきではない．また，実施に際しては保護者の同意を得る必要がある．

■ 2）視聴覚減痛法

音楽や VTR などを用いて患児の心理的緊張をときほぐすと同時に，さまざまな器械の切削音や金属音などの不快音を遮蔽し，治療に対する注意力を分散させ，患児の疼痛，恐怖心，あるいは不安感を減じる方法で，いわゆるリラクセーション法である．

不快音には，切削音とバキュームの吸引音などの器械駆動音で，回転音と振動が骨を介して伝導する音，切削音が口腔内を共鳴したあとに耳に達する音などがある．

■ 3）鎮 静 法

鎮静法は，薬物の性状，投与方法（経路）により，さまざまな方法があるが，小児歯科臨床では，おもに前投薬法（経口投与鎮静法），亜酸化窒素鎮静法，静脈内鎮静法などが用いられる．いずれの方法も説明同意書を用い，保護者への説明と了承を得る必要がある．

［適応範囲］

① 緊張や不安，恐怖心の強い小児

② 治療を拒否する小児

③ 脳性麻痺などのため治療の妨げとなる不随意運動，筋の異常緊張・反射のある小児

④ わずかな刺激で容易に嘔吐するなどの神経質な小児

（1）　前投薬法（経口投与鎮静法）

ここでいう前投薬とは，不安や緊張が強い小児に治療前に鎮静薬を内服させ，不安や緊張を取り除き，治療への協力を得ようとする方法である．薬物の投与経路から経口投与鎮静法ともよばれる．

利点は，特別な装置が不要で，苦痛なく簡便に応用できることである．一方，薬物内服後の吸収，効果発現に時間がかかり，血中濃度の推移や効果発現にも個人差があり，その欠点を補うため亜酸化窒素鎮静法を併用することもある．また，経口投与された薬物は，

表8-6　亜酸化窒素鎮静法の利点と欠点

利　点	欠　点
・安全性が高い	・鼻マスクが治療の妨げとなる
・導入・覚醒が速い	・鼻呼吸ができない患者には，効果が期待できない
・操作が簡便で，ガスの濃度調節が容易である	・まったく不協力な小児には，効果が期待できない
・歯科治療に対する不安，恐怖，緊張を減少する	
・呼吸，循環への影響が少ない	・亜酸化窒素による環境汚染がある
・絶飲・絶食の必要がない	
・嘔吐反射を抑制する	

血中半減期が長く，回復に長い時間を要する．

　使用する薬物は，ベンゾジアゼピン系抗不安薬（マイナートランキライザー）であるジアゼパムあるいはベンゾジアゼピン系催眠・鎮静薬であるミダゾラムが用いられる．ベンゾジアゼピン系薬物には，①鎮静作用，②抗不安作用，③抗痙攣作用，④筋緊張緩和作用があるが，本法では①②の効果を期待して応用する．

（2）　亜酸化窒素鎮静法

　亜酸化窒素鎮静法とは，低濃度の亜酸化窒素（20〜30％）と高濃度の酸素（80〜70％）の混合ガスを患者に吸入させることにより，患者の意識を失わせることなく，歯科治療時における患者の不安，恐怖，緊張を減少させ，治療侵襲に随伴する生体の過剰な反応を減少させる方法である．鼻マスクによりガス吸入が可能であれば有用な鎮静法である．なお，本法は低濃度の亜酸化窒素を吸入させるため，患者の意識は常に保たれており会話が可能で，自発呼吸も保たれているため全身麻酔ではない．

　本法は，安全性が高く，導入・覚醒が速く，操作が簡便で，吸入ガスの濃度調節が容易である．さらに，絶飲・絶食の必要がなく，呼吸，循環に及ぼす影響が少なく，副作用も少ないため小児歯科の外来診療で応用しやすい鎮静法である．欠点は，鼻呼吸ができないと十分な効果が得られない，鼻マスクが治療の妨げになるなどである（**表8-6**）．

［適応症］　不安や恐怖が強く治療に不協力な小児，嘔吐反射の強い小児，あるいは処置や治療侵襲が大きいと考えられる場合などに適用される．さらには，先天性心疾患のように治療侵襲による循環動態の過剰な反応を抑制したい場合にも有用である．

　なお，鼻呼吸ができない小児，意思疎通がまったくできない小児では，十分な効果が得られないが，知的能力障害児，自閉スペクトラム症児などの障害児においても発達年齢が3歳以上の場合には，亜酸化窒素鎮静法が有効である場合が多い．

　小児への応用に際しては，亜酸化窒素の装置やマスクへの恐怖心を与えないことが最も重要である．吸入用マスクに少量のバニラエッセンスなどを塗布し，甘い匂いのするマスクに興味をもたせ，TSD法やモデリング法を用いて亜酸化窒素吸入のためのトレーニングを実施すると効果的である．

（3）　静脈内鎮静法

　静脈内鎮静法は，ジアゼパムやミダゾラムなどのベンゾジアゼピン系薬，あるいはプロポフォールに代表される静脈麻酔薬を，静脈内に注射または点滴することにより鎮静状態を得るものである．亜酸化窒素鎮静法，経口投与鎮静法より確実な効果が得られる．本法の応用に際しては，（歯科）麻酔科医の指導と協力が必要である．

表8-7　全身麻酔下での歯科治療の利点と欠点

利　点	欠　点
・小児の協力を得ることなく処置ができる ・1回の麻酔で多数歯の処置が可能である ・完全な無痛下で，確実な処置が可能である ・抑制治療に伴う心的外傷を残しにくい	・全身麻酔のための設備と人材が必要である ・絶飲・絶食が必要である ・術前検査と術後の全身管理が必要である ・入院が必要となることがある ・麻酔時間による制約があるため，処置内容が制限される場合がある ・歯科治療の体験をとおして，治療に対する行動変容が行えない ・咬合採得，咬合調整ができにくい

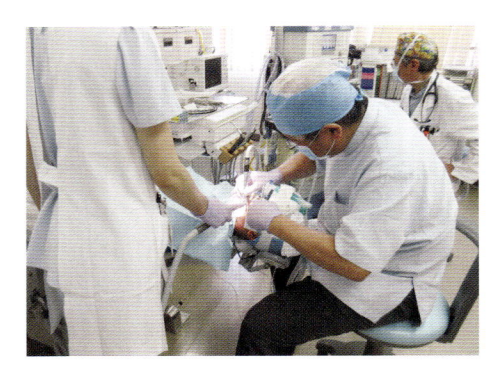

図8-12　全身麻酔下での歯科治療

　覚醒までには時間がかかるため，術後の経過観察を十分に行う．帰宅時には，足元のふらつき，転倒事故などに注意するよう，付き添い者に十分説明しておく必要がある．

■ 4）全身麻酔法

　小児の歯科治療において，患児が不協力である場合がある．特に障害児では，一般的な対応では困難な場合が多い．しかし，不協力であるからといって，姑息的に治療を行ってはならない．全身麻酔は，歯科治療に必要な小児の協力とはまったく関係なく，完全に無痛下で口腔全体の処置を要する歯の確実な処置が可能であり，抑制治療に伴う心的外傷を残しにくいなどの利点がある（表8-7，図8-12）．

　全身麻酔下での歯科治療は，通常，入院して行われるが，全身状態が良好で治療時間が短いなど一定の条件をみたす場合には，全身麻酔での治療後，術後の回復を待って，当日のうちに帰宅させる日帰り全身麻酔が行われる施設も近年増加している．

［適応症］

① 処置を必要とする歯が多数あり，しかも治療にまったく不協力な小児

② 処置を必要とする歯が多数あるにもかかわらず，遠隔地あるいは家庭の事情で頻繁な通院が困難な場合

③ 緊急処置が必要であるが，不協力で行動療法を用いたトレーニングを実施する時間的な余裕がない場合

④ 治療侵襲が大きく，処置時間が長くなることが予想される場合

⑤ 局所麻酔アレルギーなどがあり全身管理面から全身麻酔が有利と判断される場合など

9 齲蝕と予防

A　小児の齲蝕の特徴

1　乳歯齲蝕の疫学

1）乳歯齲蝕の実態

　乳歯齲蝕は，近年，減少傾向にあるが，2016（平成28）年度歯科疾患実態調査によると，3歳児から4歳児にかけて齲蝕有病者率は急激に増加し，6歳児ころまで増加が継続する．これまで減少傾向にあった6歳児の罹患状況も下げ止まりとなっている状況が考えられる（図9-1）．3歳児からの急激な齲蝕有病者率の増加の背景には，子どもの行動範囲が広がり，子ども自身の意志が働く行動に変わっていく時期であることと関係している可能性がある．また，小児の齲蝕は，家庭環境や地域性によって二極化傾向にあるともいわれており，乳歯齲蝕の実態と原因分析はこれからも大変重要な課題である．

2）乳歯齲蝕の年次推移

　歯科疾患実態調査によると，全国平均でみた乳歯齲蝕の年次推移は，いずれの年齢においても1963年ころに罹患の最大ピークに達し，その後減少している．3歳児を例にとると，1975年84.2%，1981年72.4%，1987年66.7%，1993年59.7%，1999年36.4%，2005年24.4%，2011年25.0%，2016年8.6%と著しく減少している（表9-1）．この傾向は特に低年齢児ほど著しい．1人平均齲蝕歯数においても，3歳児では1981年3.9本であったものが2016年には1.0本に激減し，齲蝕の程度も軽度になっている（表9-2，図9-2）．

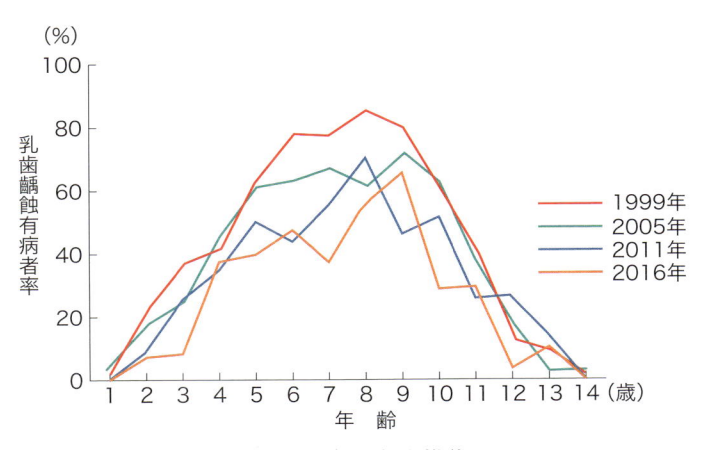

図9-1　乳歯齲蝕有病者率の年次推移（歯科疾患実態調査）

表 9-1　齲蝕有病者率の年次推移 (性・年齢別, 乳歯)											(単位：%)
	総　数				男				女		
	1999年	2005年	2011年	2016年	1999年	2005年	2011年	2016年	1999年	2005年	2011年	2016年
総数	45.2	41.6	35.3	28.4	46.5	41.6	35.3	31.7	43.9	41.6	35.4	24.9
1歳	1.2	3.1	—	—	2.3	4.0	—	—	—	—	—	—
2	21.5	17.8	7.5	7.4	22.2	8.7	4.0	8.3	20.6	27.3	13.3	6.7
3	36.4	24.4	25.0	8.6	41.5	20.0	25.0	9.1	31.9	26.7	25.0	7.7
4	41.5	44.2	34.8	36.0	47.7	42.1	35.7	33.3	34.2	45.8	33.3	38.5
5	64.0	60.5	50.0	39.0	54.8	66.7	50.0	33.3	72.7	52.6	50.0	45.0
6	78.0	63.4	42.1	45.5	80.0	50.0	36.4	52.6	76.5	72.0	50.0	40.0
7	78.1	67.3	55.6	35.3	82.1	82.6	58.8	50.0	74.4	56.3	53.6	22.2
8	85.9	61.7	69.2	55.8	84.0	77.3	64.0	57.1	88.6	48.0	74.1	53.3
9	79.8	72.1	46.7	65.6	85.1	78.1	52.4	68.8	73.0	65.5	41.7	62.5
10	60.7	62.5	52.1	27.3	56.8	69.0	55.2	45.5	66.7	52.6	47.4	9.1
11	41.3	38.3	26.3	28.1	54.8	28.6	38.5	35.7	32.7	46.2	20.0	22.2
12	12.5	17.1	27.0	3.4	12.9	15.4	30.0	4.8	12.1	20.0	23.5	—
13	9.2	2.4	14.3	11.1	7.5	4.5	15.4	20.0	12.0	—	13.3	—
14	1.4	3.2	—	—	—	5.6	—	—	2.7	—	—	—

（歯科疾患実態調査）

表 9-2　1人平均齲蝕歯数 (dft指数) の年齢別年次推移 (年齢別・乳歯)			
	乳　歯		
	1999年	2005年	2011年	2016年
1歳	0.0本	0.0本	0.0本	0.0本
2	0.8	0.4	0.2	1.0
3	2.1	0.9	0.6	1.0
4	2.5	2.9	1.5	0.9
5	3.7	2.3	2.8	1.7
6	5.0	3.7	1.8	2.4
7	4.0	4.2	2.6	1.4
8	4.8	3.0	3.0	1.7
9	3.5	3.6	1.7	2.1
10	2.2	2.1	2.0	0.6
11	1.1	1.0	0.7	0.8
12	0.2	0.3	0.5	0.2
13	0.2	0.0	0.3	0.3
14	0.0	0.1	0.0	0.0

（歯科疾患実態調査）

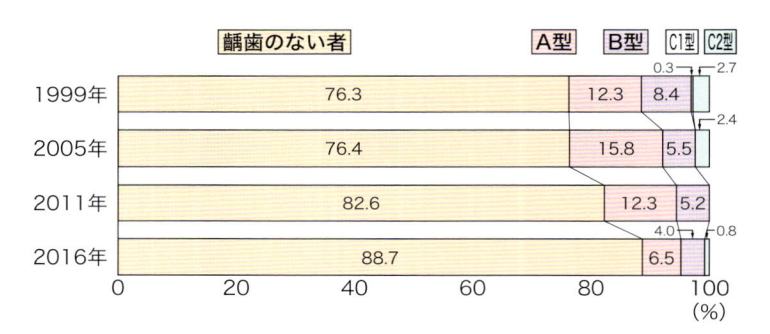

図 9-2　齲歯の状況 A・B・C1・C2 型分類 (1〜5 歳未満・乳歯)
（歯科疾患実態調査）

■ 3) 乳歯齲蝕の地域差, 環境差

　2016 年の各地域別罹患状況を比較すると, 罹患者率は, 13 大都市で 29.7%, 人口 15 万以上の市で 27.0%, 人口 5〜15 万未満の市で 26.0%, 人口 5 万人未満の市町村で 34.2% となっている. 従来の調査では, 生活構造の異なる大都市部と農山村部とで齲蝕の地域差がみられたが, 近年, その傾向は少なくなっている.

2　乳歯齲蝕の特徴

■ 1）臨床的特徴

　乳歯齲蝕は，同時に多数の歯および歯面に発症し，永久歯列では齲蝕感受性が低いとされている平滑面などから初発することが多いという特徴がある．さらに，抵抗力が弱いため発症・進行速度が急速なことがあげられる．また，乳歯萌出直後は，エナメル質が未成熟であり，化学反応性が高いため，発症・進行には独特の年齢的変動がみられる．

　乳歯齲蝕にみられる臨床的特徴を次に示す．

（1）罹患性が高い

　乳歯歯冠の形態的特徴や歯質の石灰化度の低さ，エナメル質および象牙質の厚みが薄く歯冠部における歯髄腔が相対的に大きいため齲蝕は発症しやすく，広範囲におよび重症化しやすい．

（2）進行が非常に速い

　齲蝕が発症してからの進行が速く，エナメル質から象牙質へと急速に進行し，歯髄感染から根尖感染に至る期間も短い．すなわち，永久歯に比べて重症になる割合がきわめて高いとされる．特に低年齢期に罹患した歯はこの傾向が著しく，早期に治療しても予後不良となることがある．

（3）環境要因の影響を受けやすい

　低年齢期は，家庭や家庭がおかれている地域社会からのさまざまな要因を受けやすい．食生活も，保護者の育児姿勢による影響を受ける．この時期は，小児自身が口腔衛生環境に留意することは望めないため，保護者の齲蝕に対する認識と実践的行動により齲蝕抑制を可能にすることができる．

（4）齲蝕発症には独特の年齢的変動がある

　齲蝕の発症は，歯種，歯面によって時期が異なるが，多くの歯種では，萌出後2年以内が最も高いとされている．特に上顎乳中切歯，下顎第一・第二乳臼歯では萌出後1年以内に新生することが多い．

■ 2）乳歯齲蝕の分類

　乳歯齲蝕には年齢に応じて好発部位が存在する．したがって，歯科健診では，齲蝕を1本単位でみるのではなく，齲蝕の1口腔単位での罹患パターンを分類することで，個人の齲蝕に対する感受性や，予後判定を行っている．

（1）厚生労働省分類

　厚生労働省は，母子保健法のもとで，歯の本数が増え始める1歳6か月児と，乳歯がほぼ生えそろう3歳児を対象に歯科健診を行っている．最近では，3歳児歯科健康診査で齲蝕が増加している傾向があるため，2歳児歯科健診を行うところも増えている．また，「国民健康づくり運動（健康日本21，第2次）」のなかで，齲蝕有病状況に地域格差がみられることから歯の健康を課題にあげ，「3歳児で齲蝕のない者の割合が80％以上である都道府県の増加」という目標を掲げている．

　乳幼児歯科健診などの集団を対象に，公衆衛生学的に広く用いられている厚生労働省分類は，公衆衛生上あるいは保健指導，予防計画を進めるうえで有効な指標となる．

エナメル質白斑（MIH）

molar-incisor
hipomineralization

第一大臼歯と切歯に限局して発症する原因不明のエナメル質形成不全で，エナメル質形成不全症や先天性表皮水疱症などの遺伝性疾患とは区別されている．
白濁や黄褐色，または褐色の変色としてエナメル質表面に現れるが，対合歯との咬合により広範囲な実質欠損を招くこともある．

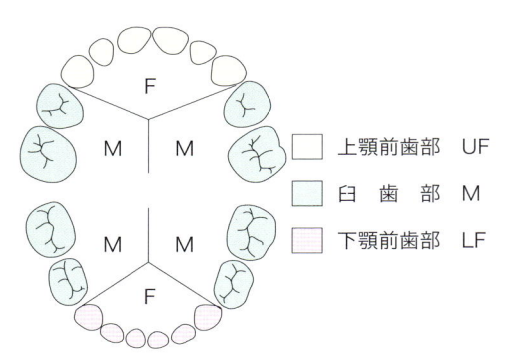

図 9-3　乳歯の罹患型（厚生労働省分類）

上顎前歯部　UF
臼　歯　部　M
下顎前歯部　LF

表 9-3　1 歳 6 か月児歯科健康診査の分類（厚生労働省分類）

O_1型	齲蝕がなく，かつ口腔環境がよい者 （比較的齲蝕に罹患しにくい者）
O_2型	齲蝕はないが，口腔環境は良好ではなく，齲蝕発生が懸念されるため，保健指導上，特に注意を要する者
A 型	上顎前歯部のみ，または臼歯部のみに齲蝕のある者 （このままでは齲蝕が広がる可能性がある者）
B 型	臼歯部および上顎前歯部に齲蝕がある者 （齲蝕が広がる可能性が高い者）
C 型	臼歯部および上下顎前歯部に齲蝕がある者 （齲蝕が次々に広がる可能性がきわめて高い者）

表 9-4　3 歳児歯科健康診査の分類（厚生労働省分類）

O 型	齲蝕のない者 （比較的齲蝕に罹患しにくい者）
A 型	上顎前歯部のみ，または臼歯部のみに齲蝕のある者 （このままでは齲蝕が広がる可能性がある者）
B 型	臼歯部および上顎前歯部に齲蝕のある者 （齲蝕感受性はかなり高く，慎重な対応を要する者）
C1 型	下顎前歯部のみに齲蝕がある者 （比較的軽度である者）
C2 型	下顎前歯部を含むほかの部位に齲蝕がある者 （齲蝕が急速に進行し，永久歯にも影響する可能性が高い者）

a　1 歳 6 か月児歯科健康診査

　乳歯齲蝕と永久歯齲蝕には強い関連がみられ，乳幼児期は歯口清掃や食習慣などの基本的歯科保健習慣を身につける時期として非常に重要である．1 歳 6 か月児歯科健康診査では，齲蝕罹患傾向の高いもの（O_2型）をスクリーニングすることとなっており，O_2型と判定された者などのハイリスク者を，特に重点的に指導することが効果的としている（**表 9-3**）．

b　3 歳児歯科健康診査

　3 歳児の乳歯齲蝕は，近年確実に減少傾向を示しているが，地域差，個人差が非常に大きく，やや増加傾向にある．3 歳児における齲蝕のない者の割合を増加させていくことを目標として，3 歳児歯科健康診査を中心とした乳歯齲蝕の予防を徹底していく必要がある．1 歳 6 か月児歯科健康診査の分類と異なり，3 歳児歯科健康診査では上下左右の全乳歯を，前歯部（F），左右臼歯部（M）の 6 つの部位に分け（**図 9-3**），齲蝕の罹患状況のパターンを，O 型，A 型，B 型，C1 型，C2 型に分類している（**表 9-4**）．ただし，各歯の齲蝕の進行程度の評価は含まれていない．

　集団健診を行う場合，集団のなかから齲蝕感受性の高い小児をスクリーニングし，効率のよい指導を行うことができる簡便な手法として，罹患型に分類した厚生労働省分類は広く応用されている（**表 9-5**）．

表9-5　むし歯罹患型と指導事項

むし歯罹患型		指　導　事　項
むし歯のない児	O型	○保護者の仕上げみがきを1日に2〜3回食後に行い，隣接面や咬合面，歯頸部をよく清掃させる ○1年に3〜4回定期的な歯科健診を受け，予防処置を受けるよう助言する ○間食に甘味物，甘味飲料，スポーツ飲料などを極力抑え，果実類や牛乳，お茶などに代えていく ○フッ化物配合歯磨剤を使用する
むし歯のある児	A型	○歯科医療機関への受診をすすめる ○むし歯が，上顎前歯部に限定して現れる場合は，指しゃぶりや哺乳ビンの使用などの関連が考えられるので，その点に注意して観察し，その対応について指導することによりむし歯の拡大を防ぐ ○むし歯のない児の指導事項を参照
	B型	○A型の指導事項に準じて指導する ○定期検診を確実に受けるように指導する
	C1型	○B型の指導事項に準じて指導する
	C2型	○ただちに歯科医院で治療を受け，定期検診を確実に受けるようにすすめる ○全身的な原因，あるいはむし歯のために全身的な機能低下がないか，小児科医の診察も受けるようにすすめる ○その他はB型の指導事項に準じて指導する

(3歳児健診歯科保健指導要領)

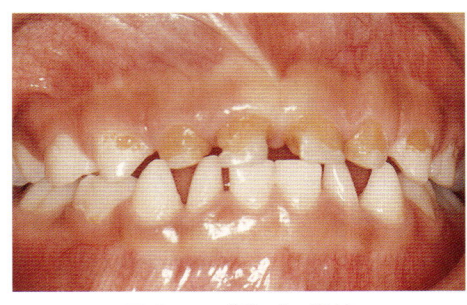

図9-4　哺乳ビン齲蝕
上顎第一乳臼歯より前方の頬唇面が齲蝕になっている.

■ 3）特異的な齲蝕罹患型

（1）　哺乳（ビン）齲蝕

哺乳ビンでミルク，甘味飲料類を飲ませることで，長時間口腔内，特に上顎切歯部に液体が滞留し，不潔になることにより起こる低年齢児の齲蝕である（図9-4）．Michalの定義によれば，長期にわたる哺乳ビンの使用により引き起こされる広範な早期齲蝕で，上顎乳切歯部と第一乳臼歯咬合面に重篤なエナメル質欠損をもたらす．哺乳ビンにかぎらず卒乳ができておらず母乳就寝時に与える習慣もまた齲蝕をもたらす．夜間は唾液分泌が低下し唾液による自浄作用効果が期待できないため，齲蝕リスクがさらに高くなる．上顎とは対照的に，下顎乳切歯群には，齲蝕はみられないことが多い．

（2）　ECC（乳幼児齲蝕）とSECC（深刻な乳幼児齲蝕）

アメリカ小児歯科学会は，6歳未満児の1歯以上の乳歯に，白濁を含む齲蝕や齲蝕による歯の欠如が存在している場合，あるいは修復処置が行われているものをECC（early childhood caries）と総称すると定義している．さらに3歳未満で平滑面に齲蝕の徴候があるもの，また，3〜5歳において上顎前歯部に実質欠損を伴う齲蝕や齲蝕による歯の喪失が1本以上ある場合は，Severe ECC（SECC）と定義し，深刻な乳幼児齲蝕としての対応が必要であるとしている．同様に，齲蝕歯面数（DMFS）指数で4面を超える3歳児，5面を超える4歳児，または6面を超える5歳児におけるECCもまたSECCの定義に含まれる．

（3）　ランパントカリエス

Masslerによる齲蝕罹患型分類の1つで，重篤，急速かつ広範囲にわたる重症齲蝕を示

し，一般的に齲蝕になりにくいといわれている下顎前歯部まで侵されているのが特徴である．また，歯髄にまで感染が及んでいるものも多いとしている．もともとは永久歯が生えそろった 10 歳代後半の比較的きれいな口腔内に突然に出現するとされていた．近年では乳歯列期において急速かつ広範囲にわたる重症齲蝕もランパントカリエスとよばれる．

■ 4）好発部位

乳歯，永久歯ともに，ほぼ共通して咬合面，頬側あるいは舌側の小窩裂溝，隣接面歯頸部付近は齲蝕の好発部位である．

齲蝕は，各歯群，個々の歯の解剖学的特徴，萌出順序により，好発部位や発症時期に違いがみられる．低年齢児の齲蝕の多くは，上顎乳前歯部を中心に発症する．第一・第二乳臼歯が萌出して 1 年ころが最大のピークとなり，上顎では，哺乳ビンの夜間使用や，母乳の長期授乳などの誘因が加わる時期に，萌出中あるいは萌出直後である歯種に齲蝕が多い．下顎乳切歯群は，上顎と異なり，唾液の貯留，舌の運動による清掃効果が高いため，齲蝕は少ないとされている．年齢による齲蝕の好発部位は，萌出時期と関連し，次のように推移する．

　1〜2 歳…上顎切歯部唇側面
　2〜3 歳…上顎切歯部隣接面
　3〜4 歳…乳臼歯咬合面小窩裂溝
　4〜5 歳…乳臼歯部隣接面

(1) 歯　種　別

歯種別罹患率の違いは，歯種そのものの解剖学的特徴や，萌出時期などの要因と，歯の感受性の違いによるものである．幼児の上顎では，乳中切歯および乳側切歯，下顎では，第一・第二乳臼歯部の罹患率が高い．さらに，増齢とともに上顎乳臼歯部の罹患率が高くなる．低年齢児では上顎乳臼歯部の罹患率は下顎に比べて低い．上顎では乳犬歯は比較的安定した罹患率を示し，同様に下顎乳犬歯，乳中切歯，乳側切歯では，ほかの歯種よりも著しく罹患率が低い（図 9-5）．

(2) 歯　面　別

一般には，小窩裂溝，隣接面，歯頸部に多発することに変わりはないが，上顎乳中切歯の近心隣接面に代表されるように，乳歯では隣接面に多発する傾向がある．歯面別の齲蝕発症の違いは，乳歯，永久歯にかぎらず，おもに解剖学的要因によるところが大きい（表9-6）．

3　幼若永久歯齲蝕の特徴

(1) 罹患性が高い

2016 年に実施された歯科疾患実態調査によると，齲蝕有病者率は，7 歳で 5.9%であったものが，9 歳で 21.9%となり，さらに，14 歳までに 38.1%になっている（表 9-7, 8, 図 9-6）．このことは，萌出したばかりの永久歯は高い頻度で齲蝕に罹患しやすいことを示している．

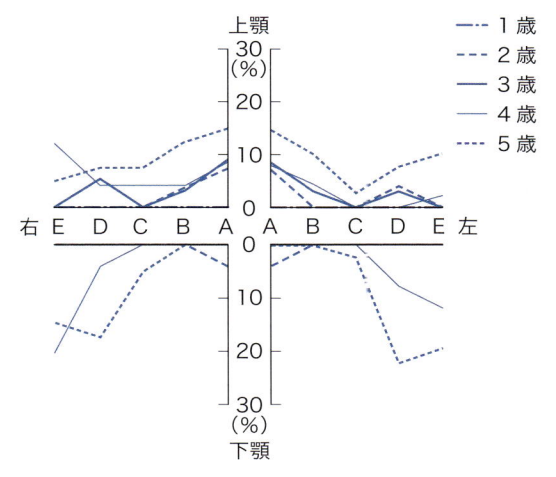

図 9-5　乳歯歯種別齲歯率
（歯科疾患実態調査，2016）

表 9-6　乳歯齲蝕の好発部位（歯面別）

上　顎	乳中切歯……近心面，唇側面，遠心面の順で罹患率が高い 乳側切歯……唇側面，近心面の順で罹患率が高い 乳犬歯………唇側面，遠心面の順で罹患率が高い 第一乳臼歯…咬合面の罹患率が高く，次いで遠心隣接面に多発する 第二乳臼歯…咬合面，次いで近心隣接面に多発する
下　顎	乳中切歯……近心面に発症するが，罹患率は低い 乳側切歯……乳中切歯同様に近心面に発症するが，きわめて低い罹患率である 乳犬歯………唇側面，遠心面，近心面の順で罹患率が高い 第一乳臼歯…咬合面，遠心隣接面の順で罹患率が高い 第二乳臼歯…咬合面に多発し，次いで近心隣接面の罹患率が高い

表 9-7　齲蝕有病者率の年次推移（永久歯）

年度	1999	2005	2011	2016
総数（%）	85.9	85.0	85.7	86.4
5 歳	1.2	—	—	—
6	8.8	9.8	—	—
7	20.7	12.7	8.9	5.9
8	42.4	17.0	11.5	16.3
9	50.0	27.9	24.4	21.9
10	63.9	45.8	29.2	13.6
11	57.5	55.3	31.6	12.5
12	70.3	51.2	32.4	10.3
13	72.3	70.7	39.3	33.3
14	84.9	71.0	52.6	38.1

（歯科疾患実態調査）

表 9-8　1 人平均 DMF 歯数（DMFT 指数）の年次推移

年度	1999	2005	2011	2016
総数（本）	15.7	16.1	15.5	15.3
5 歳	0.0	—	—	—
6	0.2	0.2	—	—
7	0.4	0.2	0.1	0.1
8	0.9	0.5	0.3	0.3
9	1.1	0.9	0.4	0.4
10	2.3	0.9	0.5	0.2
11	2.2	1.6	0.7	0.3
12	2.4	1.7	1.4	0.2
13	3.7	2.6	1.8	1.1
14	5.2	3.3	1.3	0.6

（歯科疾患実態調査）

DMF 歯数

永久歯の齲蝕を対象とする.

D：decayed teeth
　　未処置齲歯
M：missing teeth
　　齲蝕が原因の喪失歯
F：filled teeth
　　充塡歯

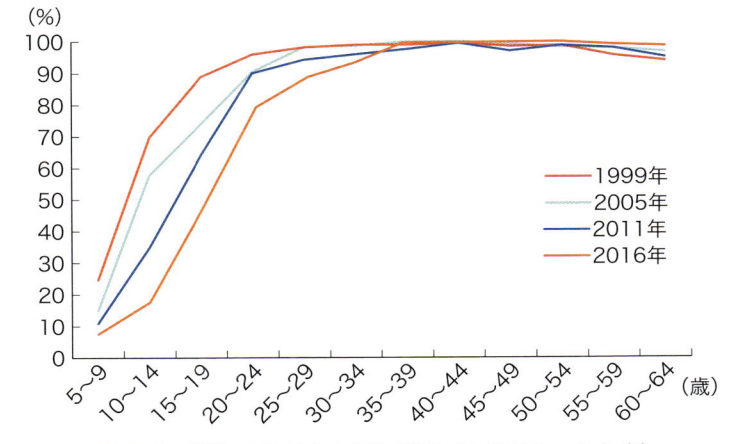

図 9-6　齲蝕有病者率の年次推移（5 歳以上，永久歯）
（歯科疾患実態調査）

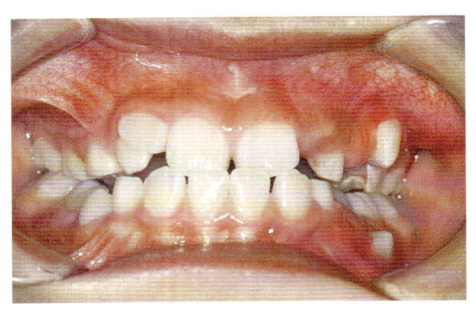
図9-7 ディスクレパンシー

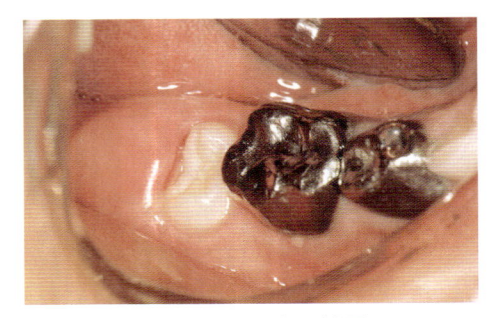
図9-8 歯肉弁の被覆

（2） 萌出途上あるいは萌出直後に齲蝕が発症しやすい

　萌出直後の永久歯は歯質が未成熟なため侵襲を受けやすく，萌出直後の裂溝は石灰化が不十分で，形態が複雑かつ深い．第一大臼歯を例にとると，萌出途上あるいは萌出後1〜2年のあいだに最も高い齲蝕の初発率を示し，歯としての機能を営む前に齲蝕に罹患することがある．肉眼的に発見できる初期の段階であっても組織学的にはかなり進行している場合があり，進行範囲は，近心小窩を中心に近心咬合面溝，中心小窩，さらに，舌側溝へと順次拡大していく．

　さらに，歯と顎骨の不調和（ディスクレパンシー，図9-7）に起因する長期間にわたる不潔も，歯質に対する環境を悪化させ，第一大臼歯をはじめとする幼若永久歯の齲蝕罹患率を高める一因となっている．萌出開始から完了まで長期間を要する萌出途上の歯では，歯冠の一部を被覆する歯肉弁直下に多量のプラークを認めることがあり，プラークの沈着状態と歯肉の付着状態が齲蝕の要因として関与している（図9-8）．

4　齲蝕が身体に及ぼす影響

　乳歯齲蝕は感染性の疾患であり，適切に対応すれば治癒させることができるものである．しかしながら一般的には局所の病変として認識されているため，乳歯齲蝕が全身的な影響を及ぼすこともあることを広く周知していく必要がある．乳歯齲蝕が身体に及ぼす影響について，全身的，局所的影響に分けて示す．

■ 1）全身的影響

　乳歯齲蝕が全身に及ぼす影響は，おもに深在性齲蝕による歯性病巣感染が中心となる．急速な齲蝕の進行に伴う歯髄感染による疼痛や咀嚼機能低下は，精神的，肉体的に未成熟な小児の成長発育に大きく影響する．

［乳歯齲蝕が全身に及ぼす影響］

① 偏食や食欲不振や偏食とそれに伴う体重減少

② 全身の抵抗力の減弱（慢性感染症を原因とする）

③ 精神的ストレス

④ 歯性病巣感染症：微熱，リウマチ性関節炎，網膜炎，腎炎，肝・胆疾患，本態性高血圧症，心疾患，メニエール症候群，紫斑病，敗血症，皮膚疾患，呼吸器疾患，胃腸疾

患など

病巣感染とは，「齲蝕に伴う症状は周期的あるいは持続的に現れないが，限局性でかつ慢性の炎症巣の存在が原因となって，その病巣から離れて，かつ直接のつながりなしに，器質的または機械的障害として認められる状態」と定義されている．つまり歯性病巣感染とは，歯髄感染により引き起こされる歯根肉芽腫，歯髄壊死，慢性歯根膜炎，歯槽膿瘍などの歯・口腔内の病巣が原因で，離れた臓器に感染・発症が起こることである．

■ 2）局所的影響

乳歯が正常に脱落し，後継永久歯が萌出する生理的な交換は，先行乳歯歯根の生理的吸収と後継永久歯の発育・萌出による機械的刺激や周囲組織の変化によって行われる．しかし，乳歯齲蝕による歯髄や歯周組織の感染などは，歯根吸収や永久歯歯胚の組織に影響を与え，正常な後継永久歯との交換を乱す要因となる．また，乳歯歯根周囲組織の炎症性病変は，永久歯歯胚の形成不全や位置転位を引き起こすこともある．

[乳歯齲蝕が局所に及ぼす影響]

① 疼痛

② 咀嚼機能の低下

③ 後継永久歯歯胚形成異常（Turner 歯や歯胚転位）（p.61，**図 4-4** 参照）．

④ 不正咬合

⑤ 構音障害

⑥ 口腔習癖の助長

以上のような，乳歯歯髄の病状が問題となる深在性の齲蝕による障害とともに，個々の歯冠形態の崩壊によりもたらされる歯冠幅径および高径の喪失は，歯の正常な隣接面との接触関係から得られる歯列弓周長の保持や正常な咬合を完成させるための調和を乱し，顎および筋の正常な発育と機能を阻害する因子となる．

B　口腔環境と齲蝕

1　齲蝕の要因

Keyes（カイス）は齲蝕の 3 大要因を「宿主，細菌，食餌」とし，この 3 つの要因のすべてがみたされているときに齲蝕が発生すると説明した（**図 9-9**）．一方で，これらの要因がすべてそろわなければ齲蝕は発生せず，いずれかの要因が縮小すると齲蝕は減少するとした．その後，これらの 3 要因がかかわり合う「時間」が重要な意味をもつということから，第 4 の因子とされている．

2　宿主因子と齲蝕

宿主因子としては，おもに歯と唾液があげられる．歯における要因としては，歯質の耐酸性，解剖学的形態，萌出後の時間があげられる．また，唾液における要因としては，分泌量，緩衝能（酸を中和する能力），抗菌物質（ラクトフェリン，リゾチーム，分泌型免疫

Newbrun（ニューブラン）の 4 つの輪

齲蝕の 3 大要因の模式図を「Keyes の 3 つの輪」というのに対して，4 つ目の輪（時間）を加えたものを「Newbrun の 4 つの輪」ということがある．

食事と食餌

医学用語では，「食事」とは食事のとり方をいい，「食餌」とは食事の内容を示すが，「餌」は「エサ」という意味であり，人間の食生活を示すには馴染みがうすい．

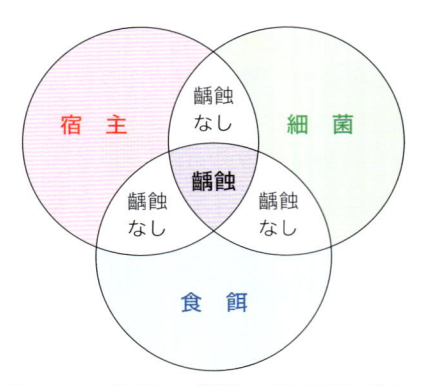

図 9-9　Keyes の提唱した齲蝕の病原因子（Keyes の輪）

表 9-9　各種宿主因子における齲蝕発生への影響

宿主因子		齲蝕の増加	齲蝕の減少
歯	歯質の耐酸性	弱い（脱灰しやすい）	強い（脱灰しにくい）
	解剖学的形態	複雑（清掃が困難） 叢生（清掃が困難）	単純（清掃が容易） 空隙（清掃が容易）
	萌出後の時間	短い（歯質が未成熟）	長い（歯質が成熟）
唾液	分泌量	少ない（自浄作用が低い）	多い（自浄作用が高い）
	緩衝能	低い（pH が中性に戻りにくい）	高い（pH が中性に戻りやすい）
	抗菌物質	少ない（菌量が増加）	多い（菌量が減少）

表 9-10　各種細菌因子における齲蝕発生への影響

細菌因子	齲蝕の増加	齲蝕の減少
ミュータンスレンサ球菌の量	多い	少ない
ミュータンスレンサ球菌の酸産生能	強い（脱灰しやすい）	弱い（脱灰しにくい）

グロブリン A（SIgA）など）があげられる．これらの要因には個人差があり，齲蝕発生に対して影響を与える．**表 9-9** にそれぞれの要因における齲蝕の発生への影響を示す．

ペリクル

歯面を覆う付着物の 1 種で，唾液中の糖タンパク成分による被膜である．

ショ糖（スクロース）

グルコース（G）とフルクトース（F）が 1 分子ずつ結合した二糖類である．グルコシルトランスフェラーゼの作用によって，G-F 間の結合を切断し，G のみを連続してつないだグルカン（G-G-G-…）を産生する．

3　細菌因子と齲蝕

　細菌因子としては，齲蝕の主要な病原細菌であるミュータンスレンサ球菌の量および酸産生能があげられる．これらの要因には個人差があり，齲蝕発生に対して影響を与える．**表 9-10** にそれぞれの要因における齲蝕の発生への影響を示す．

■ 1）ミュータンスレンサ球菌による齲蝕の発生

　ミュータンスレンサ球菌は，グラム陽性通性嫌気性菌に属する 7 つの菌種の総称である．実際にヒトに存在しているのは，*Streptococcus mutans* と *Streptococcus sobrinus* の 2 菌種である（**図 9-10**）．*S. mutans* が齲蝕を引き起こすうえで重要な性状は，①付着能，②酸産生能，③耐酸性能の 3 つである．**図 9-11** に *S. mutans* による齲蝕発生メカニズムの模式図を示す．*S. mutans* は，まず歯面に覆われたペリクルへ初期付着し，自ら産生す

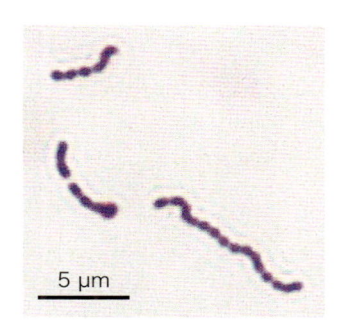

図9-10　*S. mutans* のグラム染色像

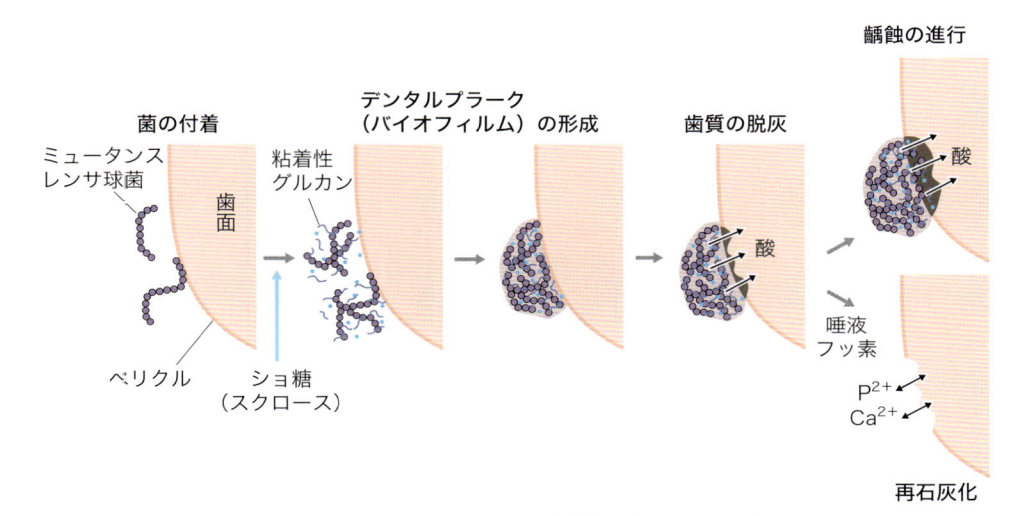

図9-11　*S. mutans* による齲蝕発生のメカニズム

デンタルプラーク

歯垢は古くから「プラーク」とよばれてきたが，医科領域で用いられる血管壁のアテローム（粥状硬化）などの用語との誤解を避けるため，最近は「デンタルプラーク」とよばれている．

バイオフィルム

デンタルプラークもバイオフィルムも細菌やその代謝物の集合体をさす．バイオフィルムという用語は，医科領域や環境分野などでも用いられている．

感染の窓における「19〜31か月ころ」

25%の小児でミュータンスレンサ球菌が定着する19か月という時期と，75%の小児で定着する31か月という時期に基づいている．

る酵素（グルコシルトランスフェラーゼ）によってショ糖（スクロース）を代謝し，粘着性のグルカンを合成する．この過程でデンタルプラーク（バイオフィルム）が形成され，*S. mutans* は歯面に強固に付着するとともに，ショ糖を代謝して生じる有機酸（おもに乳酸）によって歯面を脱灰する．*S. mutans* は耐酸性を有する菌であるため，自ら産生した酸で死滅することはない．脱灰と同時に唾液の緩衝能による再石灰化の作用も起こりうるが，この平衡状態が崩れて脱灰が進むと齲蝕が進行する．

■ 2）ミュータンスレンサ球菌の伝播と定着

　小児の口腔から分離されるミュータンスレンサ球菌は，唾液を介して育児従事者から伝播するとされている．育児従事者に母親が多いことから，「母子伝播」と称されている．以前は，ミュータンスレンサ球菌の血清型が母子で一致することが多いことから，菌の母子伝播が推測されてきた．最近では，菌の遺伝子型が一致することで，母子伝播をより確実に示すことができるようになった．一方で，ミュータンスレンサ球菌は，母親だけではなく父親やほかの家族からも小児と同じ遺伝子型の菌が検出されることから，いわゆる「家族内伝播」も示されている．ミュータンスレンサ球菌は，歯の萌出以前の乳児の口腔内には定着できないが，乳歯の萌出歯が増加する「19〜31か月」に定着しやすいことがわかっており，この時期を「感染の窓 window of infectivity」とよぶ．

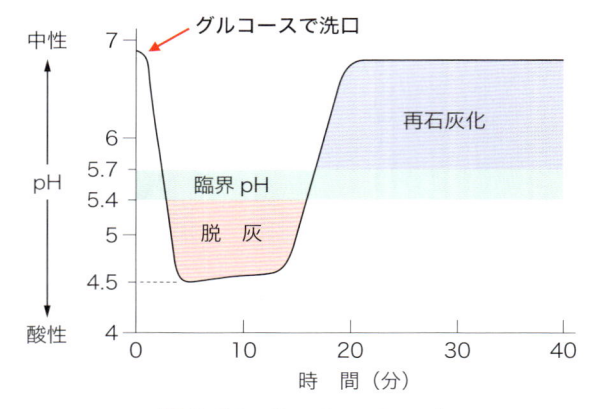

図 9-12　Stephan カーブ

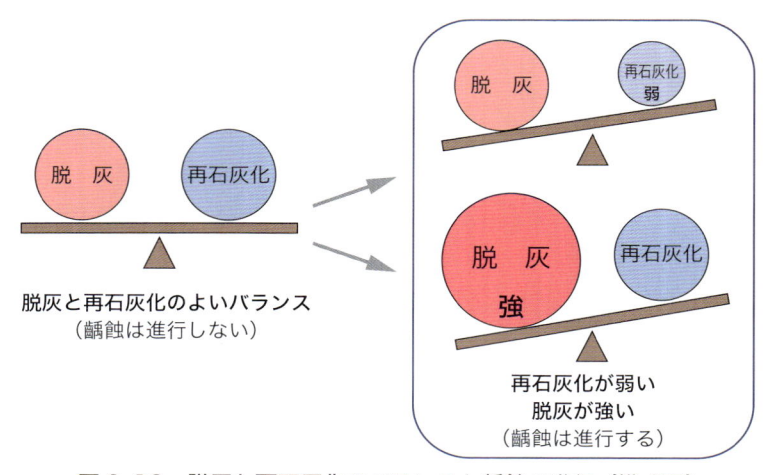

図 9-13　脱灰と再石灰化のバランスと齲蝕の進行（模式図）

■ 3）ミュータンスレンサ球菌による脱灰と齲蝕の進行

　Stephan は，グルコースで洗口した際のデンタルプラークにおける pH の変動を測定し，グラフとして示した（図 9-12）．洗口後は急激に酸性の環境になりエナメル質の脱灰が生じるが，時間とともに唾液の緩衝作用で洗口前の中性の状態まで戻ると再石灰化が生じる．脱灰と再石灰化のバランスがよければ齲蝕は進行しないが，酸性環境にある時間が増加すると齲蝕が進行する（図 9-13）．pH の低下度は，糖質の種類によって異なり，ショ糖（スクロース）が最も低下しやすい．

■ 4）ミュータンスレンサ球菌以外の菌種と齲蝕

　乳酸桿菌 *Lactobacillus* はグラム陽性無芽胞桿菌であり，齲蝕病巣からしばしば分離されるとともに，乳酸の産生能が高いことから，以前より齲蝕の原因菌として注目されてきた．しかし，歯面への付着能がないため，齲蝕の発症というよりもミュータンスレンサ球菌と連携して齲蝕の進行に関係すると考えられている．

表9-11　各種食餌因子における齲蝕発生への影響

食餌因子	齲蝕の増加	齲蝕の減少
間食の回数	多い（低pH累積時間が長い）	少ない（低pH累積時間が短い）
就寝前の間食	あり（就寝時は自浄作用が低下）	なし
ショ糖の摂取量	多い（細菌因子を増強）	少ない（細菌因子を減弱）

4　食餌因子と齲蝕

　口腔環境因子としてあげられるものに，食物摂取状況（間食の回数や就寝前の間食）およびショ糖（スクロース）の摂取量がある．これらの要因には個人差があり，齲蝕発生に対して影響を与える．表9-11にそれぞれの要因における齲蝕発生への影響を示す．

5　時間因子と齲蝕

　宿主因子，細菌因子，食餌因子の3つがそろっても，齲蝕の発生には時間が必要である．ミュータンスレンサ球菌が歯面に定着し，ショ糖を代謝して酸を産生することでpHの低下が生じるが，唾液の緩衝能によって再石灰化が起こるため，エナメル質の実質欠損を生じるにはある程度の時間が必要である．

C　齲蝕の予防

　齲蝕は不可逆的な疾患であり，いかなる最先端の材料を使ったとしても，天然の歯に勝るような修復は不可能である．小児に対する精神的，肉体的な負担も大きいことを考えると，齲蝕を未然に防ぐことに最大限の力が注がれるべきである．

　齲蝕は多くの因子が関与しており，多方面からの積極的なアプローチが肝要であり，小児のライフステージに合わせて効果的な啓発，支援，介入を行う．

1　予防塡塞（フィッシャーシーラント）

　フィッシャーシーラントは，小窩裂溝に対し，合成樹脂などのシーラント材で物理的に咬合面形態を修正し，齲蝕感受性の高い咬合面を口腔環境から物理的に遮断する方法である．すなわち，シーラント材によって小窩裂溝を形態学的に前歯あるいは平滑面のように単純化することにより，齲蝕誘発性物質の停留を防ぎ，口腔常在菌の活動を抑制し，齲蝕をコントロールすることを目的としている．また，乳臼歯隣接面や萌出途上の第一大臼歯近心隣接面に対する予防手段として，フッ素徐放性コーティング材を用いる方法も開発されている．

　現在，フィッシャーシーラントは，萌出途上あるいは萌出完了直後の第一大臼歯に対する予防体系の最終手段として臨床応用されているが，未成熟な歯質に応用することによる歯質の成熟化の阻害や，咬合関係などに与える為害作用も考慮する必要がある．いずれに

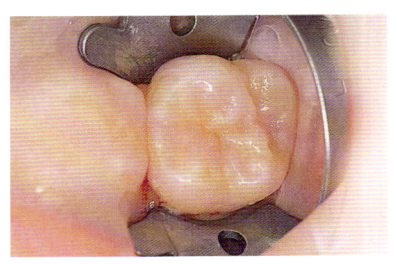
a：ラバーダム防湿

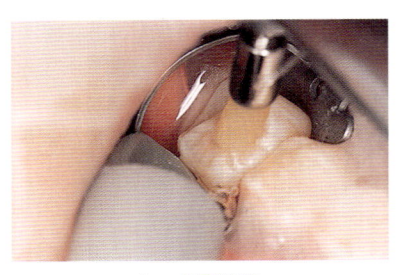
b：歯面清掃

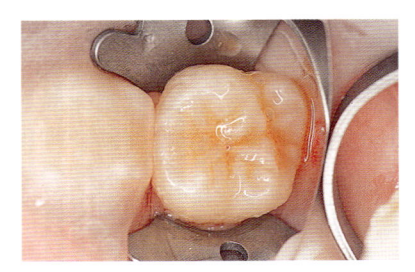
c：歯面処理（酸処理）

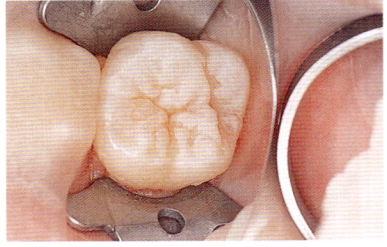
d：歯面乾燥

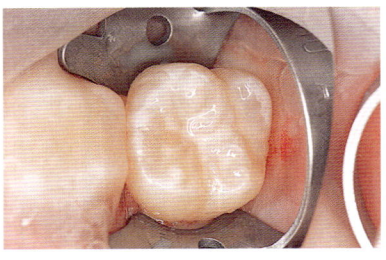
e：シーラント材による填塞

図 9-14　フィッシャーシーラントの術式

しても，予防体系の基本として，シーラントの効果を高めるにはプラークコントロールや食生活環境の改善など，一連の口腔健康管理のなかで，その有用性が発揮される．

（1）　シーラント材の種類

a　萌出歯に対する予防填塞

現在使用されているのは，接着性レジンとして物理的性状に優れている化学重合型（Bis-GMA 系）を主成分とするものと，操作性に優れている光重合型の製品が主流となっている．

b　萌出途上歯に対する予防填塞

グラスアイオノマー系予防填塞材を用いる．基本的にはラバーダム防湿法を用いて行うことが望ましいが，簡易防湿下でも実施できる．簡易防湿の際，ロールワッテなどの誤飲には細心の注意が必要である．

（2）　予防填塞の術式

いずれのシーラント材の応用に関しても，基本的に必要なことは填塞部位に対して行う歯面および裂溝の清掃，酸溶液によるエッチング（グラスアイオノマー系予防填塞材を除く）と填塞操作である（図 9-14）．

a　ラバーダム防湿

酸によるエッチング時における唾液の浸入は，シーラント材と歯質の接着の良否に影響を及ぼす．また，シーラントの填塞から硬化完了に至る乾燥状態の維持のためにも必要である．

ラバーダム装着の困難な年少児や，ラバーダム防湿のできない半萌出歯では，酸によるエッチングが行えないため接着性のあるグラスアイオノマー系予防填塞材を用いる．

b　歯面清掃

酸によるエッチング効果を高めるためには，十分な清掃が必要である．通常，ブラシコーンを用いて注水下で行うが，汚れの取れにくい小窩裂溝に対しては，エクスプロー

ラー，超音波スケーラーなどを用いて，できるだけ除去することが望ましい．

c　酸処理による歯面処理

エナメル質表面の酸溶液によるエッチングは，シーラント材をエナメル質に確実に接着させるための操作である．一般には，30〜50％のリン酸系溶液が用いられている．

塡塞範囲に対して確実に行う．不必要に広範囲に行うことは避けるべきであるが，処理範囲が狭すぎると辺縁の剝離や着色の原因となる．

d　水洗，歯面乾燥

歯面へのエッチング液の残留は接着効果を低下させるため，十分な水洗が必要である．また，唾液の浸入を確実に防止し，歯面乾燥を行う．これはエッチング面に唾液が触れると，唾液中のカルシウムとリン酸がエナメル質表面に沈着し，シーラント材の歯質への接着を妨げるからである．

e　シーラント材の塡塞

塡塞は必要最小限にとどめ，咬合による辺縁の破折を避ける．また，シーラント材の硬化完了まで物理的な力を加えてはならない．

2　フッ化物

■ 1）作用機序

歯質を構成しているハイドロキシアパタイトに比べて，その水酸基がフッ素に置換したフルオロアパタイトのほうが酸に溶けにくいという性質をもつことが，齲蝕予防に関するフッ化物の作用機序のおもな根拠である．酸に溶けにくいということは，逆にいえば，酸性度が下がれば，一度溶けたものが再び沈着しやすいことを意味し，歯を溶解させる側のプラークの中にフッ素が存在することによって，ある酸性度で溶解してしまったハイドロキシアパタイトが，フッ素化したアパタイトとして再沈着するような環境条件，すなわち，再石灰化しやすい環境をつくり出すことができる．

図9-15に，エナメル質表層におけるフッ素濃度と脱灰抑制率との関係を示した．ヒト

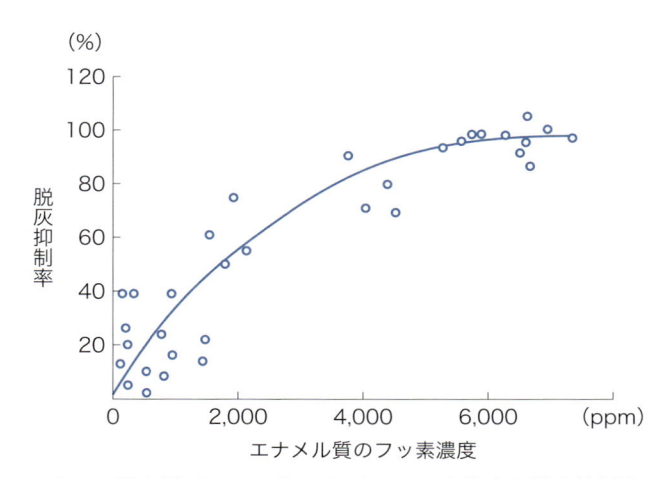

図9-15　エナメル質表層（0.5 μm）におけるフッ素濃度と脱灰抑制率（Tanaka ほか）

表9-12　脱灰液中のフッ素濃度が歯質の脱灰に及ぼす影響

歯の数(本)	F⁻(ppm)	実質欠損	表層下脱灰	脱灰なし
18	0.004	16	2	0
15	0.009	8	6	1
10	0.024	2	8	0
10	0.054	1	9	0
10	0.154	0	9	1
10	0.504	0	2	8
12	1.004	0	0	12

(Margolis ほか)

の歯を，ハイドロキシアパタイト（不飽和），フルオロアパタイト（過飽和）溶液に浸漬して，さまざまな表層フッ素濃度をもつエナメル質を作成し，その耐酸性の増加を示したものである．表層から $0.5\,\mu m$ の位置のフッ素濃度が $6,000\,ppm$ 程度になると，プラークの酸性度に対してはほぼ100％溶解が抑制されることがわかる．

　一方，歯がわずかに溶解するような強さの酸にヒトの抜去歯を浸漬した場合には，歯質の耐酸性の個人差によって，実質欠損，表層下脱灰，変化なしの3種類に大きく分けることができる．このとき，歯を溶解させる酸にさまざまな濃度のフッ素を加えると，表9-12 に示すように反応に大きな差が生じ，フッ素濃度が $1.004\,ppm$ ではまったく脱灰が観察されなかった．このことは，溶解してしまう環境にある歯質でも，その周囲にフッ素があることによって再石灰化され，守られることを意味している．

　また，プラークの細菌に対してもフッ化物は作用して，その酸産生能を抑制する効果もあることが報告されている．

■ 2）再石灰化の促進

　プラークの下の歯質では，プラーク内の細菌によってつくられる酸の酸性度と，歯質の耐酸性とがせめぎ合いをつづけており，歯質のわずかな溶解と歯質に対して過飽和である唾液による再石灰化とが繰り返されていると考えられる．その平衡が崩れて，歯質がある一線を超えるところまで溶解が進むと，実質欠損のある齲蝕が生じることになる．

　脱灰力は，プラークの量を減らすことで弱められるが，その力を化学的にさらに弱めることができるのがフッ素である．フッ素の作用機序でも述べたように，ハイドロキシアパタイトである歯質が溶解するような脱灰力であっても，フルオロアパタイトは析出・沈殿するため，再石灰化に有利に働くことになる．脱灰と再石灰化を繰り返している部位の歯質においてフッ素濃度が高いのは，このためと考えられる．

■ 3）全身的応用

　水道水のフッ素化は，公衆衛生学的に，費用対効果比率の大変高い方法であるが，日本人の食習慣，水に対する感覚，化学物質に対する感覚，副作用に対する警戒感などによってコンセンサスが得られず，日本では実施されていないのが現状である．

　世界的には60か国で実施され，4億500万人以上の人々がフッ素化された水を使用している．厚生労働省は2000年に，地域からの要望があればフッ素化の技術援助を行うことを表明している．ただし，水道水のフッ素化は，飲みたくない人まで飲まなければならないという面があり，多くの人々の賛同が得られるまでは慎重に対処する必要がある．

$$Ca_{10}(PO_4)_6(OH)_2 + 2NaF \longrightarrow Ca_{10}(PO_4)_6F_2 + 2NaOH \quad \cdots\cdots\cdots\cdots ①$$

$$Ca_{10}(PO_4)_6(OH)_2 + 20NaF \longrightarrow 10CaF_2 + 6Na_3PO_4 + 2NaOH \quad \cdots\cdots ②$$

$$CaF_2 \longrightarrow Ca^{2+} + 2F^- \quad \cdots\cdots\cdots\cdots ③$$

$$Ca_{10}(PO_4)_6(OH)_2 + 2F^- \longrightarrow Ca_{10}(PO_4)_6F_2 + 2OH^- \quad \cdots\cdots\cdots ④$$

$$10Ca^{2+} + 6PO_4^{3-} + 2F^- \longrightarrow Ca_{10}(PO_4)_6F_2 \quad \cdots\cdots\cdots\cdots ⑤$$

図 9-16　フッ化物と歯質との反応式

フッ化ナトリウムが歯質に作用すると，徐々にフルオロアパタイトが形成される（①）
フッ化ナトリウムの濃度が高い場合は，フッ化カルシウムの生成が多くなり（②）
歯質表面に沈着する．フッ化カルシウムは二次的に徐々に溶解して（③）
歯質のフッ素化に対するフッ素の供給源となり（④）
再石灰化のためのフッ素の供給源となる（⑤）

フッ化物歯面塗布

3 歳児で受けたことの
ある者の割合は 59.4%
（2011 年）

■ 4）局所的応用

　フッ化物溶液を歯質に直接作用させることで，フッ素の効果を期待しようとする方法である．萌出後間もない時期の歯質は，特に反応性が高く，フッ化物の局所的応用が最も効果的である．

（1）　フッ化物歯面塗布

　フッ化物を歯面塗布したときの歯質との反応式を**図 9-16** に示した．

　ハイドロキシアパタイトからフルオロアパタイトへの変化は徐々に進行するものであり，**図 9-18** の ①④ の反応式は，実際にはハイドロキシアパタイト $[Ca_{10}(PO_4)_6(OH)_2]$ の（OH）が 100% F に置き換わっているわけではなく，$Ca_{10}(PO_4)_6F_x(OH)_{2-x}$ のように部分的な置換が起こっているものと考えられている．

a　塗布溶液の種類

［2%フッ化ナトリウム（NaF）溶液］　Knutson らによると 2 週間以内に 4 回塗布することが有効であるとされ，永久歯で 20〜40%，乳歯で 20〜30% の予防効果が報告されている．
［リン酸酸性フッ化ナトリウム（APF）溶液］　フッ化物濃度は 2% フッ化ナトリウムと同じであるが，リン酸を配合して歯質表面の活性を高めることでフッ素の取り込みを促進させている．現在最も一般的に用いられている薬液であり，年に数回塗布を行う．
［8%フッ化第一スズ（SnF_2）溶液］　溶液は不安定であるため，使用するたびに調整する必要がある．また，収斂性の不快な味であり，初期脱灰部への着色もあるため，あまり使用されていない．

b　術　　式（図 9-17, 18）

　フッ化物を応用するときは，原則として歯面清掃を十分に行い，表面にプラークのない状態で溶液を歯面に作用させる．フッ化物溶液の歯質へのぬれをよくするために，できるかぎり乾燥した状態で塗布するのが望ましい．

　小綿球での塗布とトレーによる方法とがある．溶液状，ゲル状，ムース状のものなどがあるが，いずれにしても応用するフッ化物濃度が高く，急性中毒量に比較的近いことも考慮して，吸引しながら応用し，飲み込ませないように注意しながら塗布する．塗布後 30 分間は飲食を禁止する．

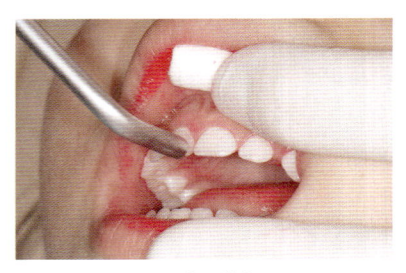
a：歯面乾燥

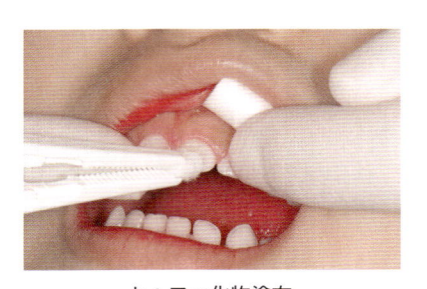
b：フッ化物塗布

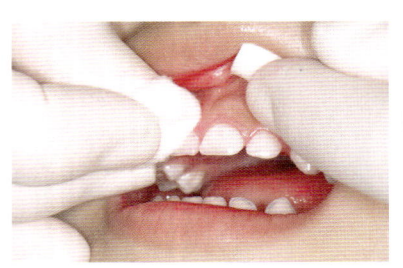
c：余剰フッ化物の除去

図9-17　小綿球によるフッ化物歯面塗布

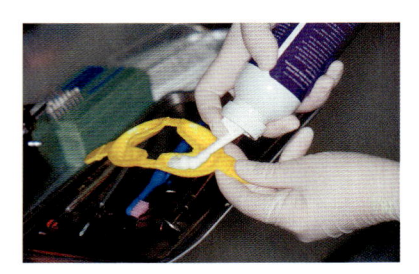
a：トレーにフッ化物を取る

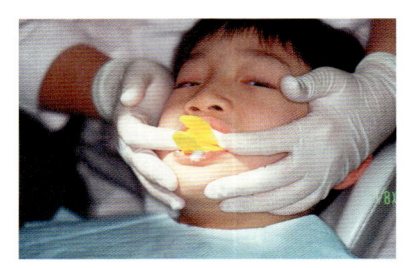
b：口腔内に維持する

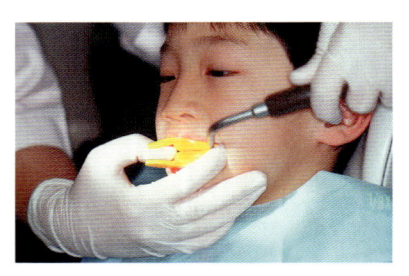
c：そのあいだ唾液の吸引をつづける

図9-18　トレー法によるフッ化物歯面塗布

$$Ca_{10}(PO_4)_6(OH)_2 + 20Ag(NH_3)_2F + 39H_2O$$
$$\longrightarrow 10CaF_2 + 6Ag_3PO_4(+Ag_2O) + 40NH_4OH$$

図9-19　フッ化ジアンミン銀と歯質の反応式
F^- と Ag^+ を供給すると，Ag^+ は歯質のタンパク質と結合して「タンパク銀」を生成し，歯質が分解されにくくなる．

（2）　フッ化ジアンミン銀（サホライド®）塗布

治療に協力できない低年齢児の齲蝕進行抑制剤として用いられる．効果は高いが，歯質が黒変するため，審美性に問題がある．

フッ化ジアンミン銀 $Ag(NH_3)_2F$ と歯質の反応式を**図9-19**に示した．

［塗布時の注意事項］

　① 保護者に，歯が着色することを説明し，同意を得る．

　② 黒く変色するため，永久歯には応用しない．

　③ 付着すると，歯肉，軟組織を腐食させるので注意する．

　④ 皮膚，衣服に付くと黒変するので注意する．

（3）　歯 磨 剤

家庭で歯質にフッ化物を毎日供給できる点で大変優れた方法である．うがいができる小児であれば使用をすすめる．欠点は，歯磨剤を使うことによって口腔内が泡立ち，長い時間歯磨きをつづけにくいことである．歯磨剤を付けない「から磨き」を行ったあとで，少量の歯磨剤を付けてもう一度磨くような工夫がすすめられる．

日本では，医薬品医療機器等法により歯磨剤のフッ化物濃度は 1,000 ppm 以下と規定さ

表 9-13　2 mg/kg に相当するフッ化物の量

	平均体重 (kg)	2%NaF 塗布剤 (mL)	1,000ppmF 歯磨剤 (g)	0.05%NaF 洗口液 (mL)
2 歳	11	2.4	22	96
4 歳	15	3.3	30	132
6 歳	20	4.4	40	176

表 9-14　フッ化物誤摂取時の救急処置

フッ化物濃度	救急処置
5 mg/kg 以下の場合	牛乳などのカルシウムを経口的に与える 嘔吐させる必要はない
5 mg/kg 以上の場合	催吐剤で嘔吐誘発して胃を空にする （6 か月未満の乳児，障害児では禁忌．胃洗浄時は気管内挿管を行う） 可溶性カルシウムの経口投与 （牛乳，5%グルコン酸カルシウム，乳酸カルシウムなど） 入院して 2〜3 時間観察
15 mg/kg 以上の場合	即時入院 嘔吐促進（胃洗浄） 全身管理

（Bayless ほかより改変）

れていたが，2017 年 3 月に 1,500 ppm 以下の高濃度フッ化物配合歯磨剤が厚生労働省により承認された．この通知には，6 歳未満の小児の使用を控える旨が併せて記載されている．

（4）洗口剤

1 日 1 回 0.05%（225 ppm），あるいは 1 週間に 1 回 0.2%（900 ppm）洗口すると効果があるとされている．個人で行う場合と，幼稚園，小学校など集団で行う方法とがある．

特に齲蝕感受性の高い小児に対して家庭での洗口がすすめられるが，家庭でも学校でも十分な管理のもとに行われる必要がある．40〜60%の高い齲蝕予防効果が報告されている．

■ 5）フッ化物の毒性

体重 1 kg あたり 2 mg のフッ化物を飲むと，悪心，嘔吐などの急性症状が起こることがあるとされている．フッ化物塗布液は，2% NaF であるから 1 mL に 9 mg のフッ化物が含まれており，体重 20 kg の小児では 4〜5 mL で，その範囲に入ることになる．毒性が現れる濃度には個人差もあり，より少ない量でも閾値を超えることがあることを念頭において，患児が飲み込むことがないように注意する必要がある．

表 9-13 に，体重 1 kg あたり 2 mg に相当するフッ化物の量の目安を示した．歯科医院で用いられるフッ化物塗布用の溶液が最も濃度が高く，注意が必要である．もしも，大量のフッ化物を摂取した場合の対応として，Bayless らは摂取量に応じた処置法（**表 9-14**）をまとめているが，嘔吐させられる小児であれば，まず嘔吐させる．不可能ならばカルシウムが豊富に含まれている牛乳を飲ませて，フッ化物をフッ化カルシウムとして不溶化させ，フッ化物としての濃度を減少させることが考えられる．その後，救急処置のできる病

表9-15　プラークコントロールの種類

物理的（機械的）プラークコントロール	ブラッシング フロッシング 歯間ブラシなど，その他の器具による清掃法
化学的プラークコントロール	化学薬剤による方法[*1]：抗菌薬（クロルヘキシジンなど） 酵素の応用による方法：デキストラナーゼなど[*2]

[*1] 細菌に対してプラーク形成を抑制
[*2] プラーク基質に作用して細菌の付着を阻害

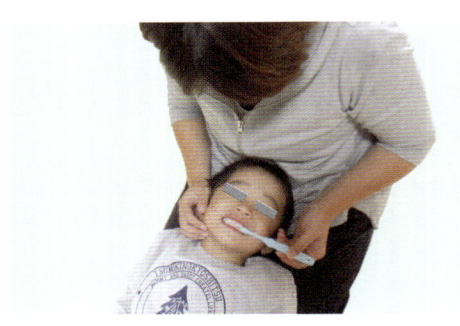

図9-20　寝かせ磨き

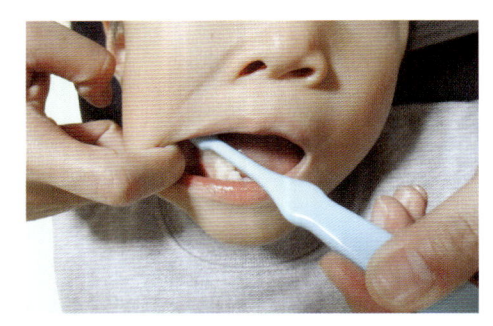

図9-21　人差し指による圧排

院などで胃の洗浄や補液を行う．

3　プラークコントロール

　齲蝕，歯周疾患の根本的な原因であるプラークを完全に除去することは困難であるが，できるかぎり量を少なくして齲蝕誘発性，歯周疾患誘発性を低い状態にしようとすることがプラークコントロールの目標となる．

　プラークコントロールの種類を表9-15に示した．

1）物理的（機械的）プラークコントロール

　プラークコントロールの基本は歯ブラシによるブラッシングであり，食後と就寝前の歯磨きが習慣化して，口腔内が清潔に保たれることが，生涯健康な歯と歯肉を維持できることにつながって行く．こうした生活習慣の行動変容は，根気よく，繰り返し指導を行い，少しずつ前進させる姿勢が肝要である．

（1）　各発育段階における刷掃法の指導

a　乳切歯萌出期（0〜1歳）

　この時期は口腔清掃を行おうとしても協力が得られないことがほとんどである．綿棒やガーゼで拭うことで，口腔清掃に慣れさせることが主体となる．齲蝕感受性は低い時期であり，清掃効果より習慣化の大切さを保護者に伝えるようにする．

b　乳臼歯萌出期（1〜3歳）

　保護者が正座した状態で，子どもの頭部がその膝の上に位置するように仰向けに寝かせた状態で行う（寝かせ磨き，図9-20）．人差し指で頬を圧排すると口の奥まで見やすくなることを保護者に伝える（図9-21）．

c 乳歯列期（3〜5歳）

まず，小児が自分自身でブラッシングをしたあとに，保護者が確認の歯磨きを行うのが望ましい（仕上げ磨き）．この場合も，仕上げは寝かせ磨きを行い，歯間や歯頸部の不潔域に注意を払うよう保護者に伝える．

d 混合歯列前期（5〜8歳）

第一大臼歯の清掃指導が最も重要で，特に，萌出途上の咬合位に達していない時期は食物咀嚼による自浄性が期待できず，また，口腔の一番奥で歯ブラシが挿入しにくいため，プラークが残りやすい．小児の手指の運動機能もまだ未成熟なことも，第一大臼歯の清掃を困難にしている．さらに，小学校に通うようになって自立心が芽生えてくるため，保護者による仕上げ磨きを嫌がるようになる時期でもある．その必要性を十分に説明して納得させる努力が必要である．

e 混合歯列後期（8〜12歳）

第一大臼歯の萌出完了後は，定期的な歯科健診ごとに，染め出し法を用いた指導をつづけながら，ブラッシングの自立をめざして行く．

（2）ブラッシング法

小児期のブラッシング方法として推奨されるのは，できるだけ簡単で習得しやすく，それでいて清掃効果に優れたものである．小児の年齢，歯列の状態，手指の運動機能の発達の程度などに応じて，無理なく行うことができる方法が望ましく，一般的に，スクラビング法やフォーンズ法による口腔清掃が推奨されている．

a スクラビング法

小児自身によるブラッシングだけでなく，母親が小児に対して行う仕上げ磨きにも適している．歯面に当てた歯ブラシを近遠心的に細かく動かして刷掃する方法で，さほど強くないブラッシング圧でもプラークを効果的に除去することができる．その反面，ブラッシング時の歯肉損傷により歯肉退縮が引き起こされる場合があるので，注意が必要である．

b フォーンズ法（描円法）

比較的簡単で，小児にも理解しやすいブラッシング方法である．上下の歯を咬頭対咬頭で咬合させた状態で歯ブラシを歯面に対して直角に当て（唇・頬側），歯面から歯肉も含んだ範囲を円運動で刷掃する．舌側にはやや応用しにくいが，歯ブラシを歯面に対して斜めに当て，唇・頬側のときよりも小さな円運動で磨くようにする．唇・頬側の清掃効果は高いが，歯間部の磨き残しが多くなりやすい．

（3）ブラッシングに関する留意事項

a 歯磨剤

フッ化物を含有する歯磨剤を使用することは齲蝕予防に効果があるため，うがいができるようになったら積極的に使用をすすめるべきである．ただし，泡立つことでブラッシングの時間が短くなる傾向があるので注意を要する．

b 歯ブラシ

ヘッド部分が大きいほど，一度に磨ける歯面の面積が大きくなり，効率はよくなる半面，毛先が最後臼歯部にまで届きにくく，磨き残しの原因となる．やや小さめのヘッドの歯ブラシが推奨される．

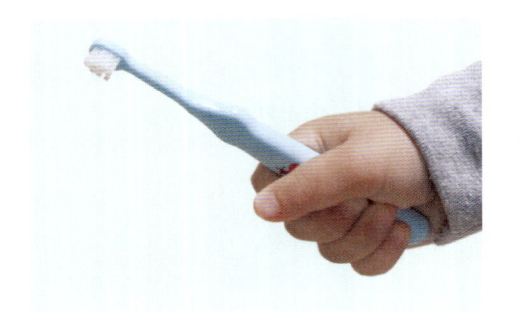
a：パームグリップ

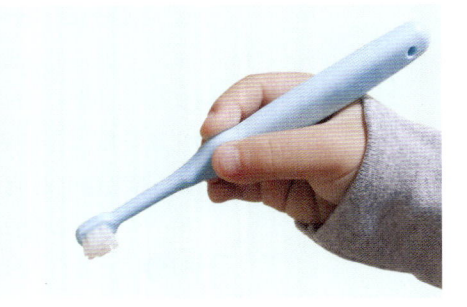
b：ペングリップ

図9-22　歯ブラシの把持法

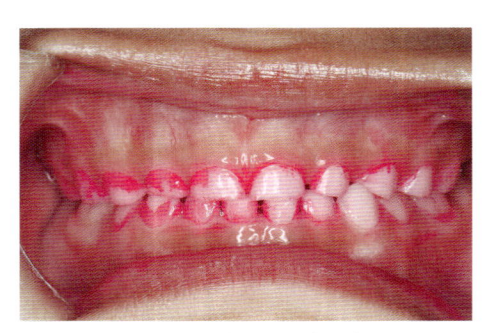

図9-23　プラーク染め出し

仕上げ磨き用の歯ブラシは，柄がやや長いもののほうが奥まで届きやすく，保護者の視野が遮られにくく，直視しやすい．

c　歯ブラシの把持法

3歳ころまでは，持ちやすい把持法で自由にブラッシングを行い，運動機能の発達に合わせてパームグリップからペングリップ（**図9-22**）に移行して，適切なブラッシング圧で磨けるように指導していく．

d　染め出し法

ブラッシング指導の際に，染色液でプラークを染め出すことがよく行われている．どの部位が磨けていないのか，どのくらい時間をかけるとプラークを除去できるのかなどを視覚的に示すことは，大変説得力のある指導法である（**図9-23**）．

染め出しに用いる染色液は，食品添加物の着色料を用いており，通常の使用法で用いるかぎり安全性に懸念はない．

（4）　フロッシング

ブラッシングの習慣が確立したら，次のステップとしてフロッシングを指導する．乳歯列では，4〜5歳ころから第一乳臼歯と第二乳臼歯の隣接面の齲蝕罹患率が高まることを念頭に，保護者にフロッシング法を指導する．

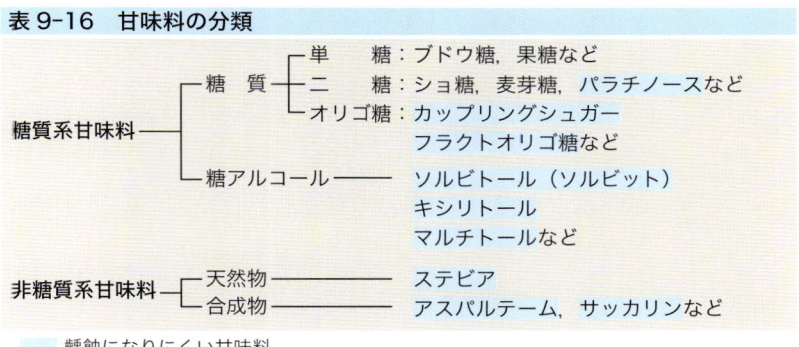

表 9-16　甘味料の分類

糖質系甘味料
- 糖　質
  - 単　糖：ブドウ糖，果糖など
  - 二　糖：ショ糖，麦芽糖，パラチノースなど
  - オリゴ糖：カップリングシュガー
    フラクトオリゴ糖など
- 糖アルコール
  - ソルビトール（ソルビット）
    キシリトール
    マルチトールなど

非糖質系甘味料
- 天然物　ステビア
- 合成物　アスパルテーム，サッカリンなど

　齲蝕になりにくい甘味料

4　食事指導

　小児の齲蝕罹患率が改善し，生活環境が多様化している現代においては，齲蝕予防のためだけでなく，小児の健康増進の観点から，個々のケースに応じたオーダーメードの食事指導が求められる．

　多数歯齲蝕など食生活が原因と思われる口腔内の小児に対しては，生活習慣調査が望ましい．具体的な方法として，過去数日間の，起床から就寝までの小児の生活を時間を追って調査し，食事の内容と時間，間食の内容と時間，歯磨きの時間と回数などを保護者に記録してもらう．それをもとに，その小児の生活環境の改善を助言する．

［食事指導を行う際の基本的な考え方］
①朝昼夕の3食をしっかり食べる．
②偏食せず，栄養バランスよく食べる．
③間食は，時間を決めて，ダラダラ食べはしない．
④間食は，粘着性，停滞性に留意し，自浄性のある果物などをすすめる．
⑤スポーツ飲料，乳酸菌飲料をダラダラ飲まない．
⑥食後は歯磨きを励行する．

5　代替甘味料（代用甘味料）

　口腔常在菌の基質にならないために，その代謝によって酸を生じない甘味料は齲蝕予防の観点からは有効であり，間食のための菓子購入時などに参考になる．齲蝕を誘発しにくい甘味料を表 9-16 に示した．

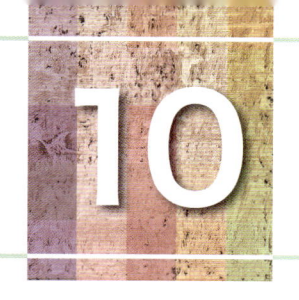

10 齲蝕治療

A 乳歯の歯冠修復

1 乳歯齲蝕の診察・診断

■ 1）歯冠修復の目的

　乳歯の歯冠修復の目的は，齲蝕の進行を抑制し，歯を保護すること，そして，なんらかの原因によって失われた歯の実質欠損を人工的材料によって，形態的，機能的ならびに審美的に回復することである．そのためには，乳歯の形態学的・組織学的特徴に十分配慮することは当然のことであり，乳歯および乳歯列がはたす咬合誘導上の機能や，乳歯歯根膜のはたす咬合運動への生理学的役割も十分に考慮する．

■ 2）歯冠修復の適応症

　エナメル質や象牙質は再生されることがないため，一度実質欠損が生じてしまうと別の材料を用いて修復する以外に方法はない．乳歯歯冠修復の適応症には，一般に，齲蝕による実質欠損が最も多い．その他，歯質（エナメル質）形成不全，外傷による歯質欠損，形態異常歯，着色歯，咬合高径の回復の必要のある場合などが適応症となる．

■ 3）齲蝕診察の一般的注意事項

① 患児や保護者に対して，自覚症状，現病歴，既往歴などの医療面接を十分に行う．
② プラークや食物残渣を除去して診察する．
③ 診察時に恐怖感を与えない．
④ 低年齢児の場合，診察は手早く行う．
⑤ 十分な明るさの照明のもとで行う．
⑥ ミラー，探針，エキスカベーターを用いる．
⑦ 隣接面齲蝕の診察ではデンタルフロスを用いる．
⑧ 探針は，エナメル質初期齲蝕層を壊す恐れがあるので，裂溝を強く探ることは避ける．
⑨ エックス線写真による検査を行う．

■ 4）診　　断

　一般に，進行の状態と速度によって臨床的に診断する．また，発現部位の診断も行う．

（1）進行状態での診断

　健全歯：齲蝕のみられないもの
　C_1：エナメル質に限局した齲蝕
　C_2：象牙質までの齲蝕
　C_3：歯髄まで達した齲蝕
　C_4：残根状態のもの

C_0（シーゼロ）

乳幼児診断のときにのみ用いられる．歯科疾患実態調査では除かれている．〈判断基準〉エナメル質の実質欠損がなく，裂溝の着色および白濁を含む．

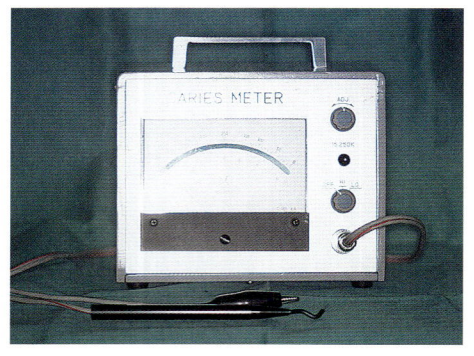

パルス波 400 Hz の発振器を基本にして，生体に用いる電流は 5 μA にし，口腔粘膜と検歯間の抵抗の変化をメーターの目盛針の指示で齲蝕の深さを診断する．
診断に際しては，簡易防湿下，表面のプラークを除去し，エアシリンジで乾燥後，測定部位を生理食塩水で浸し，導子の先端を患歯に当てる．

図 10-1　電気抵抗値測定器　Caries meter®

表 10-1　電気抵抗値に対する歯科的処置

電気抵抗値（kΩ）	歯髄との関係	歯髄に対する処置
20.1 以上	十分な厚さの健全象牙質が存在	無処置
18.0±2.0 以上	希薄な一層の健全象牙質が存在	間接覆髄
16.0±2.0	仮性露髄の危険性	直接覆髄もしくは断髄
12.0±1.5 以下	露　髄	断髄もしくは抜髄

（2）　進行速度での診断

a　急性齲蝕

自発痛や，触診の際に痛みを感じる．多量の軟化象牙質が存在し，湿潤状態で，エキスカベーターで拭き取ると，深い場合は露髄することもある．

b　慢性齲蝕

痛みを訴えることが少ない．軟化象牙質は少なく，歯質は硬い．

（3）　齲蝕探知法

齲蝕の深さや広がりを知るために，一般にはエックス線写真検査を行うが，日々の治療のなかで，エックス線写真では探知がむずかしい小窩裂溝齲蝕，あるいは，すでに齲窩はみられるが，その広がりや歯髄腔への距離などを診断する場面にしばしば遭遇することがある．このような場合に備えて，エックス線写真に代わる検査機器がいくつか開発され，臨床に応用されている．

a　電気抵抗値測定法（インピーダンス検査）

電流を用いてエナメル質，象牙質の電気抵抗値を測定し，齲蝕の深さを診断する（図10-1）．脱灰により歯質に空隙ができると歯質の電気抵抗値が低下する現象を利用している．エナメル質の電流の流れる経路は，小柱鞘など比較的有機質に富む部位，象牙質では歯細管と歯線維の間や，膠原線維などとされている．この機器は，肉眼では健全にみえる咬合面下の齲蝕診察に適しているといわれている．測定値による齲蝕の診断では，例えば，露髄しているか否かを診断する際，12.0±1.5 kΩ 以下は完全露髄，16.0±2.0 kΩ では仮性露髄などの基準が明記されている（**表 10-1, 8**）．その他，電気抵抗値に対する歯科的処置などについても同表に示した．

Caries meter®，Electronic caries monitor® などが市販されている．

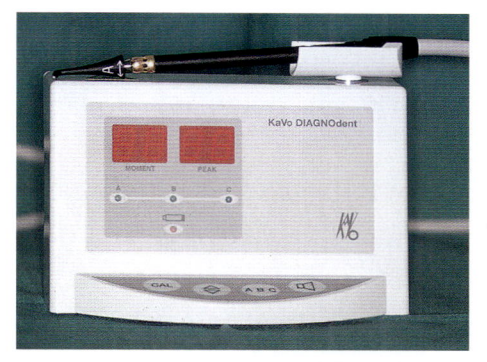

本体には検出された歯質の蛍光強度を齲蝕の深度として表す数値が0～90の範囲で示される．ハンドピースの先端にはキャブレーションチップが取り付けられており，咬合面用，平滑面用の2種類が用意されている．

図 10-2　DIAGNOdent®

表 10-2　DIAGNOdent® の表示値と治療方針 (Lussi)

00～14：活動性の齲蝕ではない
15～20：予防的処置を考慮する
21～30：患者のカリエスリスクなどにも配慮し，予防的または修復処置を選択する
31～99：修復処置（予防処置も含んだ）を選択する

b　レーザー齲蝕検知機器

歯に紫外線を照射すると，歯質内の有機質が一定の強度で蛍光発光することが知られている．健全歯質と齲蝕部位では，その発光強度に差がみられることを利用して，レーザー光を利用した齲蝕検知機器の開発が進められた．

現在市販されている機器としては，DIAGNOdent®（**図 10-2**）がある．この機器はレーザーダイオード（655 nm）を用いた励起光源と，光ダイオードとロング・パス・フィルター（680 nm 以上を透過させる）を用いた検出器からなる．装置本体にハンドピースが接続されており，ハンドピース先端に取り付けられるプローブは，齲蝕の部位およびサイズに応じて，平滑面と小窩裂溝用の2種類が用意されている．本体で発生されたレーザー光（励起光）は，このプローブを介して検知部位に照射される．

デジタルディスプレイに示される蛍光強度の数値をどのように判定するかについては，多くの臨床研究の結果，「18～25」の範囲を齲蝕と健全の境界とすることが推奨されている（**表 10-2**）．

臨床で使用する場合には，単に DIAGNOdent® の数値のみで判断するのではなく，臨床症状なども確認してから行うなど，慎重な姿勢が望まれる．

DIAGNOdent® 値と Caries meter® 値との比較を行った結果，臨床的に有用であることが報告されている．すなわち，Caries meter® と DIAGNOdent® のあいだには高い相関がみられたという．また，近似曲線から DIAGNOdent® 値 15 付近が齲蝕の有無の境界，27 付近が C_1 と C_2 の境界であったことが示されている．

5）齲蝕治療の考え方

(1)　Minimum Intervention（MI）

2000 年に FDI が提唱した Minimal Intervention（MI：最小の侵襲）「歯質の切削量を減らし健全歯質を極力保存する」という概念に基づいて，MI を臨床で実践するための具体

的施策として，Identify（診断），Prevention（予防），Treatment & Control（処置，管理）の3つのアプローチからの展開が行われている．Treatment の領域では，過剰診療，過剰切削を戒め，再石灰化療法が齲蝕の処置法の1つとして提起されることとなった．

（2）　再石灰化療法

　Fosdic らの唱えたエナメル質脱灰の臨界 pH の理論に示されるように，口腔内におけるアパタイトの溶解と再石灰化という可逆的な反応は，それにかかわる唾液中のイオン濃度，局所の pH に依存してきわめて敏感に行われている．

　すなわち，初期脱灰とは，ハイドロキシアパタイト $[Ca_{10}(PO_4)_6(OH)_2]$ が酸によって溶解し，歯質ミネラルがイオンとして溶出した状態であり，その結果，表層下脱灰病変が形成されることをいう．脱灰は，H^+ が消費され，pH が中性に移行するにしたがって停止し，さらに Ca^{2+}，HPO_4^{2-} が高度に供給されると反応が逆になり，再びハイドロキシアパタイトやその他の結晶が形成される（再石灰化）．そして，これらの変化には唾液中の pH の変化が大きく影響していることが明らかになっている．

　しかし，これまでの歯科医療では，このようなエナメル質表面に実質欠損が生じる前の初期齲蝕については，齲蝕の前段階として捉えられ，積極的な治療の対象としては扱われていなかった．それは，臨床的にアプローチする際に必要な診断の技術，すなわち，歯質に損傷を与えることなく脱灰の程度や治療の成果を評価する的確な方法が確立していなかったことが大きな理由としてあげられる．しかし，Quantitative Light-induced Fluorescence Method（QLF 法）が使用されることによって，実際の歯において長期にわたる観察が可能となり，臨床に即した脱灰−再石灰化の研究が進展することが期待されている．

■ 6）修復の種類と材料

　乳歯の修復の種類と修復材料を次に示した．

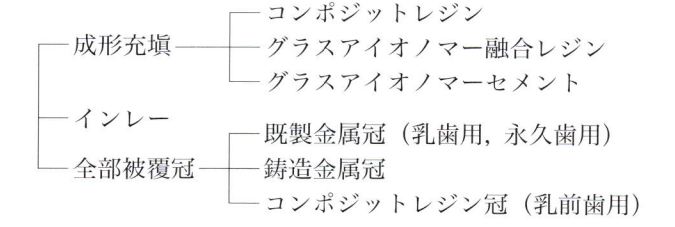

2　除　痛　法

　小児の歯科治療は，さまざまな対応法に基づいて行われる．スムーズな治療を行うためには，使用する器具などを事前に見せて，よく説明し，触らせることにより恐怖感を取り除くようにする．しかし，麻酔だけは例外である．注射をほかの日常の言葉，状態に置き換え（例えば，歯を眠らせるなど），イメージの変換をはかる．また，口唇や舌がしびれることを前もって告げておくことも必要である．

3 ラバーダム防湿

　ラバーダム防湿は，誤飲・誤嚥防止のため原則的に必ず行う．歯冠修復，歯髄処置の術式の1つであり，省略することはできない．鼻呼吸のできない患者には適応できないとされているが，通気孔を設けるなどして対応する．

　ラバーダム防湿下での嘔吐には，特に注意する（p.115 参照）．

　ラバーダム防湿に用いる器材を**図 10-3, 4** に，利点を**表 10-3** に示した．

■ 1）術　　式

（1）ラバーダムシートの穿孔法（図 10-5）

［孔の大きさ］

　第二乳臼歯……………………………ラバーダムパンチの1番大きな孔を使用（大）

　第一乳臼歯……………………………ラバーダムパンチの2番目に大きな孔を使用（中）

　乳犬歯，乳側歯，乳中切歯……ラバーダムパンチの最も小さな孔を使用（小）

　孔と孔の間隔は2～3 mm とする．孔と孔の間が広すぎると歯間部でラバーがヒダ状になり，狭すぎるとラバーが引っ張られ，歯周囲からラバーが離れて，漏洩を生じたり，歯肉を損傷したりする．

（2）ラバーダム装着法

a　有翼型クランプを使用する場合（図 10-6）

① クランプにフロスをつける．

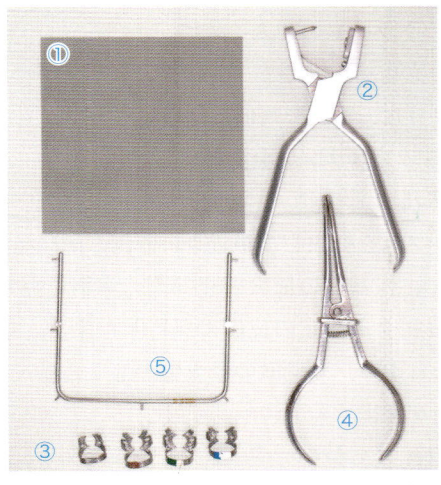

①ラバーダムシート
②ラバーダムパンチ
③ラバーダムクランプ（無翼型，有翼型，図 10-4）
④クランプフォーセップス
⑤ヤングのフレーム
　デンタルフロス

図 10-3　ラバーダム防湿に用いる器材

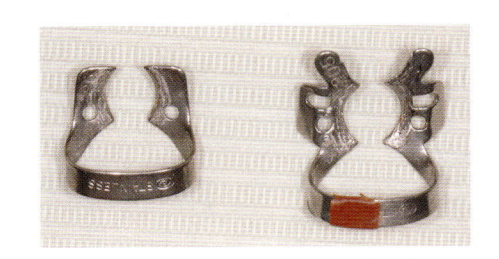

無　翼　型　　　　　有　翼　型

図 10-4　ラバーダムクランプ

表 10-3　ラバーダム防湿の利点（欠点は存在しない）

・施術野を明示し，唾液による汚染を防止することができるので，無菌的な処置あるいは水分や湿度を嫌う処置をより理想的な状態で行うことが可能となる．
・修復材料，薬物などを適切かつ安全に使用でき，薬物，歯科材料の誤嚥を防ぐなど，治療中の突発的な偶発事故を防止することが可能となる．
・不協力児を落ち着かせることができる．

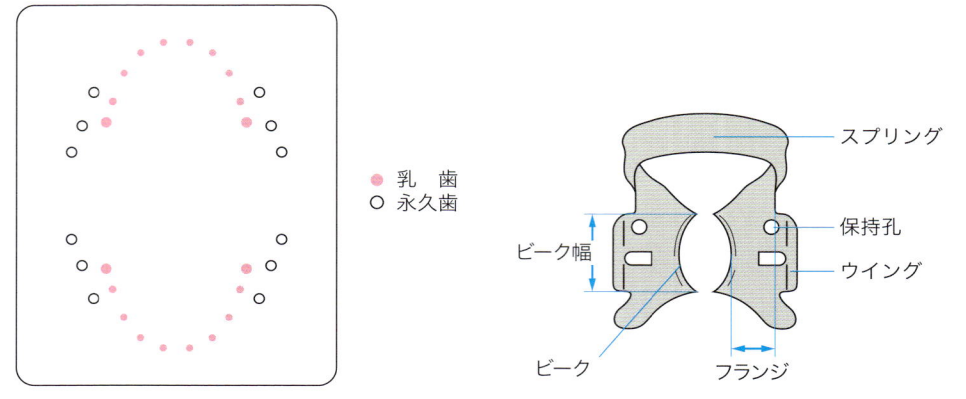

図 10-5　ラバーダムパンチ用型板（ガイドプレート）　図 10-6　有翼型クランプ各部の名称

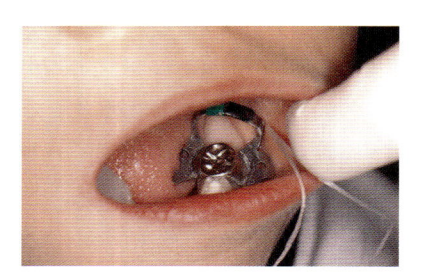

図 10-7　有翼型クランプの試適

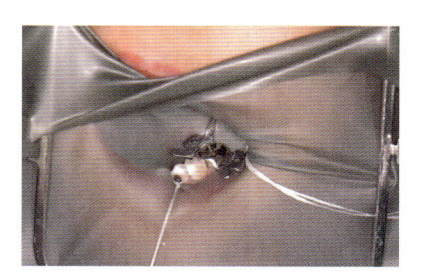

図 10-8　デンタルフロスによる結紮
鼻腔を覆わないようにラバーを折り曲げる.

② クランプの試適（図 10-7）

③ ラバーダムシートへのクランプの挿入

　　ラバーダムシートの穿孔部を広げてクランプのウイングをかける. このとき, シートが斜めにならないように, 歯列の彎曲に沿ってクランプを装着する.

④ クランプフォーセップスでクランプを把持する.

⑤ クランプの口腔内挿入法

　　クランプフォーセップスを拡大しながら, 口蓋側の歯肉縁上にクランプの口蓋側部ビークを注意深く当て, 口蓋側の最大豊隆部下に歯肉を押し下げるように適合させる. 次に, 口蓋側のビークを所定の位置に保持したまま, 頬側面に回転させながら徐々に頬側面の適合をはかる. 頬側面の最大豊隆部下のビークを適合させたのち, クランプフォーセップスを撤去する.

⑥ ピンセットを用いてウイングからラバーダムシートを外し, 歯頸部に適合させる.

⑦ その後, 第一乳臼歯, 乳犬歯を露出させる. ラバーダムシートが接触点を通過しにくいときはデンタルフロスを用いて行う.

⑧ フレームをかけ, 乳犬歯はデンタルフロスで結紮する. なお, デンタルフロスは30〜40 cm くらいの長さで用いる. フロスは, 片顎ずつ歯間隣接面を通し, 頬側部で外科結びにする（図 10-8）.

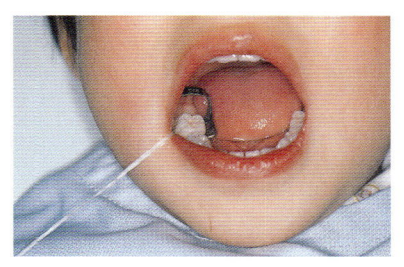

図10-9　無翼型クランプの試適
必ずフロスをつける.

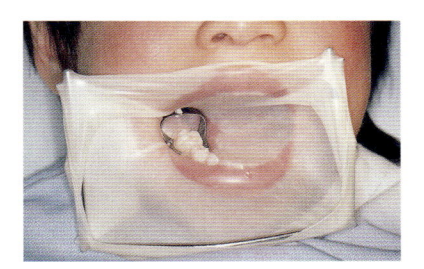

図10-10　フレームの装着

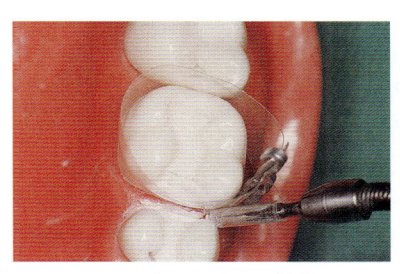

a：マトリックスの装着

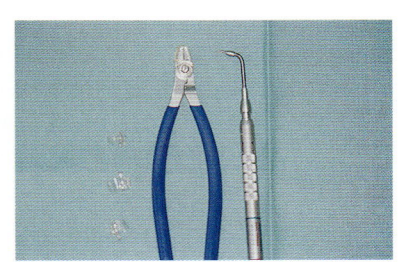

b：専用器具

図10-11　オートマトリックス

b　無翼型クランプを使用する場合

①クランプにフロスをつける.

②クランプの試適（図10-9）

③試適したクランプのスプリングの部分へ，ラバーシートの孔（大）を両手の人差し指で押し広げてラバーシートを挿入する.

④ほかの歯を露出させ（図10-10），乳犬歯をデンタルフロスで結紮する.

■ 2）隔　　壁

　隣接窩洞の際，開放面を壁でふさぎ，修復物の充塡，圧接，付形を容易にするために行う．トッフルマイヤー型バンドを専用のマトリックスリテイナーにつけて使用するもの，イージーマトリックス，Tバンドがある.

［オートマトリックス］　ビニール製の円筒形で，アルミの止め軸を回転させることにより大きさを調節できる仕組みになっている．適当な大きさのものを選択し，専用のインスツルメントで歯にかぶせる（図10-11-a）．インスツルメントの軸を回転させ，緊密に歯に適合させる．充塡終了後は，専用のハサミでビニールの止め軸を切断して除去する（図10-11-b）.

［トッフルマイヤー］　既製のステンレス（厚さ0.08 mm）のリボン状バンドを，トッフルマイヤーのリテイナーによってマトリックスとする（図10-12-a, b）.

［イージーマトリックス］　既製のものを隣接面に挿入し，ウェッジを入れる.

　なお，マトリックスバンドを使用するにあたっては，必ずウェッジを用いる．特に乳歯は歯頸部の狭窄が著しいため，マトリックスの歯面への適合を良好にするために必要となる（図10-12-c, d）.

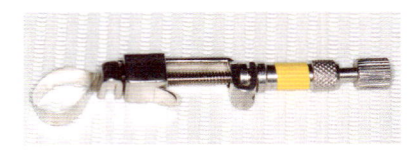
a：トッフルマイヤー型マトリックスリテイナー

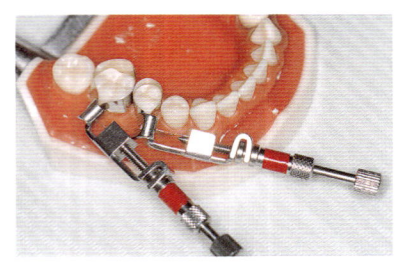
b：下顎乳臼歯の装着例

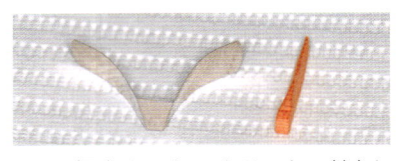
c：石塚式イージーマトリックス（左）とウェッジ（右）

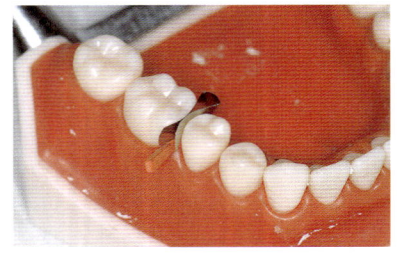
d：下顎乳臼歯の装着例

図10-12　マトリックスリテイナー

[Tバンド]　T字型のマトリックスバンドを用いる．Tの両端を折り曲げて，バンドで患歯を一周させ，ループ状にして用いる．

4　成形充塡

■ 1）コンポジットレジン修復

　コンポジットレジンは，現在最も臨床で使用頻度の高い歯冠修復材料の1つである．歯質との接着性，フィラーの改善，光重合レジンの開発などさまざまな改良がはかられている．

　乳前歯，乳臼歯，幼若永久歯の咬合面齲蝕および隣接面齲蝕に広く用いられる．ただし，歯冠崩壊が著しい場合には，脱落や破折が起こりやすいため既製冠とする．

（1）特　徴

　コンポジットレジンは，レジンとフィラーが含有されている複合材料である．このため複合レジンともよばれている．重合方式には化学重合型と光重合型がある．光重合型は，ペーストのなかに光増感剤を含ませることによって，ある種の波長（470 nm）の光を照射して重合させるものである．光重合型は，修復操作に時間的余裕があるため化学重合型よりも使用頻度が高い．

　コンポジットレジンの利点と欠点を**表10-4**に示した．

（2）術　　式（図10-13）

　① 局所麻酔：通常局所麻酔下で行う．ただし，単純窩洞では必ずしも必要ではない．

　② ラバーダム防湿：必ず行う．

　③ 軟化象牙質の除去：できるだけ取り除く．

　④ 窩洞形成：ダイヤモンドバー，カーバイドバーなどを用いて窩洞形成を行う．エナメ

表10-4　コンポジットレジンの利点と欠点

利　　点	欠　　点
・重合収縮が小さく窩洞への適合性がよい．歯質接着性，辺縁封鎖性に優れる ・歯質と色調が同じで，審美性に優れる ・多歯面にわたる多数歯齲蝕でも一度に充填が可能である（図10-14） ・来院回数が1回で終了する ・熱伝導率が低く，歯髄に対して刺激性が少ない ・光重合型では硬化時間を調節することができ，形態形成が容易にできる	・歯質の薄い部分の保持形態が得にくい ・耐摩耗性にやや欠ける ・隣接面の回復が困難である ・歯質の酸処理が必要である ・ユージノール含有製剤によって重合が阻害される

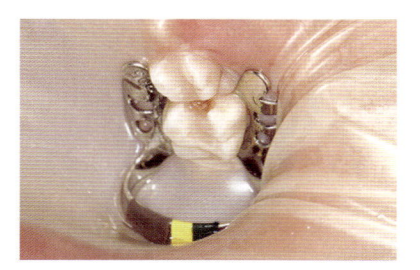

a：ラバーダム防湿

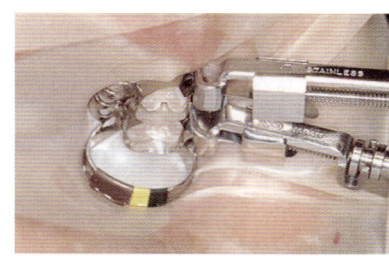

b：マトリックスバンド装着

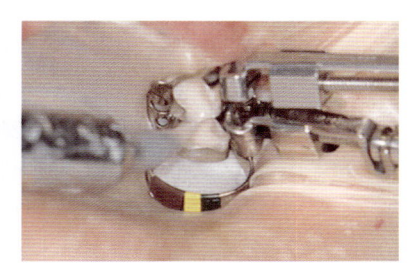

c：レジン充填

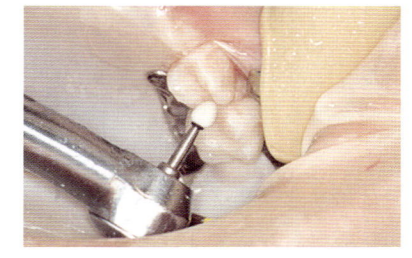

d：咬合調整，研磨

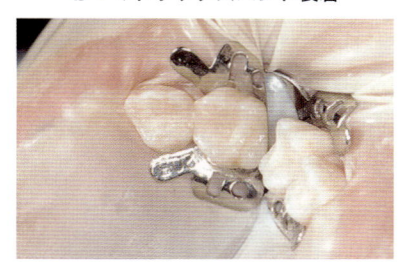

e：完　　成

図10-13　コンポジットレジン修復

ル質との接着性の向上など材料の向上に伴い，窩洞外形は齲蝕の範囲にとどめることが可能となった．したがって，特別な場合を除きアンダーカットは付与しない．窩縁斜面をできるだけ付与し，エナメル質との接着性を向上させる．前歯部では唇舌面に保持・抵抗形態を設ける．

⑤ 歯髄保護（覆髄）：レジン自体の刺激はほとんどないといわれているが，酸処理などの影響を考えて，歯髄保護を行う．

　窩洞が深ければ水酸化カルシウム製剤などによる歯髄保護を行う．本剤以外にも酸腐食，未重合モノマーによる歯髄刺激遮断を目的とした接着性皮膜をつくる薬剤を適用することもできる．酸化亜鉛ユージノールセメントは重合を阻害するといわれているので使用しない．

⑥ 酸処理：エッチング液（30〜50％リン酸系溶液）を小筆，小綿球，またはスポンジ片で塗布する．酸処理とは，歯面を脱灰し，レジンとの接着を増強させるためにエナメル質表面に凹凸をつくることである（レジンタグの形成）．凹凸微細構造にレジンが機械的に結合する．

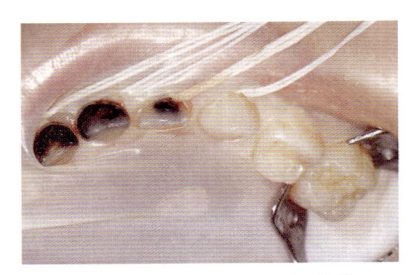
a：上顎前歯部ラバーダム装着

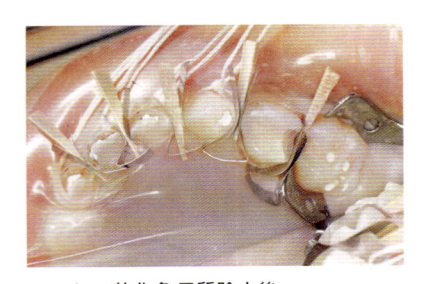
b：軟化象牙質除去後，
イージーマトリックス装着

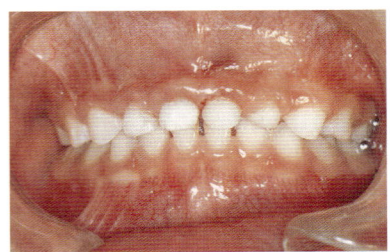
c：レジン充塡後の口腔内写真

図10-14　多数歯にわたるレジン修復

酸処理時間は，乳歯では無小柱エナメル質（表層数ミクロンの無構造エナメル質）の存在などがあり，永久歯より短くすべきではない．

⑦ 水洗，乾燥：水銃とエアーにて完全に行う（材料によっては水洗の必要はない）．

⑧ ボンディング剤塗布：トリエチレングリコールジメタクリレートに Bis-GMA を溶解したもの．エアーにてエタノール成分の蒸発をはかる．

⑨ 隔壁：隣接面窩洞修復の場合にはマトリックスを用いる．

⑩ コンポジットレジンの充塡：レジン充塡器などにより塡入する．光重合型の場合，可能なかぎり歯冠形態を付与してから光照射を行う．

　　隣接面窩洞の場合，マトリックスを撤去してからもう一度光照射を行う．

⑪ 咬合調整：硬化完了を待って，カーボン紙を用いて咬合調整部を点検し，ホワイトポイントを用いて調整する．

⑫ 研磨：ホワイトポイントなどにより研磨，隣接面ではポリッシングストリップス，ポリッシングクリームを用いて行う．コンポジットの研磨にあたっては，フィラーが混入しているため，隅角部や，窩縁の仕上げは必要最小限にとどめるように心がける．

　また，乳臼歯部 2 級窩洞の充塡の際には，マトリックスを使用する．乳前歯部の実質欠損の多い場合の充塡では，乳前歯用のクラウンフォームを用いるのがよい．

■ 2）グラスアイオノマー融合レジン修復

　最近，コンポジットレジンとグラスアイオノマーセメントを融合させた，フッ素徐放性修復材が開発されている．

［コンポマー］　レジン成分（モノマー）の一部がフィラーとして含まれるフッ化アルミノシリケートガラスなどと，修復後に口腔内から修復物に吸収される水分を介して，グラスアイオノマーセメントの独特な硬化反応である酸塩基反応を生じると考えられることから，レジンとグラスアイオノマーとの中間的な材料として取り扱われる．

［リアクトマー］　練和，充塡後に生じる酸塩基反応を，あらかじめ酸反応性フッ素含有ガラスとポリ酸を特殊な技術で反応させ，安定したグラスアイオノマー相をつくり出すのに成功した材料で，これもグラスアイオノマーの特性を十分に発揮させた従来のレジンとの中間的な材料として注目されている．

■ 3）グラスアイオノマーセメント修復

　粉末成分はアルミノシリケートガラス，液成分はポリアクリル酸水溶液からなるセメン

トで，充填用，合着用，窩溝填塞用に用いられる．理工学的にみて，機械的強度，歯質との接着力，溶解性などの点でコンポジットレジンに劣るが，歯髄刺激性が少なく，酸処理を必要としないなどのほか，セメントの粉末成分中に含まれるフッ化物のために，窩洞辺縁部の歯質を強化し，二次齲蝕抑制効果を示す．グラスアイオノマーセメントの適応は，乳前歯，3級，5級，乳臼歯，1級（頬舌面）窩洞のような強い咬合力の加わらない窩洞に適用される．

（1）術　式

① 局所麻酔

② 口腔内清掃

③ ラバーダム防湿

④ 窩洞形成：一般原則に従う．歯質との接着性があるので予防拡大は特に行わなくてよい．辺縁部が薄くならないようにする．歯髄保護は必要ないが，特に深い窩洞の場合は通法どおり覆髄を行う．

⑤ 充填：粉末にアルミナとシリカが含まれているので，紙練板を使用する．金属スパチュラは使わない．水分に触れると硬化反応が妨げられる．

■ 4）そ の 他

ケイ酸セメント，ケイリン酸セメントなどがあげられるが，乳歯の修復材料としては，歯髄刺激などの点から臨床にはあまり用いられていない．

5 インレー

咬合圧の強い臼歯部の修復に適している．

（1）適 応 症

おもに乳臼歯の複雑窩洞に用いられる．

インレー修復の利点と欠点を**表 10-5** に示した．

（2）術　式

① 局所麻酔（前述）

② 窩洞形成：ダイヤモンドポイント，カーバイドバーなどにより形成する．

例）2級窩洞の場合，隣接面の形成は露髄を避けるためスライスカット方式(Willet)，もしくは従来のブラック方式の窩洞とする．

歯肉側壁は，乳歯のエナメル小柱の走行の特徴から，永久歯の場合のように外斜傾

表 10-5　インレー修復の利点と欠点

利　点	欠　点
・物理的強度が強い	・形成，印象採得とインレー装着と最低2回の来院が必要であり，治療の回数が多くなる
・接触点の回復がより確実に行える	・技工操作を必要とする
・複雑で広範囲な窩洞の修復が可能である	・窩洞の形態，インレー体の維持を重視するため歯質削除量が多くなる
・保持性に優れる	・歯質と色調が異なる
	・合着剤の介在が不可欠である

させる必要はない．乳歯においては，窩洞を思いきって深くできないことから，保持力を十分もたせるため，しばしば保持溝がつくられる．窩縁斜面の形成は，タービン用ホワイトポイント，またはカーボランダムポイントを用いて付与する．齲窩の深い場合には，必要に応じて間接覆髄，裏装などの歯髄保護処置を施すことを原則とする．開放角は 60 度である．

③ 歯肉圧排：印象採得に先立ち，歯肉圧排が必要となることがある．2 級窩洞のような場合であるが，圧排はストッピング仮封，圧排フロスなどを用いて行う．

④ 印象採得：シリコン系印象材または寒天アルギン酸連合印象によって，窩洞の印象を行う．直接法によるインレーの場合は，印象の必要はないが，小児の場合，ことに低年齢児においては，なるべくチェアータイムを短縮する意味からも，印象採得による間接法を選択するほうが賢明である．

⑤ 咬合採得：バイトワックスを軟化して咬合採得を行う．正確を期するためには，バイトフレームを用いてインプレッションペーストによる咬合採得を行う．

⑥ インレー作製

⑦ 試適，仕上げ研磨

⑧ セメント合着

6 全部被覆冠

■ 1）乳歯用既製金属冠修復

（1）適 応 症

適応症は，歯冠崩壊の大きい乳臼歯，齲蝕が多数歯にわたる場合で，齲蝕感受性の高い乳臼歯，エナメル質，象牙質減形成症，歯髄処置を施した乳臼歯，保隙装置（クラウンループ）の支台歯などである．

乳歯用既製金属冠の利点と欠点を**表 10-6** に示した．

（2）種 類

現在，市販されている乳歯用既製金属冠と，それぞれの成分を**表 10-7** に示した．

金属アレルギーの症例では，成分について十分に検討する必要がある．

（3）術 式

a 前 準 備

適応歯の歯髄処置か歯内療法処置を完了した場合には，通常グラスアイオノマーセメントで仮封を行い，既製冠で被覆できない部分はレジンを用いて充填し，支台築造を行う．

b 歯冠形成の基本術式（図 10-15）

一層削除型の歯冠形成の順序を次に示した．

[咬合面] ダイヤモンドポイントを用いて，深さ 1 mm のガイドグルーブを付与し，内斜面を形成後，外斜面に移る．クリアランスは約 1 mm とする．バイトワックス（厚さ 1 mm）を咬合させ，クリアランスを確認する．

[近遠心面] ダイヤモンドポイントを用いて，近遠心面の形成を行う．このとき，テーパーをほとんどつけないように，バーを歯軸に平行にし，削除する．

表 10-6　乳歯用既製金属冠の利点と欠点

利　　点	欠　　点
・1回の処置で完了することがある ・有髄歯の場合は歯質削除量が少なくてよい ・齲蝕感受性の高い患児の二次齲蝕の発症が予防できる	・維持不良の場合は脱落しやすい ・既製のため対咬関係の適合性にやや欠ける ・不適合冠縁によって歯肉に傷害を与える

表 10-7　乳歯用既製金属冠の成分

メーカー名	品　　名	成　　分（%）					
		鉄	クロム	ニッケル	銅	マンガン	その他
住友スリーエム	ナイクロ乳歯冠	65〜74	17〜19	9〜13			
デンツプライ三金	アナトム乳歯冠		6	89	4		1
モリタ	キッズクラウン	64以上	18〜20	9〜13		2以下	1以下

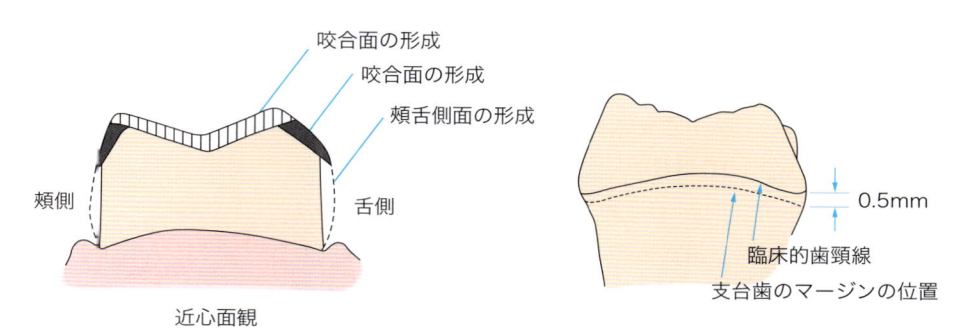

図 10-15　歯冠形成の基本術式

［頬舌側面］　ダイヤモンドポイントを用いて，バーを歯軸に平行にし，削除する．ダイヤモンドポイントの先端は歯肉縁の近くにとどめ，歯肉を傷つけないようにする．

［歯肉縁下］　ダイヤモンドポイントを用いて，支台歯の全周を歯肉縁下 0.5 mm まで削除する．歯頸部辺縁形態は，ナイフエッジとする．

［支台歯の修正］　隅角部および咬合面から軸面への移行部の角を落とし丸みを与える．

c　既製冠の選択

［既製冠のサイズの選択方法］

① デンチメーターにビンディングワイヤーをループ状に装置して，歯頸部の周径を計測し，これを参考にしてサイズの選択を行う（サンプラチナ乳歯冠，アナトム乳歯冠：デンツプライ三金）．

② ノギスを用いて，患歯の両隣接面の近遠心径を測定し，これを参考に選択する（ナイクロ乳歯冠：住友スリーエム）．

　いずれの方法による選択もあくまで目安であって，実際には選択したサイズの前後のものを選び，試適を繰り返して，最も適切なものを選ぶようにする．

d　冠縁の調整

　選択した乳歯用既製金属冠を患歯に試適し，探針にて臨床的歯頸線を冠上に印記する．印記した線上より 0.5〜1 mm 程度を残すところまで曲の金冠バサミを用いて切除，さら

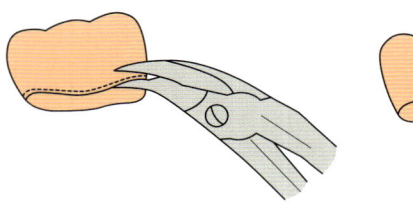
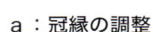
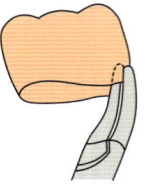
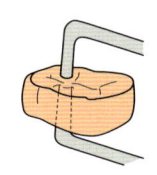

a：冠縁の調整　　　　　b：豊隆の付与　　　　　c：咬合調整

図 10-16　乳歯用既製金属冠の調整

に，試適して，冠縁を歯肉縁下 0.5 mm 程度まで調整する（図 10-16-a）．

e　豊隆の付与と接触点の回復

豊隆形成鉗子を用いて，できるだけ冠縁を適合させる．近遠心側も同様である．その後，隣在歯との接触点の回復をはかる（図 10-16-b）．

f　咬合調整

カーボン紙を咬ませ，過高部を，咬合面調整鉗子を用いて調整する．また，低い部分を突出させるにはパラフィンを咬ませ，低い部位を確認して調整鉗子で突出をはかる（図 10-16-c）．

g　仕上げと合着

調整を完了した冠縁は，鋭縁な部位のないように研磨仕上げを行う．合着は，通法によりセメント合着し，硬化を待って，過剰のセメントを除去して完了する．

■ 2）鋳造金属冠修復

乳歯用既製金属冠は，歯頸部の適合性，耐摩耗性，接触点の回復，正しい咬合関係の回復などの点で必ずしも十分な修復法ではない．一方，鋳造金属冠は，操作の点で少なくとも 2 回の来院を必要とするが，これらの点を十分みたしうるものである．

(1)　適 応 症

乳歯用既製金属冠と同様である．

(2)　支台歯形成上の注意

歯質の削除量を少なくし，咬合面を逆屋根型とする点である．また，歯頸部はショルダーレスとするのがよい．歯冠高径の短い，また頬舌面の傾斜の強い，例えば，下顎第一乳臼歯などにおいては，十分な保持力が得られないという理由で，保持溝を設定するなどの考慮が必要となる．

■ 3）コンポジットレジン冠修復

乳前歯，特に上顎乳前歯は，齲蝕が多発し，また，歯面全体にわたるケースが多い．したがって，切縁を含む広範囲の修復には，審美性の回復をはかって，歯冠色に近いポリカーボネート冠キットから適当なサイズのものを選び，歯頸部の適合を試み，冠の内部にレジンを填入し，口腔内の支台歯に分離剤を塗布し，圧接する．レジンの硬化を待って支台歯を取り出し，冠外形，歯頸部咬合関係を調節したのち，セメント合着を行う．

現在では，ビニール製のクラウンフォームを用いて，コンポジットレジンにより乳前歯被覆修復を行う方法が一般に用いられる（図 10-17）．

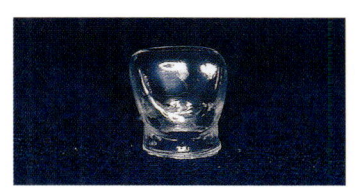

a：クラウンフォーム

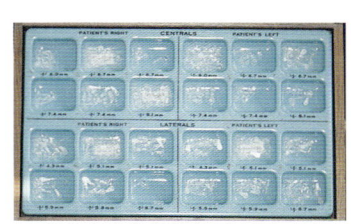

b：大きさの種類

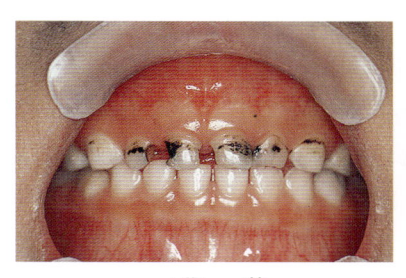

c：術　　前

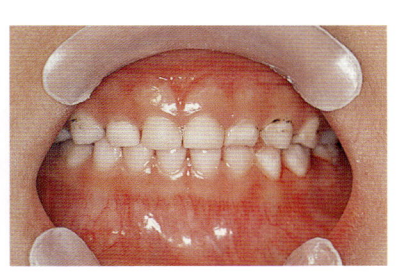

d：術　　後

図10-17　クラウンフォーム

（1）　術　　式

① 支台歯形成：有髄歯の場合の形成は，エナメル質のみにとどめるようにする．象牙質齲蝕は，低速のラウンドバーで削除し，水酸化カルシウム糊剤によって覆髄を行う．

② クラウンフォームの選択と調整：適当なサイズのクラウンフォームを選び，金冠バサミを用いて歯頸部の部分を適合させる．

③ 酸処理：通法による酸処理を行う．

④ 水洗，乾燥

⑤ ボンディング剤塗布

⑥ クラウンフォームの切端部に小穴をつくり，空気，余分のコンポジットのベントをつくる．

⑦ クラウンフォーム内にレジンを充塡し，歯面にもレジンを一層塗布する．次に，クラウンフォームを圧入し，手指で固定する．

⑧ 硬化を待って，クラウンフォームの除去後，咬合調整を行う．

B　　幼若永久歯の歯冠修復

幼若永久歯の場合には，処置や修復を行うにあたって特別の配慮を必要とする．

[修復法を選択する際の一般的注意事項]

① エナメル質の成熟が十分ではない．

　いわゆる萌出後成熟は十分でなく，齲蝕罹患性が高い．

② 歯肉の位置が不確定

　萌出途上にあるため，歯肉弁の残遺があったり，臨床的歯頸線が移動したりする．被覆冠による歯冠修復を行った場合は，将来萌出に伴って修復物の辺縁が歯肉縁上に現れることがある．

③ 象牙質は形成途上である．

　象牙質層は比較的薄く，象牙細管は太い．したがって，歯髄は外来刺激を受けやすい．歯髄保護には十分な配慮が必要となる．

④ 歯髄腔は大きく，根尖孔は開大している．

　露髄の危険性が多く，歯髄感染した場合には，歯根形成にも影響を及ぼす．

⑤ 上下顎の咬合が不安定

　萌出途上にあり，咬合平面に達するまでに7〜8か月を要する場合がある．咬合平面に達しない段階では，上下顎の咬合は不安定である．

⑥ 咬耗がない．

　咬合面にみられる裂溝，副裂溝，小窩および副隆線が明瞭にみられる．この部分は，過剰充塡されやすいので注意する．

　これらの理由から，特に臼歯部では永久的修復をあえて避け，暫間的処置にとどめる場合もある．修復材料はコンポジットレジンが最も多く利用されている．インレー修復は切削量が多くなりやすいという欠点があるため，萌出が完了し，根尖が完成してから用いる．

　具体的な修復方法は，乳歯の歯冠修復に準じる．

C　乳歯の歯内療法

　乳歯歯髄疾患の診察や診断は，主訴や自覚症状などが不明確で，困難なことが多い．特に，低年齢児の場合，コミュニケーションをとるのがむずかしいため，保護者も含めて慎重に対応し，医療面接や各種検査を行う．診断や処置法は，得られた情報を総合的に評価して決定する．

　乳歯の歯内療法の目的は，乳歯の機能を永久歯への交換まで保つことである．乳歯は，咬合，咀嚼機能の発育に重要な存在である．そのため，歯内療法が必要な歯に対しては，歯髄の状態・処置法，咬合発育におけるその乳歯の価値，後継永久歯への影響を総合的に判断しなければならない．永久歯のほうが重要度が高いことから，乳歯を抜去したほうがよい場合もあることも考慮し，処置を行う．

1　乳歯歯髄疾患の診察

■ 1）一般的診察

（1）　医療面接

　視診，打診，触診などの診察項目，電気歯髄診，エックス線写真などの検査情報は，歯髄疾患の状態を客観的に把握するために必須である．また，患児や保護者などに対する医療面接から得られる情報も，診断および処置法や今後の治療計画を決定するために重要である．小児の場合，大人に比べて主訴や現病歴などの聴取が困難なため，保護者を交えて十分に聴取する．誘発痛や自発痛の有無，痛みの既往とその状態は，診断や処置を決定するうえで必ず聴取しておく．

（2）　視　診

　患歯およびその周囲の歯周組織の状態を視覚的に観察する．

a 歯

　変色，齲蝕の有無や範囲，充塡物の破折・脱落，食片圧入の有無，軟化象牙質の状態，

露髄や歯髄息肉の有無を観察する.

b 軟組織

発赤，腫脹，膿瘍，漏孔の有無を観察する．歯髄炎では周囲歯肉の変化はみられない．発赤や腫脹がみられる場合は，根尖性歯周炎を疑う．

(3) 触　診

歯の動揺は，原因歯の同定に重要であり，歯根膜の炎症，歯槽骨の吸収，歯根の吸収が想定される．通常，齲蝕による歯髄炎では動揺は生じていないことが多い．注意点としては，反対側，隣在歯と比較しながら，生理的交換のための動揺などと間違えないようにする．また，探針などで軟化象牙質の硬さや状態を確認することで露髄の可能性も評価する.

軟組織の触診では，膿が溜まっていれば波動が触知され，膿瘍による骨吸収も触知できるが，歯髄炎ではこれらが触知されることはない．これらが認められた場合は，根尖性歯周炎を疑う.

(4) 打　診

打診痛の存在は，炎症が歯根膜に及んでいることを意味する．齲蝕による軽度の歯髄炎では，打診に対して反応はないが，症状の進んだ全部性歯髄炎や外傷歯では痛みを訴える．打診は，ミラーやピンセットの後端を用いて，患歯に対して垂直，水平に優しくたたく程度にする．ただし，低年齢児では打診反応を明確に得ることは困難である．触診と同じように，反対側，隣在歯と比較しながら評価を行う.

■ 2）検査項目

(1) 歯髄電気診（歯髄の電気的検査）

電気診は，電気歯髄診断器を用いて電気的刺激により歯髄の生死を診断する．外傷により破折や脱臼した歯の処置後，歯髄の生死の判定の際に行うことが多い．軽度ではあるが痛みを伴う検査のため，患児の不安や理解の程度によって影響を受けやすく，これらの要素がある場合は正確な値を得るのは困難である．また，電気診により歯髄炎の程度を知ることはできない.

(2) 温度診

スリーウェイシリンジのエアーや歯髄診断用の冷却スプレーによる冷温診，熱したストッピングなどを利用した熱温診により歯髄の生活反応を診断する．温度診も，電気診と同じように患児の不安や理解の程度によって影響を受けやすいため，正確な結果を得るのは困難な場合が多い.

(3) エックス線写真検査

エックス線写真より，齲蝕の深さと歯髄との位置関係，修復物と髄角の位置関係，歯髄の石灰化や根管の閉鎖など，歯髄内の変化，生理的・病的な歯根の内部あるいは外部吸収，永久歯歯胚との位置関係などを評価する.

(4) インピーダンス検査

齲窩のインピーダンス（電気抵抗値）を測定して，露髄の有無を評価する（**表10-8**）.

表10-8　インピーダンス値による露髄の有無の判定

露髄なし	18.0	±	2.0 kΩ
仮性露髄	16.0	±	2.0 kΩ
露髄あり	12.0	±	1.5 kΩ

2 乳歯歯髄炎

　乳歯歯髄炎は，齲蝕や外傷が原因となって発生することが多い．まず歯髄充血が始まり，冷・温などの温度刺激，食片圧入などによる圧刺激，細菌感染などさまざまな外来刺激が加わることで炎症が拡大し，最終的に歯髄は変性し，失活する．

　処置法は，歯髄炎の経過，および年齢による生理的歯根吸収と乳歯の重要度を評価して，目標とする永久歯へのスムースな交換が達成されるようにする．

■ 1）臨床的分類

（1）閉鎖性歯髄炎

a　急性単純性歯髄炎（図10-18-a）

　毛細血管の充血，漿液の滲出，円形細胞浸潤（好中球を認めず，おもに形質細胞とリンパ球），象牙芽細胞の萎縮がみられ，臨床的には疼痛や象牙質までの実質欠損がある．

b　慢性単純性歯髄炎

　慢性齲蝕の進行過程，ならびに二次齲蝕や充填後の残存齲蝕歯質からの軽微な細菌毒素や分解産物の浸透によって成立する．髄角部を中心に，古い膿瘍は線維性被包を受け，軽微なリンパ球と形質細胞の残存がみられる．

　臨床的には，象牙質までの実質欠損があるが，疼痛はない．

c　急性化膿性歯髄炎

[膿瘍型]　齲蝕病巣に膿瘍がみられる．膿瘍中心部は次第に液化融解し，周囲に円形細胞浸潤（好中球が主体，リンパ球を含む）を認め，その外周は幼若な肉芽組織で被包されている（図10-18-b）．

[蜂窩織炎型]　著明な好中球，リンパ球浸潤を伴う．化膿性変化が限局せず，歯冠部歯髄の一部で充血する毛細血管を中心に，び漫性に拡大していく（図10-18-c）．

　臨床的には，一晩中，強度の痛みがある．齲窩は象牙質から歯髄まで達している．開放性になると痛みはなくなる．

（2）開放性歯髄炎

a　慢性潰瘍性歯髄炎（図10-18-d）

　齲窩内に露出した歯髄は，表層より次の3つの層に分かれる．

① 食物残渣（食片），プラーク，膿汁が混在し，活発な防衛機転の存在を示す著明な好中球浸潤層

② 好中球，リンパ球，マクロファージの混在する肉芽細胞層

③ さらに，深層部にはごく軽微なリンパ球，形質細胞と線維化の亢進

　臨床的には，咀嚼時の痛みがある．実質欠損は大きく，歯髄まで達する．

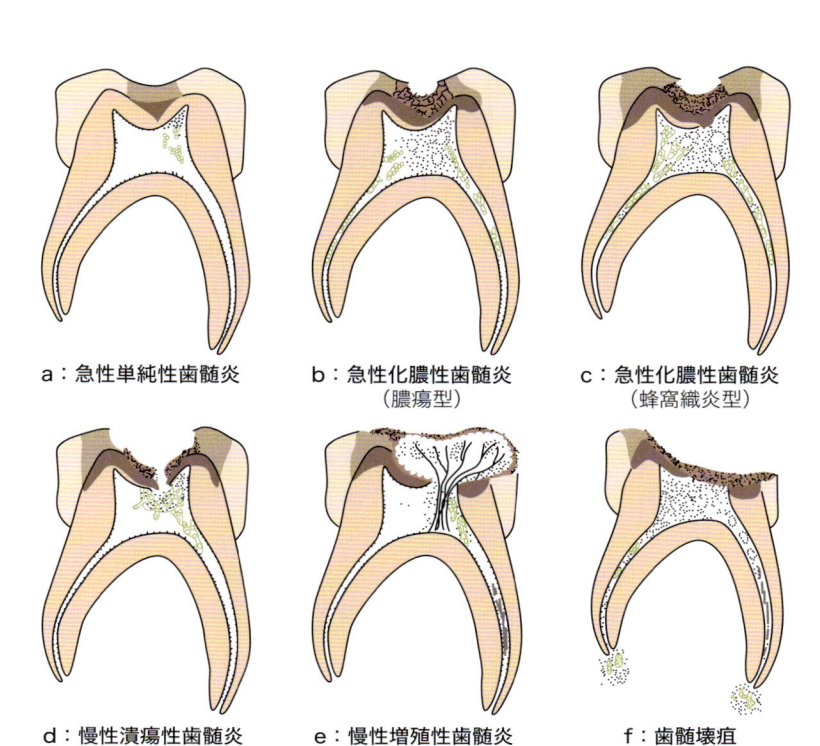

a：急性単純性歯髄炎　　b：急性化膿性歯髄炎
（膿瘍型）　　c：急性化膿性歯髄炎
（蜂窩織炎型）

d：慢性潰瘍性歯髄炎　　e：慢性増殖性歯髄炎　　f：歯髄壊疽

組織ならびに病変の模式図

歯髄充血		び漫性石灰化物	
円形細胞浸潤		象牙前質の存在	
限局性化膿（膿瘍型）		象牙前質の消失	
び漫性化膿（蜂窩織炎型）		歯髄組織の壊死	
靭帯状に発達した線維		変性壊死物質	

図 10-18　乳歯歯髄炎の分類

（須賀昭一 編，片桐正隆：図説齲蝕学，医歯薬出版，1990 より改変）

b　慢性増殖性歯髄炎（図 10-18-e）

臨床的には，咀嚼障害，出血，齲窩に息肉を認める．

慢性潰瘍性歯髄炎の進行過程で，歯髄の生活力が旺盛な場合は，血管に富むポリープ状の肉芽〔歯髄息肉〕が増殖する．息肉の表面は重層扁平上皮で覆われることがある．息肉の頸部付近は肉芽中の線維が靭帯状に発達し，一端が髄床底に終わっていることがある．

c　歯髄壊疽（図 10-18-f）

臨床的には，咀嚼時痛，不快感，腐敗臭がある．

これらの分類は，従来，永久歯に準じている．自覚的・他覚的臨床症候が急性に比べて緩慢なものを慢性としている．また，臨床診断と病理組織診断との一致性については，乳

歯歯髄炎のうち，慢性潰瘍性歯髄炎が最も不一致性が高かったと報告されている．

■ 2）処　置

　乳歯歯髄疾患に対する処置法は，炎症や感染によって生じた歯髄に対する変化が可逆性であるか，不可逆性であるか，また，その変化が全部性か一部性かを，医療面接，各種診察・検査項目の結果を総合的に判断して診断し，決定する．また，歯ないし歯髄の保存は，年齢による永久歯への交換も考慮して行わなければならない．

　例えば，「4歳男児で，下顎右側第一乳臼歯に，しばらく前から齲蝕があったが放置しており，昨晩から夜間痛があって夜も眠れない．現在，持続性の自発痛があり，齲窩は軟化歯質で覆われており，エックス線写真検査では根尖部に透過像は認められないものの，齲窩と歯髄腔の交通が認められる」というような症例では，急性化膿性歯髄炎で，全部性，不可逆性の歯髄炎であることを想定し，処置として抜髄を選択するという流れになる．

(1)　歯髄鎮静法

　窩洞形成などにより急速に歯質の欠損を生じた場合，齲蝕歯質の除去によって歯髄を覆う部分が急激に失われた場合，齲蝕性の歯質破壊が急速に進行した場合などに，歯髄充血，急性単純性歯髄炎を引き起こした歯に対して鎮静，鎮痛，消炎，消毒を目的に行う治療法である．この段階での歯髄は可逆性の変化のみである．

　使用されるのは，ユージノール，グアヤコール，酸化亜鉛ユージノールセメントである．

[術　式]

　① 局所麻酔，ラバーダム防湿

　② 軟化象牙質の除去

　③ 仮封：酸化亜鉛ユージノールセメントによる仮封，あるいは液状の鎮静薬を染みこませた綿球を貼付し，仮封する．

　④ 修復および処置：歯髄の炎症が消退したら必要に応じた修復を行う．痛みが継続する場合は，生活歯髄切断法，抜髄法を行う．

(2)　歯髄覆髄法

　象牙質齲蝕の処置および窩洞形成を行うと，歯髄を覆う健康な窩底象牙質が菲薄になる傾向がある．このような窩洞にただちに充填すると，充填物の理化学的刺激が菲薄な象牙質を通じて歯髄に達する危険性がある．

　覆髄法は，こうした刺激を遮断し，歯髄に生じた軽度の可逆的炎症を鎮静化させ，直下の髄腔壁に修復象牙質の新生添加を促し，歯髄の正常な生活力と機能の回復をはかる目的で行う．

a　間接覆髄法

　歯髄の保護と修復象牙質の形成促進を目的として，歯髄に近接した象牙質窩洞面に水酸化カルシウム製剤などの覆髄材を貼付する．

[術　式]

　① 局所麻酔，ラバーダム防湿

　② 軟化象牙質の除去，窩洞形成

　③ 覆髄材の貼付：水酸化カルシウム製剤などの覆髄材を，歯髄腔に近接した部位に貼付する．

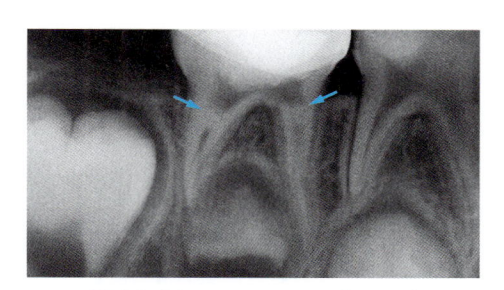

図 10-19　デンティンブリッジ

④ 充填および修復：覆髄材の上から，必要に応じてコンポジットレジンの充填や，グラスアイオノマーセメントによる仮封裏層を行ったのち，乳歯用既製金属冠などによる修復を行う．

b　直接覆髄法

象牙質齲蝕の処置および窩洞形成を行った際に，偶発的に点状露髄し，歯髄に炎症がみられない場合は，歯髄を直接覆髄材で覆い，歯髄の保護と被蓋硬組織（デンティンブリッジ，図 10-19）の形成による露髄面閉鎖を目的として行う．

術式は，間接覆髄法に準じ，水酸化カルシウム製剤などの覆髄材を貼付するが，近年では，MTA セメントのような硬組織形成作用を有する水硬性のセメントが使用されることもある．ただし，乳歯では直接覆髄法はあまり行われることはなく，予後がよいなどの理由から生活歯髄切断法を行うことが多い．

（3）　生活歯髄切断法

一部性の歯髄炎のなかで，根部歯髄が健全，あるいは冠部歯髄除去後，根部歯髄が健全に治癒する可能性のある歯髄炎に応用される．

適応となるのは，炎症が冠部に限局した次の歯髄炎である．

・急性単純性歯髄炎（軟化象牙質除去時に露髄した場合）

・慢性潰瘍性歯髄炎

・慢性増殖性歯髄炎

・急性化膿性歯髄炎（急性症状が寛解している場合）

歯髄切断法は，これまで，カルビタール® などの水酸化カルシウム製剤を使用する水酸化カルシウム歯髄切断法と，ホルムクレゾール（FC）を使用する FC 歯髄切断法が行われてきた．現在では，ホルムクレゾールの発癌性や催奇形性など毒性の問題や，根部歯髄がタンパク凝固作用によって生活状態で保存されていないことから，FC 歯髄切断法は行われなくなっており，水酸化カルシウム歯髄切断法が主流となっている．

生活歯髄切断法は，乳歯の歯根未完成期，歯根安定期，歯根吸収期の幅広い時期に応用が可能であるが，歯根の 1/2 以上が吸収している場合などは，抜歯が適応となる．また，術中の歯髄切断面の出血の状態などから，根部歯髄に感染が波及していると思われる場合は，抜髄法に移行する（図 10-20）．また，処置は清潔操作が基本となる．そのため，歯冠崩壊が激しいなどの理由でラバーダムの装着ができない場合は，予後の点から採用するべきではない．

MTA（mineral trioxide aggregate）セメント

強アルカリ（pH12）で，殺菌作用が強く，硬組織を形成する作用があるため，間接覆髄，直接覆髄の際に，歯髄の保護や鎮静を目的として使用される．成分は酸化カルシウム（CaO），酸化ケイ素（SiO_2），酸化アルミニウム（Al_2O_3）に，二酸化ビスマス，石膏，造影剤が配合されている．

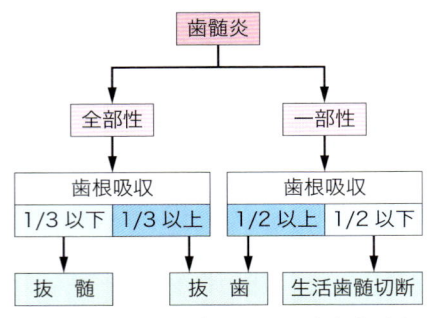

図 10-20 歯根吸収の程度からみた乳歯歯髄炎の処置法
（白川哲夫 ほか編，苅部洋行：小児歯科学 第5版，医歯薬出版，2017 より）

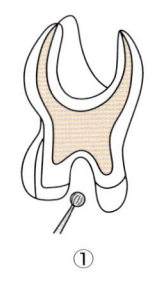 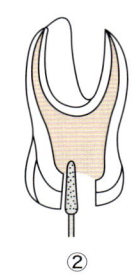 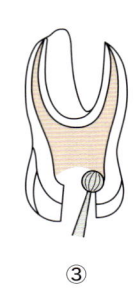 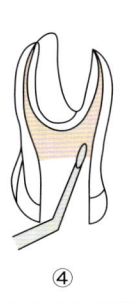 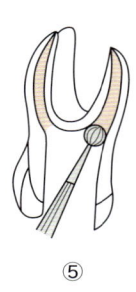 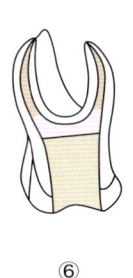

① ② ③ ④ ⑤ ⑥

図 10-21 水酸化カルシウム法の術式

①軟化象牙質除去……大きめのラウンドバー（♯6）を用いて完全に除去する.
②天蓋開拡……………広く漏斗状に開拡する.
③髄角部除去…………ラウンドバーの肩でかき上げるように除去する.
④歯冠部歯髄の除去…ロングネックのエキスカベーターを用いる.
⑤歯髄切断……………根管口より大きめのラウンドバーを用いる. 髄床底を傷つけてはならない.
⑥仮封裏層……………洗浄（次亜塩素酸ナトリウム，過酸化水素水で交互に洗浄）後，切断面に水酸化
　　　　　　　　　　　カルシウム製剤を髄床底全体に貼薬し，リン酸亜鉛セメントにて仮封裏層する.

［術　式］（図 10-21）

① 局所麻酔，ラバーダム防湿

② 軟化象牙質の除去，齲窩の開拡

③ 天蓋の除去，髄質開拡

④ 冠部歯髄の除去：スプーンエキスカベーターやラウンドバーを用いて行う.

⑤ 根部歯髄切断：滅菌されたラウンドバーで根管口，あるいは必要に応じてさらに低位
　で根部歯髄を切断する.

⑥ 洗浄：次亜塩素酸ナトリウム水溶液と過酸化水素水あるいは生理食塩水で洗浄する.

⑦ 水酸化カルシウム製剤の貼付：止血確認後，水酸化カルシウム製剤を切断面に貼付す
　る. さらに，髄床底部にも副根管（**図 10-22**）が存在するといわれているので，髄床
　底部にも水酸化カルシウム製剤を貼付する.

⑧ 仮封裏層および修復：グラスアイオノマーセメントで仮封裏層し，必要に応じて，形
　成後，乳歯用既製金属冠などによる修復処置を行う.

（4）抜髄法

　炎症が根部歯髄まで達した全部性の感染性歯髄炎に罹患している乳歯に対し，感染が歯
周組織にまで及ぶのを防止するために行う.

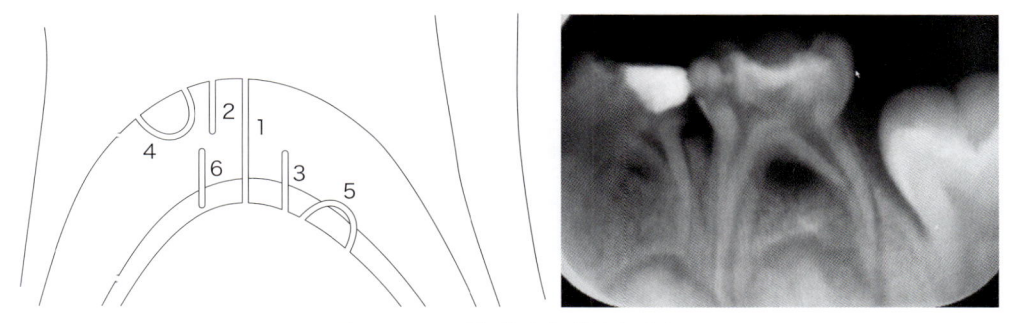

図 10-22　副根管と根分岐部病変

適応となるのは，炎症が根部歯髄まで達した次の歯髄炎である．

- ・急性化膿性歯髄炎
- ・慢性潰瘍性歯髄炎
- ・慢性増殖性歯髄炎
- ・歯髄壊疽

[術　式]

① 局所麻酔，ラバーダム防湿

② 軟化象牙質の除去，開拡

③ 天蓋の除去，髄室開拡，根管口の明示

④ 歯髄の除去

⑤ 根管拡大，洗浄：リーマー，ファイルを用いて根管拡大し，次亜塩素酸ナトリウム水溶液と過酸化水素水あるいは生理食塩水で洗浄する．

⑥ 根管充塡：生活歯髄切断法と同様，髄床底まで水酸化カルシウム製剤で覆う．

⑦ 仮封裏層および修復：グラスアイオノマーセメントで仮封裏層し，必要に応じて，形成後，乳歯用既製金属冠などによる修復処置を行う．

[乳歯の根管充塡材の所要性質]

① 歯根の吸収に伴って吸収されるもの

② 後継永久歯および歯周組織に障害を与えないもの

③ 持続的な制腐性を有し，歯周組織の治癒を促進させるもの

④ エックス線写真で造影性があるもの

　現在，臨床でおもに使用される乳歯の根管充塡材は，ビタペックス® などの水酸化カルシウム製剤である．ガッタパーチャポイントは非吸収性のため，基本的には使用しない．

3　乳歯根尖性歯周炎

　根尖性歯周炎は，歯髄壊疽に続発する根尖部歯周組織の炎症である．断髄処置後，根管充塡後の予後が悪い場合，または外傷が原因で歯髄の壊疽が根尖部周囲組織に波及した場合に，根尖性歯周炎が生じる．痛みや腫脹などの急性症状を伴う急性根尖性歯周炎と，ほとんど無症状で根尖部相当の歯肉に発赤，膿瘍を形成し，瘻孔がみられる慢性根尖性歯周

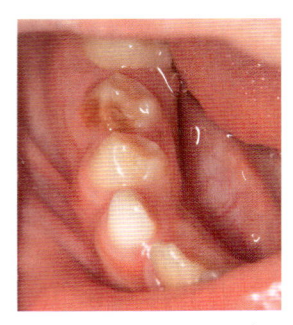

図 10-23　Turner 歯

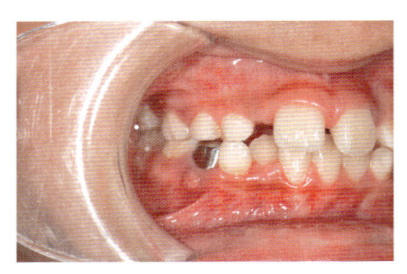

a：初診時口腔内写真
下顎右側頬側歯肉の腫脹を訴え来院．疼痛はない．同部位に膿瘍を認める．

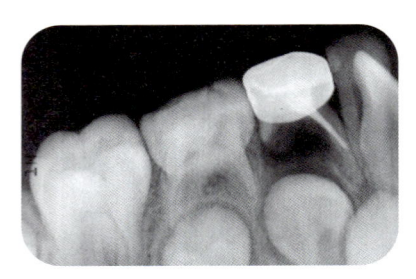

b：初診時エックス線写真
Ｄ｜には根管充塡処置が行われており，根尖部と根分岐部歯槽骨にエックス線透過像が，遠心根に病的吸収を認める．

図 10-24　慢性化膿性根尖性歯周炎の臨床症例（7歳，男児）

炎に大別される．

　急性から慢性に，あるいは慢性から急性に移行する．放置すると，後継永久歯の形成や萌出，歯槽骨に影響を及ぼすので，すみやかに原因の除去を行う．例えば，3〜5歳ころに第二乳臼歯に根尖性歯周炎が持続的に発症すると，下顎第二小臼歯などは歯冠の形成期にあたるため，Turner 歯とよばれる後継永久歯の形成不全が生じる（図 10-23）．

（1）　急性化膿性根尖性歯周炎

　根尖部歯周組織に細菌性の急性炎症を起こし，発症する．炎症が根尖から骨膜へと波及するのに伴い，持続性，拍動性の自発痛が起こり，患歯の動揺，歯肉の腫脹，所属リンパ節の腫脹が発現する．エックス線写真では，歯根膜の拡大，歯槽硬線の消失などがみられるが，根尖歯周組織の透過像は不明瞭である．

（2）　慢性化膿性根尖性歯周炎

　急性化膿性根尖性歯周炎から移行する場合が多い．根尖部歯周組織に慢性の化膿性炎症が起こり，咀嚼時の違和感などはあるが，自覚症状はほとんどなく経過し，歯肉に瘻孔が形成される．根尖部に膿瘍が形成されるため，エックス線写真では透過像が認められる（図10-24）．

■ 1）処　　置

（1）　感染根管処置

　感染根管処置を行う際に，発赤，腫脹，自発痛などの急性症状を訴えている場合は，必要に応じて充塡物の除去や齲窩の開放など，減圧による消炎処置を行う．また，齲蝕の進行や，年齢によって歯根の吸収が進行している場合は，一般的に，感染根管処置の予後がよくないため，抜歯を選択する場合も多い．

　感染根管処置を行う基準は，①乳歯歯根の吸収程度が 1/3 以下であること，②根尖病巣が小さく歯槽骨吸収も著しくない場合である．その他，歯冠崩壊の程度，後継永久歯への発育程度なども参考にする．

［術　式］（図 10-25, 26）

　① ラバーダム防湿

　② 軟化象牙質の除去，開拡

　③ 天蓋の除去，髄室開拡，根管口の明示

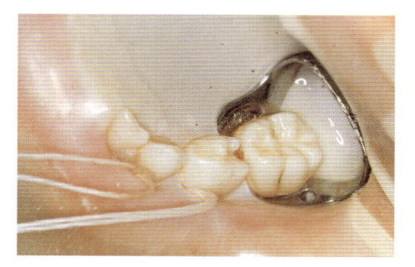
a：ラバーダム装着

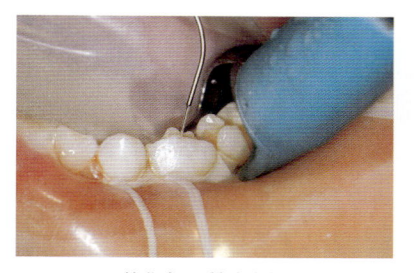
b：軟化象牙質除去後洗浄

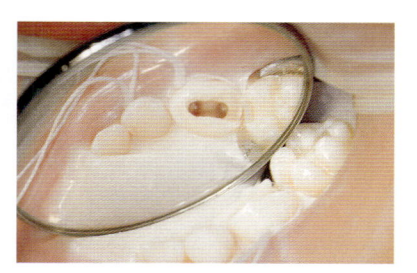
c：根管口明示

図10-25　乳歯根尖性歯周炎の処置

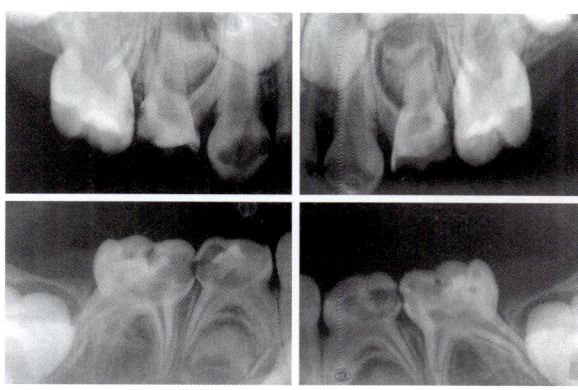
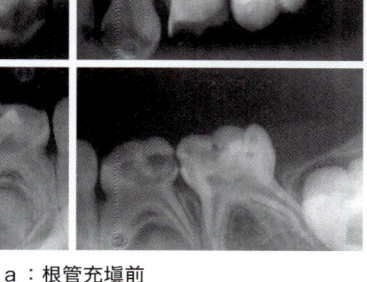
a：根管充填前

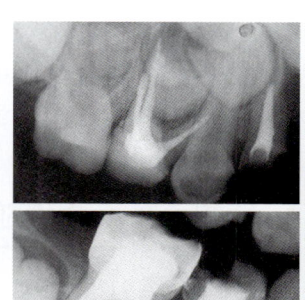
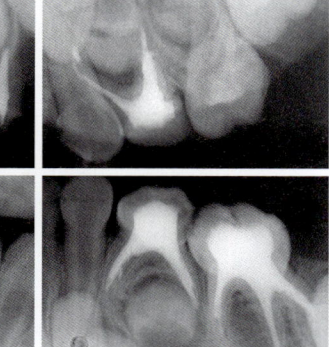
b：根管充填後

図10-26　根管充填前後のエックス線写真

④ 根管内容物の除去

⑤ 根管清掃・拡大，洗浄：根管内の感染歯質を除去するために，リーマー，ファイルを使用して根管清掃・拡大，次亜塩素酸ナトリウム水溶液と過酸化水素水あるいは生理食塩水による洗浄

⑥ 薬剤貼付：根管充填が可能になるまで水酸化カルシウム製剤やフェノール系の薬剤を貼付する．

⑦ 根管充填：生活歯髄切断法と同様，髄床底まで水酸化カルシウム製剤で覆う．

⑧ 仮封裏層および修復：グラスアイオノマーセメントで仮封裏層し，必要に応じて，形成後，乳歯用既製金属冠などによる修復処置を行う．

D　幼若永久歯の歯内療法

　　幼若永久歯とは，歯根未完成の永久歯のことである．幼若永久歯に歯髄疾患が生じるのは，通常，乳歯と同様，齲蝕や外傷に起因することが多い．その一方で，小臼歯における中心結節などのように，萌出後，中心結節が破折することで，その中に含まれていた歯髄組織が感染，炎症を引き起こし歯髄疾患に至る場合もよくみられる．

　　幼若永久歯が歯髄疾患になった場合の歯内療法上の注意点を次に示す．

　① 歯根が短い．

② 髄質が大きい.

③ 根管が太い.

④ 歯質が菲薄である.

⑤ 根尖が漏斗状に開いている.

⑥ 歯髄は根尖歯周組織と広く接している.

⑦ 完全な抜髄が困難である.

⑧ 器具や薬剤で歯周組織を刺激しやすい.

⑨ 根尖まで緊密な根管充塡が困難である.

これらの注意点をふまえたうえで,幼若永久歯歯内療法の当面の目標は次の2つである.

① 罹患した形成途上の歯根の完成

② 開口した未完成根尖部の硬組織添加による閉鎖

このいずれかを達成したうえで,一般の永久歯と同様の根管充塡ができるようにする.

1 幼若永久歯の歯髄疾患の診察

■ 1) 一般的診察

(1) 医療面接

年齢的には学童期に達しており,本人からの主訴や現病歴などに対する聴取は,低年齢児に比べると可能になっているが,併せて保護者などからの聴取も必要に応じて行う.幼若永久歯の歯内療法において,誘発痛や自発痛の有無,痛みの既往とその状態は,診断や処置を決定するうえできわめて重要である.幼若永久歯は,乳歯の場合と異なり,交換を前提とせず,保存が基本となる.歯髄の保存の可否は予後を左右することから,必ず聴取しておく.

(2) 視診,触診,打診

乳歯と同様,必ず行う.

■ 2) 検査項目

(1) 歯髄電気診

幼若永久歯の電気診は,外傷により破折や脱臼した歯の処置後,歯髄の生死を判定するために行うことが多い.幼若永久歯は歯髄の活動が旺盛なため,一見失活したようにみえても生活している場合や,外傷の震盪により判定が不安定になる場合があるので,医療面接などの診察項目や,ほかの検査項目と併せて総合的に判断する必要がある.

(2) 温度診

冷温診,熱温診により歯髄の生活反応を診断するが,電気診と同じく判定の結果が不安定になる場合があるので注意する.

(3) エックス線写真検査

エックス線写真では,齲蝕の深さや,外傷による歯冠破折の部位と歯髄との位置関係,歯髄内の変化,歯根の成長の程度や根尖の閉鎖の状況,病的な歯根の内部あるいは外部吸収の有無などを評価する.

（4） インピーダンス検査

齲窩あるいは外傷による歯冠破折部のインピーダンスを測定して，歯髄との関係，つまり露髄の有無を評価する．

2 幼若永久歯歯髄炎

幼若永久歯歯髄炎は，齲蝕や外傷による歯冠破折が原因となって発生することが多い．また，萌出期の永久歯では，歯の形成不全や中心結節の破折などが原因となって歯髄炎を起こす可能性もあるので，萌出の状態や歯の形成状況，形態異常の有無をよく観察し，歯髄炎が発症しないように対処する．

■ 1）臨床的分類

分類としては，乳歯と同様，急性単純性歯髄炎，急性化膿性歯髄炎，慢性潰瘍性歯髄炎，慢性増殖性歯髄炎，歯髄壊疽が存在する．しかし，幼若永久歯の場合，歯根が未完成で根尖が開いているので，診断に関する検査の反応があいまいであることも多く，歯髄の病態を臨床的に判断することはむずかしい．

■ 2）処　　置

幼若永久歯において診察項目，検査項目から考えられる歯髄の状態，臨床診断名および選択される治療法の関係性は，乳歯と同様である．しかし，永久歯は，乳歯のように生え変わらないため保存が基本となる．また，歯髄の存在は，その後の歯の予後に大きく関与することから，歯髄への侵襲をできるだけ小さくする治療法を選択する．

（1） 歯髄鎮静法

乳歯と同様である．

（2） 歯髄覆髄法

a　間接覆髄法

乳歯と同様である．

b　直接覆髄法

窩洞形成，支台形成時に偶発的に点状露髄し，歯髄に炎症がみられない場合は，歯髄を直接覆髄材で覆い，露髄部に修復象牙質の被蓋硬組織を形成させ，歯髄の生活状態を保存することを目的に行う．軟化象牙質を除去中に露髄した場合は，歯髄への感染を想定し，直接覆髄法は行わない．

c　暫間的間接覆髄法　indirect pulp capping（IPC）

窩洞形成時，露髄をきたす恐れがある場合は，無理に齲蝕象牙質を除去しないで，一部残したまま覆髄し，暫間的処置を施す．その後，自覚症状の有無を確認しながら，しばらくのあいだ経過観察を行い，エックス線写真検査により修復象牙質が形成されたのを確認後，取り残した齲蝕象牙質をすべて取り除いて永久処置を行う．

［術　式］

間接覆髄法に準じ，覆髄材はカルビタール®などの水酸化カルシウム製剤を用いる．

（3） 生活歯髄切断法

幼若永久歯における生活歯髄切断法は，乳歯と同じく，一部性の歯髄炎のなかで根部歯

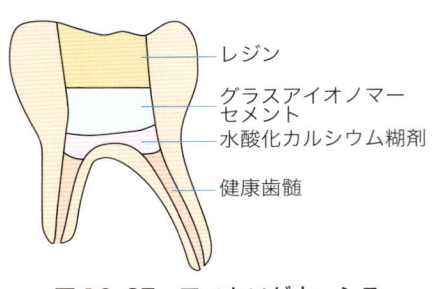

レジン
グラスアイオノマー
セメント
水酸化カルシウム糊剤
健康歯髄

図10-27 アペキソゲネーシス

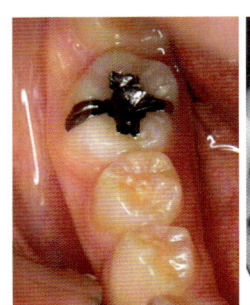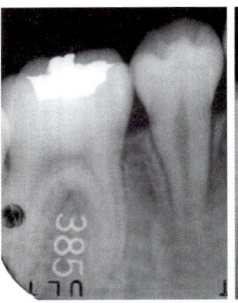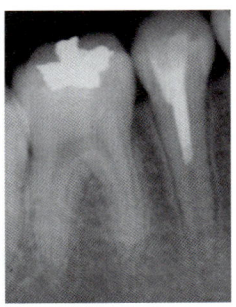

図10-28 アペキソゲネーシスの臨床症例（13歳，女児）
中心結節の破折により急性化膿性歯髄炎が発症し，アペキソゲネーシスを行った．

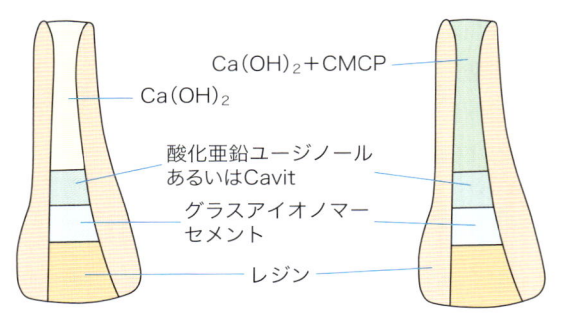

$Ca(OH)_2 + CMCP$
$Ca(OH)_2$
酸化亜鉛ユージノールあるいはCavit
グラスアイオノマーセメント
レジン

a：水酸化カルシウム糊剤単独による

b：Frank法の改変

図10-29 アペキシフィケーション

髄が健全あるいは冠部歯髄除去後，根部歯髄が健全に治癒する可能性のある場合に応用される．適応となるのは，炎症が冠部に限局した急性単純性歯髄炎，慢性潰瘍性歯髄炎，慢性増殖性歯髄炎，急性化膿性歯髄炎（急性症状が寛解している場合）である．

幼若永久歯における生活歯髄切断法は，未完成の歯根を形成することを目的としたアペキソゲネーシス（図10-27, 28）を意図して行う．切断面に貼付する断髄薬はカルビタール®などの水酸化カルシウム製剤を使用する．歯髄に対してタンパク変性をきたすホルムクレゾール（FC）は使用しない．

［術 式］

乳歯の生活歯髄切断法に準じる．

（4） 抜 髄 法

幼若永久歯における抜髄法は，乳歯と同様，炎症が根部歯髄まで達した全部性の感染性歯髄炎に罹患した場合に行われる．適応となるのは，炎症が根部歯髄まで達した急性化膿性歯髄炎，慢性潰瘍性歯髄炎，慢性増殖性歯髄炎，歯髄壊疽である．

［術 式］

乳歯の抜髄法に準じて行う．また，処置は，前述した幼若永久歯の歯内療法上の注意点を考慮して行い，当面の治癒としては，開口した未完成根尖部の硬組織添加による閉鎖をはかるアペキシフィケーション（図10-29）を期待する．アペキシフィケーションで使用

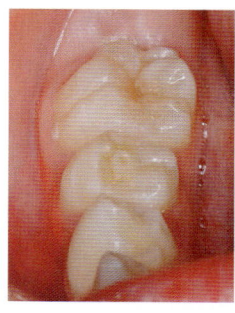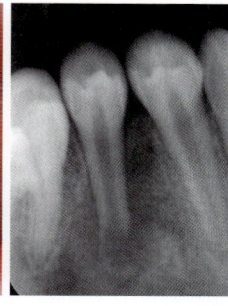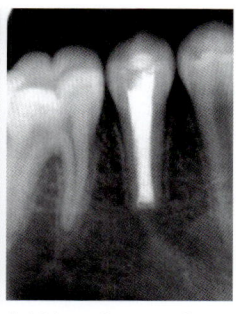

図 10-30　アペキシフィケーション臨床症例(12 歳，男児)
中心結節の破折により急性化膿性根尖性歯周炎が発症し，アペキシフィケーションを行った.

する根管充塡材は，ビタペックス®などの水酸化カルシウム製剤や，Frank 法の水酸化カルシウムとパラモノクロロフェノールカンフル（CMCP）を混合したものが代表的だが，最近では MTA セメント（p.179 参照）なども応用されている．水酸化カルシウム製剤でアペキシフィケーションを行った場合は，根尖が閉鎖したのち，一般の永久歯と同様にガッタパーチャポイントで根管充塡を行う.

3　幼若永久歯根尖性歯周炎

　幼若永久歯の根尖性歯周炎は，齲蝕や外傷による歯冠破折などが原因となって発生した歯髄炎が進行し，これに続発して発症する．中心結節の破折を原因とする場合は，目立った歯質の欠損がないことが多く，歯髄炎から急速に急性根尖性歯周炎に移行し，顎骨に炎症を波及させることもあるので注意が必要である.

■ 1）臨床的分類

　乳歯の場合と同じく，幼若永久歯でも痛みや腫脹などの急性症状を伴う急性化膿性根尖性歯周炎と，ほとんど無症状で根尖部相当の歯肉に発赤，膿瘍を形成し，瘻孔がみられる慢性化膿性根尖性歯周炎に大別される．放置すると，周囲の歯槽骨に影響を及ぼし，歯の保存に影響が生じるので，すみやかに原因の除去を行う.

■ 2）処　　置

（1）　感染根管処置

　幼若永久歯の感染根管処置は，術式的には乳歯と同様に行う．抜髄法と同様，根管充塡材としては，ビタペックス®などの水酸化カルシウム製剤や，Frank 法の水酸化カルシウムと CMCP を混合したものなどが用いられる．前述した幼若永久歯の歯内療法上の注意点を十分考慮して行う．また，治癒の形態は，抜髄法と同様，形成途上の開口した未完成根尖部の硬組織添加による閉鎖をはかるアペキシフィケーション（図 10-30）であり，根尖閉鎖後，一般の永久歯と同様，ガッタパーチャポイントで根管充塡を行う.

歯 周 疾 患

　小児は　口腔内の不潔によって辺縁歯肉や歯間乳頭に限局したプラーク単独性歯肉炎（単純性歯肉炎，不潔性歯肉炎）が多くみられる．歯周疾患は，さまざまな要因が関与して発病し，増齢的に増加傾向にあるとされている．辺縁歯肉や歯間乳頭に発赤や腫脹がみられても，小児の場合，プラークが除去されると，容易に健全な状態に回復するが，出血しやすくなるため，ブラッシングをしなくなる傾向がある．本人のみならず，保護者への継続的な口腔清掃指導が必要である．

　また，萌出期にみられる萌出性歯肉炎，不正咬合や咬合性外傷によって発症する外傷性歯肉病変もみられ，早期発見，早期対応が重要となる．

A　歯周疾患の疫学

　小児の歯周疾患は低年齢化傾向にあると指摘されているが，2011（平成23）年の歯科疾患実態調査では，5〜9歳で所見のないものが64.5%，所見のあるものが35.5%を示し，プロービング後の出血は25.0%，歯石の沈着が10.5%であり，いずれも1999（平成11）年の調査に比べて低い値を示した．10〜14歳では，所見のないものが54.7%，所見のあるものが45.3%を示し，プロービング後の出血は26.7%，歯石の沈着が18.6%でみられた．

　2016（平成28）年の調査では，歯周ポケットの保有者の割合，年齢階級別調査では，

年齢階級（歳）	4 mm 未満	歯周ポケット（4 mm 以上）のある者			対象歯のない者
		総数	4 mm 以上 6 mm 未満	6 mm 以上	
15〜19	93.9	6.1	6.1	—	—
20〜24	74.3	25.7	25.7	—	—
25〜29	68.6	31.4	31.4	—	—
30〜34	66.9	33.1	30.2	2.9	—
35〜39	60.5	39.5	33.7	5.8	—
40〜44	55.1	44.9	39.4	5.5	—
45〜49	55.4	44.6	40.6	4.0	—
50〜54	45.5	54.1	44.5	9.5	0.5
55〜59	50.6	47.8	37.5	10.3	1.6
60〜64	38.7	57.9	43.6	14.3	3.4
65〜69	34.9	60.5	42.3	18.2	4.6
70〜74	36.9	53.6	40.4	13.2	9.5
75〜79	30.2	55.3	40.3	15.1	14.5
80〜84	30.6	47.7	35.6	12.2	21.6
85〜	19.1	44.1	31.6	12.5	36.8

表 11-1　歯周ポケット保有者の割合，年齢階級別　　　　（%）

（歯科疾患実態調査，2016）

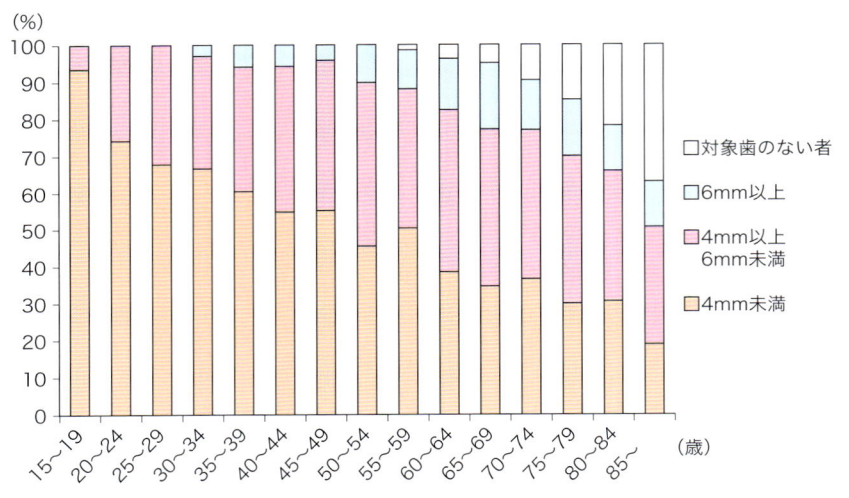

図 11-1　歯周ポケットの保有者の割合，年齢階級別
（歯科疾患実態調査, 2016）

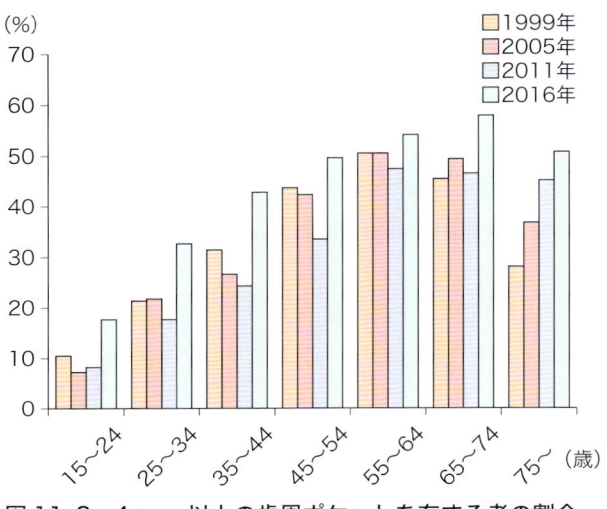

図 11-2　4 mm 以上の歯周ポケットを有する者の割合，年次推移

（歯科疾患実態調査）

表 11-2	歯肉出血を有する者の割合，年齢階級別		(%)
年齢階級 （歳）	歯肉出血		
	なし	あり	対象歯の ない者
10〜14	75.4	24.6	—
15〜19	69.4	30.6	—
20〜24	57.1	42.9	—
25〜29	62.8	37.2	—
30〜34	58.3	41.7	—
35〜39	56.8	43.2	—
40〜44	52.0	48.0	—
45〜49	55.9	44.1	—
50〜54	59.5	40.0	0.5
55〜59	59.3	39.1	1.6
60〜64	56.7	39.8	3.4
65〜69	51.7	43.7	4.6
70〜74	51.7	38.8	9.5
75〜79	46.2	39.3	14.5
80〜84	45.5	33.3	21.2
85〜	30.1	33.1	36.8

（歯科疾患実態調査, 2016）

増齢的に増加している（**表 11-1**，**図 11-1**）．4 mm 以上のポケットを有する割合の年次推移では，15〜24 歳において，1999（平成 11）年が 10.4%，2005（平成 17）年が 7.2%，2011（平成 23）年が 8.5% であったが，2016（平成 28）年は 17.6% で高値を示している（**図 11-2**）．また，歯肉出血を有する者の割合は，10〜14 歳で 24.6% を示し，15〜19 歳では 30.6% を示した（**表 11-2**）．

　健全な歯周組織は，歯肉，セメント質，歯根膜，歯槽骨からなり，歯を維持し，咀嚼機能を営んでいる（図11-3）．正常な歯周組織とは，これらの組織に異常のない状態をいうが，小児の歯周組織は乳歯の萌出から咬合完成まで顕著に変化する．

1) 歯　肉

　乳歯列期の歯肉は，成人に比べてピンク色を示し，毛細血管も豊富である．色素沈着も少なく，重層扁平上皮で覆われている．乳歯の歯周組織の重層扁平上皮は，成人に比べて層の厚みが薄く，角化の程度も弱い．歯肉は，歯間乳頭（辺縁歯肉），遊離歯肉，付着歯肉に分けられ，遊離歯肉と付着歯肉との境界が明瞭である．

　正常な場合は，密な線維によって歯槽骨に固着し，歯間乳頭は底辺が広いが，高さがない三角形の形状をしている．歯肉縁にはスティップリングといわれる凹凸が存在するが，成人に比べて凹凸や数は少ない．辺縁歯肉は内縁上皮から丸みを帯びているが，付着歯肉はセメント質，歯槽骨と線維結合している．また，歯肉と歯は，歯肉上皮，付着上皮および歯肉溝上皮の3種類の上皮で結合している．

　歯肉溝は，歯周組織のエナメル質と歯肉の溝であり，乳歯列期では浅く0.5〜1 mm程度の深さである．歯肉が腫れ，歯肉溝が病的に深くなった状態を歯肉ポケット（仮性ポケット）といい，ポケット底部が歯根側に移動し深くなった状態を歯周ポケット（真性ポケット）という．増齢することで歯肉溝の深さが変化することはない．

2) セメント質

　セメント質は，乳歯は永久歯に比べて薄く，石灰化も低い．歯根膜線維であるシャーピー線維も少なく，第二セメント質はほとんど形成されない．

3) 歯 根 膜

　歯根膜は，歯根と歯槽骨の間に介在し，コラーゲン線維からなる結合組織として結びついている．歯が咬合を営み機能すると線維の量が増加するが，乳歯列期では咬合力も弱く，乳歯の歯根膜結合組織中の線維は量が少なく，細い．また，永久歯に比べて，配列も密ではない．

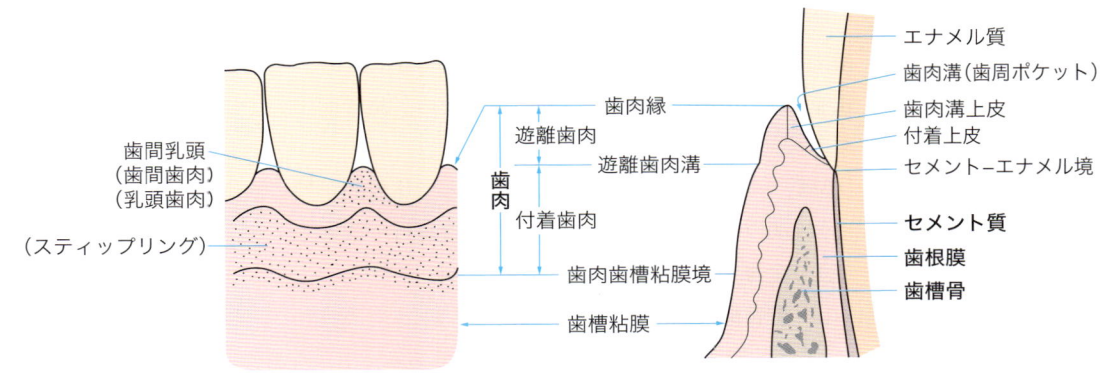

図11-3　歯周組織の構造

■ 4）歯 槽 骨

歯槽骨は，成人に比べて石灰化が低く，骨髄腔が大きく骨梁も疎である．骨髄腔の脈管は富んでいる．歯槽硬線は，萌出が完了し，対合歯と咬合機能を営むようになると，徐々に明瞭になっていく．

C 歯周疾患の種類および特徴と処置

歯周疾患は，病態や病原因子から，Ⅰ 歯肉病変，Ⅱ 歯周炎，Ⅲ 壊死性歯周疾患，Ⅳ 歯周組織の膿瘍，Ⅴ 歯周-歯内病変，Ⅵ 歯肉退縮，Ⅶ 咬合性外傷に分類される．乳歯列期から混合歯列期にかけては歯肉炎が最も多く，歯槽骨の吸収を伴う歯周炎は，遺伝性疾患などを伴う場合以外には，ほとんどみられない．

1 歯 肉 炎

歯肉炎は，小児期に多くみられる歯周疾患の1つである．歯間乳頭部の歯肉は，プラークの刺激などに対して，きわめて敏感に強く反応し，臨床的には辺縁歯肉，歯間乳頭の歯肉に限局して充血，うっ血，腫脹が起こる．思春期，若年者では，歯周ポケットや歯槽骨の吸収を伴った辺縁性歯周炎もみられる．歯肉病変は，プラーク性歯肉炎，非プラーク性歯肉炎，歯肉増殖に分類される．

■ 1）プラーク性歯肉炎

プラーク性歯肉炎には，プラーク単独性歯肉炎，全身因子関連歯肉炎および栄養障害関連歯肉炎が分類されている．

(1) プラーク単独性歯肉炎（単純性歯肉炎，不潔性歯肉炎，図11-4)

歯間乳頭部，歯肉辺縁部の歯肉炎で，乳頭部が著しく発赤，腫脹し，出血しやすい．不十分な口腔清掃が原因で起こることから，不潔性歯肉炎ともよばれる．乳歯列期，永久歯列期いずれにおいてもみられる．唾液の自浄作用の不良な部位である上顎前歯部唇側や臼歯の頬側部では，食物残渣の停滞，プラークの付着が起こりやすく，歯肉炎の好発部位である．

萌出中の乳歯・永久歯の歯冠周囲に，プラーク沈着や食物残渣が停滞することで生じる歯肉炎は萌出性歯肉炎とよばれている（図11-5).萌出中の歯の辺縁歯肉が明瞭な赤色線状を示す炎症で，一般に自覚症状はない．歯の萌出完了に伴い炎症は次第に改善し，治癒する．

[処置] ブラッシングを徹底することで比較的早期に治癒する．萌出性歯肉炎で，咬合時に強い痛みを伴う場合には，歯肉切除を行うこともある．

(2) 全身疾患関連歯肉炎

a 思春期性歯肉炎（図11-6)

12歳前後の小児にみられる歯肉炎である．出血性増殖性歯肉炎の型を示し，口腔清掃のよく行われた小児にも発症するのが特徴的である．女児にしばしばみられる．歯間乳頭の肥大，辺縁歯肉の腫脹などを主症状とする．歯磨きによる出血を恐れて口腔清掃を怠ると

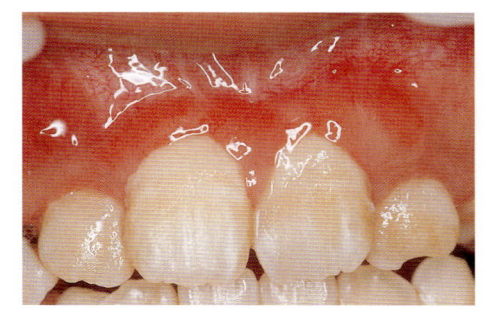

a：上　　顎　　　　　　　　b：下　　顎

図 11-4　プラーク単独性歯肉炎

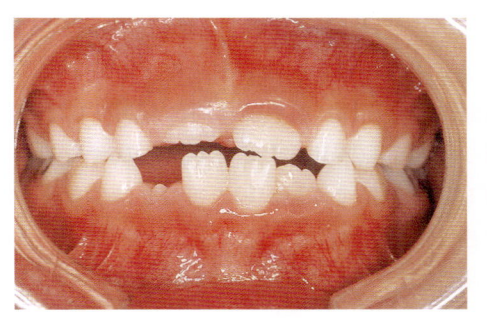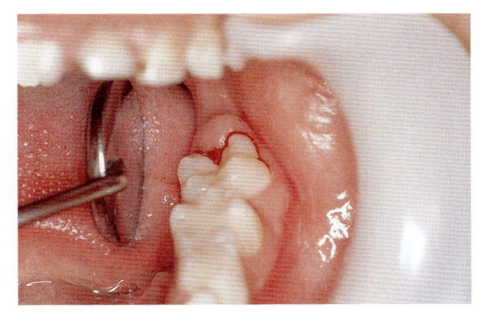

a：中 切 歯　　　　　　　　b：第一大臼歯

図 11-5　萌出性歯肉炎

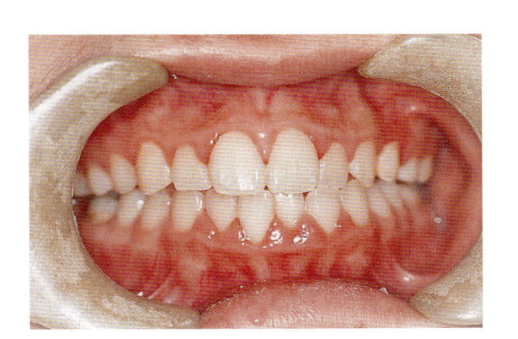

図 11-6　思春期性歯肉炎

いっそう増悪する．ヒトの歯肉に対するエストロゲンやプロゲステロンの作用は不明な点が多いが，思春期のみでなく月経時や妊娠時など，女性ホルモンの分泌量に変動がみられる時期に歯肉炎の増悪をみることがある．思春期における内分泌の変化との関連が指摘されているが，詳細は明らかではない．

[処置]　局所の清掃状態をよくし，清潔に保つことにより改善がみられる．

b　その他の全身状態が関連する歯肉炎

糖尿病や白血病では，免疫機能の低下によって歯周組織に炎症が生じることが報告されている．

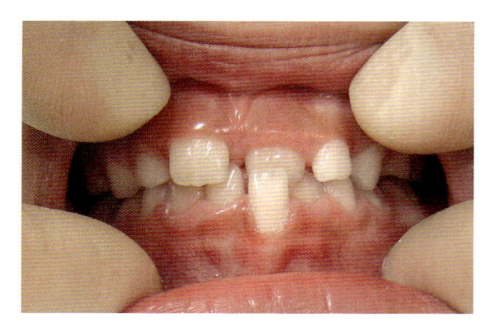

図 11-7　外傷性歯肉病変

（3）栄養障害関連歯肉炎

ビタミン C の欠乏により歯肉からの出血が生じる．ビタミン C はコラーゲン合成に必要であり，また，多核白血球の走化性，抗炎症作用にも関与している．血中濃度が高いほど歯周病原性細菌が感染しにくく，アタッチメントロスの量が小さくなることが報告されている．先進国ではビタミン C 単独で不足が起こることは少なく，小児期では全身的な栄養摂取障害によって生じることがある．

■ 2）非プラーク性歯肉炎

非プラーク性歯肉炎には，プラーク細菌以外の感染による歯肉病変，粘膜皮膚病変，アレルギー性歯肉病変，外傷性歯肉病変が分類されている．

（1）プラーク細菌以外の感染による歯肉病変

特殊な細菌やウイルス感染によって歯肉に症状を示すもので，小児期によくみられるものに，ヘルペスウイルス感染によるヘルペス性歯肉口内炎（p.362 参照）がある．

（2）粘膜皮膚病変

扁平苔癬，類天疱瘡，尋常性天疱瘡，エリテマトーデスなどの粘膜疾患で歯肉に炎症がみられる．これらの疾患は，小児期の発症は少なく，歯肉に剝離性歯肉炎様症状を呈することが多い．

（3）アレルギー性歯肉病変

歯科用金属や歯磨剤，含嗽剤などがアレルゲンとなり局所に起因する場合と，食物や薬物などが原因で生じた全身的なアレルギー反応に随伴して歯肉に症状が生じる場合とがある．歯肉や口腔粘膜に紅斑，びらん，潰瘍，水疱，出血などの症状がみられる．

（4）外傷性歯肉病変（外傷性歯肉炎，図 11-7）

不正咬合，外傷性咬合によって引き起こされる歯肉炎，である．混合歯列期の小児によく発現する．歯肉が発赤，腫脹し，ブラッシング時に出血がみられる．重症の場合は，歯の動揺と歯肉の退縮が起こり，歯槽骨の吸収がみられる．

［処置］　咬合誘導処置を施し，咬合を改善する必要がある．

■ 3）歯肉増殖

（1）薬物性歯肉増殖症

おもに薬物の副作用による．抗てんかん薬（フェニトイン），免疫抑制薬（シクロスポリン A），降圧薬（ニフェジピン）の長期服用により起こる（図 11-8）．歯肉の炎症ととも

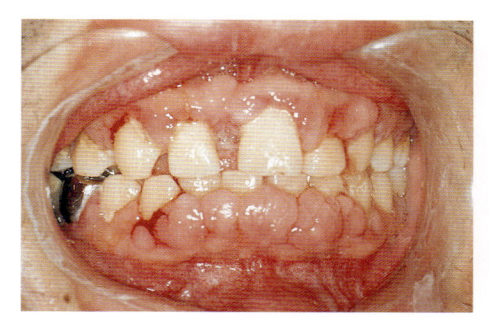
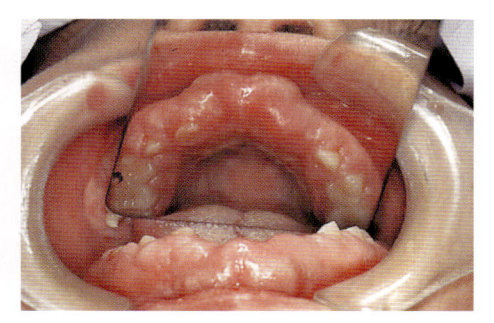

a：フェニトインによる　　　　　　　　b：シクロスポリンAによる

図11-8　薬物性歯肉増殖症

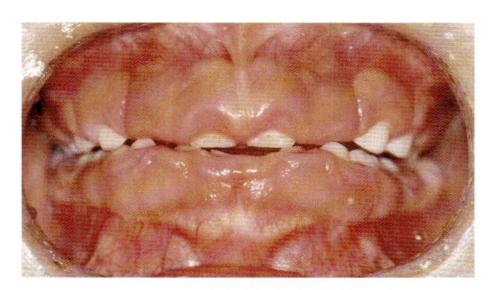

図11-9　遺伝性歯肉線維腫症

に肥厚や増殖がみられる．増殖した歯肉は硬く，線維性で弾力がある．歯肉増殖の程度は薬物の服用量や服用期間と関連するため，薬物の有効血中濃度を適切にモニタリングして投与量を決める必要がある．

［処置］　重症の場合には，歯肉切除を行うこともあるが，日常の口腔清掃を徹底的に行うことにより予防，治療が可能である．

（2）　遺伝性歯肉線維腫症

　歯肉に非炎症性の広範なび漫性肥大をきたす，まれな疾患である（図11-9）．遺伝性歯肉過形成症，歯肉象皮症ともよばれている．病変の発現は，一般に，歯の萌出，特に，永久歯の萌出開始時期の7〜9歳ころに始まるものが多い．歯肉の肥大は，上下顎全体にわたることが多く，上顎では口蓋側，下顎では唇側に著しい傾向がある．肥大した歯肉は，臼歯部では歯冠の1/2程度を覆い，自発痛，圧痛はみられない．硬さは弾性硬で，歯槽骨に特別な所見は認められない．

［病理所見］　上皮の肥厚と角化の亢進がみられ，上皮下では細胞成分が乏しく，肥厚したコラーゲン線維の増生が著明である．

［処置］　電気メスによる歯肉切除および口腔清掃を徹底する．

■ 4）根尖露出による歯肉の炎症

　乳歯感染根管の吸収不全により，感染乳歯の根尖が口腔内に露出したために，露出部周囲の歯肉が炎症を起こし，潰瘍を形成する．上顎前歯部，下顎第一乳臼歯に多くみられる（図11-10）．

［処置］　当該歯の抜去により改善する．

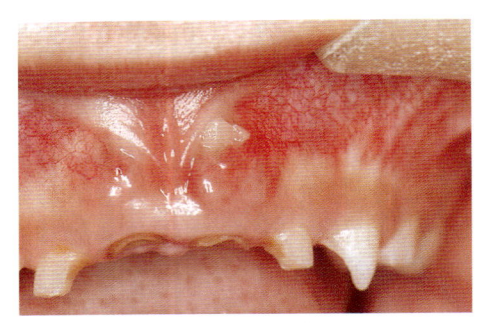
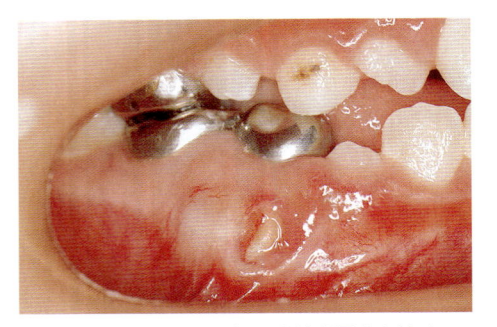

a：残根状態の左側乳中切歯　　　　b：第一乳臼歯近心根の尖端部露出と潰瘍

図11-10　根尖露出による歯肉の炎症

2　歯 周 炎

　一般に，小児では，局所的原因による炎症が歯槽骨にまで波及して骨の吸収を起こすことはきわめてまれである．初期の歯周炎は，歯肉線維，歯槽骨頂線維，歯間水平線維を破壊して歯周組織内に炎症が波及し，歯周ポケットを形成する．

■ 1）慢性歯周炎

　慢性歯周炎は，全身疾患関連歯周炎，喫煙関連歯周炎，その他のリスクファクターが関連する歯周炎に分類される．全身疾患関連歯周炎は，さらに，白血病，糖尿病，骨粗鬆症，後天性免疫不全症候群（AIDS），後天性好中球減少症などが分類されている．

（1）　糖 尿 病

　糖尿病には，1型糖尿病（インスリン依存型糖尿病）と2型糖尿病（インスリン非依存型糖尿病）がある．2型糖尿病は，糖尿病患者のほとんどを占めるといわれ，多くは中年期以降に発症する．1型糖尿病は，2型糖尿病と比べて非常に少なく，ほとんどが小児期や若年期に発症する．膵臓のインスリン分泌を担うβ細胞が破壊されることでインスリン分泌が著しく低下する．

　1型・2型糖尿病ともに歯周疾患を高頻度で発症する．高血糖下では単球系細胞が活性化され，炎症性サイトカインが多く分泌され，歯周炎の重症化に関与していると考えられている．

（2）　好中球減少症

　末梢血中の好中球が減少する疾患で，おもに，薬物過敏を原因とする後天性好中球減少症や，遺伝性疾患である家族性周期性好中球減少症などがある．好中球が減少することで感染に対する抵抗力が減弱し，感染症に罹患する．全身的に発熱，倦怠感，皮膚感染がみられる．口腔症状として歯肉炎や口腔粘膜潰瘍が高頻度でみられ，重症な歯槽骨破壊がみられることもある．

■ 2）侵襲性歯周炎（若年性歯周炎，思春期前歯周炎）

　従来，早期発症型歯周炎として思春期前歯周炎，若年性歯周炎，および急速進行性歯周炎が分類されていたが，1999年に早期発症型歯周炎が廃止され，侵襲性歯周炎へと変更された．近年の日本歯周病学会の分類でも，年齢や発症時期で区別した歯周炎の分類は用いられていない．

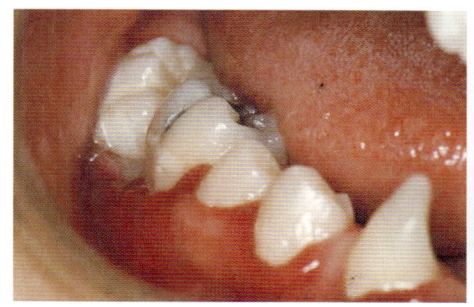
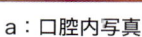

a：口腔内写真

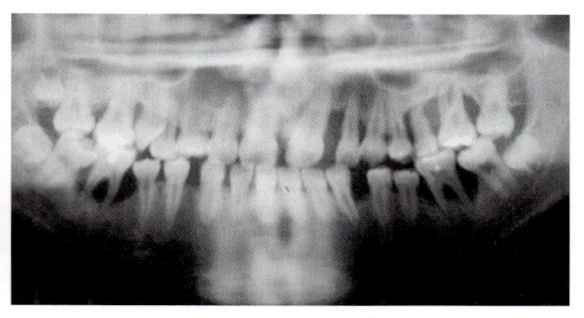

b：パノラマエックス線写真

図11-11　侵襲性歯周炎（若年性歯周炎）

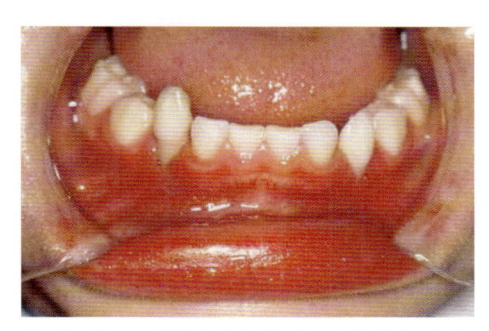

図11-12　侵襲性歯周炎（思春期前歯周炎）

　侵襲性歯周炎は若年者に発症しやすく，歯槽骨の急激な破壊を特徴とする．病因は不明であるが，局所因子としてプラーク，ポケット中の嫌気性菌やグラム陰性菌，多核白血球の走化性の低下，咬合性外傷が深く関係していると考えられている．

　限局型と広汎型があり，限局型では前歯と第一大臼歯周辺の著しい骨の垂直的吸収，歯の動揺，歯石の付着，深いポケットの存在が特徴である．初発は13〜15歳くらいの思春期で，成人の歯周炎の進行が緩慢であるのに対し，侵襲性歯周炎は骨の吸収の進行が著しく速いのが特徴である（図11-11）．

　乳歯列に発症したものは以前，思春期前歯周炎とよばれており，白血球接着機能不全症，Papillon-Lefèvre症候群，好中球減少症などの全身的な基礎疾患に随伴することが報告されていた（図11-12）．

　臨床的には，慢性歯肉炎から急速に歯槽骨の吸収が進行し，5歳くらいで乳歯の喪失がみられる．進行は速く，予後は不良である．

［処置］　基本的には通常の歯周疾患と同じで，ブラッシングによる口腔清掃を徹底的に行う．

■ 3）遺伝疾患に伴う歯周炎

（1）　Down 症候群

　Down症候群の患者は歯周疾患の罹患率が高く，重症化する傾向がある．早期から歯肉炎の発症がみられ，小児期から歯周疾患を発症することもある．Down症候群の患者の歯周疾患の発症・進行の機構ついては，宿主側の免疫機能異常，歯周病原菌の早期侵入・定着・増殖，歯周組織の炎症性メディエーターや活性酸素の産生亢進，マトリックスメタロプロテアーゼなど，酵素活性の亢進による歯周組織の破壊の進行や，修復力の阻害などが

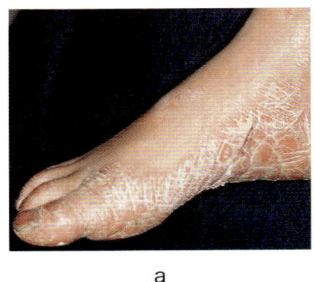
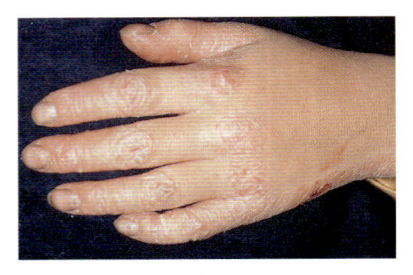
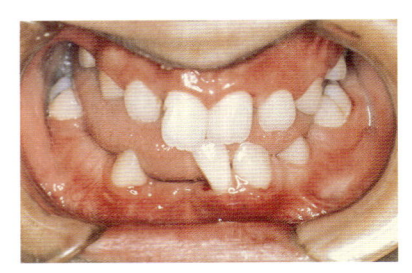

a　　　　　　　　　　b　　　　　　　　　　c

図 11-13　Papillon-Lefèvre 症候群

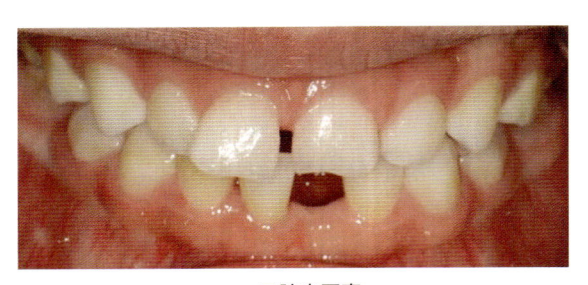
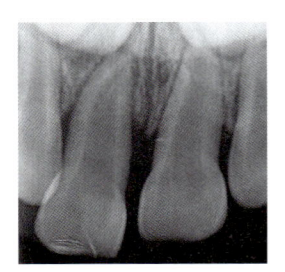
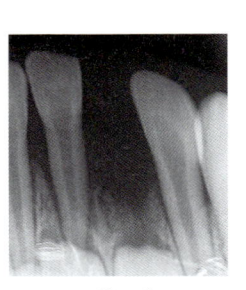

a：口腔内写真　　　　　　　　　　b：乳前歯部のデンタルエックス線写真

図 11-14　低ホスファターゼ症（3 歳 3 か月：女児）

報告されている．さらに，Down 症候群の患者は不正咬合を伴うことが多く，口腔清掃が十分に行われないことが歯周疾患を進行させる一因となっている．

（2）　Papillon-Lefèvre 症候群

掌蹠の角化症と，乳歯・永久歯の歯槽骨の高度破壊，乳歯・永久歯の早期脱落を主症状とするまれな疾患である（図 11-13）．常染色体劣性遺伝による疾患である．

［皮膚症状］　掌蹠，足底から角化性紅斑が始まり，肘頭や膝蓋部にも及ぶ．

［口腔症状］　乳歯萌出後，まもなく歯周組織の病変が現れ，歯の動揺，早期脱落が起こり，無歯顎となる場合が多い．

（3）　低ホスファターゼ症

厚生労働省による指定難病に分類されており，組織非特異型アルカリホスファターゼという酵素をつくる遺伝子の変異によって生じる骨系統疾患の 1 つである．おもに常染色体劣性遺伝によって生じるとされている．

二大診断基準として，骨の異常と乳歯の早期脱落（4 歳未満）があげられており，どちらかが認められる場合には，血液中のアルカリホスファターゼ値を検査するとともに遺伝子検査が行われる．歯にのみ症状が出るタイプは「歯限局型」とよばれており（図 11-14），セメント質形成不全によって歯周組織が脆弱になることで，おもに乳前歯において永久歯交換期よりも明らかに早い時期に動揺が生じて脱落に至る．

歯限局型や軽症型の症例では，診断に至らずに日常生活を送っていることもあり，歯科医師の気づきによって初めて診断につながることが多い．歯限局型であっても，成長とともに全身の骨に症状が出現することもあるため，専門とする小児科医師との連携が必要である．肋骨の形成不全などによって生存が困難であるような重症例では，歯全体の著しい

血液中のアルカリホスファターゼ値

年齢によって基準値が異なるため注意が必要である．

形成不全が認められる．一方，日本では，2015年より根本治療として酵素補充療法が行われるようになり，重症例でも生存が可能になってきている．

（4）　無カタラーゼ血症

カタラーゼは，赤血球，肝臓などのほか，生体内に広く分布している酵素で，過酸化水素を分解する働きをもつが，本症は，先天的にカタラーゼを欠失している．常染色体劣性遺伝による疾患である．本症の発症時期は10歳未満で，細菌の産生する過酸化水素によって口腔粘膜に有痛性の小潰瘍を生じ，炎症は進行性に広まり歯槽部，顎骨に及ぶ．

［処置］　外科的な局所療法のほか，口腔清掃の徹底をはかる．

（5）　その他の遺伝疾患

Chédiak-Higashi症候群，小児遺伝性無顆粒球症，Cohen症候群などの遺伝疾患で歯周炎が認められる．

3　壊死性歯周疾患（壊死性潰瘍性歯肉炎・歯周炎）

歯肉炎に罹患後，精神的なストレスや疲労，栄養障害，ウイルス感染などにより免疫抑制が生じ，紡錘菌，*Prevotella intermedia*，*Treponema denticola* やスピロヘータなどの細菌感染によって壊死性潰瘍性歯肉炎が生じると考えられている．病状が改善せず再発を繰り返す場合には，壊死性潰瘍性歯周炎に移行することが多い．

歯間乳頭部に深在性の潰瘍と壊死がみられ，灰白色の偽膜で覆われる．歯肉は易出血性で，強い疼痛がみられる．口臭，発熱，リンパ節腫脹，全身の倦怠感を伴うこともある．

［処置］　軟らかい歯ブラシを用いた口腔衛生指導，スケーリング，含嗽剤の使用による局所刺激の除去を行うと同時に，局所および全身的な抗菌薬の投与を行う．さらに，栄養状態の改善と体力の回復をはかる．

D　歯周疾患の予防

小児に発症する歯周疾患の大部分は，局所の不潔（プラークの付着）をおもな原因とする歯肉炎であり，骨吸収を伴う歯周炎が発症することは非常にまれである．しかし，歯周疾患発症の要因は必ずしも局所の不潔だけでなく，小児では，成長発育に関連した全身的な変化が口腔内環境にも一定の影響を及ぼしていると考えられている．そのため，小児の歯周疾患は，齲蝕と同様，多因子性の疾患であるということを理解して対応を考えるべきである（図11-15）．

歯周疾患の予防で最も重要なことは，発症に最も大きく関する病原性因子（微生物）の除去と制御である．歯周疾患の発症には複数種の細菌が関与すると考えられており，さらに，それぞれの宿主によってその細菌叢にも違いがみられる．また，小児の歯周疾患では，全身因子が関連した進行・増悪に注意を払い，宿主の細菌に対する抵抗性に関しても考慮が必要となる．

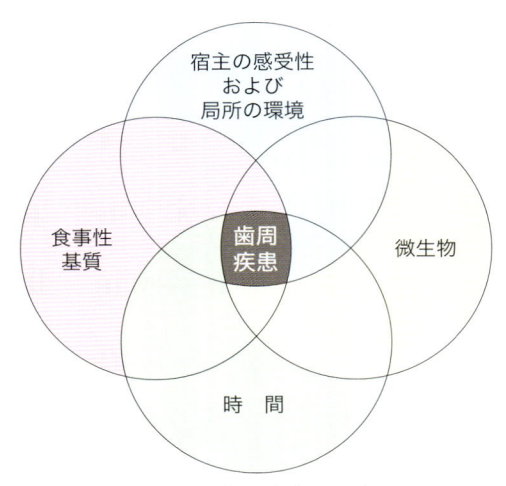

図 11-15　歯周疾患の発症要因

（図中：宿主の感受性および局所の環境、食事性基質、歯周疾患、微生物、時　間）

1　歯周疾患と口腔細菌

　口腔常在菌のなかで歯周疾患に関連する細菌がさまざまあげられている．一般に，健康な口腔では streptococci，Actinomyces が 80％を占めるといわれている．

　歯肉炎の早期では streptococci 優先から Actinomyces 優先に変化し，歯肉炎の進行に伴い，*Actinomyces israelii*，*Porphyromonas gingivalis* が増加するといわれている．歯肉炎の重症化とともに歯周疾患の原因菌である *Porphyromonas gingivalis*，*Aggregatibacter actinomycetemcomitans* などが関与してくる．しかし，小児期では成人のように顕著な歯周疾患は発生しない．

　理由として，次に示す小児期の歯周組織の特徴が，歯周疾患に対して抵抗性を示している可能性が指摘されている．

① 辺縁歯肉，付着歯肉部の結合組織内は密度が少なく，より高度なコラーゲン線維を伴う．
② 歯根膜空隙は，成人より線維が少なく広い．
③ 歯槽骨は石灰化程度が低く，血管に富み，骨髄腔が大きい．

2　歯周組織および歯周疾患の評価

■ 1）口腔清掃状態を評価する指数

（1）　OHI　oral hygiene index（Green & Vermillion, 1960, 1964）

　歯垢（プラーク）および歯石の沈着状態を評価する．上下顎の 6 ブロックの頬面・舌面のプラーク・歯石別に付着状況を観察する．各ブロックの最高値を代表値として，その合計点数を被検歯群数で除して，口腔衛生状態を数量化するために，プラークの付着を評価する DI（歯垢指数 debris index）と歯石の沈着を評価する CI（歯石指数 calculus index）を求める．最大で 12 点になる（表 11-3, 4）．

（2）　OHI-S　oral hygiene index-simplified（Green & Vermillion, 1960, 1964）

　OHI を簡略化したもので，被検歯を限定して，歯垢指数（DI-S）と歯石指数（CI-S）を

表11-3 OHI-DI（プラーク）の評価基準

スコア	基　準
0	プラークやステインの付着なし
1	歯面 1/3 以内にプラーク付着
	または範囲にかかわりなく外来性ステインが付着
2	歯面 1/3〜2/3 の範囲にプラーク付着
3	歯面 2/3 以上にプラーク付着

$$プラーク指数（DI）= \frac{各歯群の頰側と舌側のスコア値の合計}{被診査歯群数}$$

表11-4 OHI-CI（歯石）の評価基準

スコア	基　準
0	歯石の付着なし
1	縁上歯石が歯面 1/3 以内に付着
2	縁上歯石が歯面 1/3〜2/3 の範囲に付着
	または歯の歯頸部周囲に点状の縁下歯石が付着
3	縁上歯石が歯面 2/3 以上に付着
	または歯の歯頸部周囲に帯状の縁下歯石が付着

$$歯石指数（CI）= \frac{各歯群の頰側と舌側のスコア値の合計}{被診査歯群数}$$

OHI ＝ DI ＋ CI（最高値 12 点，最低値 0 点）

表11-5 PII の評価基準

スコア	基　準
0	プラークは認められない
1	プラークは肉眼では認められないが，プローブで擦過して認められる
2	プラークが視認できる
3	プラークが多量に認められる

評価して OHI-S とする．上顎は第一大臼歯と右側中切歯を，下顎は第一大臼歯と左側中切歯を被検歯とする．6 歯面で上顎第一大臼歯は頰側面，下顎第一大臼歯は舌側面を評価する．最大で 6 点となる．

（3） PII plaque index（Silness & Löe, 1964）

歯肉に隣接した歯面のプラークの付着量を示す指数である．被検歯は，全顎の場合や限定することもある．各歯を，近心，遠心，頰側，舌側の 4 面に分けて判定する（**表11-5**）.

（4） PCR plaque control record（O'Leary, Drak & Naylor, 1972）

口腔清掃度を表す指標で，プラーク染色液を用いて歯肉辺縁部歯面のプラークの付着状態を判定する．被検歯は全顎とし，修復物や補綴物も対象となる．

［計算式］ 着色歯面数 / 全歯面数 × 100 ＝　　　％

■ 2）歯肉の炎症を評価する指数

各種指数を用いて辺縁歯肉や歯間乳頭部の色調・形態や炎症の程度を客観的に評価する．

（1） PMA index（Schour & Massler, 1947）

P：乳頭歯肉（papillary gingiva），M：辺縁歯肉（marginal gingiva），A：付着歯肉（attached gingiva）の炎症の広がりを検査する．各部位について炎症があれば 1 点として評価し，合計した数値が PMA index の値となる．専門的な器具による評価ではなく，炎症の部位によって評価することから，小児でも容易に検査できる（**図11-16**）.

（2） PI periodontal index（Russell, 1956）

それぞれの歯について点数をつけ，その平均が PI となる（**表11-6**）.

（3） GI gingival index（Löe & Silness, 1963）

辺縁歯肉を 4 面（頰・唇側面，舌・口蓋側面，近心面，遠心面）に分けて，専用のプローブを用いて評価する．点数の平均が GI となる（**表11-7**）.

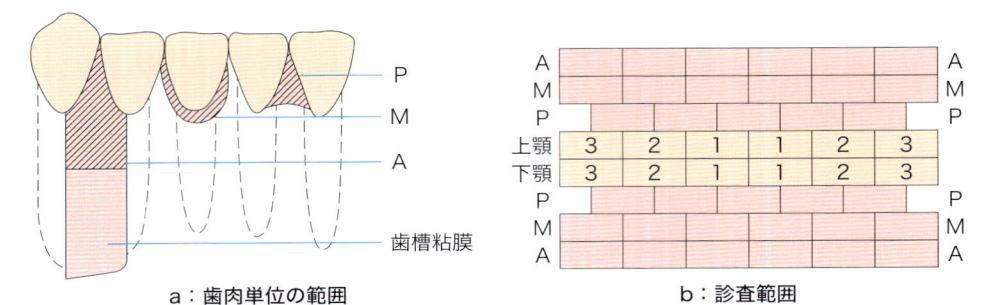

a：歯肉単位の範囲　　　　　　　　　　b：診査範囲

図 11-16　PMA index (Schour & Massler)

表 11-6　PI の評価基準

スコア	基　　　準
0	正常，変化なし
1	軽度の歯肉炎，炎症は歯の周囲全体に及ばない
2	歯肉炎，歯の周囲全体に及ぶ
4	エックス線写真で初期の骨吸収がある（エックス線写真がない場合は 4 点の評価はない）
6	歯周炎（真性ポケットの状態），骨吸収は水平性で歯根長の 1/2 以内，動揺はない
8	咀嚼機能の喪失を伴う高度の破壊，歯の動揺が著明，骨吸収は 1/2 以上

表 11-7　GI の評価基準

スコア	基　　　準
0	炎症なし　　：正常歯肉
1	軽度歯肉炎　：軽い発赤，浮腫
2	中等度歯肉炎：発赤，浮腫，出血
3	重度歯肉炎　：著しい発赤，腫脹，自然出血，潰瘍

$$個人の GI = \frac{各歯の GI スコア値の合計}{被検歯数}$$

表 11-8　CPI の歯肉出血と歯周ポケットの診査基準 (WHO, 2013)

	コード	所　　見	判定基準
歯肉出血	0	健全	以下の所見がすべて認められない
	1	出血あり	プロービング後 10〜30 秒以内に出血が認められる
	9	除外歯	プロービングができない歯（例：根の露出が根尖に及ぶ）
	×	該当する歯なし	
歯周ポケット	0	健全	以下の所見がすべて認められない
	1	4〜5 mm に達するポケット	プローブの黒い部分に歯肉縁が位置する
	2	6 mm を超えるポケット	プローブの黒い部分が見えなくなる
	9	除外歯	プロービングができない歯（例：根の露出が根尖に及ぶ）
	×	該当する歯なし	

（4）　CPI　community periodontal index（WHO, 2013）

　地域の集団の歯周疾患罹患状態の評価を簡便に調査する方法である．再現性が高いことから，保健対策に適している．WHO プローブを用いて全歯の診査を行い，歯周ポケットの深さと歯肉出血およびアタッチメントロスを評価する（**表 11-8**）．

3 プラークコントロール

　一定のシステム管理のもと，プラーク，歯石などを歯質表面に付着させないように，絶えず口腔內を清潔に保つ方法を，プラークコントロールという．最も代表的な方法は，機械的プラークコントロールとしての歯ブラシによる歯口清掃である．口腔内にはさまざまな細菌が存在し，それによりプラークや歯石などの沈着物が生じ，齲蝕や歯周疾患を発症させる要因となるので，歯面へのプラークの付着を防ぎ，除去することが重要である．

　プラークコントロールは，歯ブラシによる歯口清掃（ブラッシング）のほか，デンタルフロスを用いたフロッシング，食後の洗口などがある．ブラッシングやフロッシングは，正しい方法で行うと効果が発揮されるが，逆に不適切な方法で行うとプラーク除去効率が低下するだけでなく，歯の摩耗や歯肉退縮など，生体への為害作用が生じる．そのため，正しいプラークコントロールの方法，特に正しいブラッシングの方法を，保護者や小児に指導することが必須となる（p.154〜156，プラークコントロール参照）．

**ブラッシングの
スキルアップ**

18か月：習慣づけ
永久歯が生えそろったら
本格的に行う.
3〜4歳になると自分で
できるようになる.

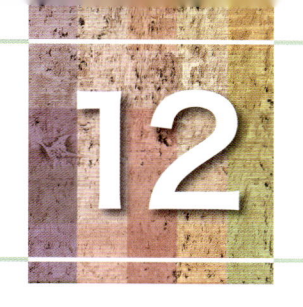

12 顎・口腔軟組織疾患

A 顎骨の炎症

1 歯槽骨炎

■ 1）急性歯槽骨炎（図 12-1）

多くは歯性のものである．齲蝕が原因の化膿性根尖性歯周炎が進行した場合に最も多い．原因歯には著しい自発痛があり，打診に対して強く反応し，弛緩動揺がみられる．

根尖性のものは原因歯の根尖部付近の歯肉に，辺縁性のものは歯頸部の歯肉に，発赤や腫脹がみられる．いずれも，発赤・腫脹部に圧痛がみられる．また，炎症の末期には骨膜下，粘膜下に膿瘍を形成し，波動を触知する．末期に膿瘍を切開するか，自壊により炎症は消退し，慢性炎に移行する．また，所属リンパ節は腫脹し，可動性で圧痛を示す．

全身症状として倦怠感，頭痛，食欲不振を示す場合がある．

エックス線写真では，原因歯の歯根膜腔の拡大，歯槽硬線の消失，歯根尖周囲の骨破壊によるさまざまな透過像を認めることがある．

［処置］　抗菌薬および消炎酵素薬を併用する．膿瘍を形成した場合には，切開，排膿する．齲蝕が原因の場合には，歯髄を開放する．急性期には抜歯を避け，症状が消退したのち，原因歯の抜去および掻爬を行う．

■ 2）慢性歯槽骨炎

歯性によるものがほとんどであり，齲蝕からの歯性感染を原因として歯槽骨皮質骨に慢性炎症がみられる．自覚症状は少なく，瘻孔をみることが多い．瘻孔からの排膿により不快感を訴えることがある．

エックス線写真では，急性歯槽骨炎と同様，原因歯の歯根膜腔の拡大，歯槽硬線の消失，

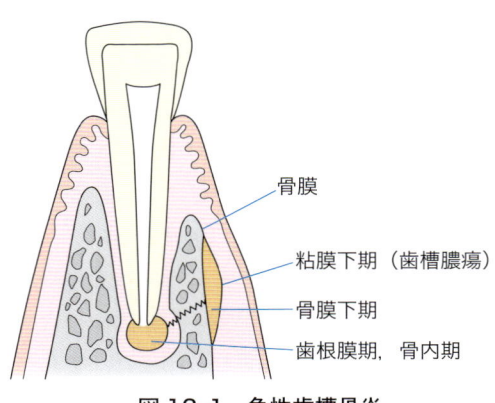

骨膜

粘膜下期（歯槽膿瘍）

骨膜下期

歯根膜期，骨内期

図 12-1　急性歯槽骨炎

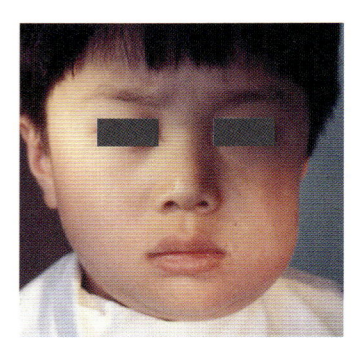

図 12-2　急性下顎骨骨膜炎

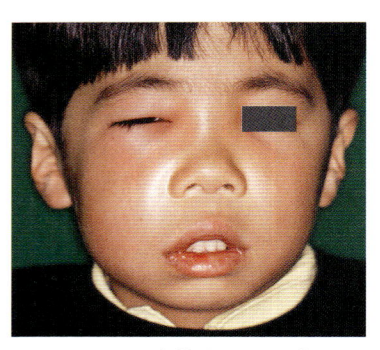

図 12-3　急性上顎骨骨膜炎

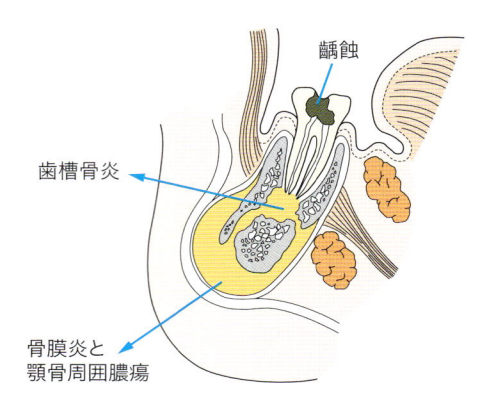

齲蝕

歯槽骨炎

骨膜炎と
顎骨周囲膿瘍

図 12-4　齲蝕からの炎症波及

歯根尖周囲の骨破壊によるさまざまな透過像を示すことが多い．

[処置]　原因歯が存在するかぎり治癒は期待できないため，抗菌薬および消炎酵素薬の併用，原因歯の抜去ならびに瘻孔の掻爬を行う．乳歯が原因の場合には，永久歯の萌出障害をきたすことがある．

2　顎骨骨膜炎

急性顎骨骨膜炎の原因

根尖性歯槽骨炎
↓
髄質の穿通
↓
骨膜への波及

■ 1）急性顎骨骨膜炎（図 12-2, 3）

　歯槽骨炎がさらに進行し，顎骨周囲の骨膜に炎症が波及したものである（図 12-4）．原因歯は，弛緩動揺するとともに，打診に対し著しく反応する．著しい自発痛を伴い，原因歯のみならず，隣在歯の周囲を含めた歯および歯肉から歯肉頬移行部にかけてび漫性の発赤や腫脹がみられ，圧痛を訴える．初期には，歯肉から歯肉頬移行部にかけて硬結がみられるが，膿瘍を形成すると波動を触知するようになる．原因歯の部位，炎症の程度により症状は異なるが，重症の場合には，嚥下障害，開口障害などの機能障害を併発することがある．

　口腔外所見では，患側のび漫性腫脹が，上顎では眼窩付近まで，下顎では顎角部から顎下部に及ぶこともあり，顔貌は非対称となる．炎症の進行とともに腫脹部は発赤がみられ，光沢を発し，硬結がみられるとともに，触診により圧痛がある．

　所属リンパ節は腫脹し，圧痛を訴える．全身的には悪寒戦慄を伴うとともに，発熱，疼痛による全身倦怠感，食欲不振を訴える．

[処置]　局所ならびに全身の安静を保つ．特に小児では，水分，栄養補給を十分に行い，脱水，発熱を防ぐ．抗菌薬および消炎酵素薬を併用する．膿瘍を形成した場合には，急性炎症が消退し波動を触知できるようになってから，切開，排膿および原因歯の処置を行う．

■ 2）慢性顎骨骨膜炎（図 12-5）

　はじめから慢性炎として進行するものや，急性から移行するものがある．前者は，原因歯の特定は困難なことが多い．原因歯を含めた周囲の歯肉は，腫脹がみられるが，圧痛は軽度であり，硬結がみられる．また，瘻孔からの持続的排膿，腐骨および感染肉芽がみられる．

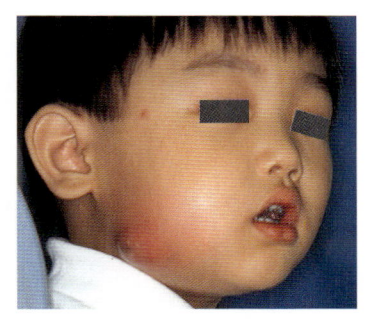

図 12-5　慢性歯槽骨炎より波及した皮下膿瘍
外歯瘻を認める.

[処置]　抗菌薬および消炎酵素薬を併用する．原因歯の処置，不良肉芽および骨の掻爬を行う．

3　顎骨骨髄炎

■ 1）急性顎骨骨髄炎

　下顎に多く発症する．下顎骨は厚い皮質骨で囲まれているため，上顎に比べて骨髄炎を起こしやすい．炎症が顎骨骨髄にあり，骨全体に波及する重篤な疾患である．

　初期には顎骨骨髄や周囲組織に波及しないことから，顔貌に腫脹はみられないが，原因歯周囲には，著明な拍動性の疼痛がみられる．進行期には，原因歯から近心側の数歯に著明な打診痛がみられる（弓倉症状）．歯肉の発赤や腫脹はみられず，あっても軽度であるが，全身的には，初期より悪寒戦慄，高熱を伴う．極度の激痛のため食欲不振，倦怠感，不眠，不安感を訴える．骨髄内の炎症が波及拡大するとともに，歯の弛緩動揺，挺出感がみられる．また，原因歯周囲の歯肉はび漫性に発赤し，歯肉頬移行部や舌側に圧痛，硬結，浮腫が現れるとともに，口臭がみられ，口腔外にも腫脹がみられるようになる．また，開口障害，嚥下障害などがみられることがある．経過中に，オトガイ神経領域の知覚鈍麻，あるいは麻痺を起こしたものを Vincent 症状という．

[処置]　抗菌薬および消炎酵素薬の多量投与を行う．原因歯の処置，膿瘍切開，場合によっては骨体穿孔，腐骨の除去を行う．

■ 2）慢性顎骨骨髄炎

　全身の抵抗力の減弱に伴い，先行する骨病変に弱毒性病原菌が感染して，急性の発作を起こさずに慢性の骨髄炎の症状を示すものや，急性の骨髄炎が慢性化した結果，腐骨をつくり，周囲の粘膜，頬部に多数の瘻孔を形成し，持続的な排膿がみられるものがある．

　エックス線写真では，病変部が虫くい状を示すとともに，腐骨が分離した場合には，その部分に分離線を認めることがある．

4　急性口底炎

　口腔底には，さまざまな筋，唾液腺，リンパ節が存在し，各種の筋によって形成される

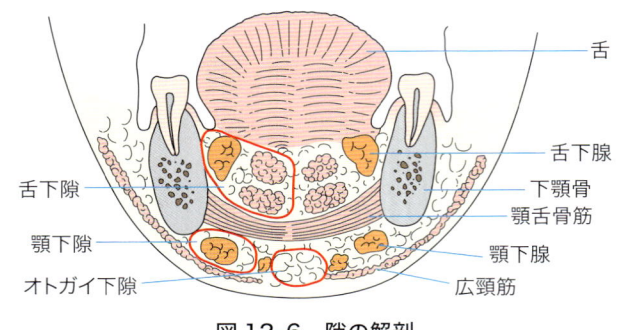

図12-6 隙の解剖

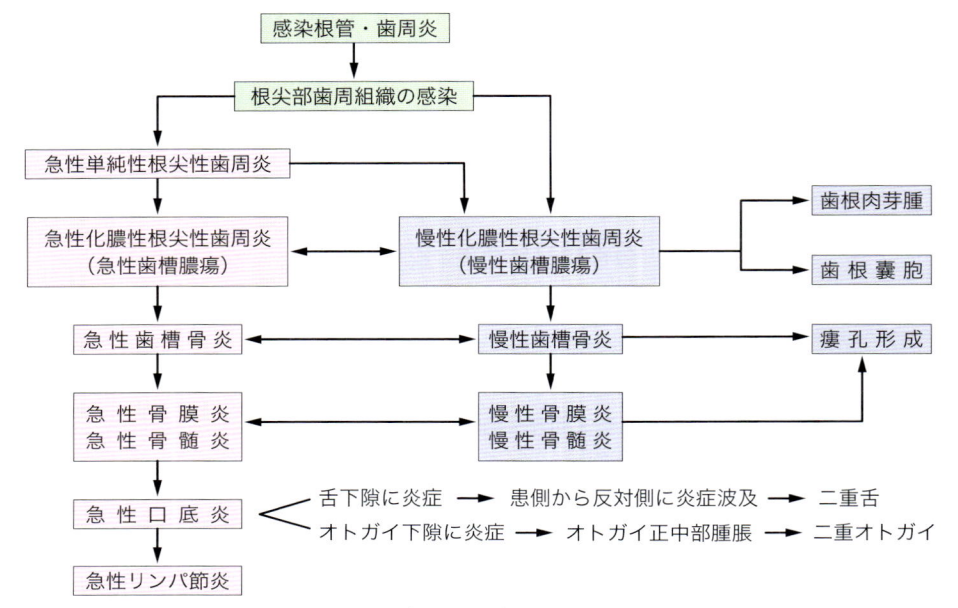

図12-7 歯髄炎，歯周炎の進行過程

舌下隙，顎下隙，オトガイ下隙が存在する（**図12-6**）．また，これらの隙は結合組織を介して接しており，翼突下顎隙，側咽頭隙，耳下腺隙，後咽頭隙などと接している．そのため，口底周囲に炎症が波及しやすく，腐敗歯髄からの感染が化膿性炎症として波及すると蜂窩織炎を起こし，各隙に膿瘍を形成することが多い（舌下型，顎下型，オトガイ型）．

　急性限局性口底炎，急性口底蜂窩織炎の原因の多くは歯性である．急性限局性口底炎では非歯性として舌下部や口腔底の傷がある．

　一般症状として，口底部の疼痛および腫脹に伴い発熱がみられ，炎症の波及した部位により発音障害，嚥下障害，開口障害がみられる．その結果，舌が二重になったような形や，オトガイが2つあるような形に腫脹することがある（**図12-7**）．

[処置]　抗菌薬および消炎酵素薬を投与する．原因歯の歯髄腔を開放し，膿瘍形成時には波動を触知し，膿の貯留を確認してから切開を行い，ドレーンを挿入して排膿路を確保する．呼吸困難がみられたら気道を確保する．

1 小帯異常

1）上唇小帯異常

　上唇小帯は，出生時には口蓋の切歯乳頭と連結しているが，発育に伴いしだいに退縮がみられ，細く薄くなり，付着位置が変化する．上顎乳中切歯の萌出時には，小帯は乳中切歯間に付着しており，異常と診断されやすい．しかし，乳歯列完成時には，ほぼ正常な状態となる．退縮が十分に行われないときは，上唇粘膜と上顎歯槽堤正中粘膜との間に介在し，おもに上顎中切歯の離開を生じる．また，同部には牽引力が加わり，辺縁性歯肉炎を引き起こすことが多く，口蓋側から連結する肥厚した小帯では，前歯部の自浄作用が損なわれるため，齲蝕が発症しやすい．

　著明なものは，口唇の運動障害，構音障害，歯列不正（正中離開），萌出障害，歯周疾患を起こす．なお，小帯の付着状態を評価するために，上唇を上部に押し上げ，小帯付着部の貧血帯の範囲をみる Blanch テスト（**図 12-8**）を行う．

［処置］　乳幼児期の軽度の小帯付着位置異常の場合には，基本的に切除は行わないが，小帯付着位置異常（**図 12-9**）の及ぼす影響が大きい場合には，切除することがある．小帯の伸展術が必要な場合には，付着位置や形態によって，V 菱形形成，VY 形成，Z 形成を選択する．上唇小帯の手術法の 1 つに Archer 法（**図 12-10**）がある．この方法は簡便で術後も良好である．

［Archer 法］　局所麻酔後，上唇小帯を 2 本の止血鉗子で口唇基底部と歯槽基底部に沿って V 字にしっかりと挟む．次に，止血鉗子の内側に沿ってメスを進め，上唇小帯を切除する．そして，開窓面を縫合する．もし，切歯乳頭部まで小帯が肥厚している場合には，メスで正中歯槽部を，メスと骨膜剝離子で小帯基底部を切除し，サージカルパックで骨面を包塡する．近年では，軟組織疾患の外科処置にレーザーが用いられている（**図 12-11**）．

　レーザー応用の利点として，次のことがあげられる．

　① 縫合を必要としない．

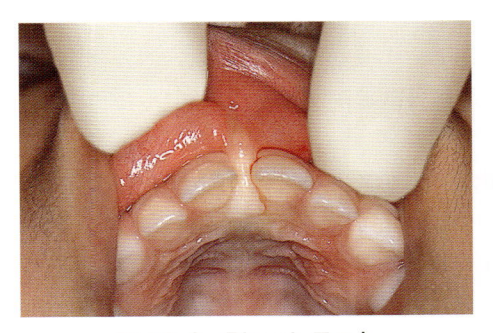

図 12-8　Blanch テスト
上唇を挙上した際に現れる小帯付着部の貧血帯の範囲をみる．

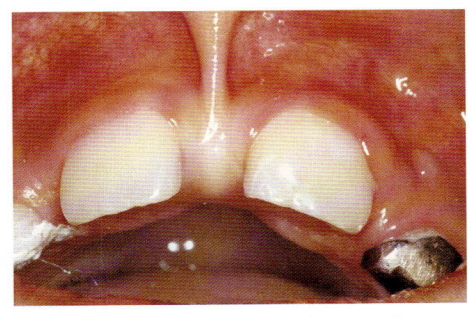

図 12-9　上唇小帯付着位置異常

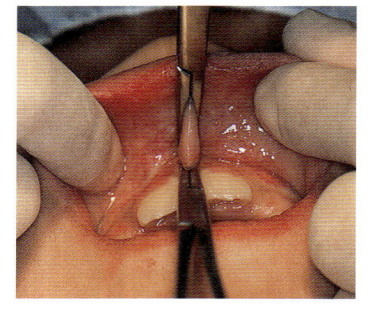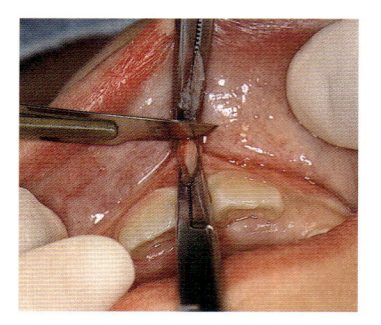

a：止血鉗子で把持 b：メスで切除

図12-10　Archer 法

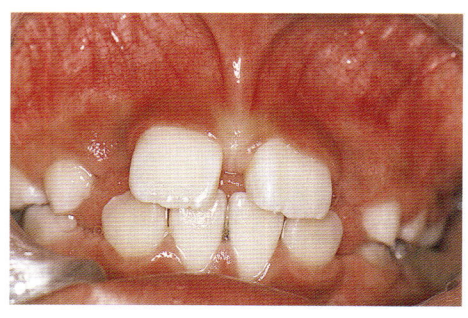

a：上唇小帯付着位置異常による正中離開

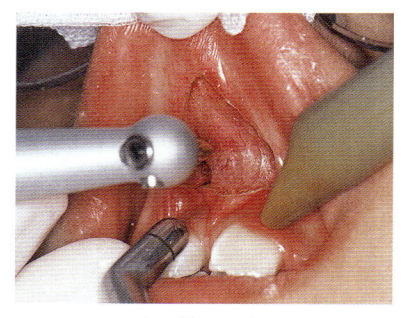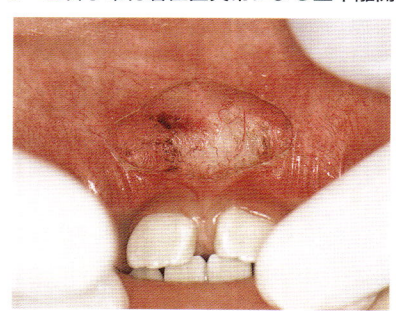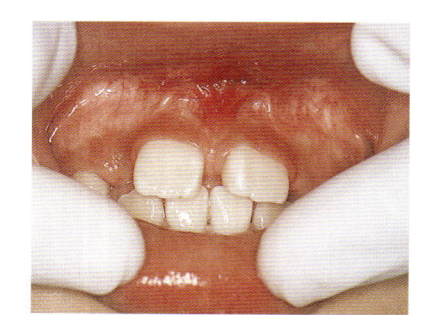

b：術　　中 c：術　　後 d：術後12日目

図12-11　炭酸ガスレーザーによる上唇小帯切除術

②手術時間が短い．

③止血効果に優れている．

④プロスタグランジン E_2（PGE_2）の産生を抑制し，術後の疼痛を緩和する．

■ 2）舌小帯異常

　舌小帯の異常は，短縮症，強直症が多く，舌および小帯の発育が不調和な場合に生じる．通常，舌の発育に伴い小帯はしだいに短縮がみられ，細く薄く膜状となるが，短縮が生じない場合には，太く短い小帯が舌尖部と口腔底と下顎歯槽部舌側に接した状態となる．

　舌小帯異常の診断の決め手は，緊張により舌尖中央部がくびれて，ハート状舌を示すのが特徴である（**図12-12**）．

　舌の挙上により舌尖がクサビ型に，また，舌の前方伸展により中央が陥凹してハート型

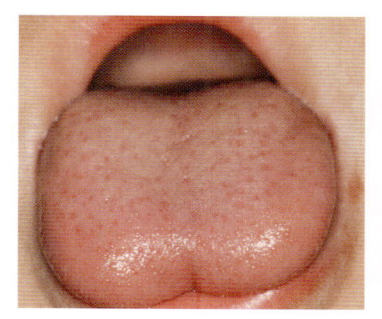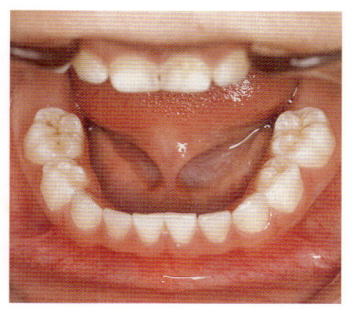

図12-12　舌小帯異常（ハート状舌）

の形状を示し，舌の運動障害と後退制限がみられる．小帯の異常が著しい場合には，ラ行，タ行，サ行の発音に障害がみられることがあり，学童期の小児では，構音障害による精神的な劣等感がみられることがある．また，授乳障害，咀嚼・嚥下障害による流涎がみられることがある．一般的に，乳歯列完成期になると，発育に伴う小帯の変化が生じ，自然治癒することが多い．そのため，乳幼児期に積極的に施術を行う理由はない．

[処置]　舌伸展術を行う．授乳障害がみられる場合には，乳児期に行い，構音障害が疑われる場合には，言語能力が備わる4〜5歳までに行う．

　小帯が細く薄い場合には，舌小帯を菱形に切開し，伸展したのちに縫合する．小帯が太く肥厚している場合には，唾液腺開口部を傷つけないように，小帯部を口腔底に対して水平に切開し，粘膜下面を十分に剝離する減張切開後，唾液腺を閉鎖しないように注意して縫合する．なお，小帯が太く肥厚している場合には，伸展術のほかに，舌の運動訓練および発音訓練が必要になることが多い．

小帯異常の頻度

上唇小帯,舌小帯>頬小帯

■ 3）頬小帯異常

　上唇小帯，舌小帯の異常に比べて発症頻度は低い．小帯の数や形態はさまざまであるが，一般的には，乳犬歯から乳臼歯部の頬粘膜と歯槽粘膜の間の肥厚したヒダとしてみられる．頬小帯異常の多くは先天性の形態異常とされているが，小児では，乳臼歯の根尖性歯周炎により露出した歯根が慢性的刺激となり，線維性に肥厚増殖したものもみられる．肥厚増殖した部分の周囲は不潔になり，歯肉炎を起こし，場合によっては小臼歯の萌出障害，位置異常などがみられる．

[処置]　頬小帯の伸展には，Z形成，VY形成が選択される．近年，レーザーが応用されている．

2　口唇の病変

■ 1）口　唇　炎（図12-13）

　化膿性口唇炎，剝離性口唇炎，肉芽性口唇炎，アレルギー性口唇炎など，さまざまな原因による口唇部炎症の総称である．一般的な症状として，口唇の乾燥，表皮の落屑，また，亀裂を生じ，感染による化膿がみられることもある．食物の過敏症，薬物などの接触性炎症，および腐食，熱性疾患の継発によるものなど，原因が特定されるものもあるが，原因不明のものも少なくない．

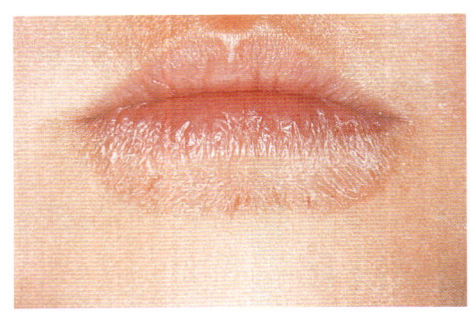

図 12-13　口 唇 炎

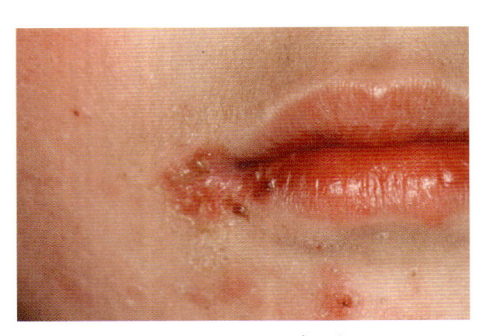

図 12-14　口 角 炎

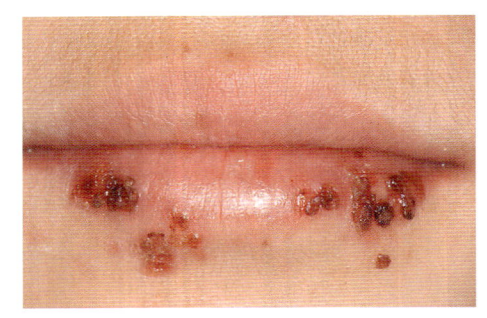

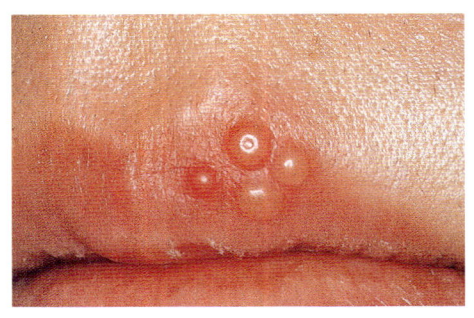

図 12-15　口唇ヘルペス

■ 2）口 角 炎（図 12-14）

　直接的な原因は，流涎が関与した細菌感染であり，その背景にある高熱性疾患，ビタミ
ン B 群の欠乏，低色素性貧血など，全身性の誘因によるものが多い．口角部の皮膚から粘
膜にかけて発赤し，やがて亀裂を生じ，表面は痂皮を形成するとともに，開口時に疼痛が
みられる．通常，2〜3 週間で治癒する．

［処置］　びらん部に，軟膏やゼリーなどの抗菌薬を塗布する．

■ 3）口唇ヘルペス（図 12-15）

　おもに単純疱疹ウイルスの再活性により起こる．はじめに，口唇の粘膜および皮膚に掻
痒感を伴う小水疱がみられ，その後，アフタを形成する．胃腸疾患，熱性疾患が誘因とな
り，生体の抵抗性に関連して発症すると考えられる．

［処置］　局所的には，軟膏やゼリーの塗布を行うとともに，患部を清潔に保ち，二次感染
を防止する．

■ 4）先天性口角瘻

　生まれつき両側または片側の口角部の口腔粘膜側にみられる瘻で，胎生期の癒合異常
（上顎突起と下顎突起）による．比較的多くみられるが，そのほとんどは無症状のまま経過
する．軽症の場合には，瘻にはならず，点状のくぼみ（先天性口角小窩）となり，治療の
必要はない．しかし，瘻が深く不潔になり，炎症を繰り返す場合には，瘻の切除手術を行
うことがある．

■ 5）先天性下唇瘻

　下口唇赤唇部に発現する，直径約 1 mm，深さ 3〜10 mm の瘻孔で，通常は，両側に対
称性に出現する．口唇裂に合併していることが多い．原因は，胎生期の唇小窩の残存とい

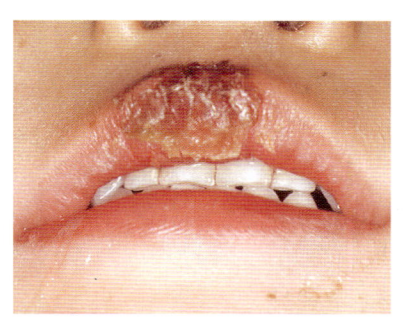
図 12-16　咬　傷

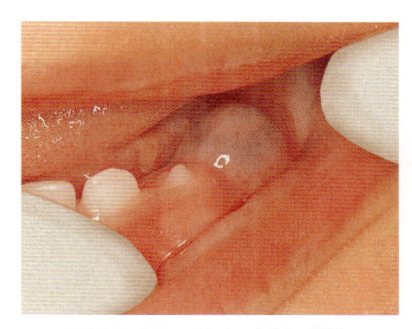
図 12-17　萌出（性）囊胞
（歯科医師国家試験 第 91 回）

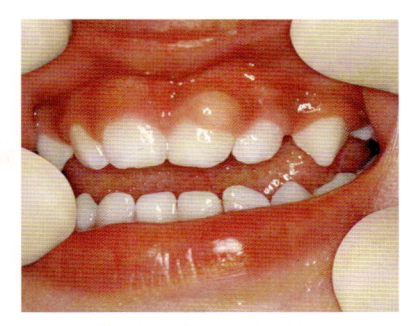
図 12-18　エプーリス

われている．

[処置]　瘻管を，その周囲の小唾液腺とともに摘出する．

■ 6）咬　傷（図 12-16）

　口腔の咬傷は，口唇に多くみられるが，ときに，舌や頬粘膜にもみられる．歯科治療の際に行う局所麻酔後の口唇の知覚麻痺により，誤って咬んだものが多く，咬合の異常，小児義歯の人工歯の配列に欠陥があった場合など，原因はさまざまである．局所麻酔後の口唇の知覚麻痺が原因の場合には，浮腫性の腫脹がみられ，二次感染により化膿，潰瘍形成がみられる．一般的には，はじめ白色の苔で覆われたものが，しだいに痂皮を形成し，自然に脱落したのち，治癒する．

[処置]　特に必要ないが，患部を清潔に保ち自然治癒を待つ．細菌感染の可能性がある場合には，抗菌薬を投与する．

3　歯肉の病変

■ 1）萌出（性）囊胞（図 12-17）

　乳歯萌出時に，歯冠周囲に組織液や出血による血液が貯留した場合には，萌出性の囊胞を形成する．乳臼歯部に好発する．特に囊胞内で出血し，暗紫色にみえるものを萌出性血腫とよぶ．

■ 2）エプーリス（図 12-18）

　歯槽骨，歯根膜を基部として歯肉に発生する良性の限局性腫瘤状増殖物である．多くは局所の炎症性の刺激により発症し，上顎の唇側歯間乳頭部に好発する．

　色調は粘膜色を示すことが多く，発育は緩慢であり，発生基部と有茎性または隆起状につながった形を示す．組織構造による分類では，多くは，肉芽腫性エプーリスと線維性エプーリスに分けられる．新生児や乳児にみられる先天性エプーリスは，歯肉部に限局した腫瘤の総称で，炎症性の刺激に起因するものではなく，良性腫瘍的なものか，発育奇形的なものであると考えられ，自然治癒するものも多い．

[処置]　発生基部を含めた摘出および搔爬を行う．

■ 3）上皮真珠（歯肉囊胞，図 12-19）

　乳歯萌出前の歯槽堤歯肉部に発生する米粒大，小真珠大の，灰白色または黄白色の腫瘤としてみられる．多発する傾向があるが，病的意義はなく，増大することなく自然脱落す

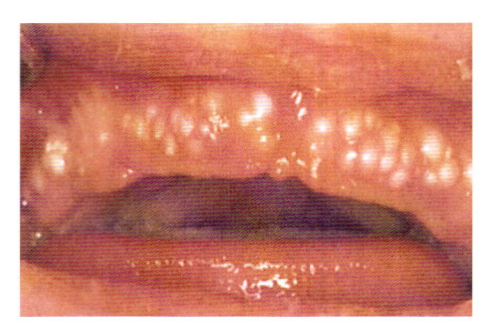

図 12-19　上皮真珠（歯肉囊胞）

る．歯堤上皮の一部が吸収されずに残留し，それらが角質化して歯肉に現れたものである．

　組織学的には，扁平上皮に覆われた囊胞様状態を示し，内容物には粘稠度のある液状物質が含まれるため，歯肉囊胞ともよばれる．

　同様なものとして，新生児の硬口蓋の正中縫合部に発現したものを Epstein 真珠，または Bohn 結節という．Epstein 真珠は，胎生期の外側口蓋突起の癒合部の上皮が吸収され，孤立残留し，退行変化をきたした場合に生じる．

[処置]　自然に消失するため，特に処置の必要はない．

■ 4）歯肉膿瘍

　おもに，齲蝕により歯髄感染した歯が根尖性歯周炎に移行し，化膿巣が骨膜を破って粘膜下に達したものである．歯頸部や根尖部歯肉に限局性の膿瘍を形成し，わずかに波動を触知する．瘻孔を生じる場合もあるが，乳歯列期は歯槽骨が多孔性のため，瘻孔形成部位と原因歯が一致しないことがある．

[処置]　原因歯の感染根管処置，または抜去を行う．

■ 5）萌出性腐骨

　永久歯の大臼歯部において萌出直前あるいは直後に，歯冠部咬合面上に存在する小さな骨片をさす．おもに第一大臼歯，第二大臼歯の萌出期にみられる．原因は不明であり，骨の吸収不全とも考えられている．

[処置]　特に必要ない．

4　舌の病変

■ 1）巨　　舌

　正常な舌より大きいものを巨舌という．代表的なものに，先天異常による真性の巨舌として Beckwith-Wiedemann 症候群（図 12-20），クレチン病があり，舌筋の弛緩によるみかけ上の巨舌として Down 症候群，進行性筋ジストロフィーがある．

　また，後天的なものに，アレルギー性で一過性の巨舌がある．代表的なものに脈管神経症性浮腫（Quincke 病）がある．これらの巨舌は，顎顔面の発育を阻害し，開咬，下顎骨の過成長などを起こす．

[処置]　真性の巨舌の場合には，症状によっては舌短縮術を行う．

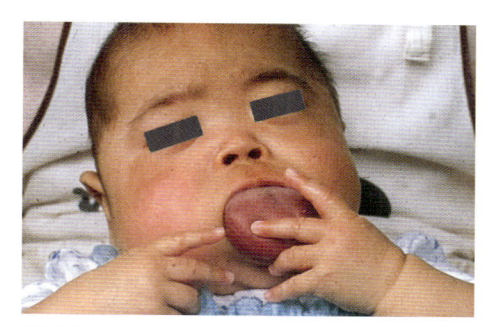

図12-20　Beckwith-Wiedemann症候群

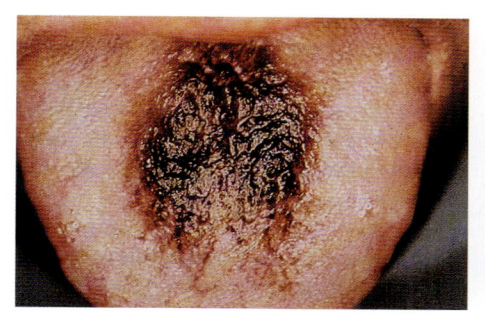

図12-21　黒毛舌

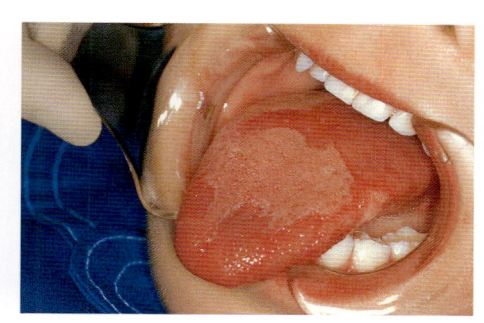

図12-22　地図状舌

■ 2）小舌症

　小児期における舌は，比較的早い時期に成長するため，口腔内容積に比べて一般的に大きいが，小さいものを小舌症という．原因として，先天異常や舌の形成不全があげられる．小舌症により，哺乳障害，歯列不正や構音障害がみられる．

■ 3）黒毛舌（図12-21）

　広域性の抗菌薬（ペニシリン，テトラサイクリンなど）の長期投与による口腔常在菌の菌交代現象により生じる．糸状乳頭間の色素産生カンジダの過剰発育による疾患で，舌色は一般に黒色を示し，中心部が濃く辺縁は薄い．徐々に大きさを増すことがある．
[処置]　特に治療の必要はなく，抗菌薬の服用中止により自然治癒する．

■ 4）地図状舌（図12-22）

　小児の舌の異常としては最も頻度が高い．原因は不明であるが，滲出性体質，細菌によるもの，貧血を伴う消化器疾患などとの関連が報告されている．また，体力が低下した小児や，微熱の継続した小児の舌背部に，一時的に平滑な赤色斑として現れることがある．
　組織学的には，糸状乳頭が剝離し，平滑な面が斑点になるとともに，斑は日によってかたちを変化させ，移動する．
　本症は，慢性的に長い経過をたどり無痛であるが，掻痒感や灼熱感を伴うものもある．
[処置]　経過観察が中心となるが，含嗽剤による口腔洗浄が有効とされている．

■ 5）溝（状）舌（図12-23）

　奇形の1つで，亀裂舌，皺舌，陰嚢舌ともいわれる．舌背の表面に縦横のシワが走り，さまざまな形状や数の溝がみられる．Down症児にみられることが多い．高度のものは巨

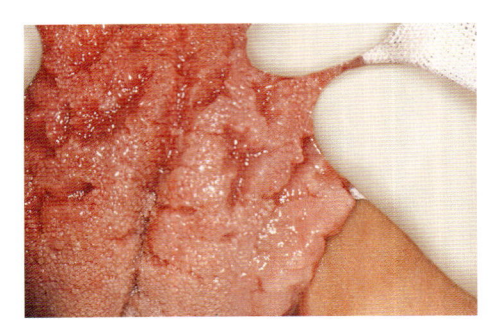

図12-23　溝（状）舌

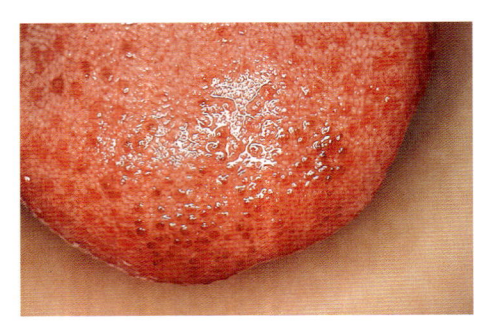

図12-24　苺　舌

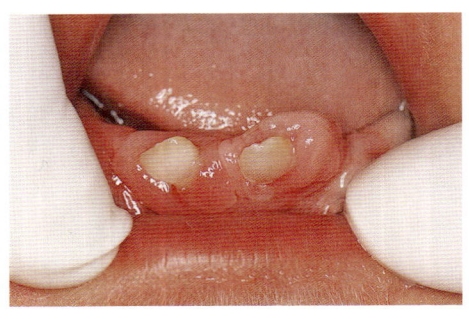

a：先 天 歯

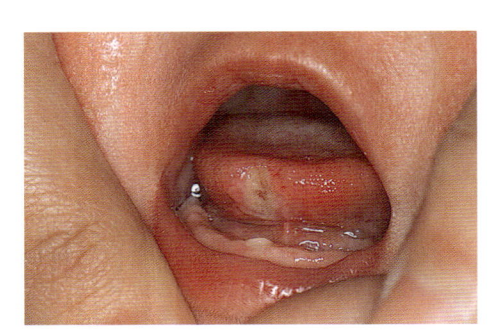

b：Riga-Fede 病

図12-25　先天歯が原因の Riga-Fede 病

舌と合併していることがある．自覚症状はほとんどないが，舌背に存在する多数の溝が不潔になった場合には，軽度の炎症をきたし，灼熱感，味覚障害を伴うこともある．

■ 6）苺　舌（図12-24）

溶血性レンサ球菌による猩紅熱の発疹時に，舌にみられる特有な変化である．また，川崎病に罹患した際の口腔内症状としてみられることもある．舌背は，はじめ白色の舌苔によって覆われ，数日のうちに舌苔が剝離して，腫大した鮮紅色の茸状乳頭が点在し，苺状を示すようになる．舌の前方部にみられることが多い．

■ 7）Riga-Fede 病（図12-25-b）

先天歯（図12-25-a）や，早期に萌出した下顎中切歯の刺激によって，舌下部にさまざまな褥瘡性潰瘍，創傷を生じる乳幼児特有の疾患である．通常，潰瘍面の表面は白苔によって覆われ，円形状を呈し，その周囲に発赤がみられる．ときに，潰瘍部が陥没したものや，肉芽組織の増殖により隆起したものもみられる．乳幼児では，潰瘍のために授乳量の減少や摂食困難を示すことがあり，感染による発熱などから機嫌が悪くなる．

[処置]　先天歯が過剰歯の場合には，過剰歯の抜去を行う．早期に萌出した下顎の中切歯が原因の場合には，中切歯の切縁の鋭利な部分を削除，研磨することにより改善する．

先天歯を保存する場合には，歯根形成が未熟なことを忘れてはならない．症状が著しく授乳困難，摂食困難をきたす場合には，原因歯を抜去することもある．新生児期での抜歯の際には，出血性素因に十分注意する．

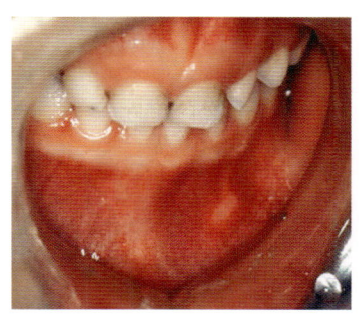

図 12-26　アフタ性口内炎

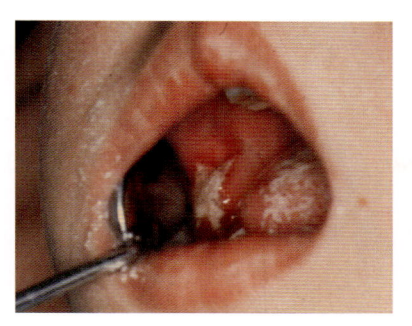

a：頬 粘 膜

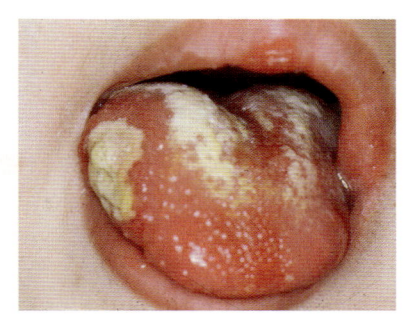

b：舌

図 12-27　カンジダ症

5　粘膜の病変

■ 1）口 内 炎

　全身的，局所的な原因により，口腔粘膜の広い範囲に現れた炎症症状を総称したものである．局所所見からカタル性，アフタ性，潰瘍性，壊疽性，水疱性，浮腫性，びらん性，萎縮，白斑などの名称が存在する．また，投薬，貼薬による口腔内のアレルギーによる薬物性口内炎がある．

［処置］　患部を清潔に保ち，消毒を行う．抗菌薬入り軟膏の塗布，原因疾患の処置などを行う．

（1）　アフタ性口内炎（図 12-26）

　ウイルス性疾患によるものが多いとされ，口唇，頬，舌，歯肉，口蓋の粘膜に表在性にみられ，発赤や腫脹を生じる．物理的・化学的刺激による摂食障害をきたすことがある．重度な場合には，流涎，口臭がみられ，特に小児では発熱と倦怠がみられる．

（2）　潰瘍性口内炎

　全身的に衰弱のある小児の発熱性疾患時にみられることが多い．アフタ性口内炎などに二次感染を起こし，粘膜に発赤，浮腫を伴い，表在性で出血しやすい多数の潰瘍を生じる．発熱，食欲不振，流涎がみられ，口臭は強く，著しい疼痛がある．

■ 2）薬物性口内炎

　過敏な抗原抗体反応を起こした場合にみられるアレルギー性口内炎のうち，薬物が原因となるものをいう．薬物を服用したあと，38 度以上の発熱，結膜充血，口唇びらん，咽頭痛などの口腔粘膜症状，多発する紅斑，びらんなどを伴う皮疹が主要な徴候となる．原因として，抗菌薬，消炎鎮痛薬，抗てんかん薬などが知られている．

［処置］　原因と考えられる薬物の使用を中止するか，変更する．局所的には粘膜保護を目的に副腎皮質ステロイド軟膏の塗布や，抗ヒスタミン薬，抗アレルギー薬の内服を行う．

■ 3）カンジダ症（鵞口瘡，モリニア症，図 12-27）

　口腔常在性の真菌である *Candida albicans* の感染による．口腔不潔や唾液の分泌異常，外傷，免疫性疾患，栄養障害，薬物の副作用などによる全身的，局所的な抵抗力の減退，菌交代現象などにより発病する．病弱な小児では乳児期に多くみられ，舌先，辺縁および口腔粘膜が境界明瞭な偽膜に覆われ，白色に隆起した小豆大，粟粒大の斑点として現れ，

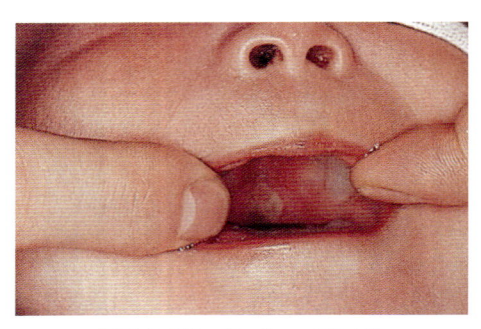

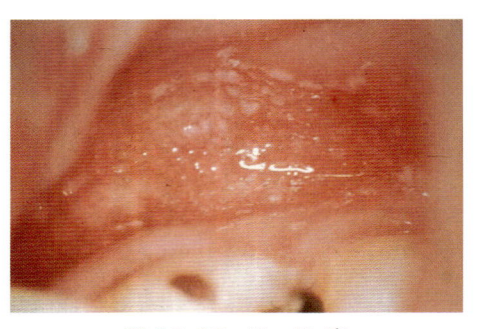

図12-28　Bednar アフタ
（歯科医師国家試験 第74回）

図12-29　Koplik 斑

しだいに癒合拡大する．白色斑点は軟らかく，表面の乳白色の被苔は容易に除去することができる．被苔を除去すると，赤色の光沢のある粘膜面が現れ，偽膜となる．急性偽膜性カンジダ症では，白苔剝離後の粘膜びらん面からの出血と疼痛がみられる．

[処置]　抗真菌薬を投与する．肉芽腫性カンジダ症，慢性肥厚性カンジダ症にはナイスタチンなどを投与する．急性偽膜性カンジダ症には1〜2％のピオクタニン液，希釈したルゴール液を塗布する．ナイスタチン口内錠，含嗽剤を使用する．

■ 4）ワンサンアンギーナ

紡錘菌，口腔スピロヘータの混合感染による潰瘍偽膜性扁桃炎で，壊死性潰瘍性扁桃炎ともいわれる急性扁桃炎である．咽頭，口蓋扁桃周囲に偽膜性潰瘍を形成するとともに，潰瘍部分は黄白色を示し，偽膜で覆われ，潰瘍周囲は発赤するが，自覚症状は軽度である．

重症な場合には，咽頭痛，嚥下障害，摂食困難がみられる．全身状態や口腔清掃状態が不良な場合や，栄養障害などを伴う場合には，口腔内に現れる．

[処置]　患部を清潔にするとともに，抗菌薬を投与する．含嗽剤の使用および潰瘍面への腐食剤の塗布を行う．

■ 5）Bednar アフタ（図12-28）

新生児や乳児の口蓋後方粘膜に，機械的刺激によって生じる，灰白色もしくは黄白色の円形のアフタ様潰瘍である．一般に，新生児や乳児の口腔粘膜は脆弱なため，哺乳ビンの乳首，口腔清掃やガーゼなどによる摩擦刺激が原因となり，浅い潰瘍を形成する．ウイルス感染ではない潰瘍は偽膜で覆われ，潰瘍面は発赤し，増大すると疼痛を伴うため，患児は不機嫌になる．症状が著しい場合には，授乳が困難になることもある．

[処置]　口腔軟膏の塗布および含嗽剤を使用する．消炎療法により比較的早期に治癒する．

■ 6）Koplik 斑（図12-29）

麻疹ウイルスに罹患した80〜90％の患児の，皮膚発疹期に先立って頬粘膜にみられる．麻疹の早期診断に重要な意味をもつ．幼児に多くみられ，春に流行する．約2週間の潜伏期間ののち，発熱，咳，鼻汁が増加し，その後，頬粘膜の乳臼歯付近に，帽針頭大の帯青白色の明瞭な扁平斑点として現れる（カタル期）．さらに，2, 3日後に再度の発熱，咳嗽，鼻カタルなどがみられたのち，斑点が消失する（発疹期）．斑点の消失後は一過性の色素沈着がみられる（回復期）．伝染力は発疹期に強い．

[処置]　対症療法が中心となる．安静を保ち，二次感染を予防するために抗菌薬を投与する．

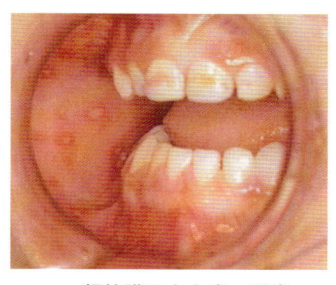
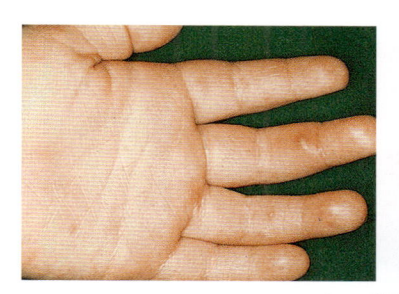
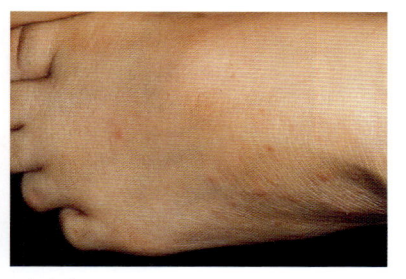

a：頬粘膜の小水疱，腫瘍
（歯科医師国家試験 第92回）

b：手足の小水疱

図12-30　手足口病

■ 7）手足口病（図12-30）

　ウイルスの接触感染による急性伝染性疾患で，伝染力が強く，夏の時期に多く流行する．乳幼児から小学生に多くみられ，5歳以下の発症が90%を占め，特に1歳ころが最も多い．コクサッキーウイルス A16，エンテロウイルス71 の感染による．歯肉を除く口腔粘膜に，小水疱や潰瘍がみられ，同時に，手掌と足にも小丘疹や水疱を形成する．水疱は容易に破れてアフタ様潰瘍になり，痛みを伴う．通常，1週間程度で治癒する．

　夏に，口腔粘膜に小水疱がみられたら，手や足にも丘疹や水疱がないか調べる．本症が疑われたら，保護者に説明し，帰宅させる．

[処置]　対症療法が中心となる．ときに，潰瘍面の鎮静，および感染予防のために抗菌薬含有軟膏を塗布する．歯科治療は，症状が消失してから行う．

■ 8）流行性耳下腺炎

　19章，p.364 参照．

C　　その他の軟組織の疾患

1　嚢　　胞

■ 1）含歯性嚢胞

(1)　濾胞性歯嚢胞（図12-31）

　おもに小児にみられる含歯性嚢胞としては，濾胞性歯嚢胞が多い．歯の石灰化が開始されてから，歯胚のエナメル器が嚢胞化したもので，嚢胞内に埋伏歯が含まれる．おもな原因は炎症とされ，エナメル組織の形成が完了する10歳代から20歳代に多く発生する．

■ 2）貯留嚢胞

(1)　粘液（貯留）嚢胞（図12-32）

　口腔粘膜を咬むことによって起こる小唾液腺の流出障害である．唇側や頬側部に存在する小唾液腺の導管損傷により，唾液が導管から周囲組織に溢出した場合に生じる．小児に比較的多くみられる嚢胞で，下口唇に好発する．肉眼的には，薄い粘膜に覆われた軟らかい腫瘤がみられる．破れると縮小するが，再発を繰り返すことが多い．

[処置]　原因となった小唾液腺とともに摘出術を行う．嚢胞が小さい場合には，V字にメ

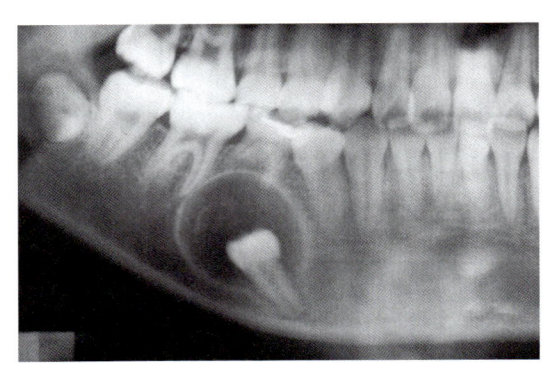
図 12-31　濾胞性歯嚢胞

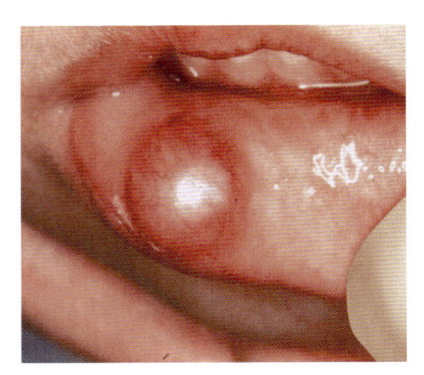
図 12-32　粘液（貯留）嚢胞

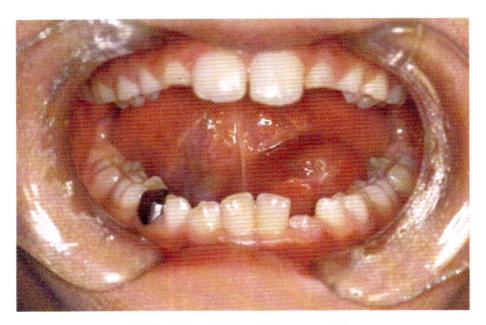
図 12-33　ラヌーラ

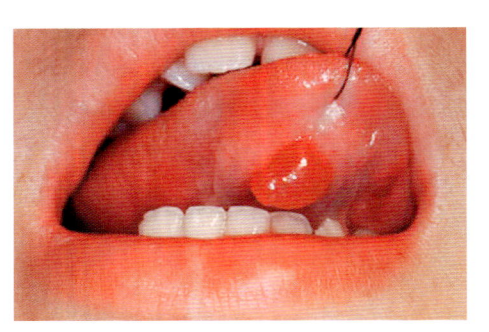
図 12-34　Blandin-Nuhn 腺嚢胞

スを入れ，粘液腺と一塊にして摘出する．大きい場合には，粘膜と嚢胞壁を分離し，嚢胞と粘液腺を切除する．また近年，レーザーによる摘出が行われている．

(2)　ラヌーラ（図 12-33）

　口腔底にみられる唾液腺嚢胞（Wharton 管の貯留嚢胞）である．一般に，片側性の口腔底の腫脹を示す舌下型（舌下腺）が多く，まれに顎下型（顎下腺）や舌下-顎下型（舌下腺-顎下腺）がみられる．片側性の腫脹であることが，ほかの疾患との鑑別上重要となる．

　舌下型の大きくなったものは，口腔粘膜が著しく増大し，舌下小丘，舌下ヒダが消失し，表在性のものでは透明感のある青みがかった半透明のものとして確認される．疼痛などの自覚症状はないが，触診により波動をふれる．

［処置］　嚢胞壁の上皮はきわめて薄く，全体を摘出することは不可能であるため，嚢胞壁の一部を口腔の副腔とする開窓術が多く用いられる．

(3)　Blandin-Nuhn 腺嚢胞（図 12-34）

　舌尖下面の Blandin-Nuhn 腺から生じる，3〜10 mm 程度の嚢胞である．小口腔腺嚢胞のなかでは口唇腺嚢胞に次いで多く，比較的若年層に多い．舌尖下面の舌小帯付着部の中央に発生するものが多い．粘膜面から半球状に突出した小さな腫瘤は，表面は正常粘膜で覆われているが，被覆粘膜が菲薄になると，暗赤色あるいは青紫色の外観を示すこともある．自覚症状は，異物感を感じる程度である．

［処置］　下口唇部の粘液嚢胞と同様に，嚢胞摘出術を行う．

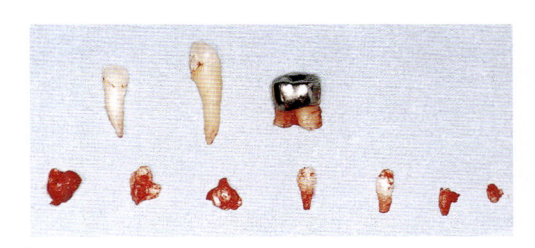
a：摘　出　物

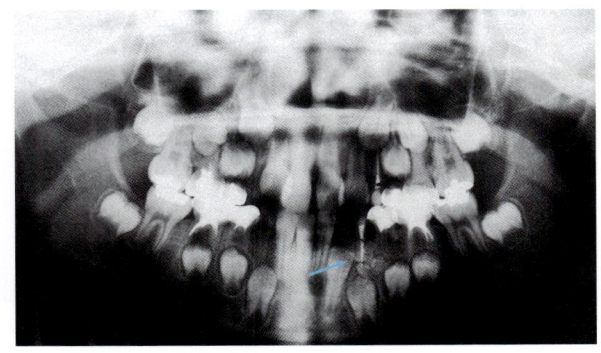
b：パノラマエックス線写真

図12-35　歯　牙　腫

2 良性腫瘍

1）歯　牙　腫（図12-35）

エナメル質，象牙質，セメント質などの硬組織の増殖を主体とした歯原性腫瘍とされ，病理学的には過誤腫であるとされている．一般的には，複雑性歯牙腫，集合性歯牙腫に分類される．歯牙腫は，歯列形成期に活発に成長し，その後発育が止まり，10歳くらいで気づくことが多い．

歯牙腫が顎骨内に埋伏している場合には自覚症状はみられない．歯牙腫が大きい場合には膨隆がみられ，乳歯の晩期残存や永久歯の萌出遅延，歯列不正の原因となることがある．

[処置]　摘出は，埋伏歯の抜去に準じて行う．

2）乳　頭　腫（図12-36）

乳頭状に隆起発育した扁平上皮の増殖物で，良性である．通常，0.5 cm程度の有茎状の新生物である．表面はカリフラワー状を示す．性差は明らかではなく，舌，歯肉，口蓋，口唇などにみられる．角化の著しいものは白色を呈し，発育は緩慢である．

口腔上皮のどこにでも発現し，ヒトパピローマウイルス（HPV）により伝播されたものでは，はじめに皮膚に乳頭腫がみられ，のちに口腔内に発現するものが多い．

[処置]　良性であることから，外科的に切除するが，きわめてまれに悪性化することもあり，切除後の経過観察が重要である．近年，レーザーによる蒸散も応用されている．

3）線　維　腫（図12-37）

非歯原性の良性腫瘍である線維腫は，舌，歯肉，頬粘膜，口唇などあらゆる部位に発生する．線維腫は，線維芽細胞とコラーゲン線維の増殖からなる腫瘍である．口腔領域では真の腫瘍はまれで，歯や義歯などの慢性刺激による増殖性の変化により生じることが多い．半球状に隆起する有茎性の硬い腫瘤で，表面は正常の粘膜に覆われている．自発痛や圧痛，接触痛は認められない．

[処置]　明らかな原因と考えられる刺激がある場合には，刺激の除去を行い，外科的切除が基本である．

4）血　管　腫（図12-38）

良性腫瘍のなかで最も発生頻度が高いものの1つで，大部分は先天性または幼児期に発

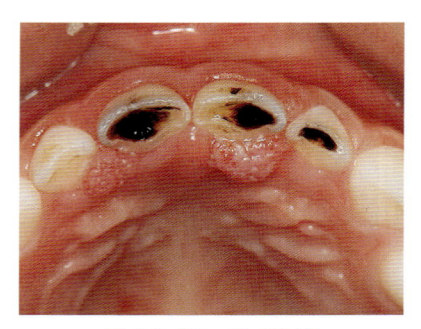

図12-36 乳頭腫

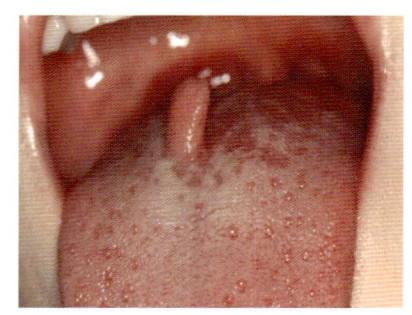

図12-37 線維腫

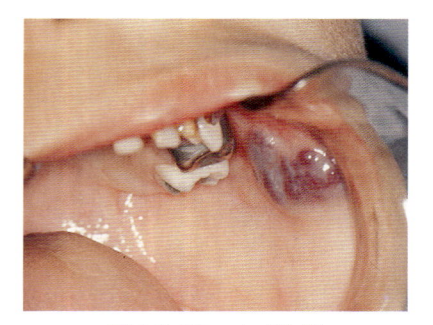

図12-38 血管腫

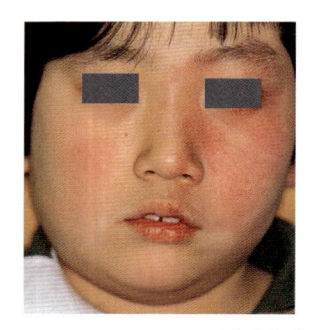
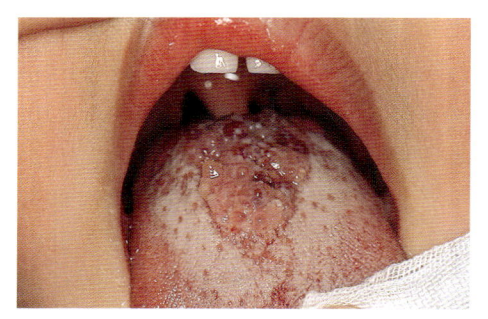

図12-39 Sturge-Weber 症候群

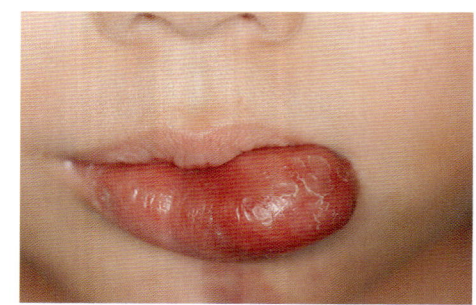

図12-40 リンパ管腫

図12-41 リンパ管腫による大唇症

現する．生後ある程度大きくなってから血管腫と認められることが多い．血管形成の腫瘍で，おもに毛細血管腫と海綿状血管腫がある．

　毛細血管腫：一層の扁平な内皮細胞を有する多数の毛細血管の増殖したもの

　海綿状血管腫：多数の大きさの血管腔を有する血管組織の増殖したもの

　動脈吻合がある場合には，拍動を感じる．顎骨内血管腫は，増大すると顎骨が膨隆して歯の動揺をきたす．女性に多く，頭頸部に発生することが多い．骨中心性血管腫では，比較的明瞭な陰影欠損がみられることが多い．

　好発部位は，舌，口唇，頬粘膜である．形状は，平坦なものから膨隆したものまであり，色調も，赤黒いものから青いものまでさまざまである．

　血管腫を伴う症候群として Sturge-Weber 症候群（**図12-39**）がある．

［処置］　先天性血管腫のなかには自然消退するものもあることから，経過を観察する．動

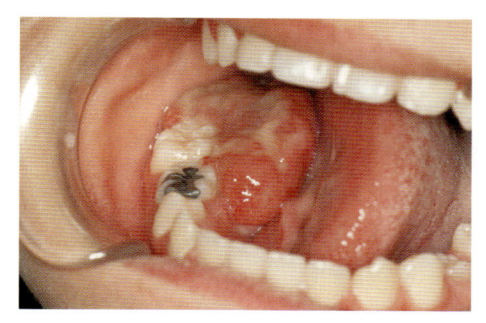
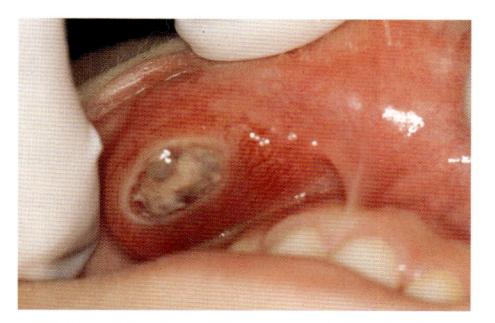

図12-42 歯 肉 癌 　　　図12-43 上口唇にみられた横紋筋肉腫

脈吻合がみられる場合には，手術の際に大出血を起こすことが多いので，処置法を十分検討する．処置法には，梱包療法，冷凍外科療法，血管硬化剤療法，外科療法，放射線療法，輸入血管栓塞法などがある．

■ 5）リンパ管腫（図12-40）

リンパ管が増殖した良性腫瘍で，その大部分は先天的な組織異常と考えられている．内皮細胞で被覆された薄い壁を有するリンパ管の集合から成り立っている．身体の発育に伴って増大し，発見されるものが多い．

表皮下深部に存在する場合には，正常粘膜に被覆されて境界不明瞭，弾性軟，無痛性の腫瘤として触知される．一方，粘膜表層部に生じたものは，表面が半透明，淡いピンク色の，やや透明感を有する小顆粒の集合面からなる．

好発部位は，舌，口唇，頬粘膜などで，ときに，巨舌，大唇症（図12-41），大頬症などがみられることがある．

[処置]　外科的に摘出するが，術後の変形や機能障害が残る場合には，部分切除が行われる．特に審美的，機能的に障害がない場合には，経過観察を行う．

補助療法として，レーザー療法，冷凍外科療法などが行われる．

3 悪性腫瘍

小児歯科領域で遭遇する悪性腫瘍の代表的なものは，白血病である．特にリンパ性白血病があげられる．しかし，まれに小児期の口腔内にも悪性腫瘍が出現することがある．悪性腫瘍の場合には，小児歯科で処置することはなく，口腔外科に転科する．しかし，図12-42, 43 に示すような症例に遭遇した場合には，炎症か否かを血液検査で確認し，炎症の可能性が低いと判断したときは，一刻も早く専門医に紹介し，確定診断を仰ぐ必要がある．

D 　　顎関節症

顎関節症は，顎関節や咀嚼筋の疼痛，関節（雑）音，開口障害ないし顎運動異常を主症状とする障害の包括的診断名である．その病態は，咀嚼筋痛障害，顎関節痛障害，顎関節円板障害および変形性顎関節症などがみられる．

顎関節症の診断には，顎関節や咀嚼筋などの疼痛，関節雑音，開口障害ないし顎運動異

常の主症状のうち，少なくとも1つ以上を有することが必要条件となる．小児の顎関節症は，発現率を含め詳細は明らかではなく，その治療法，予防法などの対応は確立されていない．

■ 1）小児の顎関節症の疫学

2016（平成28）年の歯科疾患実態調査において，6歳以上を対象として顎関節の自覚症状（口を大きく開け閉めしたとき，あごの音がするか，痛みがあるか）の有無が調査された．

あごの音・痛みは，どちらも20歳代で患者が増加し，40歳代まで比較的高い有病率を維持するが，その後，減少する．有病率は，女性が男性の1.5〜2倍と高い．

顎関節の雑音については，男女ともに低年齢から自覚する者を認めるが，その割合は，男子が6〜19歳にかけて3.1〜5.3%であるのに対し，女子では6〜9歳で1.4%，10〜14歳で6.9%，15〜19歳で12.5%と，増齢に伴い増加している．また，顎関節に痛みを自覚する者の割合は，男子で6〜19歳にかけて1.6〜5.3%であるのに対し，女子には19歳まで認められず，20歳以降で13.9%と急増する．

さらに，低年齢の顎関節症状（顎関節雑音，疼痛および複合症状）の報告では，幼稚園児5.1%(18/353人)，小学校低学年7.9%(74/931人)，小学校高学年14.6%(153/1,049人)，中学生20.8%(291/1,399人)，高校生26.9%（609/2,264人）に顎関節症状を認め，増齢的な増加を示した．性差は，幼稚園から中学生までは認められず，高校生において女子が男子よりも高い発症頻度を示した．なお，幼稚園児では疼痛はなく関節雑音のみであった．

また，小学1年生から中学3年生までの同一集団のクリック音について縦断的調査を行った報告では，クリック音を認めた者のうち約半数の49%が一過性であった．一方で，2年以上クリック音が継続する者が28.3%，症状の再発が18.9%に認められた．一過性の者が多いが，継続と再発を合わせると（症状の定着した者），ほぼ同数になることが報告されている．

■ 2）顎関節の構造

顎関節症は顎関節に起因する疾患であることから，顎関節の構造を知る必要がある．顎関節は，頭蓋と下顎頭との間にある関節で，側頭骨の頭蓋底部外面にある下顎窩と，下顎骨の関節突起の頭部である下顎頭と，その間にある関節円板からなっている．顎関節は，線維性結合組織の関節包というカプセルで包まれ，関節包は側頭骨と下顎頭を直接結ぶ外側靱帯で固定され，さらに，蝶下顎靱帯と茎突下顎靱帯という副靱帯によって補助的に固定されている．関節包内では，線維性軟骨である関節円板を介して，上関節腔と下関節腔に分離されている．上関節腔は下顎の滑走運動に関与し，下関節腔は下顎の回転運動に関与するとされている（図12-44）．

■ 3）顎関節症の病態分類

日本顎関節学会による分類を表12-1に示した．

(1) 咀嚼筋痛障害（Ⅰ型）

咀嚼筋痛とそれによる機能障害を主徴候とするもので，主症状としては筋痛，運動痛，運動障害がある．おもな病態は局所筋痛と筋・筋膜痛である．小児期の顎関節症として頻度が高い．

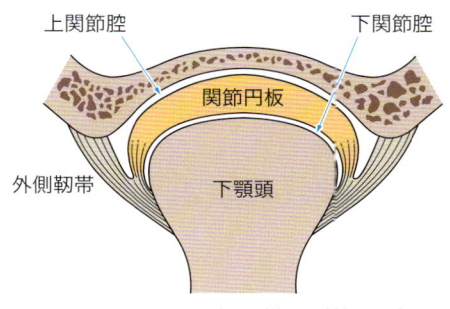

図12-44　顎関節の構造（前頭断）

表12-1　顎関節症の病態分類（2013）		
咀嚼筋痛障害	myalgia of the masticatory muscle（Ⅰ型）	
顎関節痛障害	arthralgia of the temporomandibular joint（Ⅱ型）	
顎関節円板障害	temporomandibular joint disc derangement（Ⅲ型）	
a. 復位性	with reduction	
b. 非復位性	without reduction	
変形性顎関節症	osteoarthrosis/osteoarthritis of the temporomandibular joint（Ⅳ型）	

（日本顎関節学会）

表12-2　顎関節・咀嚼筋の疾患あるいは障害（2014）

A. 顎関節の疾患あるいは障害
1. 先天異常・発育異常
　1）下顎骨関節突起欠損
　2）下顎骨関節突起発育不全
　3）下顎骨関節突起肥大
　4）先天性二重下顎頭
2. 外傷
　1）顎関節脱臼
　2）骨折
3. 炎症
　1）非感染性顎関節炎
　2）感染性顎関節炎
4. 腫瘍および腫瘍類似疾患
5. 顎関節強直症
　1）線維性
　2）骨性
6. 上記に分類困難な顎関節疾患（特発性下顎頭吸収など）
B. 咀嚼筋の疾患あるいは障害
　1. 筋萎縮
　2. 筋肥大
　3. 筋炎
　4. 線維性筋拘縮
　5. 腫瘍
　6. 咀嚼筋腱・腱膜過形成症
C. 顎関節症（顎関節・咀嚼筋の障害）
D. 全身疾患に起因する顎関節・咀嚼筋の疾患あるいは障害
　1. 自己免疫疾患（関節リウマチなど）
　2. 代謝性疾患（痛風など）

（日本顎関節学会）

（2）　顎関節痛障害（Ⅱ型）

　顎運動時，機能運動時，非機能運動時に引き起こされる，関節に起因する疼痛障害.

（3）　顎関節円板障害（Ⅲ型）

　顎関節内部で関節円板の位置異常ならびに形態異常を示す．開口時に下顎頭-関節円板の位置関係が正常になる（復位する）ものと，転位した関節円板の位置が変わらない（復位しない）ものに大別される．

（4）　変形性顎関節症（Ⅳ型）

　下顎頭と関節窩の骨変化を伴う関節組織の破壊を特徴とする退行性関節障害である．非復位性関節円板前方転位を高頻度に認める．15歳ころまでの顎関節が成長しているときは，成長による形態変化と慎重に鑑別する必要がある．

　なお，日本顎関節学会では，特に緊急性を要する疾患を見落とすことがないように，「顎関節症以外の顎関節・咀嚼筋の疾患あるいは障害」（表12-2），「顎関節症と鑑別を要する疾患あるいは障害」（表12-3）についても報告している．

■ 4）顎関節症の発現機序

　正常な顎関節では，開閉口運動に伴い，関節頭は関節円板と同調して運動する（図12-45）．しかし，顎関節症になると，その同調がスムーズに行われなくなる．小児期の顎関

表 12-3　顎関節症と鑑別を要する疾患あるいは障害（2014）

Ⅰ．顎関節症以外の顎関節・咀嚼筋の疾患あるいは障害
　顎関節・咀嚼筋の疾患あるいは障害（2014）参照（表 12-2）

Ⅱ．顎関節・咀嚼筋の疾患あるいは障害以外の疾患
1. 頭蓋内疾患　出血，血腫，浮腫，感染，腫瘍，動静脈奇形，脳脊髄液減少症など
2. 隣接臓器の疾患
　1）歯および歯周疾患　歯髄炎，根尖性歯周組織疾患，歯周病，智歯周囲炎など
　2）耳疾患　外耳炎，中耳炎，鼓膜炎，腫瘍など
　3）鼻・副鼻腔の疾患　副鼻腔炎，腫瘍など
　4）咽頭の疾患　咽頭炎，腫瘍，術後瘢痕など
　5）顎骨の疾患　顎・骨炎，筋突起過長症（肥大），腫瘍，線維性骨疾患など
　6）その他の疾患　茎状突起過長症（Eagle 症候群），非定型顔面痛など
3. 筋骨格系の疾患　筋ジストロフィーなど
4. 心臓・血管系の疾患　側頭動脈炎，虚血性心疾患など
5. 神経系の疾患　神経障害性疼痛（三叉神経痛，舌咽神経痛，帯状疱疹後神経痛など各種神経痛を含む），
　筋痛性脳脊髄炎（慢性疲労症候群），末梢神経炎，中枢神経疾患（ジストニアなど），破傷風など
6. 頭痛　緊張型頭痛，片頭痛，群発頭痛など
7. 精神神経学的疾患　抑うつ障害，不安障害，身体症状症，統合失調症スペクトラム障害など
8. その他の全身性疾患　線維筋痛症，血液疾患，Ehlers-Danlos 症候群など

（日本顎関節学会）

顎関節の MRI 画像

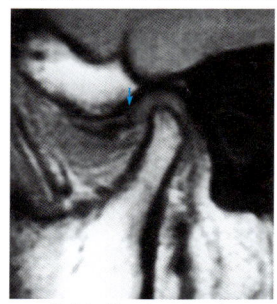

前方転位した関節円板

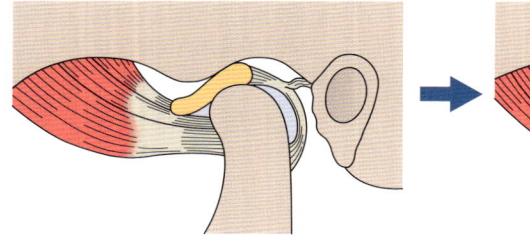

図 12-45　正常な顎関節における開口運動
上関節腔：滑走運動
下関節腔：回転運動

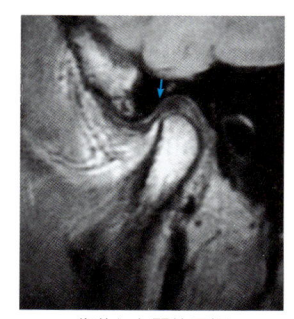

復位した関節円板

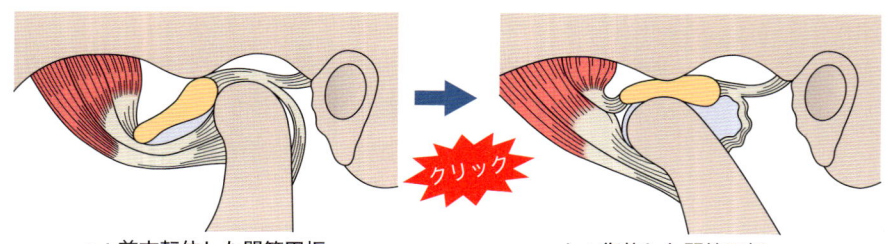

a：前方転位した関節円板　　　　　b：復位した関節円板
　　　　　　　　　　　　　　　　開口障害はみられない．

図 12-46　顎関節の開口運動：復位のある関節円板の前方転位

節症で最も多い症状は，関節雑音のクリックである（図 12-46）．

（1）関節雑音の発現機序

　関節雑音にはクリックとクレピタスがあるが，明確な線引きはできない．一般に，クリックは，下顎運動時に下顎頭軟骨と関節円板との間に起こる異常接触によって発生する音であり，クレピタスは，関節円板の穿孔や下顎頭の変形などによって下顎運動時に発生

する音とされているが，定かではない．

（2）クローズドロックの発現機序

　開口時に関節円板が正常な位置に戻らないと，関節円板が下顎頭の前方滑走運動を障害するため　多くの場合，著しい開口障害がみられ（クローズドロック），開口時に下顎は患側へと偏位する．この際，無理に開口すると関節円板につながる後部結合組織を伸展させるため，患側の耳前部に強い痛みを生じる．この状態が長くつづくと，線維性軟骨である関節円板は圧迫されて変形し，正常な位置に戻るのがさらに困難になる．

■ 5）顎関節症の発症要因

　顎関節症の発症要因としては，咬合の不調和，下顎頭偏位，顎関節への直達・介達外傷，咀嚼筋機構の異常，神経機構の異常，習癖，さらに，心理的・社会的要因があげられている．最近は，軟食を中心とした食生活の変化もあげられている．このように多因子疾患であることから，患児の発症要因を明らかにすることは困難なことが多く，単独の因子ではなく，これらの因子が複合しているものとされている．

　そのなかでも特に強いと思われる因子を次に示す．

（1）　歯ならびと咬合異常

　小児歯科外来においては，歯列不正を主訴に来院する患児と，顎関節症状を主訴に来院する患児があり，双方をみる機会に恵まれていることから，歯列不正と顎関節症の関係を詳細に検討することができる．それによると，歯列不正と顎関節症との相関は弱く，むしろ，咬合異常が顎関節症の発症に大きな影響を及ぼしていると思われる．たとえ歯列不正があったとしても，咬合のバランスがとれ，咬合異常を伴わなければ顎関節症の原因にはならず，咬合のバランスが悪い小児に顎関節症状が出現する症例を経験する．

（2）　心理的要因

　顎関節症の臨床統計において，女性の罹患率が男性より2〜5倍も多い．女性のほうが，筋緊張，ストレスに対して感受性が高く，痛みに対する耐容性が低く，口腔の健康に対する関心が強いとして心理的要因をあげている報告がある．歯ぎしり（ブラキシズム），くいしばり，口腔の習慣は，関節円板への過度な圧力・負荷となり，関節円板の転位・変形を引き起こし，顎関節症を引き起こすと考えられるが，これらの習慣は，心理的ストレスが高まると発現するといわれている．不安，緊張などが顎関節症の誘因となるのか，顎関節症が発症すると不安，緊張を生むのか，特に顎関節症患者に共通した精神心理的状態はないと思われる．

■ 6）顎関節症患児への対応

　口腔機能の障害，痛み，不快感，不安を与える顎関節症が小児期に発現し，自然に症状が消失するものもあるが，増悪し，長期化するものもあり，小児歯科臨床において軽視することはできない．成長発達期にあり，解剖学的にも生理学的にも変化する小児においては，不可逆的変化を伴う治療は避け，いつでも元の咬合状態に戻すことができる保存療法が基本と思われる．

　また，生活習慣病を強く疑わせる症例を経験することから，顎関節症患児に対しては日常生活を見直す必要がある．

　図12-47に示すセルフケア（日常の注意事項）をまず指導する．そのうえで，疼痛の

セルフケア（日常の注意事項）

_____ さんへ

1．顎を安静に保つ

　A　食事の注意

　　大きく切った生野菜，するめ，ビーフジャーキー，硬い肉，フランスパンのように皮の硬いパンなど，硬いもの，長いあいだかまなくてはいけないものはできるだけさける（りんごの丸かじりなどはとくに注意：大人でも口がずれて痛いうえに，まっすぐかめなくなった人もいます）．

　　チューインガムは原則として食べないほうがよい．

　B　顎を緊張させない

　　日中に"かみしめ"や"歯ぎしり"をしていないか注意．もしもこれらに気づいたらそれをやめるようにする（よくするパターンは，怒ったとき，寒い日に熱い風呂に入ったとき，暖かい部屋から寒い室外に出たときなどです．ほかにも考えられますので自分の口にも注意してみましょう）．かみしめを止めるためには，舌の先を上の前歯の少し後ろに当てるようにするのが効果的です．声を出さずに鼻歌を歌うようにするのもよい．1日に何度か"歯を離して顎をリラックスさせる"と唱えるのもよい．

2．よい姿勢を保つ（原則：前後左右のバランスを均等にする）

　A　着　　座：床に座るときはなるべく正座する．
　　　　　　　　足は組まない．頬杖をつかない（これだけでよくなる人が何人もいました）．
　B　起　　立：両足に均等に体重をかける．
　C　就　　寝：できるだけ硬い場所に仰向けで，枕を低くするなどして首がまっすぐになるようにする．低反発枕なども可．
　D　食　　事：頭を起こしたまま食事を口まで運んで，かむときは，できるだけ頭をさげずに前を向いて，横のテレビなどを見ない．
　E　その他：下顎を前に突き出すことをさける．猫背であごを前に出す姿勢が特に悪い．頬杖で顎を後方，側方へ押すこともさける．関節に痛みのある場合は，前歯で食べ物をかまないようにし，会話やカラオケなどで下顎を前に突き出すことをさける（高いキーの歌は注意！　顎を前に出し，普段使わない筋肉を酷使しやすい）．

3．大開口をさける

　　─関節に痛みのある場合は，大開口をさける─

　①あくびの力をコントロールする．顎の下にげんこつを当てたり，下を向いて顎を胸につけることによって，顎を支えて過開口をさけるようにする（or こらえる：授業中はこちらにしましょう，最低限のマナーです）．

　②食事中の大開口をさける．そのために食べ物を小さく切って食べるようにする．

　③会話や歌による口の開けすぎに注意する．

4．ストレスへの対処

　　生活していくうえでストレスはさけられないものであるから，ストレスの扱い方を考えてみる．ストレスそのものの数を減らすためには，回避できるストレスはさける．ストレスを過度に受けないよう，あまり細かく考えすぎないようにする．受けてしまったストレスに対しては，その解消法を考えることによりストレスに対する耐性を高めていく．

図12-47　患者配布用のセルフケア用紙

強い小児には，鎮痛薬を中心とした薬物療法を考え，患児によって各種スプリントの装着，あるいは急性クローズドロックを起こしている小児にはマニピュレーション（徒手整復）などを行う．

　一方，乳歯が萌出し，乳歯列が完成するころには顎関節症状を訴えることは皆無に近く，混合歯列から第二大臼歯の咬合時ころに多くの顎関節症が発現する．多因子疾患であっても咬合の不調和が関与することが明確と考えられる．その不調和を早期に検出することができれば，顎関節症を未然に防ぐことも可能になる．

13 外科的処置と薬物療法

A　局所麻酔

　小児歯科では，小児の協力が必須であり，また，最もむずかしい課題でもある．協力を得るには，痛みを与えないことがすべてである．局所麻酔で痛い思いをすると，局所麻酔の操作までは許容された行動変容も水の泡となってしまい，協力度が悪化することが多い．特に小児歯科では痛くない注射が求められる．

　一方，小児の歯科治療中の事故の報告がまれにみられる．医療事故のほとんどは，局所麻酔薬が原因ではなく，歯科治療中の呼吸管理の対応が悪いことが原因の場合が多い．しかし，小児の歯科治療に用いる局所麻酔は，基本的に安全であるとはいえ，全身，特に心血管系，中枢神経系に影響を与えることを忘れてはならない．また，低年齢児の場合には，過剰投与しないように薬用量に注意を払う必要がある．

1　局所麻酔の種類

1）表面麻酔

　確実な表面麻酔により，注射針の挿入を無痛で行うことができる．特に小児の場合には必須である．しかし，表面麻酔薬の味は辛く，小児は嫌うため，表面麻酔薬が流れないように，粘膜面を乾燥し，唾液で濡れないようにする．基本的には，局所麻酔の前処置として行うことが多いが，それ以外に脱落寸前の乳歯の抜去時，あるいは無麻酔下でのクランプの使用時や，第一大臼歯の異所萌出などの歯間分離ワイヤーの挿入時などにも用いる．

　麻酔薬としては，アミノ安息香酸エチル，リドカイン塩酸塩，テトラカイン塩酸塩などがあるが，発現時間が速く，作用時間の長いアミノ安息香酸エチル（ベンゾカイン）が多く用いられる．また，塗布麻酔の効果を得るには，最低でも30秒を必要とし，60秒間塗布すると十分である．しかし，アミノ安息香酸エチル（エステル型）は，アナフィラキシーショックが報告されているので，注意が必要である．さらに，2018年には，メトヘモグロビン血症による死亡事例の報告があり，添付文書には「2歳未満の使用を禁忌」と記載されている．

2）浸潤麻酔（表13-1，図13-1）

　小児の骨は成人に比べて緻密ではなく，石灰化も未熟なため，浸潤麻酔により，ほとんどの症例に奏効可能であるが，浸潤麻酔だけで小児の歯科処置すべてを無痛的に行うのは困難である．特に難抜歯などの際に痛みを訴え，泣き出してしまい，浸潤麻酔の追加投与を余儀なくされることがある．そのような場合には，浸潤麻酔では麻酔薬が漏れてしまうため，伝達麻酔を考慮しなくてはならない．

表13-1 　浸潤麻酔の下顎乳臼歯部における作用時間

測定項目 　　測定時間	平均 ± 標準偏差
歯髄に対する麻酔効果発現開始	2分35秒 ± 42秒
歯髄の知覚消失	8分57秒 ± 2分20秒
歯髄の知覚回復開始	29分12秒 ± 7分51秒
口唇部の麻痺感消失	155分18秒 ± 35分6秒

（福田 ほか）

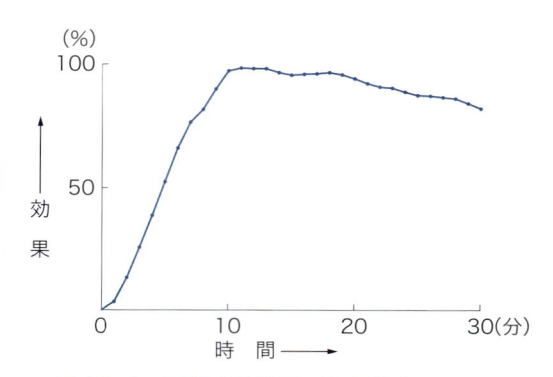

図13-1 　浸潤麻酔効果の発現様式（福田ほか）

表13-2 　小児局所麻酔薬の最大許容量 　2%リドカイン塩酸塩

体重（kg）	2%リドカイン塩酸塩（mg） 100,000倍希釈（アドレナリン含有）	カートリッジ（本）
9	60	1.5
18	120	3.0
27	180	5.0
36	240	6.5
45	300	8.0
68	450	12.5

※健康な小児でも2時間以上は最大許容量を超えてはならない.
　なお，アドレナリンの最大許容量は5μg/kgである.

■ 3）伝達麻酔

小児歯科臨床で多用される伝達麻酔
・下歯槽神経伝達麻酔
・前・中・後上歯槽枝伝達麻酔ならびに鼻口蓋神経伝達麻酔

　一般に，小児の顎骨は成人に比べて多孔性であるため，すべての局所麻酔は浸潤麻酔で十分との見解がある．しかし，伝達麻酔は注射針の刺入回数が浸潤麻酔より少ないうえに，麻酔薬の注入時の圧に対しても疼痛がほとんどなく，十分な麻酔効果が得られるため，小児にも使用できる.

　下顎では，通常，下顎孔とオトガイ孔へ伝達麻酔を行うが，小児の場合には，オトガイ孔への伝達麻酔は，特殊な場合を除いて行わない.

　一方，小児の上顎骨は，通常は浸潤麻酔で十分に奏効する．しかし，症例によっては伝達麻酔を用いたほうがよい場合もある.

2 　麻酔薬の用量

　治療中は麻酔が奏効していることが肝要であり，術中に痛みが出現することを避けるためにも，十分量の投与が必要である．しかし一方では，麻酔薬の毒性も考慮しなくてはならない．局所麻酔薬の使用にあたっては，麻酔薬の薬理作用を知っておくことは当然であるが，同時に患児の全身状態を把握し，必要であれば麻酔薬の変更や，血管収縮薬にも考慮し，麻酔薬が決定されたら，それぞれの小児における最大許容量を熟知しておくことが必要である.

　近年，アミド型の局所麻酔薬はきわめて安全であり，アレルギー反応はほとんどみられ

ない．好ましくない反応は，局所麻酔薬の過量投与あるいは血管内投与による中毒症状の出現である．

代表的な局所麻酔薬の最大許容量を**表13-2**に示した．なお，歯科用カートリッジの用量は 1.8 mL であり，36 mg のリドカインが含まれている．

3　代表的な局所麻酔薬

■ 1）リドカイン塩酸塩

リドカイン塩酸塩（キシロカイン®，オーラ注®）は，日常の歯科臨床で頻用されるアミド型の局所麻酔薬であり，肝臓で代謝され，腎臓をとおして排泄される．

浸潤麻酔として用いた場合には，2分以内に効果が現れ，歯髄の麻酔効果は約60分である．伝達麻酔として用いた場合には，2～4分で効果が現れ，歯髄の麻酔効果は約90分である．

■ 2）プロピトカイン塩酸塩

プロピトカイン塩酸塩（シタネスト®）は，アミド型の局所麻酔薬であり，肝臓で代謝され，腎臓をとおして排泄される．この麻酔薬は，血漿エステラーゼによって代謝されないことから，使用量が多くなると，口唇，爪床にチアノーゼをみることがある．これは，メトヘモグロビン血症を起こしたことによる．貧血，心不全，呼吸不全などによる低酸素血症のある小児への使用は避ける．

浸潤麻酔として用いた場合には，2分以内に効果が現れ，歯髄の麻酔効果は約5～20分である．伝達麻酔として用いた場合には，2～4分で効果が現れ，歯髄の麻酔効果は約60分である．

■ 3）メピバカイン塩酸塩

メピバカイン塩酸塩（スキャンドネスト®）は，血管収縮剤，防腐剤，酸化防止剤が含まれないため，心疾患やアレルギーの既往がある患者に適している．リドカイン製剤に比べて作用時間は短いが，同等の効果を示す．持続時間が短いため，長時間の処置には適さない．

4　小児への局所麻酔法

小児へスムーズに局所麻酔が施行できれば，歯科処置はほぼ成功する．そのためには，いくつかの注意が必要である．

① 表面麻酔を必ず行う．

② 注射針を見せない．

③ 頭をしっかり固定し，急に手足を動かしても麻酔処置が行えるようにしておく．また，強く動いたときに介補者がどのように対応するか，前もって指示を与えておく．

④ 強圧を加えず，ゆっくりと麻酔薬を注入する．

⑤ 痛いときは手を上げさせる，あるいは背板をたたくなど，意思表示をすることを約束させる．

⑥ 痛いという意思表示があった場合には，麻酔薬の注入を止め，注射筒のピストンに圧

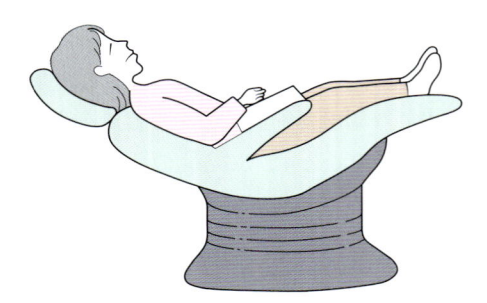

図 13-2　失神時の体位

を加えない．その結果，疼痛はなくなる．そして，再びゆっくりと麻酔薬を注入する．痛いという意思表示があったときに，注射針を刺入部から抜かないことが肝要である．

5　局所麻酔に伴う偶発症

■ 1）全身的偶発症

歯科医院だけでも，1日に多くの局所麻酔薬が使用され，世界的にみると，その年間使用回数は莫大である．それにもかかわらず致命的な偶発症の報告はほとんどなく，近年，局所麻酔薬は非常に安全なものになっている．しかし，致命的となるような全身に影響を及ぼす偶発症の報告は皆無ではない．対応を熟知し，緊急時に必要な機器備品の整備と使用に慣れておくことが大切である．

まれではあるが，局所麻酔中にみられる全身的な偶発症を次にあげる．

（1）　デンタルショック

脳貧血あるいは神経性ショックは，低年齢児ではほとんどみられないが，学童期にはまれにみられ，全身性の偶発症のなかでは一般的である．麻酔薬の薬理作用によるものではなく，注射針を組織に挿入したときの疼痛が誘因となる迷走神経反射である．神経性ショックがみられたときに正しい処置が行われると，命にかかわることはない．

予防としては，患児に緊張感を与えないように，注射や麻酔という言葉を用いないように注意する．また，患児を仰臥位あるいは半仰臥の位置にし，無痛的な麻酔処置を行う．もし貧血がみられた場合には，ただちに**図 13-2**に示すような体位をとらせ，上半身，下半身にたまった静脈血を心臓に戻すことが重要である．

（2）　アレルギー反応

エステル型の局所麻酔薬を用いていた時代には，パラアミノ安息香酸誘導体によるアレルギー反応（アナフィラキシーショック）の報告が散見されたが，アミド型の局所麻酔薬の出現以来，アレルギー反応の報告はほとんどみられない．しかし，まったく起こらないということではないので，アレルギー反応が出現した際には，機敏に対応できるように，スタッフとともに認識しておく．

局所麻酔薬のカートリッジあるいはバイアル内には，防腐剤としてメチルパラベンが含有されているものが多い．これは，化学的にパラアミノ安息香酸誘導体に属し，アレルギー反応を引き起こす可能性があるといわれている．

既往で，局所麻酔薬に対して掻痒感を伴う蕁麻疹，顔面浮腫，呼吸困難，血圧低下などのアレルギー反応が出現した場合，家族にそのような異常反応を経験した者がいた場合には，パラベンを含有した局所麻酔薬の使用は避けるのが賢明である．アミド型薬物にはアレルギー発現性はないとされている．

一方，アレルギーによる医療事故防止のために，防腐剤の添加の必要性がないように，アドレナリンを含有しないキシロカイン単味の局所麻酔薬が販売されている．アドレナリン含有のものより保存状態ならびに薬効期間などに注意を払わなければならないが，防腐剤によるアレルギー発症の危惧がなくなり，アレルギーの既往のある小児には便利である．しかし，刺入時の血管収縮がなく，歯肉に貧血帯が生じないため，低年齢児が痛みを感じて手を上げたとき，麻酔が十分に奏効していないのか，圧迫による違和感を訴えているのか，判断がつきにくいことがある．また，長時間の処置では，麻酔奏効時間の短縮が欠点となることがある．

（3）　急性中毒

麻酔薬の過量投与は，中枢神経系ならびに循環器系に重大な変化を起こす．急性中毒の報告は，成人に比べて小児に多くみられる．

また，局所麻酔薬の中毒は，麻酔薬の絶対的な過量投与だけではなく，患児の許容量の違いが原因になることもある．その許容量を示唆するものとして，患児の全身状態が衰弱しているかどうかを把握する．衰弱している場合には，局所麻酔薬の血中濃度がそれほど高くなくても麻酔薬に対する耐性が低下しているので，慎重に行う．脱水を起こしている場合には，投与量が常用量でも血中濃度は高くなる．

一般に，小児と高齢者は薬物に対する耐性が低く，局所麻酔薬にも該当する．特に低体重の低年齢児の局所麻酔は過量投与しやすい．また，重篤な肝臓疾患や血漿コリンエステラーゼの著しい減少がみられる小児では，局所麻酔薬の分解能が低下しており，麻酔薬の許容量以内の投与でも血中に蓄積され，急性中毒を起こす可能性がある．

一方，麻酔手技にも注意が必要である．特に血管内への麻酔薬の誤注入は，麻酔薬の血中濃度が急激に高まる．さらに，注入速度が速すぎると急性中毒の発生率が上昇する．薬の最高血中濃度は，投与量/(心拍出量×投与に要した時間) に比例するため，2％キシロカイン® カートリッジ 1 mL を 1 分以上かけて注入すると，通常，たとえ血管内に麻酔薬が入っても，中毒発生の危険性は減少する．

■ 2）局所的偶発症

（1）咬　　傷

小児への局所麻酔後，特に下歯槽神経伝達麻酔後に，下口唇，舌，頬粘膜への咬傷がまれにみられる（図13-3）．これは，歯科処置後も麻痺が1〜2時間持続するために，故意あるいは不注意に軟組織を咬んで傷をつけることがあり，ときには出血を伴うこともある．そして，翌日には，咬傷部は腫脹し潰瘍となり，保護者は驚いて救急患者として来院したり，電話連絡したりする．歯科医師は，保護者に，特に心配のないことを告げ，非刺激性の消毒薬で患部を消毒し，家庭でも清潔にするように指導する．

予防としては，患児と保護者に，頬粘膜や口唇を咬まないように十分な説明をする．また，同時に，麻痺側にシールを貼る，口腔前庭にロール綿を挿入するなどの方法もある．

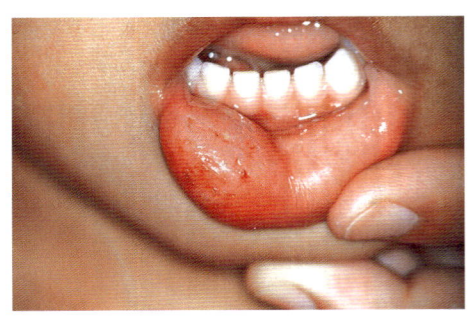

図13-3 咬　傷
麻酔による治療後は，口唇を咬まないように十分注意する．

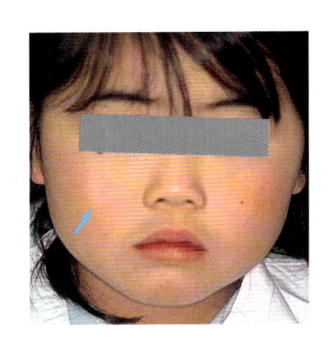
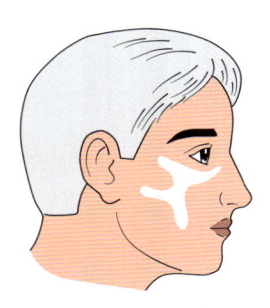
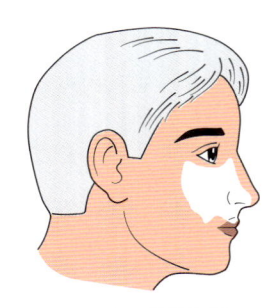
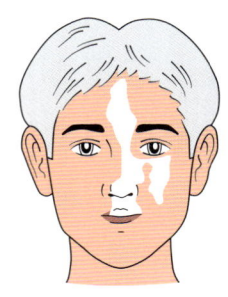

a：大口蓋孔注射　　　　　b：上顎結節注射　　　　c：切歯孔注射

図13-4　伝達麻酔後に現れる Kühn の貧血帯

（2）　血　　腫

　局所麻酔操作時に，注射針によって粘膜下の血管を傷つけ，内出血を起こし，血腫を形成することがある．内出血が多いときは，顔面皮膚に出血斑がみられることがある．いずれの場合も，患児に出血傾向がなければ自然に消退する．

（3）　Kühn の貧血帯

　まれに上顎への伝達麻酔直後に，顔面部に境界明瞭な貧血帯がみられることがあり，その際，激痛を訴えることがある（図13-4）．通常，20〜30分で自然に消退し，痕跡を残さないが，非常にまれに当該部に皮下出血斑や黄斑をみることがある．これも徐々に自然消失するため特別な加療の必要はないが，保護者は非常に不安になるため，十分に説明し，不必要な心配をさせないことが大切である．成因は明確にされていないが，当該部の血管の損傷や攣縮によると考えられている．

（4）　注射針の破折

　最近は，使い捨ての注射針を用いることが多く，また，材質の向上により破折事故はほとんどみられない．しかし，注射針の元のところで曲げて用いる方法は危険を伴うため，すすめられない．もし破折し，注射針が粘膜下に迷入した場合には，エックス線で部位を確認し，静かに，かつすみやかに粘膜を切開し，破折針を摘出する．

B　抜　歯

1　診察・診断

　本来，乳歯は，後継永久歯の萌出余地確保のために，できるかぎり保存することが望ましい．しかし，乳歯は永久歯に比べて齲蝕罹患性が高く，しかも，齲蝕の進行が速いので，病変が容易に歯周組織に波及して保存不可能となり，抜去されることも多い．また，保存不可能な病的乳歯のみならず，永久歯列の正常な発育を考慮して抜歯が行われる．いわゆる健全な乳歯の抜去，さらには過剰歯の抜去まで，さまざまな症例が含まれる．

　小児は，手術に対して協力性を欠き，対応法の面から考えても術者の熟練が必要である．抜歯に際しては，後継永久歯との交換間際であっても，乳歯根の吸収状態の確認のために，臨床診断とエックス線診断が必要である．また，発育途上にある小児では，後継永久歯の成長状態および存在の有無を確認するために，パノラマエックス線写真などによる全顎の確認が不可欠である．これは，乳歯の抜去が行われる乳歯列期および混合歯列期の顎骨は，成人と異なり，歯列弓の成長発達，乳歯根の吸収脱落，後継永久歯の発育および萌出など，複雑な変化がみられるからである．

2　適 応 症

■ 1）病的状態の乳歯（保存不可能な乳歯）

（1）　歯冠の崩壊が著しい場合（図 13-5）

　抜去の適応症となる乳歯は，咬合機能を保持できず，かつ病巣が大きく，後継永久歯や周囲組織に障害を与える場合である．すなわち，歯冠の回復が困難な場合で，歯質欠損が著しいもの，あるいは残根状態のものである．これらは，咀嚼機能を失い，歯髄感染を起こし，周囲組織に慢性炎症を併発しており，口腔内の汚染源となるのみならず，病巣感染源となることがある．

（2）　歯周組織の病巣が大きい場合（図 13-6）

　エックス線写真像で，根尖部に病的な吸収・破壊像が明らかにみられ，病巣が大きいも

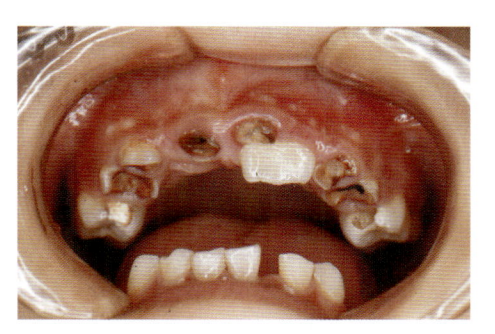

図 13-5　歯冠の崩壊が著しい乳歯

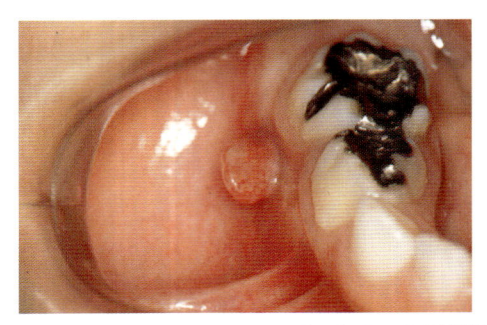
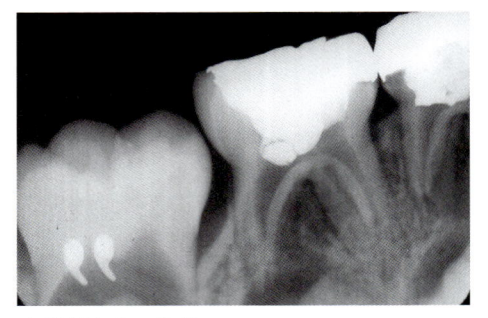

図 13-6　歯周組織の病巣が大きい乳歯

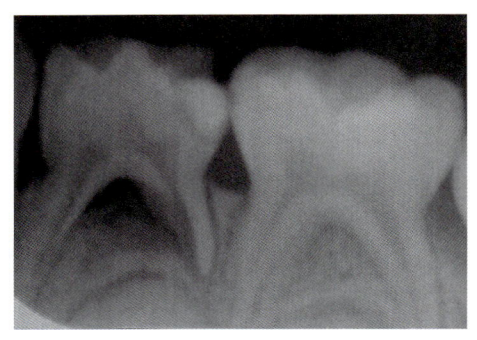

図 13-7　歯根吸収が1/3以上進行している
　　　　感染根管

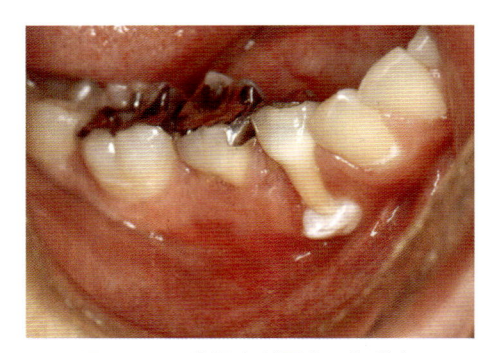

図 13-8　歯根尖が露出した乳歯

の, あるいは病巣が根尖部より根分岐部にわたって広がっている病的乳歯であり, 根管処置の不可能なものである. 特に根尖および根分岐部の病変が後継永久歯に障害を与えると思われる場合には, 抜歯する.

(3)　歯根吸収が1/3以上進行している感染根管の場合（図13-7）

(4)　歯根尖が露出している場合（図13-8）

　歯根尖が口腔内に露出した乳歯で, 感染などによる歯根の吸収不全をきたし, 後継永久歯の萌出力により歯根尖が歯肉外に押し出されたものである. また, 歯根尖が残留したままで永久歯が萌出すると, 歯列不正の原因になることがある.

(5)　顎骨の化膿性炎症のおもな原因となった場合

(6)　脱落期が近いと判定される露髄歯

■ 2）咬合誘導上, 抜去を要する乳歯

(1)　脱落期にある動揺乳歯（図13-9）

　乳歯直下に, 萌出間近い後継永久歯があり, 乳歯の抜去により, まもなく永久歯の萌出がみられる場合

(2)　永久歯の萌出障害あるいは萌出異常を起こしている先行乳歯

(3)　乳歯の保存により咬合や歯列の異常を起こす恐れのある場合

　混合歯列において歯と顎の大きさが不調和である場合には, 咬合の推移に伴って順次抜歯を行うことがある.

(4)　乳歯の晩期残存（図13-10）

　交換期をすぎても乳歯が残っていると, 後継永久歯の萌出に必要な空隙の調整ができ

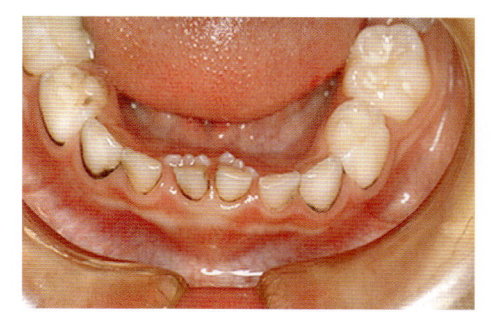
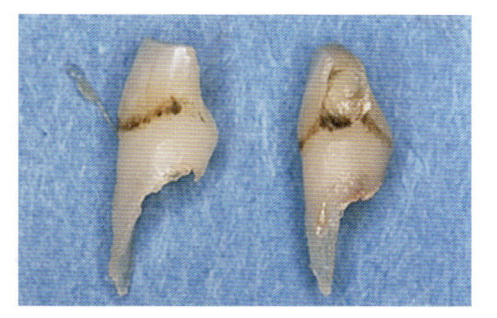

図 13-9　脱落期にある動揺乳歯

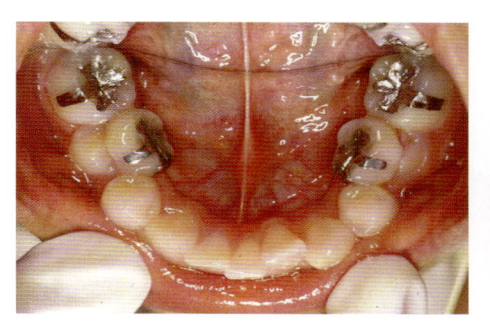
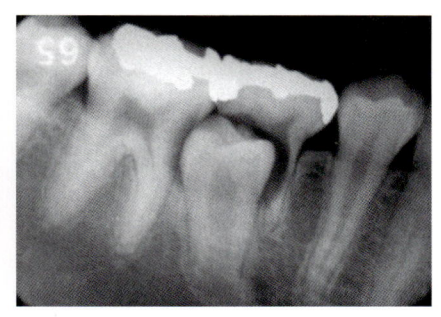

図 13-10　乳歯の晩期残存

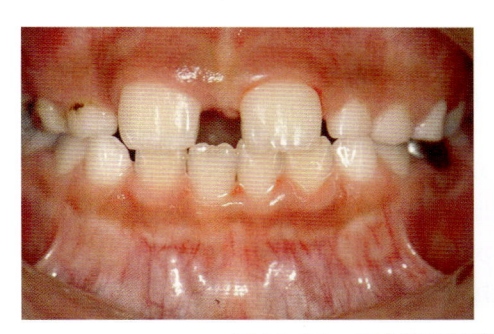
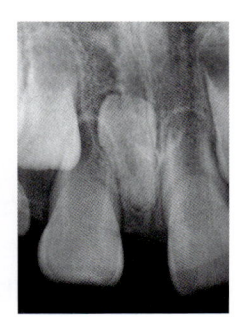

図 13-11　正中埋伏過剰歯

ず，上下顎の咬合関係の不調和を起こすことがある．

■ 3）そ の 他

（1）　過 剰 歯（図 13-11）

　上顎の前歯部，特に正中部に多くみられ，口腔内に萌出している場合と，顎骨内に埋入している場合がある．年齢とともに永久前歯が萌出してくると，正中離開，歯列不正の原因になることが多い．

（2）　授乳困難をきたす先天歯（図 13-12）

　先天歯には，正常歯の早期生歯が多いが，過剰歯の場合もある．過剰歯の抜去は当然であるが，早期生歯の場合，Riga-Fede 病やさまざまな障害を起こしたときは抜去する．

（3）　外傷により歯根が破折した乳歯（図 13-13）

（4）　骨折線上の乳歯

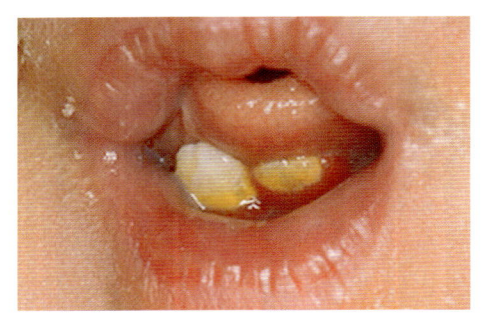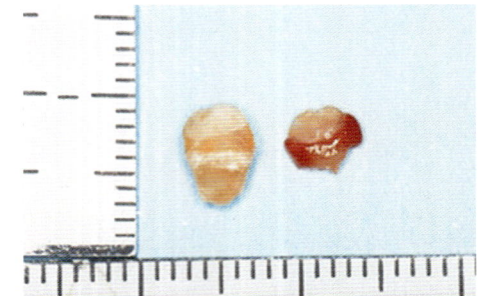

図 13-12　先 天 歯

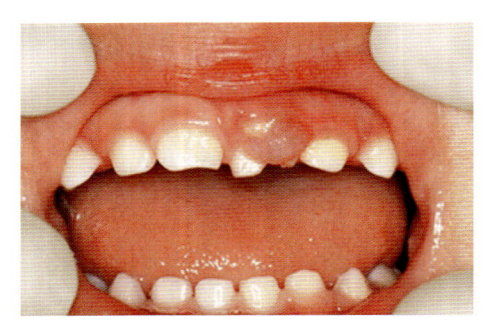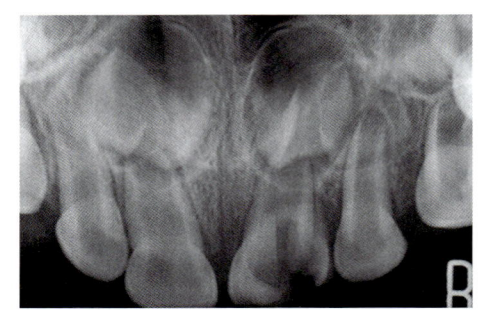

図 13-13　外傷により歯根が破折した乳歯

3　非適応症（禁忌症）

　一般に，全身疾患のある場合には，患歯が全身疾患の原因となっている場合を除いて，全身疾患の治癒，または医学的管理が行われてから抜歯する．

　乳歯抜去の禁忌症を次に示す．

■ 1）顎骨の急性化膿性炎症

　歯槽骨炎，顎骨骨膜炎，顎骨骨髄炎などの場合には，まず，薬物投与や抜歯を前提とした感染根管処置によって，病変の進展・拡大を阻止したのちに抜歯を行う．また，膿瘍の形成がみられる場合にも，薬物療法を併用して早期に切開処置を行い，排膿をはかって，炎症の拡大を除いたのち，原因歯を抜去する．

■ 2）口腔粘膜の急性・広範性の炎症

　急性で，広範性の口内炎や歯肉炎が存在する場合には，抜歯の刺激により炎症が増悪蔓延する可能性があるため，まず，その疾患の治療を行い，炎症が治まってから抜歯する．

■ 3）全身疾患

　全身疾患のある場合には，一般に，抜歯を中止もしくは延期する．全身疾患を有する患児の歯科処置に際しては，医科の対診を求めるのが原則である．

（1）血液疾患

　白血病，血友病，紫斑病，好中球減少症，貧血などの血液疾患の場合には，抜歯を控えて，小児科医への転医が必要である．特に白血病の場合には，抜歯は禁忌である．

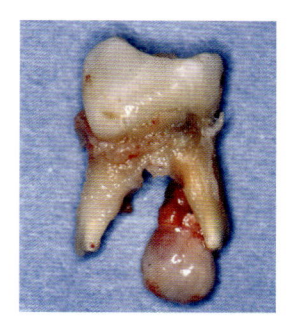

図13-14　根分岐部の不良肉芽

（2）　内分泌異常

　バセドウ病，Addison病などは，刺激に対する感受性が高い．医療面接によりステロイド療法を受けているかを確かめ，抜歯時には本剤を投与して，術中の急性心不全によるショックの発生を予防する．

（3）　糖 尿 病

　低血糖ショックを起こす可能性がある．特にアドレナリンを添加しなくても，手術侵襲によって生体内のアドレナリンが放出され，過血糖が助長されることもある．また，抜歯後の血餅の器質化が遅延する．

（4）　心 疾 患

　心疾患のある子どもは易感染性であるため，抗菌薬の術前投与を行い，感染性心内膜炎の発生に留意する．抗菌薬の種類ならびに投与量については，小児科主治医への確認が必要である．

（5）　腎 疾 患

　腎機能不全があると，抜歯により，かえって疾患を悪化させることがある．腎炎の既往症のある患児は，抜歯前に，尿および腎機能の検査が必要である．

（6）　障 害 児

　患児の理解がないため，一般の小児の場合と同様に行うと，思わぬ事故を起こすことがあるので，特別な配慮が必要である．

　このほか，小児に原因不明の発熱，頭痛などの異常所見がある場合や，疲労，睡眠不足，体力の低下などがある場合には，抜歯は，次回来院時に行う．

4　乳歯抜去に際しての留意事項

　乳歯を抜去するときは，永久歯を抜去するときの注意のほか，次に示すさまざまな配慮をしなければならない．

① 乳歯根の吸収状態，未萌出後継永久歯の有無，石灰化状態，位置，咬合の推移など
② 各個人の理想的な永久歯列を考えたうえで，抜去すべきか否かを決める．
③ 歯冠の崩壊が著しい乳歯や，歯周組織の病巣が大きい乳歯では，エックス線写真によって，近遠心根から根分岐部にわたる歯槽中隔全域に透過像を認め，抜去後に歯の

組織所見を観察すると，根分岐部には病巣があり，その周囲は細胞浸潤の強い肉芽組織で覆われている場合が多い（図13-14）．

④ 上顎乳臼歯部のエックス線写真では，根尖および根分岐部の病巣が後継永久歯に重なって確認されないことがよくある．このため，処置方針の決定に際しては，エックス線写真所見とともに，臨床所見を十分にとる必要がある．

5 抜歯の前準備

乳歯抜去の適応を決定後，術者は，患児ならびに保護者に抜歯を行わなければならない理由を十分説明するとともに，抜歯に使用する器械・器具，薬剤の準備を行う．

■ 1）患児および保護者に対する準備

（1）患　　児

① 年少の患児の抜歯は，疲れていない午前中がよい．特に空腹時や食後を避ける．

② 不協力児や年少の患児には，前投薬として，鎮痛薬や精神安定薬を与える．

（2）保　護　者

① 抜歯の前には，必ず同意を得るとともに，患児の現在の健康状態や全身疾患の有無などの医療面接を行う．

② 抜歯当日は，必ず保護者に同伴を求める．

■ 2）抜歯器具の準備

乳歯抜去に必要な注射器，鉗子，挺子類は，患児の後方の卓上に器具用盆にのせて準備し，患児の目に触れないようにする．なお，抜歯鉗子，挺子類は，乳歯用の，先端がよく適合するものを用意する．

歯冠の崩壊が著しい乳臼歯や，根の吸収がみられない場合には，歯冠分割のために歯科用タービンの切削用バーを用意する．また，協力が得られない小児では，開口器を用意する．鋭匙は，先端が楕円形か梨子状になっているものが一般的で，辺縁の刃部が切れる状態のものを選ぶ．手術用器具は，十分な消毒，滅菌を行うことはいうまでもないが，特に注射器，注射針の消毒には留意する．

■ 3）埋伏過剰歯の位置確認

埋伏過剰歯は，発生部位により，歯列不正などさまざまな影響がみられる．それらの異常を防止するうえでも，早い段階での摘出が望まれる．小児期に過剰歯を摘出する場合には，隣接歯や永久歯胚の成熟状況，ならびに切歯管との関係など，処置を行う前に十分な位置確認を行う必要がある．

（1）埋伏過剰歯の状況と位置確認

① 浅在性か深在性か

② 口蓋側に存在するか唇側に存在するか

③ 高位か低位か

④ 順生か逆生か

⑤ 過剰歯が，歯冠や歯根の形成量が少ない永久歯と近接しているか

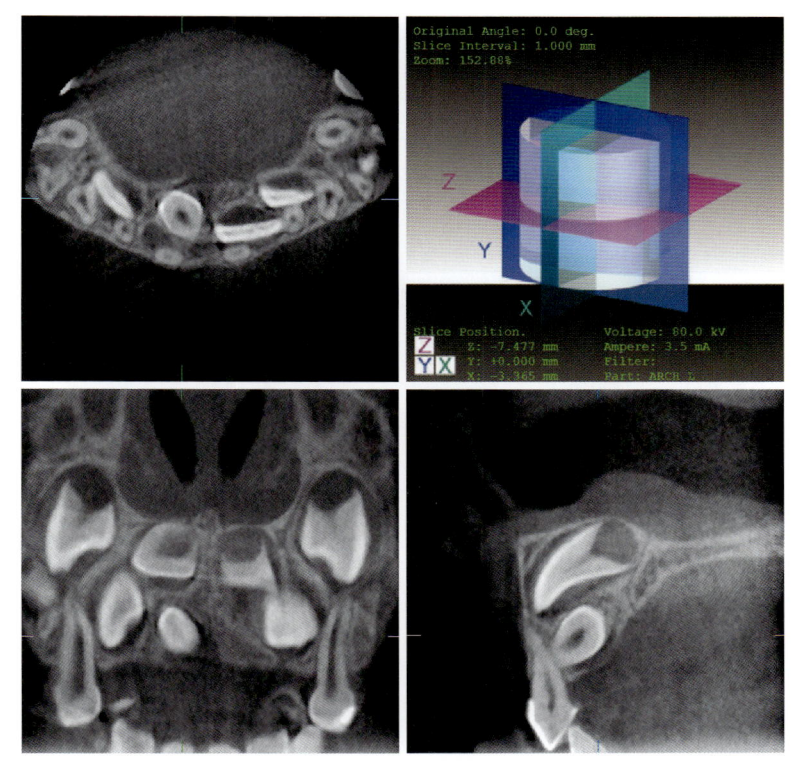

図13-15　歯科用コーンビーム CT：埋伏過剰歯のエックス線写真

（2）　歯科用コーンビーム CT（CBCT）による位置確認（図13-15）

　従来行っていたデンタル・パノラマ・咬合法・歯軸位法エックス線写真では，隣接歯と埋伏過剰歯との位置関係を三次元的に把握することはむずかしく，永久歯胚の損傷や不必要な外科的侵襲を加えてしまう可能性があった．しかし，歯科用コーンビーム CT の普及により，このような症例にも応用が可能となり，一般歯科医院でも三次元画像診断が行えるようになってきた．埋伏過剰歯の摘出では，位置の確認が最も重要である．乳歯列期においても，隣接する永久歯胚への負担の少ない摘出が可能となり，安全性の面から，歯科用コーンビーム CT は過剰歯診査において有効である．

6　抜歯の術式

■ 1）乳前歯の抜去

　一般に，乳前歯は，後継永久歯の顎骨内の成長により歯根の吸収があり，後継永久歯との交換が間近な場合には，動揺を伴うため，抜去が困難な症例は少ない．抜歯に際しては，エックス線写真で後継永久歯との位置関係を精査し，永久歯に障害を与えないように注意する．また，叢生を起こしている永久隣在歯がある場合には，脱臼を起こさないように配慮する．

　乳歯抜去に用いる器具を図13-16〜19 に示した．

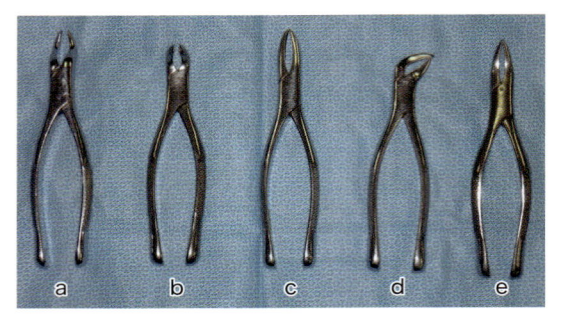

図 13-16　乳歯用抜歯鉗子
a：上顎乳臼歯用　b：下顎乳臼歯用　c：上顎乳前歯用
d：下顎乳前歯用　e：残根鉗子

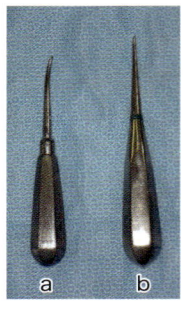

**図 13-17　乳歯用エレ
ベーター**
a：曲　b：直

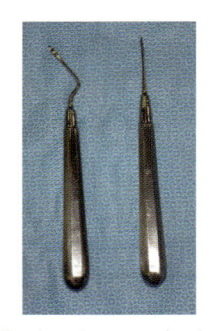

**図 13-18　ルートチップ
エレベーター**
残根の抜歯に用いられる.

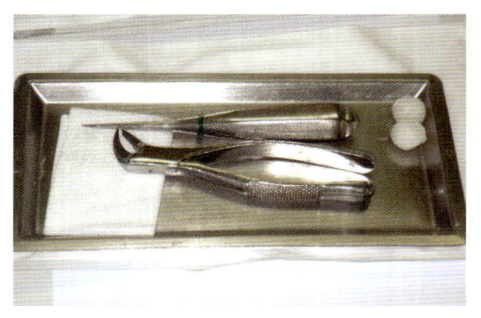

図 13-19　一般的な乳歯用抜歯セット

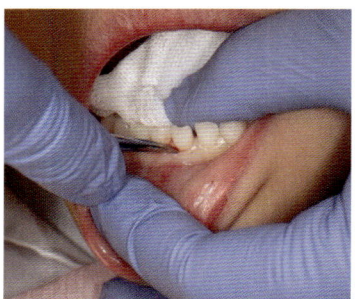 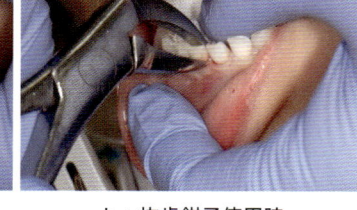

a：エレベーター使用時　　　　　b：抜歯鉗子使用時
図 13-20　下顎乳前歯の抜去

（1）　上顎乳前歯

　上顎乳前歯の歯根横断面は三角形で，一般に，唇舌的に圧平され，唇側に彎曲し，根尖にいくに従い細くなっている.抜歯は鉗子の回転力を利用して行う.唇舌的に力を加えると歯根尖や歯槽骨の破折を起こすことがある.

（2）　下顎乳前歯（図 13-20）

　歯根の横断面は，角のとれた三角形をしている.抜歯は，上顎乳前歯と同様に，鉗子の回転力を利用して行う.

（3）　乳前歯の残根

　歯冠の崩壊が著しい残根の場合には，エレベーターで脱臼させ，残根用鉗子で回転力を

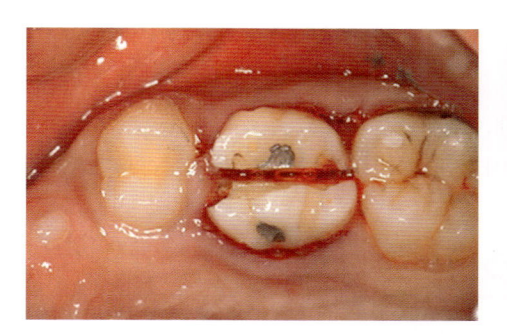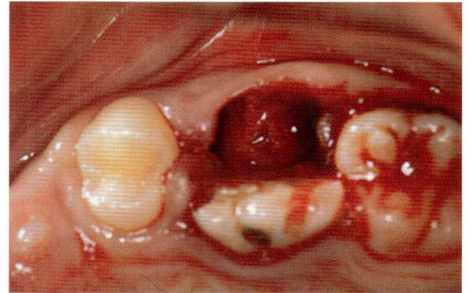

図13-21　上顎第二乳臼歯における歯冠分割

利用して抜歯する.

■ 2）乳臼歯の抜去

　乳臼歯の抜去の難易度は，齲蝕の程度，歯根離開度，歯根の吸収状態，後継永久歯の近接状態などによって決まる.

（1）　上顎第一・第二乳臼歯

　齲蝕の少ない歯質の歯頸部歯槽骨にエレベーターを挿入して，脱臼をはかる．次に，鉗子の嘴の先を十分深く挿入し，頬舌的に交互に静かに力を加えて動かし，脱臼させ，抜歯する．この際，齲蝕の多い側に最初に力を加えると，歯冠部の破折を起こしやすいので注意を要する．また，急激な力を加えて抜歯すると，歯根や周囲歯槽骨の破折，後継永久歯の歯胚を摘出する恐れがある.

（2）　下顎第一・第二乳臼歯

　歯根は２根で，近遠心的な圧平度が強く，両根が大きく離開し，両根の末端は彎曲して，再び近づいている．この両根の間に後継永久歯がある．上顎の乳臼歯と同様，エレベーターで脱臼させ，鉗子の嘴の先を十分に歯肉縁下まで圧入し，鉗子の軸を歯の長軸と一致させ，頬舌的に力を加えて抜去する．この際，鉗子で歯肉縁をつかまないように注意する.

（3）　分割抜歯

　乳臼歯歯根が未萌出永久歯を抱き込んでいる場合には，永久歯胚の損傷，あるいは誤抜歯を防ぐために，タービンなどで分割して，エレベーターまたは残根用鉗子により別々に抜歯する．術後，抜歯窩内に歯根片，不良肉芽などが残らないように注意する（図13-21）．また，歯冠崩壊が著しく，抜歯が困難な場合に本法を適用することもある.

　抜歯後，ガーゼあるいは綿花を咬ませて，待合室で待たせ，完全に止血したことを確かめてから帰宅させる．凝固機序が正常であれば，抜歯後数分間で止血する．抜歯が困難であった際には，鎮静薬や抗菌薬を与える.

7　抜歯後の小児と保護者への注意事項

　① 口唇を咬まないように指示する.

　　麻酔により口唇が麻痺するため，違和感があり，小児は故意に，また，無意識に口唇を咬み，または刺激して，腫脹や疼痛をきたすことがある.

② 患児は抜歯窩を気にして，指で触れることがある．これは，感染の機会を増すため，厳禁する．

③ このほか，後出血，抜歯後の疼痛に対する処置，不快症状が起きた場合の指示や入浴，飲食物などの注意，次回来院時の約束などは，成人の場合と同様である．

8 抜歯に伴う偶発症

抜歯時，あるいはその後の偶発症には次のようなものがある．

■ 1）歯の破折や残留

抜歯の途中，歯が破折することがある．齲蝕が歯頸部から深く進行すると，エレベーターをかけるたびに歯がポロポロと欠けて，歯槽骨を開削しないと抜歯できなくなる（難抜歯）．

■ 2）抜去歯の誤飲・誤嚥

エレベーターのみで抜歯したとき，抜去歯が口腔内に脱落し，誤って飲み込むことがある．食道から胃に入った場合（誤飲）には心配ないが，気管に入った場合（誤嚥）には早急に適切な処置が必要である．なお，誤嚥は，口腔内に水を含ませておくか，ガーゼを舌背部に置くことによって防止できる．

■ 3）隣在歯の損傷

抜歯の際，周囲の歯に力が働いて脱臼することがある．また，歯冠の一部を破折することもある．特に隣在歯が齲蝕歯や無髄歯のときに起こりやすい．隣在歯の金属冠やインレーなどを脱落させることもある．

■ 4）歯槽骨骨折

抜歯に付随して，歯槽骨の辺縁に小さな骨折や亀裂が起こることがある．偶発症や事故とよぶほどではないが，放置すると術後感染や疼痛の原因となる．小骨片は除去し，亀裂はそれを含めて骨を除去し，突出したところは整形しておく．

■ 5）上顎洞，周囲軟組織への歯の迷入

上顎歯の残根に不用意にエレベーターをかけると上顎洞へ迷入することがある．この場合には，犬歯窩より開洞して摘出する．歯根が迷入したまま放置すると，上顎洞炎が発生する．

一方，下顎第三大臼歯の舌側歯槽骨は非常に薄く弱いので，頰側から強い力を加えると，舌側歯槽骨が破折して，舌側下方に脱落することがある．これを不用意に取ろうとすると，さらに下顎角の内側や，側咽頭隙に押し込むことになる．

■ 6）誤 抜 歯

誤ってほかの歯を抜くことがある．また，抜歯操作のあいだに隣在歯に無理な力が加わって，亜脱臼ないし完全に脱落することがある．抜歯するときは，目的の歯ばかりでなく，隣在歯にも注意が必要である．抜去すべき歯をまちがった場合は弁解の余地がない．

■ 7）抜歯後の出血

（1） 局所的原因

① 不良肉芽，歯根囊胞などの除去が不完全な場合

② 歯槽骨の破折

③ 抜歯窩に異物が残存した場合

④ 大きな血管を切断した場合

⑤ 歯肉に大きな挫滅創や分離がある場合

（2）処　　置

① 出血部位を正確に確認し，毛細血管性の出血か，血管の断裂による波動性出血かを観察する．

② 抜歯創からの出血の場合は，出血が歯肉からか骨組織からか，両者によるものかをよく観察する．

③ 出血の減少または抑制をはかるためには，まず創面を直接に，あるいは出血部位に流入する動脈に圧迫を加える．

④ 歯肉からの出血はガーゼ圧迫法または創縁の縫合を行う．骨組織からの出血は創面を歯肉弁で覆い，縫合する．

⑤ ガーゼ圧迫法で完全な止血効果が得られない場合には，ゼラチン，ゼラチンスポンジ，または酸化セルロースを填塞し，その上から縫合後，しばらくガーゼ圧迫法を行う．

　これらの適切な処置を行えば，多くは止血する．しかし，なお出血がつづく場合や，容易に血餅を形成しないときは，出血性素因を疑う．既往に，外傷，抜歯などによる出血の傾向があるときは，臨床諸検査を行う．

　後出血がつづく場合には，不良肉芽の存在を疑い，再度エピネフリン入りの浸潤麻酔を行い，掻爬を行う．

C　薬物療法

　成長発達過程にある小児は，解剖学的な相違とともに，成人と異なる生理学的特徴がある．同一小児でも日々成長発育しており，その変化は短期間で生じる．特に小児のほうが成人より侵襲に対する生体の影響を受けやすい．小児に薬物を用いる場合には，小児期の薬物動態，薬物代謝，投与後の生体反応と副作用などを考慮して，薬物の種類，用量，投与方法を決定する．

1　小児の薬物代謝

小児の薬物に対する特性

・呼吸中枢や血管中枢に作用する薬物に対して感受性が高い．
・大脳に作用する薬物に対して耐性が強い．
・有効量と中毒量の幅が狭い．
・薬物感受性には個体差がある．

■ 1）薬物の吸収（投与経路）

　経口投与した薬物の消化管からの吸収については，小児と成人との違いは明確ではない．しかし，生後数か月までの小児は，胃からの排泄時間が長い，胃液の pH が低い，腸管絨毛が十分発達していないなど，薬物吸収能は成人と異なるとされている．特に新生児や未熟児では，消化管からの抗菌薬の吸収が不安定といわれており，経口薬よりも坐薬（経直腸）や注射薬が多く用いられる．坐薬投与は，肝臓を経由せず，直接大循環へ運ばれるため注意が必要である．

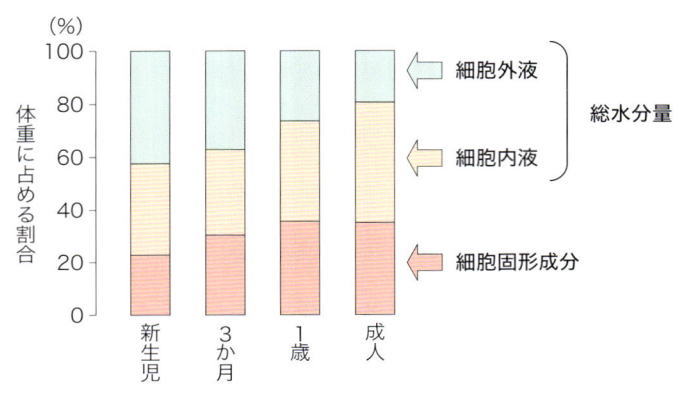

図 13-22　成長変化に伴う細胞内液量および外液量の割合

■ 2）体内分布

　薬物の体内分布は，総水分量，脂肪量，血漿タンパクと薬物との結合率に左右される．薬物の体内での広がりを表すのが，分布容積（distribution volume）であり，細胞外液の比率が大きく影響する．総水分量は，新生児では体重の約80％，生後３か月の乳児では約70％，１歳児になると成人に近く，約60％になる（**図13-22**）．細胞内液量は年齢による変化はほとんどなく，約40％であるのに対して，細胞外液は，低年齢ほど総水分量に占める割合が高く，分布容積の大きいことがわかる．

■ 3）肝臓における薬物代謝

　肝代謝型の薬物は，肝臓での酵素系による化学作用（酸化，還元，加水分解，抱合）を受け，水溶性の物質に変化し，代謝されて体外に排泄される．一般的に，生後約８週までは，多くの薬物を代謝する酵素（肝ミクロソーム）が完全に活性化されておらず，代謝能が低いため，薬物効果が成人より強く現れ，副作用が起こりやすい．

■ 4）腎臓からの排泄

　抗菌薬のような腎排泄型の薬物の体内動態は，腎機能に関係して左右される．未熟児，新生児，乳児ではペニシリン，アミノグリコシド系抗菌薬や，一部セファロスポリン系抗菌薬の腎臓からの排泄率は低いので，投与する際は注意が必要である．新生児の糸球体濾過率と腎血流量は成人に比べて低く，それぞれが成人値に達するのは，糸球体濾過率で生後５か月ころ，腎血流量で生後７か月ころである．

2　小児薬用量の算出方法

　小児薬用量を考える場合には，小児の薬物に対する感受性とともに，薬物の吸収，体内分布，代謝，排泄を考慮する必要がある．一般には，成人の薬用量を基準に算出するが，その尺度として，年齢，体重，体表面積が用いられている．

■ 1）年齢を基準とした算出方法（表 13-3）

　年齢を換算の基準とする算出方法は比較的簡便なものが多い．しかし，身長，体重は，健常な同一年齢の小児でも個体差が大きく，年齢だけを基準とする方法では不都合を生じることもある．

表13-3　小児薬用量の算出方法

年齢から算出する方法	Young の式 （2 歳以上の小児に適用）	年齢 /（年齢 + 12）× 成人量
	Augsberger の式（Ⅱ）	（年齢 × 4 + 20）/ 100 × 成人量
体重から算出する方法	Clark の式 （2 歳以上の小児に適用）	体重（ポンド）/ 150 × 成人量
	Hamburger の式	体重（kg）/ 70 × 成人量

表13-4　高津の換算表

年　齢（歳）	新生児	1	3	5	7	10	12	成人
体表面積（m^2）	0.2	0.4	0.6	0.7	0.8	1.0	1.2	1.6

表13-5　von Harnack の換算表

年　齢	未熟児	新生児	3か月	6か月	1歳	3歳	7歳6か月	12歳	成人
小児薬用量 対 成人薬用量	1/10	1/8	1/6	1/5	1/4	1/3	1/2	2/3	1

注）従来のものは未熟児，新生児の項がなかったが，その後追加されたので，これを換算表とした

■ 2）体重を基準とした算出方法（表13-3）

　体重を基準にすると，一般的に小児薬用量は，ほかの方法に比べて少量となる傾向がある．乳児で著しく効果を得るための的確な薬用量に至らないこともあるが，抗菌薬，ジギタリス製剤，コデインリン酸塩水和物などのように，体重により薬用量を決めたほうがよい薬物もある．

■ 3）体表面積を基準とした算出方法（表13-4, 5）

　小児は成人に比べて体表面積は相対的に大きい．体表面積は，体重の約2/3乗に比例する．本法が比較的よく使用される理由として次のことがあげられる．

　① 熱量喪失は体重に関係なく，体表面積あたりほぼ一定であり，体表面積に比例する．

　② 体表面積と心拍量，腎糸球体濾過量，循環血液量が平衡関係にある．

　③ 細胞外液の年齢による変化が，体表面積の年齢による変化と平衡関係にある．

3　投薬（与薬）方法

　基本的には薬物の性質，患児の症状，患児の受け入れ状況によるが，確実な投与が得られる方法を採用すべきである．一般的には，内服薬による経口投与が原則とされているが，安全面から坐薬としての直腸投与も多くなっている．薬物の投与量は，経口，注射，坐薬によって異なるが，一般に，同等の効果を得る目安投与量は経口投与量を 1 とすると，注腸・坐薬が2，筋肉内が1/3，静脈内が1/4である．

　薬物療法の利点は，患児に対し的確な治療効果をもたらすことである．薬物の性状，患児の症状，服用のしやすさなどを考慮して投与方法を決定しなければならない．

　① 内服薬には，散剤，錠剤，カプセル剤，液状，ドライシロップ剤などがある．乳幼児

表13-6　内服薬の剤形と投与方法

剤　形	散　剤	ドライシロップ剤	液剤（シロップ剤）	錠　剤	カプセル剤	坐　剤
剤　形						
投与方法	〈経口投与〉	〈経口投与〉パウダー状で，水に溶解・懸濁して服用する	〈経口投与〉砂糖や甘味料を加えることにより飲みやすくしている	〈経口投与〉喉につかえるため小児には適さない	〈経口投与〉中に散剤が入っていて味や匂いを隠すことができる 喉につかえるため小児には適さない	〈直腸投与〉緊急時，内服拒否，嘔吐などにより経口投与ができない場合に使用する

※処方にあたっては小児の年齢を考慮して選択する．

では液状がよいとされているが，小児の年齢を考慮して選択する（表13-6）．

② 内服時期は，空腹時が最も薬物の吸収がよいが，抗菌薬，解熱鎮痛薬などは副作用防止の観点から，食後30分くらいに与えることが多い．

③ 錠剤の投与年齢は5歳以上である．錠剤の大きさによっては誤嚥の危険があるため，乳幼児への投与は避けたほうがよい．

④ 投与回数は，薬物の吸収速度，体内分布，代謝速度，排泄速度，症状などを考慮して決める．一般的には，症状により毎食後，4時間ごと，6時間ごと，8時間ごと，12時間ごとに投与する．経口的に1回投与された薬物は，投与後1〜3時間で最高濃度となり，以後は直線的に減少する．骨髄炎や外傷などでは長期的投与が必要となることが多い．その場合，半減期（血中濃度が半分に減少するのに要する時間）が短い薬物ほど平均血中濃度が一定になる．

4　小児歯科でよく用いられる薬物

■ 1）抗　菌　薬

急性炎症を伴う化膿性疾患では，抗菌薬を投与する機会が多い．選択にあたっては，原因菌を分離培養し，抗菌力の強い，病原菌に有効な抗菌薬を使用する．しかし，緊急を要することが多く，投薬時には原因菌の検出が不可能であるため，原因菌を推定し，広域性抗菌薬を第一選択とする．

一般的に，細菌の細胞壁の合成を阻害する作用をもつペニシリン系，セフェム系，細胞質膜を障害するポリペプチド系，ポリエン系，タンパク質合成を阻害し抗菌作用を示すアミノグリコシド系，テトラサイクリン系がある．細胞壁，細胞質膜を障害する薬物は殺菌作用を示し，タンパク質合成などの代謝を障害する薬物は静菌作用を示す．抗菌薬の選択に際しては，抗菌力だけでなく，有効濃度の持続時間，感染部への移行性，さらに，副作用，患児の状態，薬物相互作用も考慮する．

投薬の際には，次のことに留意する．

① 内服で患児にシロップ剤を使用するときは，抗菌薬の濃度によって薬物の吸収，排泄に差が現れる．

アシクロビル

〈適応〉
・単純ヘルペスウイルス
・水痘・帯状疱疹ウイルス

② 一般に，薬物は溶解により安定性が悪くなり，時間とともに力価が落ちるので，ドライシロップ剤は服用時に溶解して使用するように指示する．坐薬は，嘔吐，内服拒否や注射拒否，あるいは血管確保が困難な場合に投与することができ，経口投与よりも腸内細菌叢の変動が少ない．

[副作用] ペニシリン系，セファロスポリン系では，皮疹（蕁麻疹，固定薬疹，まれにStevens-Johnson 症候群）がみられることがある．

■ 2）抗ウイルス薬

ウイルスは，宿主細胞の代謝を利用して増殖するため，ウイルスに直接作用して，直接攻撃する抗ウイルス薬と，生体の免疫機能を調節してウイルス排除機構を補助する治療薬とがある．抗ウイルス薬は，正常細胞と感染細胞の核酸合成過程の微妙な差を利用して，正常細胞機能を妨げずにウイルスの核酸合成を阻止する作用をもつ．その主流は，ヌクレオシド誘導体である．

歯科では，単純ヘルペスウイルス感染症の治療薬として用いられることが多い．中枢神経系感染症，ヘルペス群感染症，サイトメガロウイルス感染症などの重症感染症には抗ウイルス薬が適応となる．また，慢性肝炎には，治療薬としてインターフェロン（INF）が，インフルエンザなどの呼吸器感染症にはワクチン類が使用される．

■ 3）抗炎症薬

（1）ステロイド性抗炎症薬

強い抗炎症作用，免疫抑制作用，代謝作用などがあるが，副作用が強く，特殊な症例を除いては，通常消炎を目的とした全身投与は行わない．しかし，局所応用は多く行われ，口腔内のアフタや潰瘍などに用いられる．

（2）非ステロイド性抗炎症薬（NSAIDs）

非ステロイド性抗炎症薬は，作用が非特異性であること，迅速であること，消炎作用に加えて解熱鎮痛作用を有することなどから，投薬頻度の高い薬物である．これは酸性，塩基性，非酸性に分類され，いずれも抗炎症作用を有する．特徴として，酸性薬物は抗炎症作用が強く，塩基性薬物は，抗炎症作用は劣るが，解熱鎮痛作用が強い．非酸性薬物は急性炎症，慢性炎症に対して強い鎮痛効果と抗炎症効果があり，症状により選択する．

（3）消炎酵素薬

消炎酵素薬は，薬物の特性から，おもに慢性炎症時の適応として使用されることが多い．非ステロイド性抗炎症薬と作用機序が異なり，鎮痛効果はなく，消炎作用も弱い．炎症巣に沈着した壊死組織や分泌物などの炎症性産物の除去に用いられ，タンパク分解酵素ともよばれている．

■ 4）解熱鎮痛薬

歯科領域では，歯痛や外科手術などの疼痛緩和と軽減を目的に多く用いられる．解熱鎮痛薬（非麻薬性鎮痛薬）は，サルチル酸系（アスピリン），非ピリン系（アセトアミノフェン），プロピオン酸系（ロキソプロフェンナトリウム水和物）などがある．

インフルエンザ，急性発疹症などのウイルス性先行感染後，サリチル酸剤を投与するとReye 症候群を起こす可能性のあることが知られている．現在，アスピリンは，子どもの解熱剤としては使用されなくなっている．一方，アセトアミノフェンは，ほかの解熱鎮痛

おもな抗炎症薬

〈酸性〉
1. カルボン酸系
　①サリチル酸系
　　アスピリン
　②アントラニル酸系
　　メフェナム酸
　③アリール酢酸系
　　・インドール酢酸系
　　インドメタシン
　④プロピオン酸系
　　イブプロフェン
2. オキシカム系
　　ピロキシカム
〈塩基性〉
　　チアラミド塩酸塩
　　エピリゾール

Reye 症候群

重度の肝障害と急性脳症を主徴とする．

薬に比べて安全性が高いといわれている.

5 前投薬（前与薬）

前投薬には次に示す3つの用途がある.

① 全身麻酔に先立って処方

　　口腔内や器官の分泌抑制ならびに迷走神経反射による徐脈の抑制を目的に，アトロピン硫酸塩水和物が用いられる.

② 感染などの予防

　　代表例）感染性心内膜炎（第一選択：ペニシリン系抗菌薬）

③ 緊張や不安の軽減

　　抗不安薬（マイナートランキライザー）

ここでいう前投薬とは，歯科治療の際に不安や緊張の強い小児に対して，治療前に鎮静薬，催眠薬，抗不安薬などを投薬し，治療を行いやすくすることをいう．心理面に働いて気分を安定させると同時に，固くなった筋肉をときほぐし，心身両面から効果をあげることができ，副作用が少ない．臨床で用いられる代表的なものに，ジアゼパム，クロルジアゼポキシドがある.

（1）　適 応 症

① 低年齢の不協力児

② 歯科治療に不安や恐怖，緊張感の大きな小児

③ わずかな刺激で嘔吐反射を示す神経質児

④ 自閉スペクトラム症児

⑤ 脳性麻痺児

特に，外来刺激に過敏になりやすい障害児に対して有効である.

（2）　投与方法

薬物は，小児が飲みやすい剤形であることが望ましい．甘味を加えたシロップ状のものや糖衣錠は服用に抵抗が少ない.

（3）　投薬時の注意事項

① 治療の30分前に服用させる.

② 投薬量は，患児の体調，年齢，不協力の程度によって左右される.

③ 急性症状が存在するときは投薬してはならない.

④ 処置後の注意を保護者によく伝えておく.

⑤ 術者は，投薬する薬物の副作用について熟知しておく.

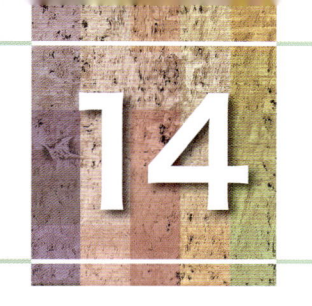

14 歯の外傷と処置

A 歯の外傷

　乳幼児は生理的に未熟なため，危険に対する注意不足や回避の遅れ，歩行のアンバランスなどがみられる．そのため，日常生活のなかでの事故により，口腔領域に外傷を受けて来院することが少なくない．

　学童期になると，生理的未熟さによる事故はなくなるが，室外でのスポーツ，遊戯中の事故，交通事故など，多くの危険に遭遇する機会が増える．一般に，小児の顎骨は弾力に富むことから，骨折は成人より少ないといわれているが，骨折すると成長発達に大きな影響を及ぼす．特に永久歯歯胚が顎骨内にあるため，骨髄炎，骨膜炎など二次的な問題も起こりやすい．さらに，根未完成歯や周囲の歯との接触がない場合があり，脱臼，挺出，埋入（陥入）など歯の転位が起こりやすい．

　外傷における小児歯科学的問題点として次のことがあげられ，歯の外傷とその処置には幅広い知識が求められる．

① 顎や歯列の正常な成長発達が妨げられる．

② 外傷によって歯を失うと，歯列・咬合の不調和が生じる．

③ 正確な情報（自発痛を含め）が得られにくいため，説明は十分に行い，予後に対する断定的な発言は控える．

④ 児童虐待，特に身体的虐待との関連性についても考慮する．矛盾する病歴，医療受診の遅れ，頻回に繰り返される外傷などがみられるときは，虐待の習慣化が疑われる．

若木骨折

小児の骨折は，骨が離断せず，連続性が保たれることが多い．

1 外傷の状況

■ 1）外傷の疫学

（1）好発年齢

［乳　歯］　1〜3歳

［永久歯］　7〜8歳

　歯の萌出期に外傷が多い（図14-1）．男女比は2：1で，男児に多い．

（2）好発部位

　乳歯，永久歯ともに上顎中切歯が最も多く，側切歯と合わせると79％を占める．次に，下顎の中切歯が多い（図14-2）．

（3）受傷時刻と受傷場所

［受傷時刻］　幼児は午前，学童は午後に多い．

［受傷場所］　乳歯列期の園児の外傷は室内が多く，学童の永久歯外傷は室内と室外がほぼ

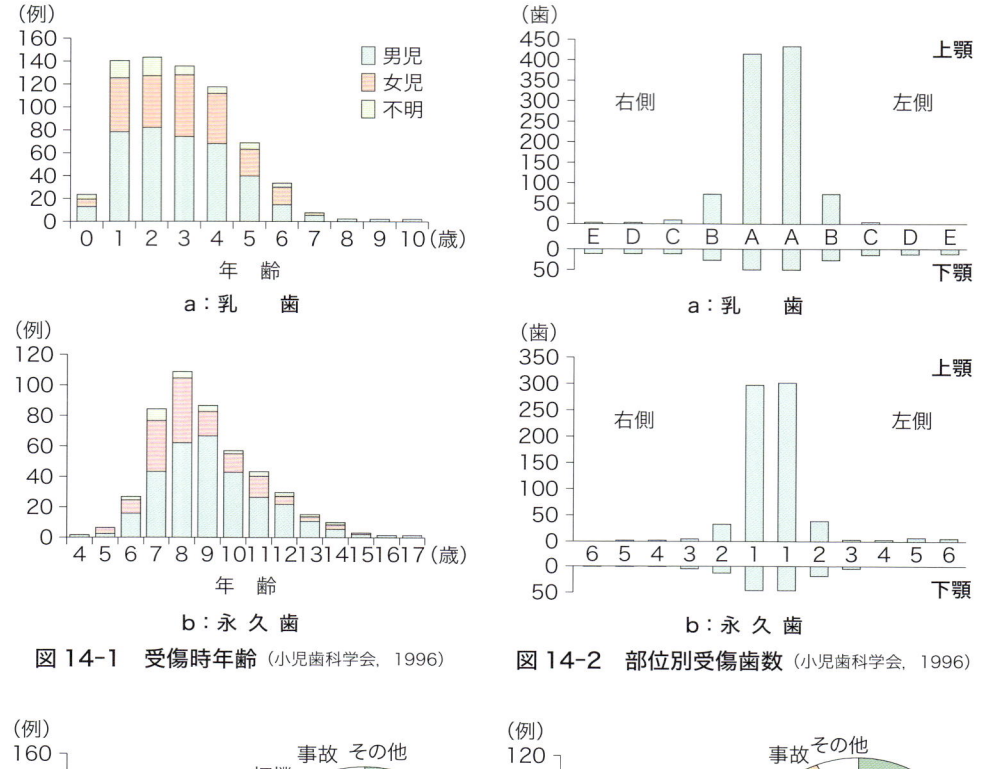

図 14-1　受傷時年齢（小児歯科学会，1996）　　　図 14-2　部位別受傷歯数（小児歯科学会，1996）

図 14-3　受傷の原因（小児歯科学会，1996）

半数ずつを占めている．

（4）　受傷の原因

［乳　　歯］　転倒が50%を超え，衝突，転落がそれにつづく．

［永久歯］　転倒が最も多く，約50%を占める．次に，衝突，打撲が多い（図14-3）．

　疫学調査からわかるように，乳歯，永久歯ともに上顎中切歯が最も多く，歯の萌出期に外傷が多いことから，治療にあたっては歯根形成量に細心の注意が必要となる．

■ 2）外傷の分類

（1）　乳前歯部外傷の分類

　日本では，乳歯外傷の分類について統一的な基準はない．全国の大学歯学部や歯科大学の小児歯科外来で比較的多く用いられているものを，臨床に基づき分類したものを表14-

表14-1 乳歯外傷の分類

破 折	① 露髄を伴わない歯冠破折
	② 露髄を伴う歯冠破折
	③ 歯冠・歯根破折
	④ 歯根破折
脱 臼	① 振盪
	② 亜脱臼（動揺）
	③ 不完全脱臼
	・挺出
	・陥入
	・転位（唇舌的位置異常）
	④ 完全脱臼（脱落）

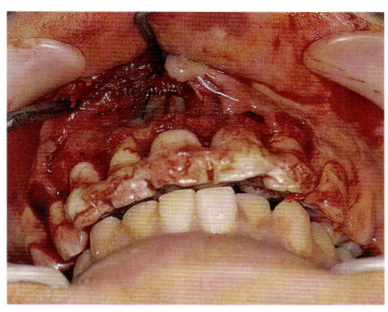

図14-4　上顎骨歯槽突起の破折

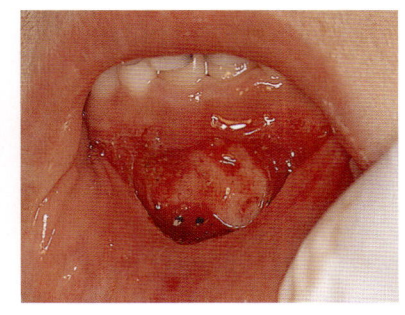

図14-5　口腔粘膜の裂傷

表14-2　永久歯外傷の分類

歯の破折および歯髄の外傷	① 歯冠の亀裂	：エナメル質の亀裂
	② 歯冠の単純破折	：エナメル質，象牙質に限局するもの
	③ 歯冠の複雑破折	：歯髄に及ぶもの
	④ 歯冠・歯根の単純破折	：エナメル質，象牙質，セメント質に限局
	⑤ 歯冠・歯根の複雑破折	：エナメル質，象牙質，セメント質，歯髄に及ぶもの
	⑥ 歯根の複雑破折	：象牙質，セメント質，歯髄に及ぶもの
歯周組織の外傷	① 振　盪	：病的動揺や転位を伴わないもの
	② 亜脱臼	：病的動揺はみられるが，転位を伴わないもの
	③ 陥入脱臼	：歯の歯槽骨内への変位があり，歯槽窩の粉砕や破折を伴うもの
	④ 挺出脱臼	：歯の歯槽骨外への一部変位
	⑤ 側方脱臼	：歯軸外への変位があり，歯槽窩の粉砕や破折を伴うもの
	⑥ 脱　落	：歯が歯槽窩から完全に飛び出した状態
歯槽骨の外傷	① 歯槽骨の粉砕	：陥入脱臼，側方脱臼を併発
	② 歯槽骨壁の破折	：頬舌側や唇口蓋側の歯槽骨壁の破折
	③ 歯槽突起の破折	：歯槽骨窩を含む場合と含まない場合がある（図14-4）
	④ 上顎骨または下顎骨の破折	：上下顎歯槽基底，歯槽突起を含む
歯肉または口腔粘膜の外傷	① 裂　傷	：鋭利なものによる損傷（図14-5）
	② 挫　裂	：鈍器による打撲，粘膜下出血をきたすもの
	③ 擦過傷	：出血を伴う表在性の損傷

(Andreasen, 1980)

1に示した．

（2）　永久前歯部外傷の分類

　永久歯外傷の分類については多くの報告があるが，Andreasen（1980）の分類が広く用いられている（表14-2）．

■ 3）外傷による影響

　乳歯，永久歯ともに保存処置を第一選択とするが，経過観察により病的変化が生じた場合には，適切な処置が必要となる．

（1）　外傷歯への影響

　① 歯冠の変色：歯髄壊死により灰褐色に変色する．しかし，変色＝歯髄壊死ではなく，その一致率は60％未満である．受傷当初の変色は歯髄充血が多く，受傷3か月以降に変色が始まる（図14-6）．

　② 歯髄の石灰化：修復象牙質の過形成，歯髄の石灰変性により生じる．

歯髄壊死の診断基準

1．生活反応を示さない（おもに歯髄電気診による検査）．
2．エックス線透過像が根尖にある．
3．打診に対し違和感がある．
4．根尖部歯肉の圧痛や発赤，腫脹がある．
5．歯根未完成歯の発育がみられない．

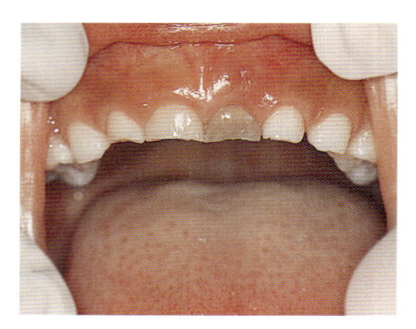

図 14-6　外傷による歯冠の変色

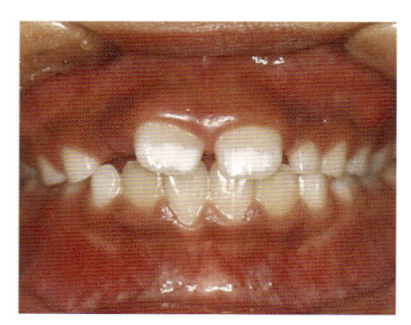

図 14-7　乳歯外傷が原因の石灰化不全
（歯科医師国家試験 第 107 回）

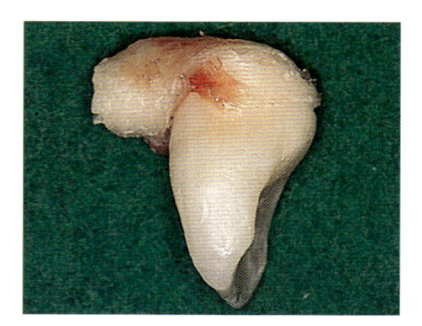

図 14-8　乳歯外傷が原因の永久歯
歯根彎曲

③ 歯髄の内部吸収

④ 歯根吸収：受傷後数か月してから異常吸収を開始することがある．

（2）　後継永久歯への影響

　乳歯の外傷により，永久歯歯胚や歯周組織に及ぼす影響は大きく，予想される障害について熟知しておく必要がある．陥入脱臼や脱落の場合に多くみられ，特に 3 歳以前の受傷では，永久歯の減形成や形態異常を発現する可能性が高くなる．

① エナメル質の形成異常：エナメル質形成不全や減形成，石灰化不全（白斑や黄斑，図
　　14-7）

　　・エナメル質の形成不全と減形成は基質添加期終了前の受傷により生じる．受傷年齢
　　　が低いほど重症度が高い．おもに，0〜1 歳ころの乳歯の陥入症例により後継永久歯
　　　に出現することが多い．

　　・エナメル質の石灰化不全は，基質添加期終了後の受傷により生じる．おもに，2〜3
　　　歳ころの乳歯の脱臼症例により後継永久歯に出現することが多い．

② 歯根形成不全：短根，無根

③ 歯根の彎曲（図 14-8）

④ 萌出障害：萌出遅延，位置異常

⑤ 永久歯歯胚の発育停止

⑥ 歯小囊の囊胞化

⑦ 形態異常

2　診察・検査・診断

■ 1）診察の記録

　小児の外傷の多くは，学校などの公共機関で発生することが多いため，必然的に法的問題や補償問題と関連する．さらに，児童虐待の防止等に関する法律（児童虐待防止法）では，歯科医師も通告の義務があることから，現症の正確な把握にとどまらず，処置を行う際には記録が重要となる．表 14-3 に記録しておくべき必要事項を示した．小児，特に低年齢児の場合には，受傷した状況を患児から聞き取ることは困難である．そのため，患児の反応によらない視診，触診，エックス線写真検査などが有効になる．

表14-3 外傷に対する診察記録の必要事項	
①患児の年齢	患歯の歯根形成の程度を概略的に推測できる
②事故の発生状況	いつ，どこで，どのようにして事故が起こったか
③医科的既往歴	薬物に対するアレルギー，血液疾患や心疾患などの全身疾患をもっているか
④来院までの経過	処置法を左右する重要な因子となる
⑤外傷の既往	事故状況の説明があいまいで，同じ部位を複数回受傷している場合には，虐待などを考慮し，精査が必要となる

■ 2）診 察

（1） 視 診

a 頭部，顔面，顎

口腔の診察を行う前に，まず，頭部を含む全身の打撲や外傷について診察を行い，関連する診療科，病院などに素早く患児を転送する．また，顎の開閉状態，開口障害の有無，顎の偏位などについて咀嚼運動をさせながら診察する．

b 口腔領域

口腔周囲軟組織，口唇，歯肉，舌，頬粘膜や小帯の損傷，出血，腫脹の有無，程度や範囲などの診察を行う．

c 受傷歯

歯冠破折の有無と程度，露髄の有無，歯冠部の変色，位置異常の有無などを診察する．

（2） 触 診

a 打 診

水平的・垂直的打診による疼痛を訴えるときは，歯および歯周組織に損傷がある．そのような場合には，健全な両隣在歯あるいは対咬歯を含む多数歯についても診察する必要がある．

b 動 揺 度

動揺の程度は，処置法を決定するとき重要となる．動揺度の測定では，まず，生理的動揺か病的動揺かを判断する．さらに，病的動揺がみられる場合には，受傷歯を母指と人差し指で挟んで唇舌的に動かすと，歯の脱臼や歯槽骨の骨折，歯の破折などが確認できる．

■ 3）臨床検査

（1） エックス線写真検査

歯根部破折の場合には，破折線の方向によってはエックス線写真上に現れないことがある．すなわち，エックス線の投影角度と方向に注意して検査を行う．口内法による外傷歯のエックス線撮影にあたっては，2方向以上の撮影が望ましい（図14-9）．

エックス線写真の読影によって検査する事項を次に示す．また，受傷時に上下顎顎骨の骨折を疑う場合には，パノラマエックス線写真などの口外撮影法も併せて行い，次に示す事項について精査する．

① 歯槽骨，顎骨の骨折線の有無
② 歯冠，歯根の破折線の有無と走行
③ 脱臼による歯根膜腔の拡大の有無
④ 破折線と歯髄腔との位置関係

動揺度（Miller の分類）

0度：生理的動揺
　　（0.2 mm 以内）
1度：頬舌的にわずかに
　　動揺（0.2〜1 mm）
2度：頬舌的に中等度，
　　近遠心的にわずか
　　に動揺（1〜2 mm）
3度：頬舌的，近遠心的
　　のみならず，歯軸
　　方向にも動揺（2
　　mm 以上）

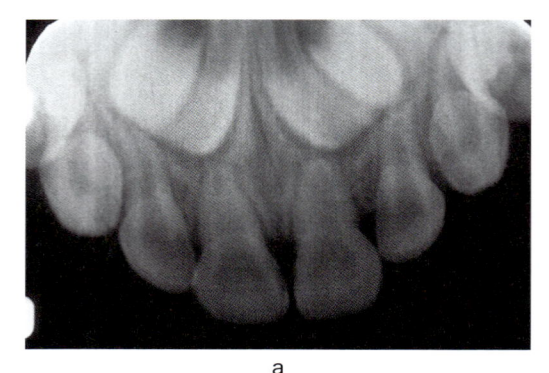
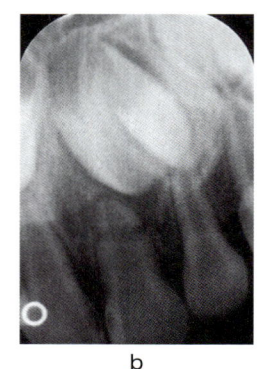

a	b
上顎左側乳中切歯に歯根破折はみられない.	撮影方向を変えたところ, 歯根破折が確認できた.

図14-9　外傷歯のエックス線写真（口内法）

⑤ 歯根の発育と吸収状態

⑥ 外傷歯と後継永久歯との位置関係

（2）　歯髄診断

　受傷直後の測定では正しい歯髄反応を示さないことが多い. また, 歯根未完成歯の場合には, 完成歯とは異なる反応を示すので注意を要する. 外傷経過観察における長期的な歯髄生活反応検査は, 歯髄の生死判定の有用な情報となる.

［判定方法］　温冷的刺激による方法や, 歯髄電気診断器などを使用する場合がある.

［年齢的考慮］　3歳未満の小児では, 測定が不可能な場合がある.

B　歯の外傷の処置

1　破　折

（1）　歯冠破折

a　露髄を伴わないもの

［歯冠破折がエナメル質に限局している場合］　接着性レジンなどで形態修復を行う. また, 破折がなくても歯冠に亀裂などがあるので注意が必要である. 強力なライトで口蓋側から診察すると, 亀裂が唇側から観察できる.

［歯冠破折が象牙質にまで達している場合］　覆髄後, 接着性レジンで修復する. 歯冠が完全に欠けて, 破折片が存在する場合には, 注意深く元に戻し, 適合がよければレジンで固定する（図14-10）. 歯冠修復後は, 歯髄の生活反応を定期的に実施し, 少なくとも1年間は経過を観察する.

b　露髄を伴うもの（図14-11）

［乳　歯］　患児の協力状態, 歯髄炎の波及状態, 感染の程度などにより処置法が異なる.

［永久歯］　露髄部が大きく, 受傷から長時間経過（24時間以上）している歯根未完成歯では生活断髄法を, 歯根完成歯では抜髄を行う.

　なお, 受傷から24時間以内のもの, 露髄部が限局しているものは, 直接覆髄, あるい

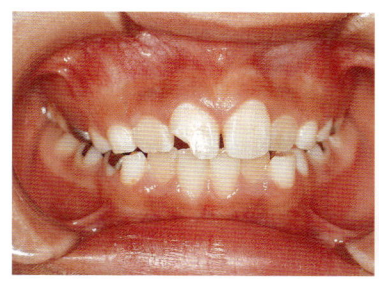
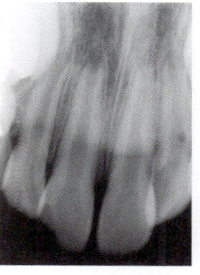
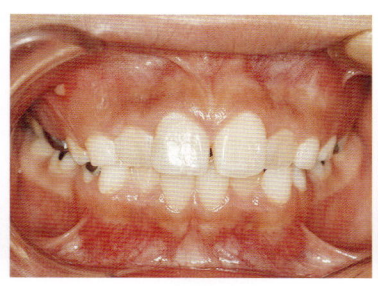
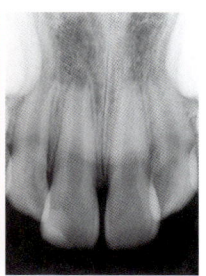

a：受傷後，破折片が存在する場合：注意深くレジンで固定 　　　　　　b：破折片をレジンで接着

図 14-10　露髄を伴わない歯冠破折

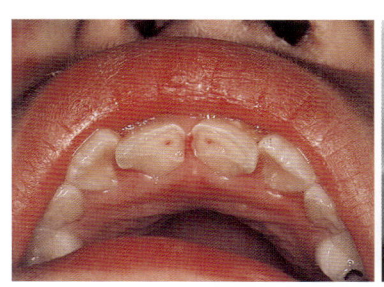
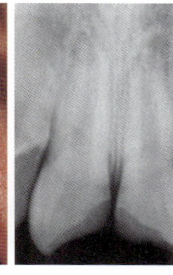
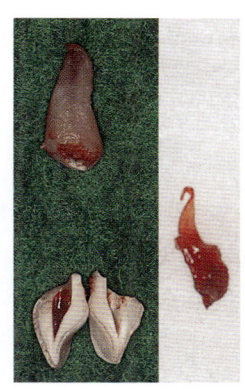
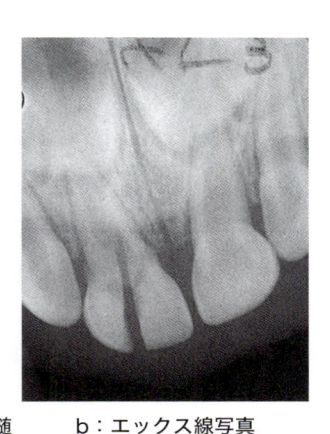

a：露髄を伴う歯根未完成永久歯　　b：エックス線写真　　　　a：抜歯後の歯冠，歯根，歯髄　　b：エックス線写真

図 14-11　露髄を伴う歯冠破折　　　　　　　　　　図 14-12　露髄を伴う歯冠・歯根破折

は部分的生活歯髄切断を試みることもある．断髄や抜髄などの歯髄処置を行ってから，保持用ピン，クラウンフォーム，ディスポーザブルキャップ，矯正バンドを用いてレジン充填，セメント充填（グラスアイオノマーセメントなど）を行う．また，歯髄が広範囲に露髄し，開放されていて受傷後数日を経過している場合には，感染根管処置を行う．その後，少なくとも 3 年間は経過を観察する．

（2）　歯冠・歯根破折

a　露髄を伴わないもの

歯冠破折に準じて処置法を選択する．

b　露髄を伴うもの（図 14-12）

［乳　　歯］　原則として抜去する．

［永久歯］　歯頸側 1/3 以内であれば，歯内療法後，挺出を試みる．

また，根中央 1/3，根尖側 1/3 の破折では，歯槽内再植あるいは抜歯を行う．

（3）　歯根破折

歯根破折の固定期間は，原則 2 か月を目安とし，固定法は強固なものとする．

a　歯頸側 1/3

［乳　　歯］　原則として抜歯するが，動揺が少ない場合には保存することもある．

［永久歯］　歯内療法後，挺出を試みる．

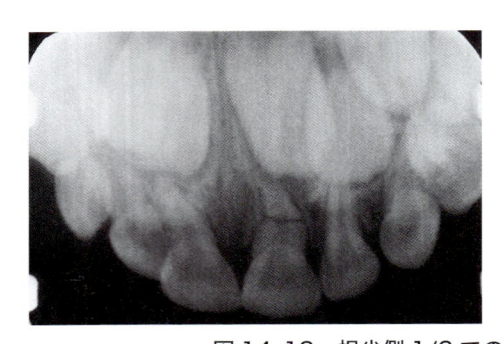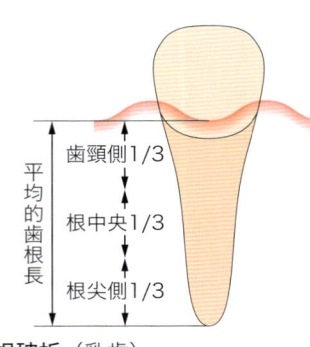

図 14-13　根尖側 1/3 での歯根破折（乳歯）
注）本項での根尖側 1/3 とは，平均的歯根長をもとに 3 分割した割合とする．

歯冠部があるときは接着を試み，歯冠部がないときは挺出を試みて，できるかぎり歯の保存に努める．

b　根中央 1/3

［乳　歯］　原則として抜歯する．
［永久歯］　動揺が大きくても治癒する可能性が高いことから，固定し，経過を観察する．

c　根尖側 1/3（図 14-13）

乳歯，永久歯ともに，動揺が大きいときは固定（8〜12 週）し，生理的動揺の範囲であれば経過を観察する．歯髄壊死の徴候が現れるまでは歯内療法は行わない．歯内療法は，歯冠破折に準じる．

２　脱　　臼

振盪以外の脱臼の固定期間は，原則 2 週から 1 か月程度を目安とし，固定法は，生理的動揺が可能なものにする．

（1）　振　　盪

咀嚼時の違和感程度であれば，そのまま局所の安静を保つ．受傷後，数か月〜数年にわたり徐々に歯髄の変性が起こることがあるので注意が必要である．

（2）　亜 脱 臼

乳歯，永久歯ともに，安静化あるいは固定を行う．エックス線写真検査では，受傷直後の歯根膜腔の拡大が経過を追うごとにどう変化していくか観察し，予後を診断する（図 14-14）．

（3）　不完全脱臼

a　挺　　出

歯槽の歯軸側外方へ咬合線を越えて変位したものを挺出といい，乳歯，永久歯ともに 2 週間程度整復固定する．

b　陥　　入

歯槽の歯軸側内方へ，咬合線に達しない位置まで変位したものを陥入という．
［乳　歯］　経過を観察し，自然萌出を待つ．永久歯と近接する陥入乳歯は抜去する．
［永久歯］　整復固定（根完成歯では，整復後，骨の治癒をはかるため 6 週間固定する），

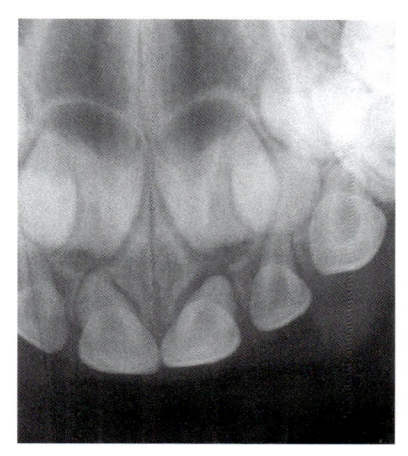
a：受傷直後
歯根膜腔の拡大

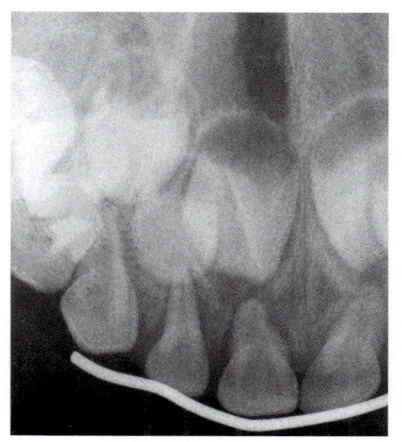
b：固定後1週間

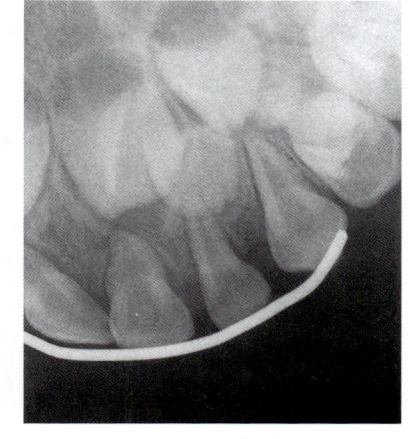
c：1か月経過
歯根膜腔の拡大はみられない.

図14-14　受傷後の歯根膜腔の拡大

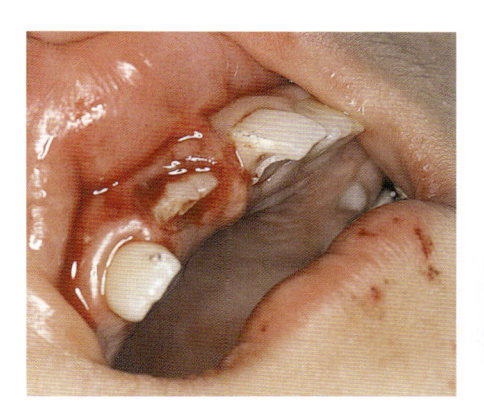
a：歯冠2/3以上の陥入（永久歯）

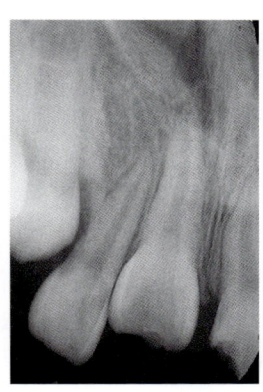
b：エックス線写真

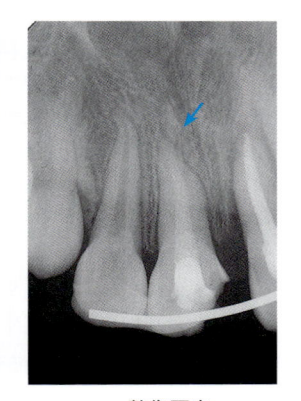
c：整復固定
（矢印：根尖部骨置換性吸収像）

図14-15　陥　　入

あるいは経過観察後，再萌出しないときは，装置で牽引し，整復固定する（図14-15）.

c　転位（側方脱臼）

歯の歯軸方向以外への転位をさし，乳歯，永久歯ともに，軽度の転位では経過観察あるいは整復固定し，重度の転位では整復固定する.

（4）　脱落（完全脱臼）

再植の予後を決定する因子は，受傷後の再植までの時間に左右される. 外傷によって永久歯が脱落したとの連絡があった場合には，再植の可能性を説明し，患児をただちに来院させる. 口腔外脱落の場合には，歯を，歯の保存液，生理食塩水，牛乳などに入れた状態で，口腔内脱落の場合には，歯を元の位置に戻すか，口腔内に入れたままの状態で来院させる.

受傷歯の固定法

○固定源に隣在歯を利用
できる場合
・接着性レジン
・レジン連続冠固定法
○隣在歯が未萌出の場合
・舌側弧線固定法
・床副子型固定法

原則として，歯根破折に対しては生理的動揺を与えないように強固な固定を行い，不完全脱臼歯，完全脱臼歯に対しては生理的動揺が可能な固定を行う．

乳歯は歯根長が短く，歯頸部の狭窄が強いので，結紮線固定法やワイヤー固定法は応用しにくい．また，歯間乳頭部歯肉を傷つけるので用いないほうがよい．応用する場合には，歯冠中央部で結紮し，接着性レジンで補強する．

一般には，レジン連続冠固定法や接着性レジンによる固定法が用いられる．受傷して動揺している歯，不完全脱臼歯，完全脱臼歯を元の位置に整復してから固定を行う．固定源に隣在歯を利用できる場合には，接着性レジンなどで固定するが，隣在歯が未萌出の場合には，後方大臼歯に固定源を求めた舌側弧線固定法や床副子型固定法を行う．

固定期間は症状により異なる．確実に安定するまで長期の経過観察を要するので，齲蝕予防などに留意する．

4 再 植 法

脱落乳歯の再植固定は予後不良となることが多いことから，原則として行わないが，歯根膜の状態（受傷後の経過時間，保存状態など）が良好なときは試みることがある（**図14-16**）．根未完成永久歯では，ただちに再植固定（**図14-17**）し，歯髄処置は行わず，経過不良のときは歯内療法を行う．歯根完成永久歯では，脱落歯の歯根膜の状態が良好であれば再植固定し，その後，歯内療法を行う．変性壊死した歯根膜では，除去後，根管充填し，再植固定する．しかし，骨置換性吸収を起こすことが多い．

（1） 再植時に考慮すべき事項

① 全身的な急性疾患，あるいは長期にわたる慢性・消耗性疾患がある場合には，予後不良である．

② 受傷直後の歯で，できるだけ防腐的保存（歯槽窩あるいは舌下部に保存，歯の保存液，生理食塩水，牛乳などに保存）が施されているものほど予後良好である．

③ 再植部位や周囲に急性症状が存在しないことが重要である．

④ 再植法の平均的な固定期間は，約2週間である．

根完成歯は歯髄の生存が期待できないので，再植後10日以後に予防的根管治療を行う．

（2） 一般的な注意事項

① 安静を保つ．

② 抗菌薬を処方する．

③ 固定源の負担過重に注意する．

④ 外傷性咬合に注意する．

⑤ 口腔習癖の誘発に注意する．

⑥ 硬い食品や粘着性食品はできるだけ避ける．

⑦ 口腔清掃を十分に行う．

乳歯ならびに永久歯外傷の分類と処置法の目安を**図14-18, 19**に示した．

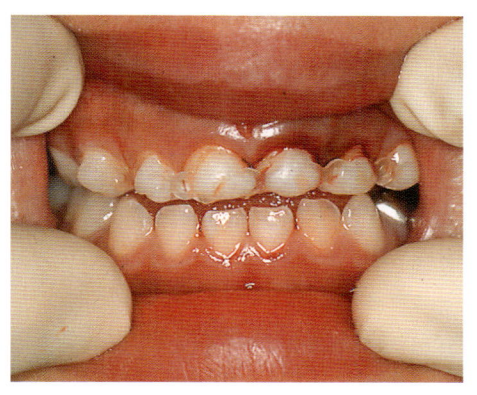

a：口腔内写真

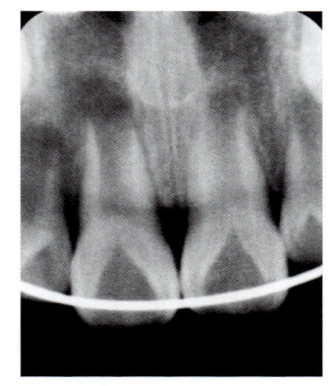

図 14-17　幼若永久歯の再植固定

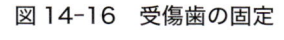

b：固定後のエックス線写真

図 14-16　受傷歯の固定

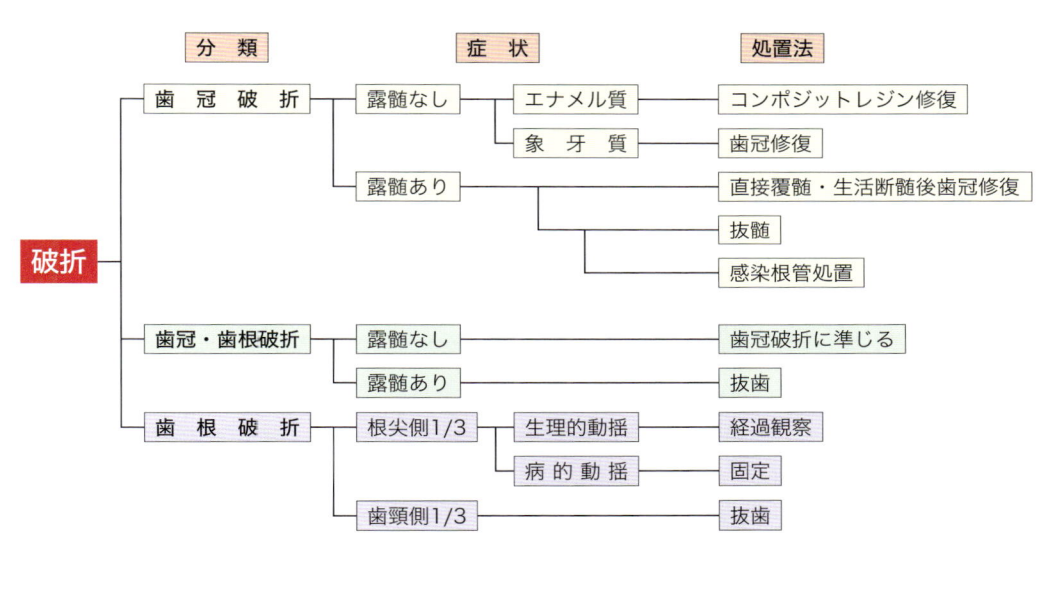

図 14-18　乳歯外傷（破折，脱臼）の分類と処置法

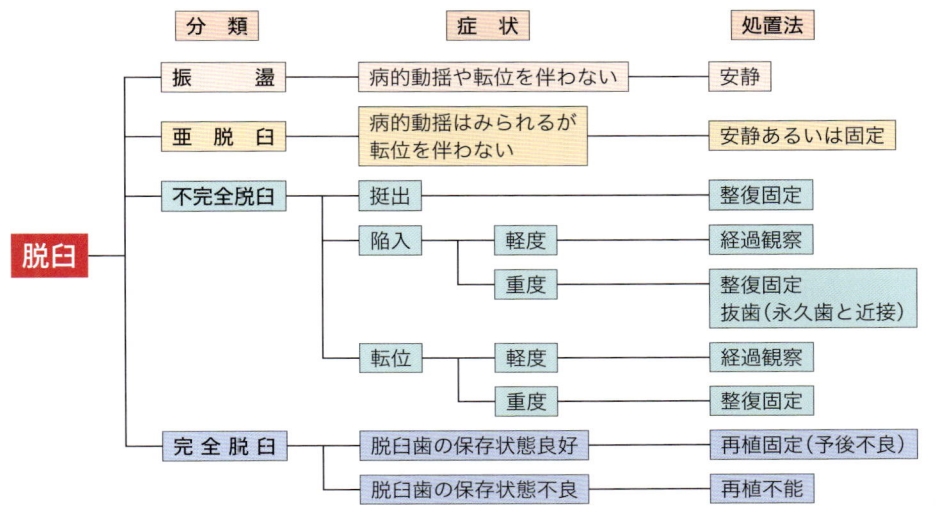

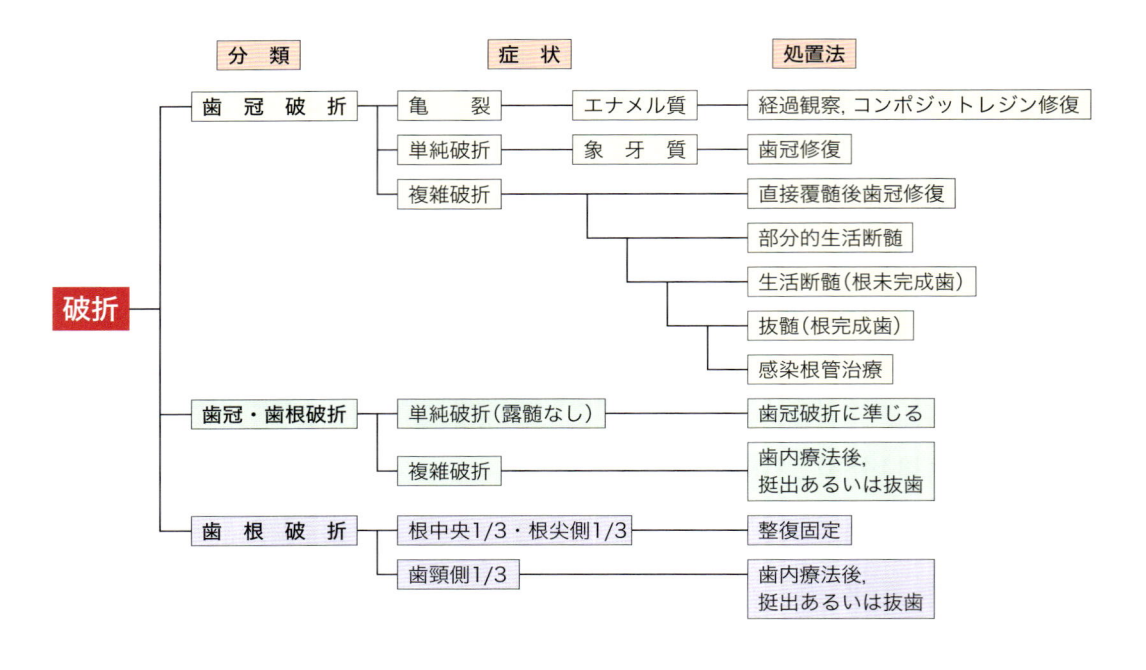

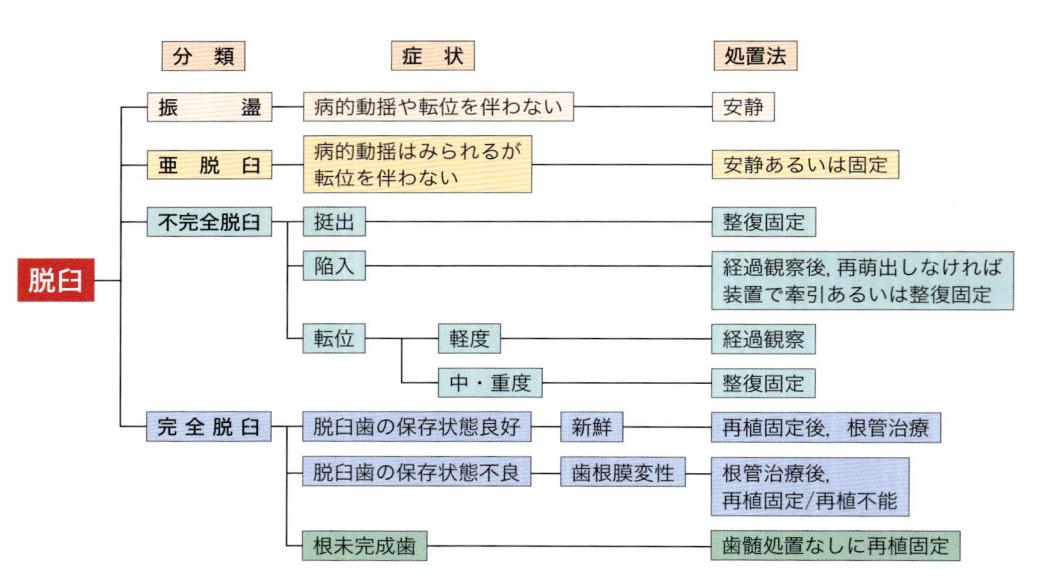

図14-19 永久歯外傷（破折，脱臼）の分類と処置法

C　その他の外傷

1　スポーツ外傷

　外傷は，日常生活において不意に生じるものであり，予知することは非常に困難である．しかし，スポーツ時に発生しやすい外傷から歯を守ることは可能であり，受傷時に歯が受ける被害を少しでも軽減させる対策をとることは重要である．

　実際，スポーツ時に発生する外傷は多く，外傷全体の約20%を占めている．また，上顎前歯が最も頻度が高い（**表14-4**）．

■ 1）スポーツ外傷の予防

学校における口腔外傷の予防への取り組みとして次のことがあげられる．

① 児童生徒などの問題意識および興味・関心を高めるためのアンケート調査，あるいは事故の実際の状況を視聴覚媒体で提示する．

② コンタクトスポーツにおける安全の判断力が育つように，行動場面を想定した対処法を検討する．

③ マウスガードを作製する実習をとおして，相互の安全について意識を高める．

■ 2）スポーツと顎関節症

　コンタクトスポーツによる顎関節部への打撲，球技スポーツやウインタースポーツにおける過度のかみしめなどが顎関節症の原因となる．スポーツ時に下顎に突発的な強い外力が加わると，顎関節内部に損傷が生じる．外力が開口時である場合は，下顎頭が下顎窩から脱出する方向に動き，靭帯が伸展されることにより顎関節痛障害や関節円板転位が生じる可能性がある．閉口時では，下顎窩，下顎頭および関節円板に過重負担が加わるが，障害の程度は開口時より低い．スポーツにおけるかみしめは無意識に行われるため回避することは困難であり，顎関節ならびに咀嚼筋を保護するためのマウスガードの装着，およびかみしめ後のケアが重要となる．

■ 3）マウスガード

　マウスピースともよばれ，顎口腔領域の外傷から歯や粘膜を保護するための口腔内装置である．そのため，マウスガードには，十分に衝撃吸収性を発揮する材質であること，また，それが有効に生かされるだけの厚みや被覆範囲があることなど，設計上の工夫が要求される．

（1）　5つのプロテクション

　正しく装着されたマウスガードは，①歯の保護，②口腔・口唇周辺部の裂傷予防，③上

表14-4　スポーツ外傷での受傷部位別発生頻度

	上顎骨	下顎骨	上顎前歯	上顎臼歯	下顎前歯	下顎臼歯
林　昭宏 ほか	22.6%（7）	35.5%（11）	19.0%（ 7）	……	5.4%（ 2）	……
貝塚幸恵 ほか	5.8%（3）	60.7%（31）	39.2%（20）	……	13.7%（ 2）	……
二宮史浩 ほか	7.1%（7）	23.5%（23）	6.1%（ 6）	3.1%（3）	12.2%（12）	1.0%（1）

※（　）内数字：人数　　　　　　　　　　　　　　　　　　　　　（第6回スポーツ歯学研究会論文，1995）

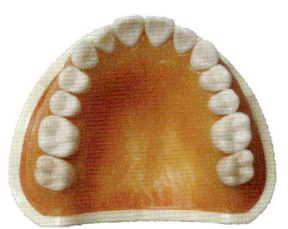
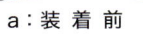
a：装着前

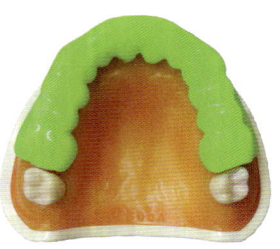
b：装着後

図 14-20　マウスガード

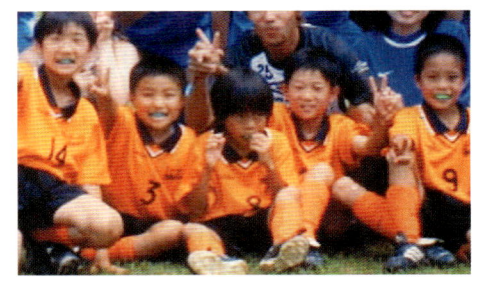
図 14-21　マウスガードを装着したサッカー少年

下顎の骨折の予防，④顎関節の保護，⑤脳震盪の予防などの効果をもっている．

（2）　マウスガード作製時の留意点

① 欠損歯がある場合にはその部分をブロックアウトする．

② 齲蝕がある場合には治療を先行すべきであるが，すでに治療中の場合にはその部分をリリーフして作製する．

③ 歯周組織が不良な場合には治療を先行する．

④ 咬合状態が開咬の場合には臼歯部の厚みにより，下顎前突の場合には水平被蓋の量により，下顎に装着するかどうかを決定する．

（3）　マウスガードの設計上の留意点

既製のマウスガードは適合性に問題があり，口腔内での違和感があるが，図 14-20 に示すように，歯科医師により個人の口腔内模型から作製されたマウスガード（カスタムメイド・マウスガード）は，適合性に優れており，違和感が少なく，試合中に外れることもない．

① 唇側・頬側：上唇小帯，頬小帯を十分に避け，顎骨の最大豊隆部を越えた部分に設定するが，歯肉頬移行部まで延長すると口唇の動きを妨げ，粘膜を傷つけやすい．

② 口蓋側：前歯部，臼歯部ともに歯頸部に一致させることで，発音障害を減少できる．

③ 後縁：第二大臼歯が萌出を完了している場合には，その遠心まで含めることがあるが，下顎との早期接触や嚥下時の舌側面との接触による違和感を取り除くために，第一大臼歯の遠心に後縁を設定することが多い（図 14-20-b）．

2　家庭での偶発事故

　低年齢児は何にでも興味をもち，身の周りのあらゆる物を口に入れる特性がある．歯科的に問題となる事故は，異物による口腔内の損傷や，異物の口腔軟組織への刺入・迷入である．

　歯ブラシ，箸，スプーンなどをくわえたまま転倒し，口蓋，舌，頬粘膜に刺入した症例や，ストロー，裁縫針などの異物が口腔内に迷入した症例が報告されている．これらの異物は，比較的早期に発見されることが多いが，なかには長期にわたり放置された症例もある．

　ストローの一部が下顎乳中切歯の歯頸部に嵌入し，1 年 4 か月のあいだ放置されていた

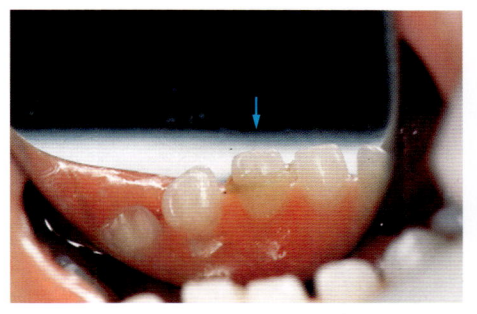
図 14-22　ストローの嵌入

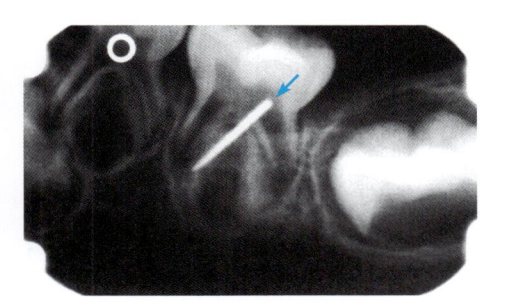
図 14-23　裁縫針の迷入

症例（1 歳 8 か月）を図 14-22 に，裁縫針が迷入した症例を図 14-23 に示した．

　国民生活センターの報告（2013 年）によると，歯磨き中に歯ブラシをくわえたまま転倒するなどして外傷を負った年齢別事故件数は，1 歳児が最も多く，4 歳以下が 90% 以上を占めていた．また，2016 年，東京都商品等安全対策協議会が，歯ブラシ商品の改善，安全基準づくり，消費者に対する注意喚起の観点から提言をまとめている．

　歯ブラシによる外傷については，歯ブラシ自体が危険であるかのような誤解が生じていることから，日本小児歯科学会では，歯ブラシによる外傷について，次のようなコメントを出している．

① 就学前のお子さんは，歯磨きをするとき以外は，歯ブラシを持たせないようにしましょう．特に，歯ブラシを口に入れたまま歩き回るのは絶対にやめましょう．

② 自分で歯ブラシを持ち始める 1 歳ころから，就学前のお子さんの本人磨きのときは目を離さないようにしましょう．

③ 歯ブラシは就学前のお子さんの手の届かないところに置きましょう．

④ 本人磨きのあとに仕上げ磨きをしましょう．

3　児童虐待による外傷

■ 1）　顔面および口腔の身体的虐待

　顔面，口腔の偶発的な外傷は，日常臨床においてしばしばみられるが，虐待が疑われる不自然な外傷との区別は困難な場合が多い．次の点に注意し精査することが重要となる．

① 受傷から来院までの時間，そのあいだの対応で虐待の可能性を疑う．

② 顔面および口腔内の非偶発的外傷は身体的虐待の可能性が高いといえる．特に，頬骨骨折や上下顎臼歯部の歯槽骨骨折などは受傷頻度が著しく低いため，部位特異的に虐待を疑う所見となりうる．

③ 複数の外傷痕の存在は虐待を示唆するものである．

④ 受傷時期の異なる外傷痕の混在は，繰り返された外傷を示唆するものである．

⑤ 受傷状況の説明と臨床所見の不一致，繰り返し受診や子どもと両親の説明内容に食い違いがある場合には，虐待を疑うべきである．

⑥ 不自然な口腔粘膜の擦過傷がある場合には虐待を疑うべきである．

15 咬合誘導

A　咬合誘導の目的と分類

　小児の成長発達の過程において，口腔内では，無歯期から乳歯の萌出，乳歯列期，乳歯歯根の吸収，乳歯の脱落，永久歯の萌出，混合歯列期を経て，永久歯列期へと劇的な変化がみられる．これら一連の過程が，口腔領域の形態と機能の調和を保ちながら推移して，健全な永久歯列・咬合を獲得できるようにすることが，小児歯科臨床においてきわめて重要な目標であり，目的であるといえる．

　そのためには，口腔領域の正常な成長発達を阻害するさまざまな因子を予測し，それらを早期に取り除くこと，さらに，口腔領域の成長発達の過程で生じた異常を早期に発見し，治療を行い，再び健全な歯列・咬合を獲得できるように導くことが咬合誘導である．

　したがって，齲蝕予防，歯冠修復，歯内療法など，小児歯科で行われる臨床処置すべてを含めて咬合誘導とする考え方があるが，一般的には次の2種類に分類される．

■ 1）静的（受動的）咬合誘導

　現在は，歯列・咬合に特に異常を認めないが，現状を放置すると異常が生じるおそれのある場合に，現状の悪化を防止するために行う．早期喪失した歯のスペースを維持することによって健全な歯列・咬合の獲得をめざす．

■ 2）動的（能動的）咬合誘導

　すでに歯や歯列・咬合，顎に異常が認められる場合に，歯や歯列・咬合，顎に対して積極的に働きかけ，異常の予防，抑制あるいは改善を行う．乳歯列期，混合歯列期の歯列・咬合を変化させて，健全な永久歯の歯列・咬合を獲得させようとするものである．

　この分類は，対処法によるものであるが，どちらを行う場合にも，できるだけ多くの資料や情報を用いて十分に分析を行い，正確な現状の把握と，将来を予測しながら対処する必要がある．

B　歯列・咬合および顎顔面の診察と分析

1　一般診察

■ 1）医療面接（問診）

　既往歴（患児の口腔習癖，鼻咽腔疾患，顎関節の異常など）や家族歴（兄弟姉妹や両親の歯列・咬合の状態）を把握する．

（1）インフォームドコンセント

　咬合誘導は，将来における歯列・咬合の不正を予測し，その因子を予防あるいは取り除

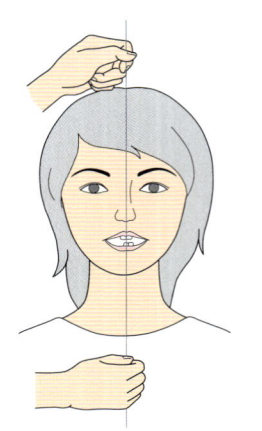
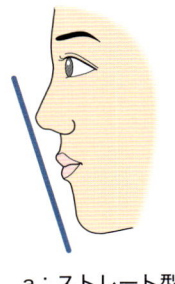
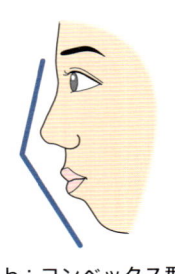
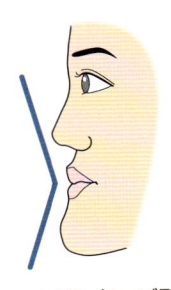

a：ストレート型　　　　b：コンベックス型　　　　c：コンケーブ型

図 15-2　側貌のタイプ

図 15-1　正貌の診察

くことで健全な歯列・咬合を獲得するものである．そのため，治療効果が明確に現れないこともある．医療面接や治療方針の説明を行う際には，こうした点も含めて保護者および患児に対して十分な説明を行い，同意を得る必要がある．

■ 2）顔　　貌

（1）正　　貌

・左右非対称性の程度，顔面部の高さと幅の比率などを診察する．
・デンタルフロスなどのひもを顔の正中に当てて観察し，同時に顔の正中と上下顎の正中との関係，開閉口時の下顎の偏位についても診察する（図 15-1）．

（2）側　　貌

・上下顎の前後的および垂直的位置関係を評価する．
・前額部とオトガイ部を結んだ直線に対する鼻下点の前後的位置関係を基準にして，上顎が前方に位置しているものをコンベックス型，下顎が前方に位置しているものをコンケーブ型，ほぼ正常と考えられるストレート型の 3 型に分類する（図 15-2）．

2　口腔内診察

■ 1）咬合発育段階の評価

生理的年齢が，どの咬合発育段階にあるのかを把握する．一般的には，Hellman の歯齢が用いられる．

■ 2）歯の診察

（1）齲　　蝕

臼歯部の近遠心的・垂直的スペースを減少させるような実質欠損の有無を診察する．咬合誘導による齲蝕の発生を防ぐために，齲蝕感受性の検査も重要である．

（2）歯　　数

歯の先天欠如，埋伏歯，過剰歯，乳歯の早期脱落や晩期残存など．

（3）形　　態

癒着歯，融合歯，矮小歯，異常結節など．

（4）色　調
　先天異常，全身疾患や外傷の既往，先行乳歯の齲蝕など.

（5）萌出方向・萌出位置
　転位歯，異所萌出，低位歯，挺出など.

（6）咬　耗
　乳歯列期後半には生理的な咬耗が生じるが，高度な咬耗や左右非対称性の咬耗は機能的な異常を診断するための情報となる.

■ 3）軟組織の診察
　上唇小帯や舌小帯，舌の大きさや機能，口腔周囲筋の過緊張や弛緩，口唇，口腔前庭，口蓋など.

■ 4）咬合，顎関節の診察
　模型では確認できない動的な咬合状態を診察する.
　咬合状態，機能的早期接触，上下顎の偏位，下顎運動，顎関節運動など.

■ 5）口腔衛生状況
　口腔清掃状態，生活習慣，プラーク付着など.

3 　模型分析

　模型を用いると，あらゆる角度からの観察が可能になる．多くの模型の計測から得られている平均値と比較し，その患児の現在の状態を評価する．過去に採得した模型と比較することにより成長変化を観察して，治療効果の評価・判定を行う.

■ 1）歯の大きさ
　歯冠近遠心幅径（近遠心面の最大豊隆部間の距離）を計測し，標準偏差図表（ポリゴン表，図15-3）に計測値を記入して，平均値と比較する.

標準偏差図表
（ポリゴン表）
各計測値の平均と標準偏差の範囲を図示して，視覚的に理解できるようにしたもの

■ 2）歯列弓の大きさ
　幅径，長径，高径を図15-4に示す計測方法に従って計測し，標準偏差図表に計測値を記入して評価する（図15-5）．幅径，長径については，平均値との比較だけでなく，上下顎のバランスがとれているか観察する．幅径の前方（C-C間）と後方（E-E間）のバランスにも注意する.

■ 3）歯槽基底部の大きさ
　図15-6に示す計測部位について，計測値を図15-7の標準偏差図表に記入して評価する（歯が植立している歯槽骨の土台である顎骨の大きさの評価で，基準値は成人のものであるが，準用し相対的評価を行う）.

■ 4）第二乳臼歯の咬合関係（ターミナルプレーン）
　上下顎第二乳臼歯遠心面の関係は，萌出する第一大臼歯の咬合関係に影響する.
　ターミナルプレーンと第一大臼歯の咬合関係の関連性については，p.86，図5-9参照.
　遠心階段型では，第一大臼歯の咬合関係はすべてⅡ級である.

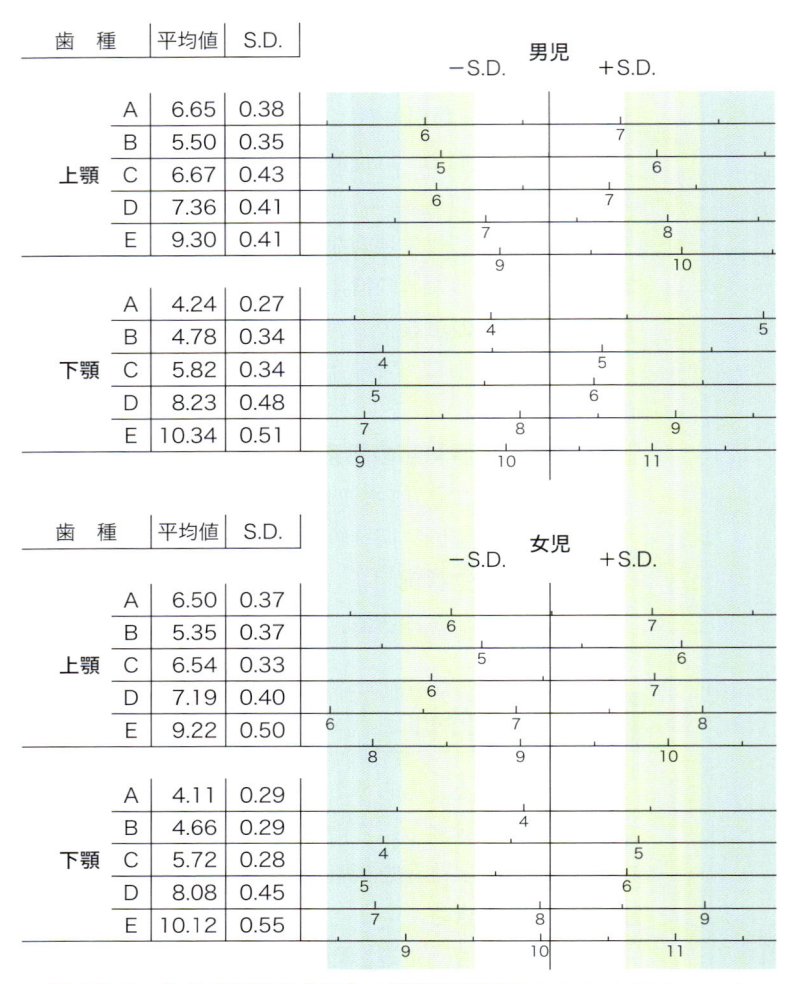

図 15-3　乳歯歯冠近遠心幅径の標準偏差図表（日本小児歯科学会, 1993）

■ 5）乳切歯の対咬関係

（1）　オーバージェット（水平被蓋）

　乳歯列では歯軸が直立しているため，永久歯列に比べて小さい．

（2）　オーバーバイト（垂直被蓋）

　永久歯切歯の萌出が近づくと徐々に小さくなる．

　反対咬合ではオーバージェットがマイナスの値に，開咬ではオーバーバイトがマイナスの値になる．

■ 6）乳犬歯の咬合関係（図 15-8）

　上顎乳犬歯尖頭が下顎乳犬歯遠心辺縁に位置する咬合（I 級），下顎遠心咬合（II 級），下顎近心咬合（III 級）に分類する．

　尖頭対尖頭の関係とは，上下顎乳犬歯尖頭が対咬している状態をいう．

■ 7）第一大臼歯の咬合関係（図 15-9）

（1）　正常な咬合関係

　頬側面：上顎第一大臼歯の近心頬側咬頭が下顎第一大臼歯の頬面溝に接触する．

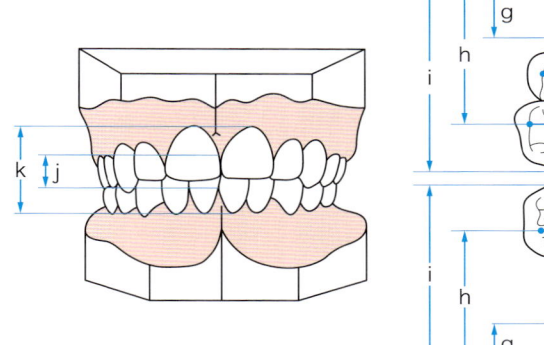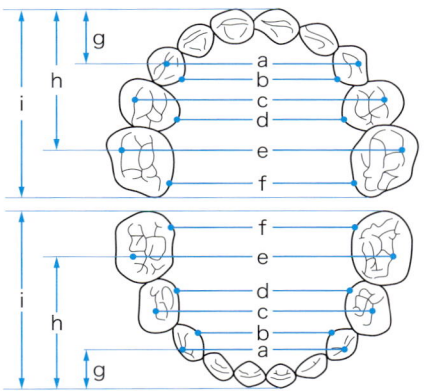

歯列弓幅径
　a：上下顎両側犬歯咬頭頂間距離（Cc-Cc）
　b：上下顎両側犬歯口蓋（舌）側歯頸部最下点間距離（CL-CL）
　c：上顎両側第一乳臼歯頬側咬頭頂間距離（D-D）
　　　下顎両側第一乳臼歯頬側分界溝間距離（D-D）
　d：上顎両側第一乳臼歯口蓋側歯頸部最下点間距離（DL-DL）
　　　下顎両側第一乳臼歯舌側近遠心咬頭頂間の舌側溝直下点間距離（DL-DL）
　e：上顎両側第二乳臼歯頬側分界溝間距離（E-E）
　　　下顎両側第二乳臼歯近心頬側分界溝間距離（E-E）
　f：上下顎両側第二乳臼歯口蓋（舌）側歯頸部最下点間距離（EL-EL）
歯列弓長径
　g：両側乳中切歯の唇面を連ねた線の中央から垂線を下ろした，両側乳犬歯咬頭頂を
　　　結んだ線までの距離（A-Cc）
　h：両側乳中切歯の唇面を連ねた線の中央から垂線を下ろした，両側第二乳臼歯近心
　　　頬側分界溝間を結んだ線までの距離（A-E）
　i：両側乳中切歯の唇面を連ねた線の中央から垂線を下ろした，両側第二乳臼歯最遠
　　　心端間を結んだ線までの距離（A-ED）
歯列弓高径（咬合平面を基準として）
　j：上下顎両側乳中切歯間の歯間乳頭間距離（Dental Height）
　k：上下顎左側乳中切歯唇面歯頸部中央間距離（ULA-LLA）

図 15-4　模型による計測方法（日本小児歯科学会，1993）

　舌側面：上顎第一大臼歯の近心舌側咬頭が下顎第一大臼歯の中央窩に咬合する．

（2）　Angle の不正咬合の分類

　Ⅰ級：上下顎歯列弓が正常な近遠心的関係

　Ⅱ級：下顎歯列弓が上顎歯列弓に対して正常より遠心に咬合

　　　　1類：上顎前歯が前突しているもの

　　　　2類：上顎前歯が後退しているもの

　Ⅲ級：下顎歯列弓が上顎歯列弓に対して正常より近心に咬合

　咬頭対咬頭の関係とは，Ⅰ級とⅡ級の中間の状態をいう．

■ 8）歯列弓形態

（1）　正常な形態

　乳歯列では半円形（卵円形），混合歯列および永久歯列では U 字形（馬蹄形）となる．

（2）　V 字形，鞍状形など

　咬合異常や口腔習癖に関連する．

計測部位		平均値	S.D.
上顎 歯列弓幅径	Cc-Cc	30.39	1.50
	CL-CL	24.81	1.31
	D-D	39.52	1.95
	DL-DL	27.62	1.57
	E-E	46.62	1.95
	EL-EL	30.08	1.76
下顎 歯列弓幅径	Cc-Cc	23.39	1.30
	CL-CL	19.12	1.15
	D-D	33.41	1.53
	DL-DL	25.17	1.45
	E-E	38.99	1.83
	EL-EL	28.69	1.66
上顎 歯列弓長径	A-Cc	8.50	0.92
	A-E	23.15	1.41
	A-ED	28.54	1.82
下顎 歯列弓長径	A-Cc	5.40	0.81
	A-E	19.50	1.23
	A-ED	25.82	1.18
歯列弓高径	Dental Height	3.51	0.76
	ULA-LLA	7.83	0.91

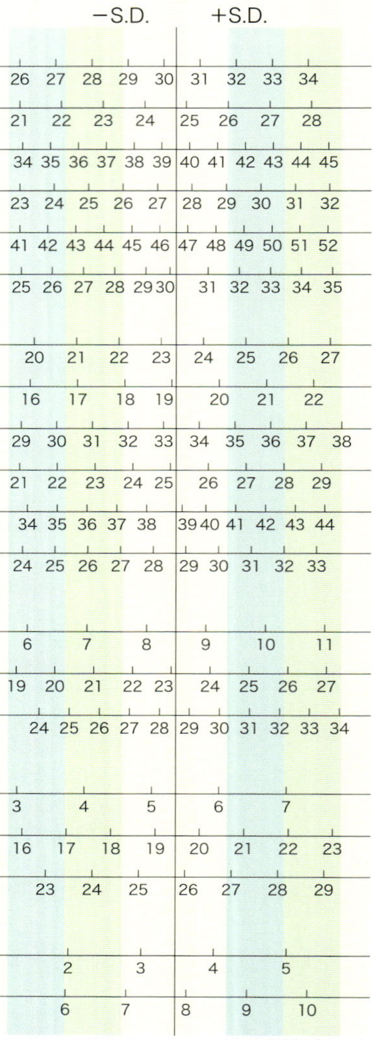

単位(mm)

図 15-5　乳歯列弓の大きさの標準偏差図表（3, 4 歳児）
（日本小児歯科学会，1993）

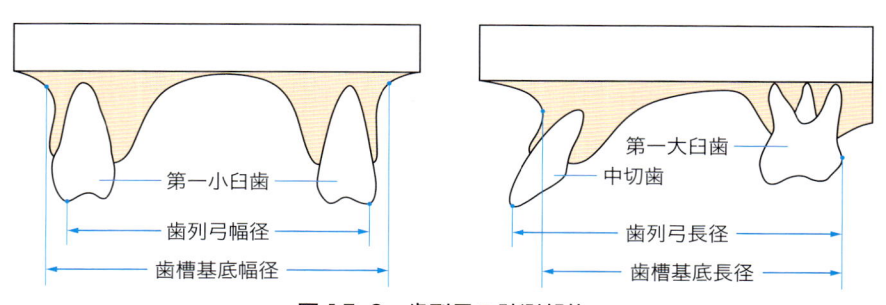

第一小臼歯
歯列弓幅径
歯槽基底幅径

第一大臼歯
中切歯
歯列弓長径
歯槽基底長径

図 15-6　歯列弓の計測部位

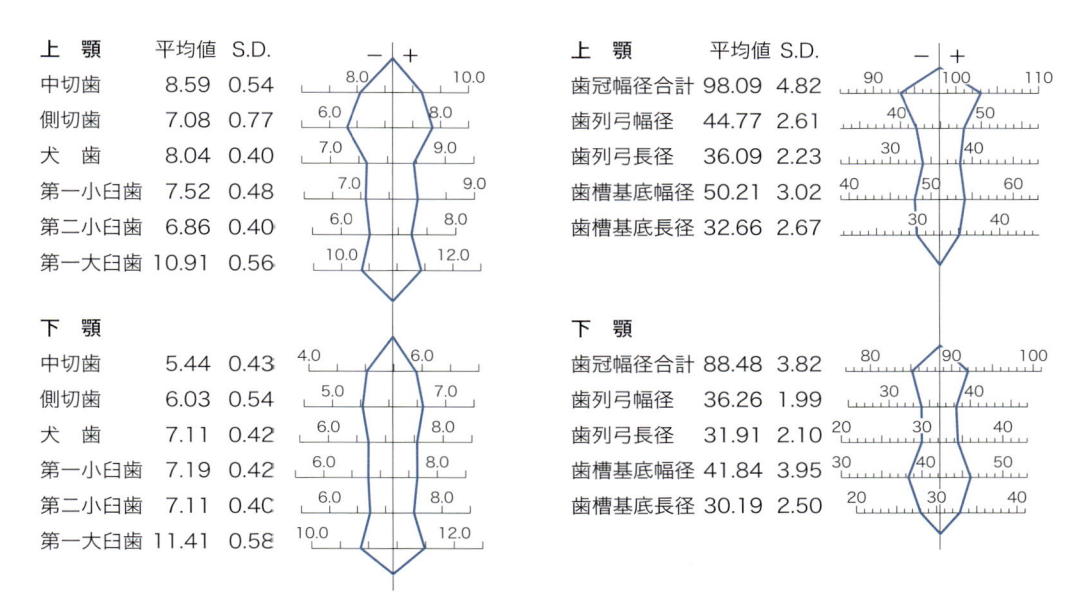

上　顎	平均値	S.D.		上　顎	平均値	S.D.
中切歯	8.59	0.54		歯冠幅径合計	98.09	4.82
側切歯	7.08	0.77		歯列弓幅径	44.77	2.61
犬　歯	8.04	0.40		歯列弓長径	36.09	2.23
第一小臼歯	7.52	0.48		歯槽基底幅径	50.21	3.02
第二小臼歯	6.86	0.40		歯槽基底長径	32.66	2.67
第一大臼歯	10.91	0.56				

下　顎	平均値	S.D.		下　顎	平均値	S.D.
中切歯	5.44	0.43		歯冠幅径合計	88.48	3.82
側切歯	6.03	0.54		歯列弓幅径	36.26	1.99
犬　歯	7.11	0.42		歯列弓長径	31.91	2.10
第一小臼歯	7.19	0.42		歯槽基底幅径	41.84	3.95
第二小臼歯	7.11	0.4C		歯槽基底長径	30.19	2.50
第一大臼歯	11.41	0.58				

図 15-7　永久歯歯冠近遠心幅径と歯列弓の大きさの標準偏差図表（日本人男性）

（大坪淳造：日本人成人正常咬合者の歯冠幅径と歯列弓および Basal Arch との関係について，日矯歯誌，16：36-46, 1957）

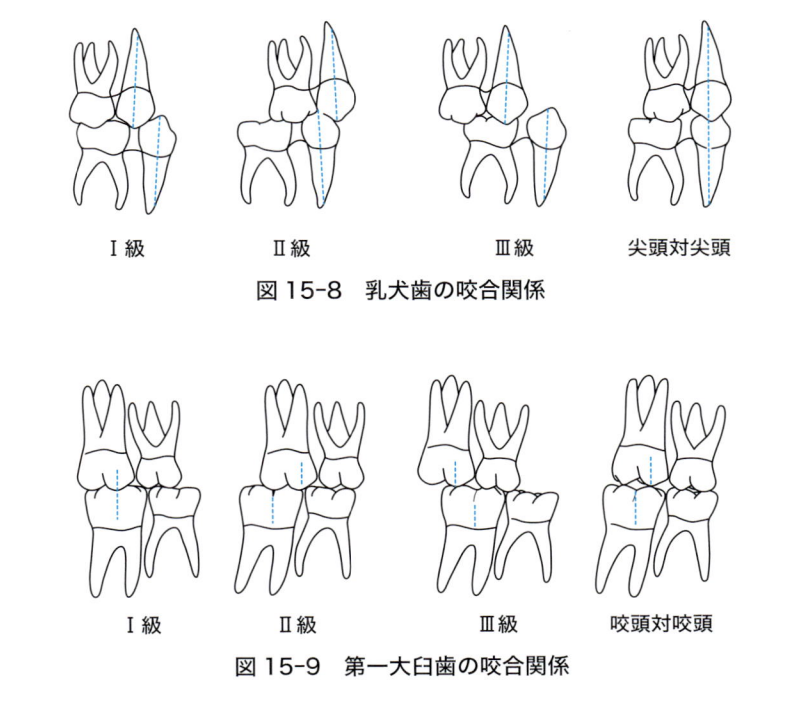

Ⅰ級　　　Ⅱ級　　　Ⅲ級　　　尖頭対尖頭

図 15-8　乳犬歯の咬合関係

Ⅰ級　　　Ⅱ級　　　Ⅲ級　　　咬頭対咬頭

図 15-9　第一大臼歯の咬合関係

■ 9）歯間空隙

　空隙型歯列弓では，生理的空隙である霊長空隙や発育空隙が存在する．

　空隙型歯列弓は，閉鎖型歯列弓よりも後継永久歯との交換に有利である．

4 空隙分析

　乳臼歯の早期喪失，永久切歯交換期の前歯部叢生などの場合に，将来，側方歯群が配列可能か否かを予測する分析法である．前歯が大きいと臼歯も大きめであるなど，永久歯の大きさには相関があることから，永久4前歯から未萌出の側方歯群の大きさを予測する．

■ 1）必要歯列弓周長

　未萌出の永久犬歯，第一・第二小臼歯の歯冠近遠心幅径の総和を予測する．

(1)　小野の回帰方程式（表15-1）

　日本人小児を対象にした研究から導き出された回帰方程式である．萌出した下顎4前歯から，下顎および上顎の側方歯群歯冠近遠心幅径の総和を予測する．

　上顎4前歯から上顎の側方歯群を予測する回帰方程式もある．

　① ノギスで4前歯の歯冠近遠心幅径を測定し合計する．

　② 回帰方程式に代入する．

　③ 側方歯群歯冠近遠心幅径の総和の予測値

(2)　Moyersの推定表（表15-2）

　下顎4前歯の歯冠近遠心幅径の総和を推定表にあてはめて，上下顎側方歯群の予測値を出す．推定表には95％までの値が記されているが，通常は75％の値を用いる．

■ 2）有効歯列弓周長（図15-10）

　有効歯列弓周長とは，現時点での側方歯群が萌出可能なスペースをいう．

　① 第一大臼歯近心面から反対側の第一大臼歯近心面まで各歯の接触点を連ねて，軟らかいワイヤーを屈曲する．

　② 前歯に叢生や歯軸傾斜などがあれば，それを補正してワイヤーを当てる．

　③ 正中と第一大臼歯近心にマークをつけ，その距離を計測する．

　④ ③の距離から中切歯と側切歯の歯冠近遠心幅径を差し引いたものが，有効歯列弓周長となる．

　側切歯遠心あるいは乳犬歯近心と第一大臼歯近心の直線距離を計測して，有効歯列弓周長とすることもあるが，この場合は，叢生による前歯の重なりを差し引く必要がある．

■ 3）計測の実際

　ノギスを用いて永久切歯の最大歯冠近遠心幅径を計測し，空隙分析表に測定値を記入して分析に利用する（図15-11）．下顎では左右の差がないことから，計測しやすい側の中切歯，側切歯を計測し，2倍することも可能である．

　通常は，下顎4切歯の歯冠近遠心幅径の総和から上下顎の側方歯群歯冠近遠心幅径の総和を推定する．

■ 4）萌出余地の評価

(1)　有効歯列弓周長から必要歯列弓周長を差し引いた値がプラスの場合

　これから萌出してくる側方歯群が，現在存在しているスペースに配列可能である．側方歯群の交換が不調和なく順調に進む可能性が高いことを意味する．

(2)　有効歯列弓周長から必要歯列弓周長を差し引いた値がマイナスの場合

　現在，乳歯の側方歯群が健全であっても，望ましい永久歯列の獲得が困難になることが

表 15-1　小野の回帰方程式

	性別	回帰方程式 （mm）
上顎 X：上顎4切歯	男	Y = 0.389X + 10.28 + 0.58
	女	Y = 0.421X + 9.03 + 0.61
下顎 X：下顎4切歯	男	Y = 0.523X + 9.73 + 0.50
	女	Y = 0.548X + 8.52 + 0.56
下顎→上顎 X：下顎4切歯	男	Y = 0.534X + 10.21 + 0.58
	女	Y = 0.573X + 9.02 + 0.61

（小野博志，1960）

表 15-2　Moyers の側方歯群萌出余地の推定表　（単位 mm）

上顎

Σ21/12	19.5	20.0	20.5	21.0	21.5	22.0	22.5	23.0	23.5	24.0	24.5	25.0	25.5	26.0	26.5	27.0	27.5	28.0	28.5	29.0
95%	21.6	21.8	22.1	22.4	22.7	22.9	23.2	23.5	23.8	24.0	24.3	24.6	24.9	25.1	25.4	25.7	26.0	26.2	26.5	26.7
85%	21.0	21.3	21.0	21.8	22.1	22.4	22.6	22.9	23.2	23.5	23.7	24.0	24.3	24.6	24.8	25.1	25.4	25.7	25.9	26.2
75%	20.6	20.9	21.2	21.5	21.8	22.0	22.3	22.6	22.9	23.1	23.4	23.7	24.0	24.2	24.5	24.8	25.0	25.3	25.6	25.9
65%	20.4	20.6	20.9	21.2	21.5	21.8	22.0	22.3	22.6	22.8	23.1	23.4	23.7	24.0	24.2	24.5	24.8	25.1	25.3	25.6
50%	20.0	20.3	20.6	20.8	21.1	21.4	21.7	21.9	22.2	22.5	22.8	23.0	23.3	23.6	23.9	24.1	24.4	24.7	25.0	25.3
35%	19.6	19.9	20.2	20.5	20.8	21.0	21.3	21.6	21.9	22.1	22.4	22.7	23.0	23.2	23.5	23.8	24.1	24.3	24.6	24.9
25%	19.4	19.7	19.9	20.2	20.5	20.8	21.0	21.3	21.6	21.9	22.1	22.4	22.7	23.0	23.2	23.5	23.8	24.1	24.3	24.6
15%	19.0	19.3	19.6	19.9	20.2	20.4	20.7	21.0	21.3	21.5	21.8	22.1	22.4	22.6	22.9	23.2	23.4	23.7	24.0	24.3
5%	18.5	18.8	19.0	19.3	19.6	19.9	20.1	20.4	20.7	21.0	21.2	21.5	21.8	22.1	22.3	22.6	22.9	23.2	23.4	23.7

下顎

Σ21/12	19.5	20.0	20.5	21.0	21.5	22.0	22.5	23.0	23.5	24.0	24.5	25.0	25.5	26.0	26.5	27.0	27.5	28.0	28.5	29.0
95%	21.1	21.4	21.7	22.0	22.3	22.6	22.9	23.2	23.5	23.8	24.1	24.4	24.7	25.0	25.3	25.6	25.8	26.1	26.4	26.7
85%	20.5	20.8	21.1	21.4	21.7	22.0	22.3	22.6	22.9	23.2	23.5	23.8	24.0	24.3	24.6	24.9	25.2	25.5	25.8	26.1
75%	20.1	20.4	20.7	21.0	21.3	21.6	21.9	22.2	22.5	22.8	23.1	23.4	23.7	24.0	24.3	24.6	24.8	25.1	25.4	25.7
65%	19.8	20.1	20.4	20.7	21.0	21.3	21.6	21.9	22.2	22.5	22.8	23.1	23.4	23.7	24.0	24.3	24.6	24.8	25.1	25.4
50%	19.4	19.7	20.0	20.3	20.6	20.9	21.2	21.5	21.8	22.1	22.4	22.7	23.0	23.3	23.6	23.9	24.2	24.5	24.7	25.0
35%	19.0	19.3	19.6	19.9	20.2	20.5	20.8	21.1	21.4	21.7	22.0	22.3	22.6	22.9	23.2	23.5	23.8	24.0	24.3	24.6
25%	18.7	19.0	19.3	19.6	19.9	20.2	20.5	20.8	21.1	21.4	21.7	22.0	22.3	22.6	22.9	23.2	23.5	23.8	24.1	24.4
15%	18.4	18.7	19.0	19.3	19.6	19.8	20.1	20.4	20.7	21.0	21.3	21.6	21.9	22.2	22.5	22.8	23.1	23.4	23.7	24.0
5%	17.7	18.0	18.3	18.6	18.9	19.2	19.5	19.8	20.1	20.4	20.7	21.0	21.3	21.6	21.9	22.2	22.5	22.8	23.1	23.4

（Moyers, R. E.：Handbook of orthodontics. 3rd ed., Year Book Medical Publishers Inc, 1973）

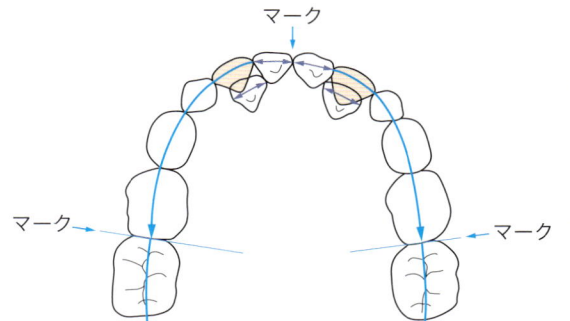

マーク

マーク　マーク

叢生や歯軸傾斜を補正してワイヤーを当て，正中と第一大臼歯近心にマークをつけ，その距離を計測する．
これから中切歯と側切歯の歯冠近遠心幅径を差し引いて，有効歯列弓周長を求める．

図 15-10　叢生や歯軸傾斜がある場合の有効歯列弓周長

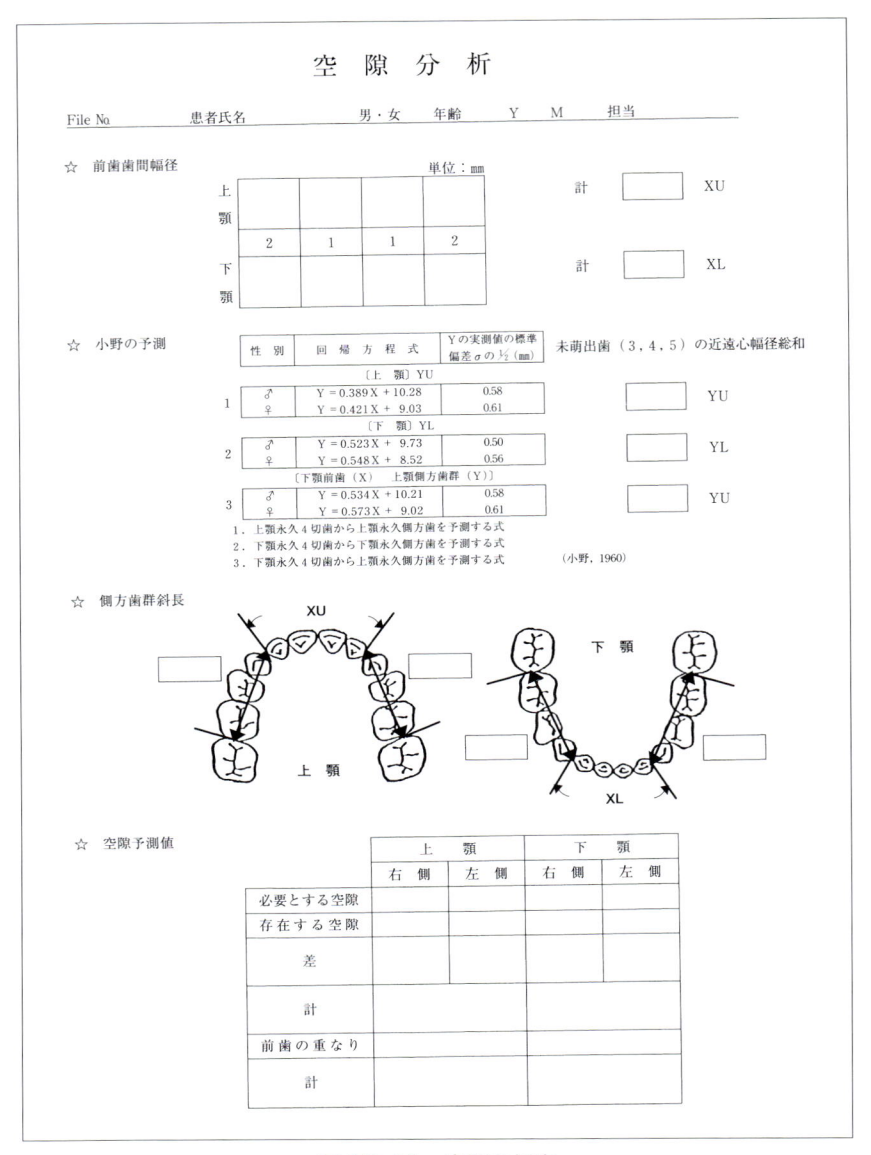

図 15-11　空隙分析表

予測される．このような場合は，模型分析やセファログラム分析（p.45, 発育の評価参照）などを行い，方針を決定する．

（3）　萌出余地の値による対処法

［萌出余地の値が±1 mm 程度］　原則的には現状維持とし，もし乳歯の早期喪失があれば，静的咬合誘導として保隙する．

［萌出余地の値が 5 mm 程度までの萌出余地の不足］　積極的に動的咬合誘導を行い，スペースリゲイナーや歯列弓拡大装置で萌出余地を確保する．

［萌出余地の値が 5 mm 以上の不足］　小臼歯の歯冠近遠心幅径が約 7 mm であることから，ほぼ 1 歯分の萌出余地不足として，連続抜歯も考慮する．

5　画像検査

■ 1）デンタルエックス線写真

デンタルエックス線写真からは次の情報が得られる.

① 歯数：先天欠如，過剰歯

② 歯の交換：乳歯歯根の吸収，後継永久歯の形成状態，萌出方向，位置，幅径

③ 歯槽骨：骨吸収，骨梁

④ 歯根膜腔：骨性癒着，肥厚

■ 2）パノラマエックス線写真

デンタルエックス線写真から得られる情報に加えて，さらに次の情報が得られる.

① 萌出順序の予測

② 顎骨の異常

③ 顎関節の異常

④ 上顎洞，鼻腔の異常

■ 3）オクルーザル（咬合法）エックス線写真

過剰歯，埋伏歯，未萌出歯など，顎骨内での近遠心的，頬舌的な位置関係を検査する.

■ 4）CT（コンピュータ断層撮影法）検査

コンピュータで断層像を構築し，三次元画像処理することで，より正確な画像検査が可能である．前記のデンタルエックス線写真，パノラマエックス線写真，オクルーザルエックス線写真，すべての検査項目が可能である.

■ 5）MRI（磁気共鳴撮影法）検査

軟組織分解能に優れ，被曝がない（非侵襲性で信頼性が高い）．特に，顎関節症の検査に適用される.

■ 6）頭部エックス線規格写真（セファログラム）

側面，正面，斜側面の３種類の撮影法がある．おもに用いられるのは側面頭部エックス線規格写真である．各咬合段階において，正常咬合をもつ個体から得られた平均値と比較することで，患児の咬合の特徴，偏りなどを把握し，治療目標を立てるときの資料にする.

顔面頭蓋の成長変化を観察することができ，診断，治療方針の決定，治療経過や予後の判定に用いられる（p.45，発育の評価参照）.

C　静的（受動的）咬合誘導：保隙

1　保隙の目的

保隙とは，乳歯を早期に喪失した場合に，後継永久歯の萌出する余地を保つことである．すなわち，隣在歯の近心移動や傾斜，あるいは対合歯の挺出により，不正咬合や後継永久歯の萌出余地を失うことを未然に防止することである.

歯列・咬合の十分な診察と分析によって，将来を予測しながら，現在の状況に最も適した処置として，動的咬合誘導も含めた選択肢のなかの１つとして行う．また，パノラマ

表 15-3　保隙装置の分類と種類

種　類	片　側　性		
	クラウンループ	バンドループ	ディスタルシュー
適応期間 (Hellman の歯齢)	ⅡA～ⅢB		ⅡA～ⅡC
適応症	片側性乳臼歯 1 歯早期喪失で，喪失部の後方に歯が存在する症例		第一大臼歯萌出前で，片側性第二乳臼歯の早期喪失症例
作製手順・注意事項	①支台歯に乳歯用既製金属冠，またはバンドを試適した状態で印象採得を行う． ②印象面に金属冠やバンドを置く際，正確な位置に適合させておくため，少量の瞬間接着材で金属冠またはバンドと印象面を仮着する． ③印象面に金属冠やバンドを適合させたあと，ろう付けを容易にするため，冠内またはバンド内のろう付け相当部にパラフィンワックスを滴下する． ④ループの頬舌径は，後継永久歯の頬舌径よりも少し広くし，歯肉粘膜に接触させない． ⑤第一乳臼歯喪失による第二乳臼歯を支台歯としたクラウンループを作製する場合，ループの先端は，乳犬歯の遠心面最大豊隆部直下に接触させる． ⑥第二乳臼歯喪失による第一乳臼歯を支台歯としたクラウンループは，第一大臼歯の近心面の頬舌幅を十分に確保して，装置がずれないように作製する．なお，第一大臼歯の萌出が完全でない場合は，ループが歯頸部側に移動したり，歯肉に圧入されたりすることがあるため，第一大臼歯近心面に接触するループを M 字型に設計するとよい．		①ディスタルシューの装着は第二乳臼歯抜去直後に行うため，設計，作製は抜歯前に行っておく． ②作製にあたり，第二乳臼歯抜去前に顎骨内の第一大臼歯歯冠部を含んだエックス線写真を撮影する（図15-14-b）． ③支台歯に乳歯用既製金属冠を試適した状態で印象採得を行い，印象面に金属冠を移して金属冠がついた作業用模型を作製する． ④エックス線写真を参考に，ディスタルシューの水平部の長さと垂直部の深さを決定し（図15-14-b），模型上に切痕を入れ，パラタルバーを屈曲してディスタルシューを作製する． ⑤水平部の長さは，第一乳臼歯遠心面から第一大臼歯近心面までの水平距離とし，第二乳臼歯遠心面から第一大臼歯近心面までに歯槽骨の厚みがある場合は，第二乳臼歯遠心面までの水平距離とする．垂直部の深さは，第一大臼歯近心面最大豊隆部直下までの垂直距離とする． ⑥ディスタルシューの水平部の高さは，上顎第二乳臼歯の咬頭と接触させないように設定する．
利　点	①違和感が少ない． ②作製が容易である． ③固定式であり，水平的空隙の保持が確実である．		①未萌出の第一大臼歯を萌出誘導することができる． ②近遠心的な保隙が確実である．
欠　点	①機能が回復できない． ②対合歯の挺出が防止できない． ③片側 1 歯のみの咀嚼早期喪失にしか応用できない． ④支台歯がクラウンの場合は，歯冠形成が必要である．		①咀嚼機能の回復はできない． ②対合歯の挺出は予防できない． ③支台歯である第一乳臼歯の歯冠形成が必要である． ④シュー下部の歯肉の清掃が困難である． ⑤第一大臼歯萌出後，ほかの保隙装置への変更が必要である．

表 15-3　つづき

両側性		可撤保隙装置
リンガルアーチ	Nance のホールディングアーチ	可撤保隙装置（小児義歯）
ⅢA〜ⅢC	ⅢA〜ⅢC	ⅡA〜ⅢB（永久歯の保隙を除く）
①左右の第一大臼歯にバンドの適用が可能な症例 ②2 歯以上の乳臼歯を早期喪失した症例 ③第一大臼歯を固定しておいて，乳臼歯の適時抜去を行う症例 ④可撤保隙装置の使用が不可能な患児	リンガルアーチと同様であるが，上顎のみに適用する．埋伏歯の牽引に際し，アンカーとして用いる場合がある．	①両側性の乳臼歯を早期喪失した症例 ②片側性の 2 歯以上の乳臼歯を早期喪失した症例 ③片側性乳臼歯 1 歯欠損であっても，支台歯に加重負担をきたす危険性がある症例 ④乳前歯を早期喪失した症例 ⑤永久歯を早期喪失し，将来の補綴処置に備えて保隙を行う必要がある症例
①最後臼歯への既製バンドの適合 ②印象 ③既製バンドを印象に戻して，作業用模型を作製 ④0.9 mm 線ワイヤーベンディング ⑤バンドと主線をろう着 ⑥研磨	①最後臼歯への既製バンドの適合 ②印象 ③既製バンドを印象に戻して，作業用模型を作製 ④0.9 mm 線ワイヤーベンディング ⑤バンドと主線をろう着 ⑥即時重合レジンで，口蓋部分にボタン型の床をつくる． ⑦研磨	①上下顎印象採得 ②咬合採得 ③咬合器に装着して作製 ④研磨 成長を抑制するクラスプなどの装置はできるだけ使用しない．萌出と上顎の永久切歯に関しては，床を介して力が加わらないように，舌側床縁は，上下顎ともに 1〜2 mm 離して設定する．小帯付着部歯は，潰瘍形成予防のために避ける．
①固定式であるため，歯列弓周長の確実な維持が可能である． ②補助弾線などの付加装置の付与により，動的咬合誘導が可能になる． ③前歯の舌側傾斜を防止できる． ④装着時の違和感が少ない．	①固定式であるため，歯列弓周長の確実な維持が可能である． ②術者による着脱が可能で，定期検診時に装置の清掃を行うことができる． ③主線が歯に接触しないため，永久歯の萌出障害を起こしにくい． ④上顎前方牽引装置の固定装置として使用できる．	①水平的・垂直的保隙が可能である． ②両側性多数歯欠損に対応できる． ③可撤式の装置であり，清掃が容易である． ④舌突出癖など，口腔習癖の発症を予防できる．
①垂直的保隙ができない． ②咀嚼機能の回復は期待できない． ③萌出途上歯には適応できない．	①垂直的保隙ができない． ②咀嚼機能の回復は期待できない． ③萌出途上の第一大臼歯には適応できない． ④レジンボタン部の粘膜面は不潔になりやすい．	①低年齢児や不協力児には使用できない． ②装置の清掃不良により，口腔粘膜疾患や歯の脱灰を起こす． ③紛失，破損しやすい．

エックス線写真撮影を併せて行い，歯の先天欠如や埋伏過剰歯の有無などを十分診査し，保隙の必要性を検討する．

2 保隙装置

　保隙装置は，その構造や機能により，患児が取り外すことができない固定保隙装置（クラウンループ，バンドループ，ディスタルシュー，リンガルアーチ，Nance のホールディングアーチ）と，取り外すことができる可撤保隙装置（小児義歯）に分けられる．
　適応期間，適応症，作製手順，作製時の注意事項および利点，欠点を**表 15-3** に示す．

■ 1）保隙装置装着時の一般的注意事項
　① 保護者，患児に保隙の意義を説明し，理解を得る．
　② 装置を装着した場合，口腔内の清掃に留意しないと不潔になりやすく，齲蝕や歯周炎を起こしやすい．したがって，口腔清掃指導の徹底と定期的な診査が必須である．

■ 2）定期診査時における保隙装置のチェック項目
　① 保隙装置の役割をはたしているか診察する．
　② 装置の支台歯や隣接歯の齲蝕の有無と清掃状態を確認する．
　③ 後継永久歯の萌出状態，形成状態をパノラマエックス線写真などで診査し，装置の使用を継続するか必要性を確認する．

■ 3）装置の変更，撤去
　歯の萌出や支台歯の脱落時期を考慮しながら，装置の調整，撤去，交換を行う．
　乳歯早期喪失に対する代表的な保隙装置を次にあげ，適応症，作製のポイント，定期管理などについて説明する．

（1）クラウン（バンド）ループ（図 15-12）
　乳歯列期，混合歯列期の片側性第一乳臼歯の早期喪失症例に使用される．固定式装置であり，保隙の確実性は高い．
　第一乳臼歯早期喪失症例の設計に際して，下顎では頬側咬頭（上顎では舌側咬頭）が機能咬頭であるため，ループろう着部が対合歯と接触しないように注意する．ループと乳犬歯との接触は接触点上とし，歯軸に直角になる面に軽く乳犬歯を抱え込むように面接触させる．頬舌的なループの幅径は，後継永久歯よりも大きくする（**図 15-13**）．装着後の定期管理は重要で，ループの接触状態，後継永久歯の萌出状態，周囲軟組織の状態などを観

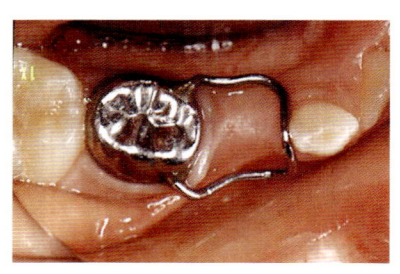
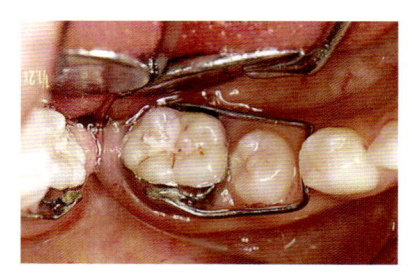

図 15-12　クラウンループ装着
下顎右側第一乳臼歯早期欠損

図 15-13　バンドループ装着
下顎右側第一乳臼歯早期欠損

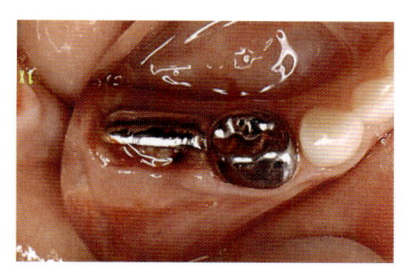

a：下顎右側第二乳臼歯の抜去直後に装着

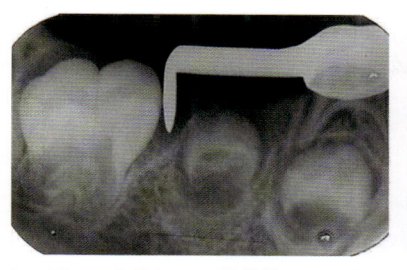

b：ディスタルシュー装着後のエックス
線写真

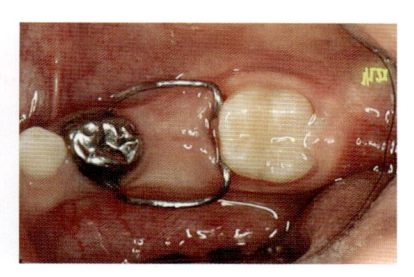

c：ディスタルシュー撤去後，クラウン
ループに変更

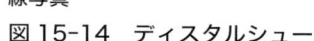

図 15-14　ディスタルシュー

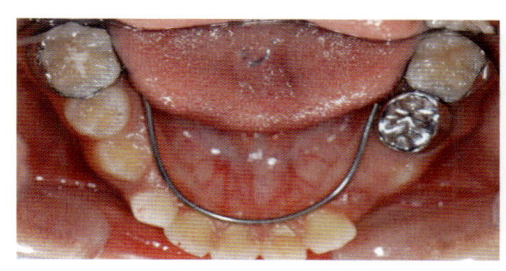

図 15-15　下顎に装着されたリンガルアーチ

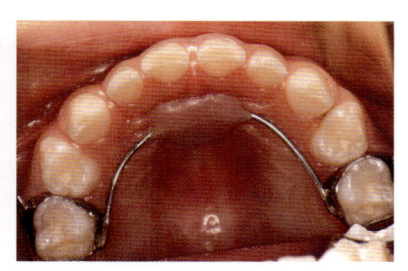

図 15-16　Nance のホールディン
グアーチ

察する．ループとの接触の位置が悪い場合は，歯頸部にめり込んだり，咬合面上にループが浮き上がったりするため保隙装置としての機能をはたさなくなる．そのため注意が必要である．

（2）　ディスタルシュー（図 15-14-a, b）

第一大臼歯が萌出する前に，その近心にある第二乳臼歯が保存不可能で，抜歯が必要な症例に適応される．通常の作業用模型では，抜去される第二乳臼歯を削除し，デンタルエックス線写真と照合しながら，第二乳臼歯の遠心部にシュー挿入部を形成する．シューの垂直部の長さは，顎内にある第一大臼歯の近心最大豊隆部の 1 mm 下方部までとする．

最近は，第二乳臼歯を齲蝕などで早期に失う頻度は少なくなってきている．シューと第一大臼歯の関係を直視できないため，保隙の確実性に乏しく，シュー先端が第二小臼歯歯胚に接近している場合は，かえって萌出障害の原因になる可能性もある．萌出後はクラウンループ（図 15-14-c）やリンガルアーチなど，ほかの装置に切り換える必要がある．

（3）　リンガルアーチ（図 15-15）

歯列弓周長の維持を目的としたもので，左右側第一大臼歯あるいは第二乳臼歯を支台としてアーチワイヤーで連結したものである．矯正力が加わらないように注意が必要である．側方歯群の萌出に合わせて除去する．

（4）　Nance のホールディングアーチ（図 15-16）

使用目的，適応症，構成は，リンガルアーチとほとんど同じであるが，上顎にのみ適応される三線部は，口蓋雛壁斜面上に置かれ，レジン製のボタンが付加されている．口蓋のボタン部の粘膜面の炎症に注意する．側方歯群の萌出に合わせて除去する．

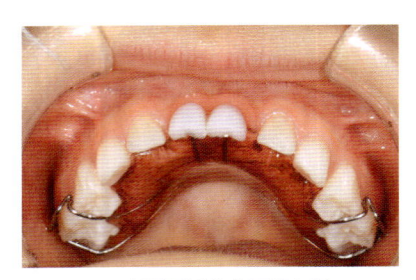
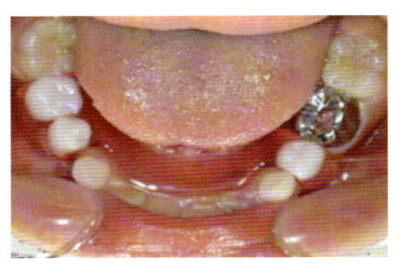

a：上顎両側乳中切歯欠損　　　b：下顎右側第一乳臼歯，下顎左側第一・
　　　　　　　　　　　　　　　第二乳臼歯欠損

図 15-17　可撤保隙装置

（5）可撤保隙装置（図 15-17）

　乳前歯，乳臼歯，多数歯の喪失例，乳歯の先天欠如などに適応される．第一大臼歯，中切歯，側切歯などの萌出に合わせて床縁の調整を行う．歯の萌出が間近になり，歯肉の膨隆によって装置が不安定になった場合は，その部分の床縁を，後継永久歯の大きさよりも広めに削除する．

3　保隙装置の管理

　①定期検診を原則として，3 か月に一度の割合で行う必要があることを患児の保護者に説明し，同意を得る．

　②定期検診では，装着した保隙装置が本来の目的をはたしているか，装置の破損，変形の有無，歯および軟組織の状態を診査し，エックス線写真検査による後継永久歯の萌出状況や成長具合の確認を行う．さらに，保隙装置により咬合の異常や萌出障害を誘発させていないか診査する．

　③バンドを装着している歯については，半年に一度は外して，齲蝕になっていないか確認し，フッ化物塗布を行ってから再装着するのが望ましい．

D　動的（能動的）咬合誘導

1　目的と方針

　動的咬合誘導とは，歯列あるいは咬合の発育過程にみられる変異や初期の異常に対して，さまざまな方法によって正常な成長発達過程へ導こうとするものである．

　成長過程の小児の顎態を正確に把握し，将来の予測をすることは，大変困難なことであるが，歯列・咬合の診察と分析の項で述べた方法を駆使して分析・診断を行い，的確な処置を行う必要がある．その際，骨格性の問題，歯性の問題，機能性の問題に要因を分類し，さらに三次元的に，前後，左右，上下の 3 方向の要素を総合して診断を行う．また，それぞれの問題が単独に存在することはなく，関連しあって症状をつくり出すことがあるので，どの要素が大きく影響しているのかを考察し，治療法を探し出していく．

成長過程の小児では，成長段階によって方針が考慮されるべきであり，乳歯列から混合歯列，さらに，永久歯列への各段階で適切な目標をもって対処する必要がある．

２　dental stage による咬合誘導の目標

■ 1）Hellman の I C 期：個体の成長方向の観察（図 15-18）

[方針]　第二乳臼歯が完全に萌出するまでの乳歯列は不安定なことが多く，過蓋咬合や反対咬合がみられることがある．II A 期になって症状が明確になるまでは，成長方向の観察にとどめる．たとえ治療の必要が明確であっても，3 歳前の小児では治療への協力は期待できないため，定期的な診察を行いながら，歯科医院への恐怖心を軽減させ，治療を始めることが目標となる．

■ 2）Hellman の II A 期

(1)　歯列弓周長の確保（静的咬合誘導）

[方針]　現在の歯列弓周長を確保することが 1 つの重要な目標になる．歯冠近遠心幅径を失わせるような隣接面齲蝕の歯冠修復や，抜歯後のスペースを確保しておくための保隙装置の装着などを行う（図 15-19, 20）．

(2)　不正咬合に至る機能的要因の除去：早期接触による下顎の偏位（図 15-21）

[方針]　デンタルフロスで，顔の正中と左右中切歯間のずれを診察する．開口時に上下の正中が一致していたにもかかわらず，咬み込んだ時点で早期接触による下顎の偏位が生じることがある．犬歯が早期に接触することによって下顎が偏位する症例が主であり，削合

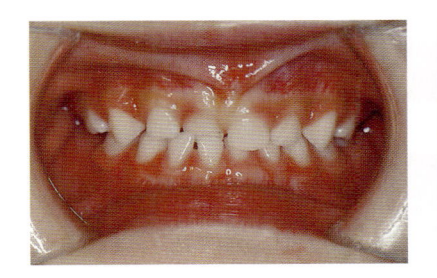 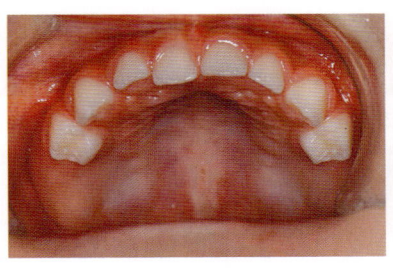 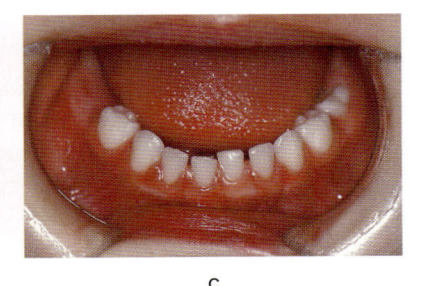

a　　　　　　　　　　　　　b　　　　　　　　　　　　　c

図 15-18　I C 期の前歯部交叉咬合（2 歳 10 か月，女児）
右側上顎乳中切歯が逆被蓋になっているが，第二乳臼歯も未萌出で，年齢的にも協力が得られにくいため，乳歯列の完成までは観察にとどめる．

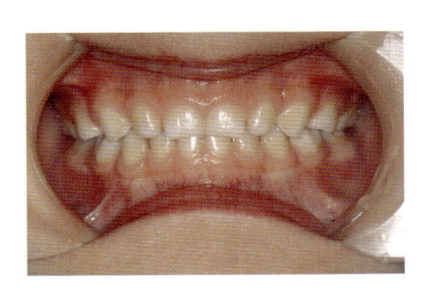

図 15-19　健全な乳歯列
歯列弓周長を確保するには，齲蝕のない美しい乳歯列の状態で歯の交換を迎えることが最も望まれる．

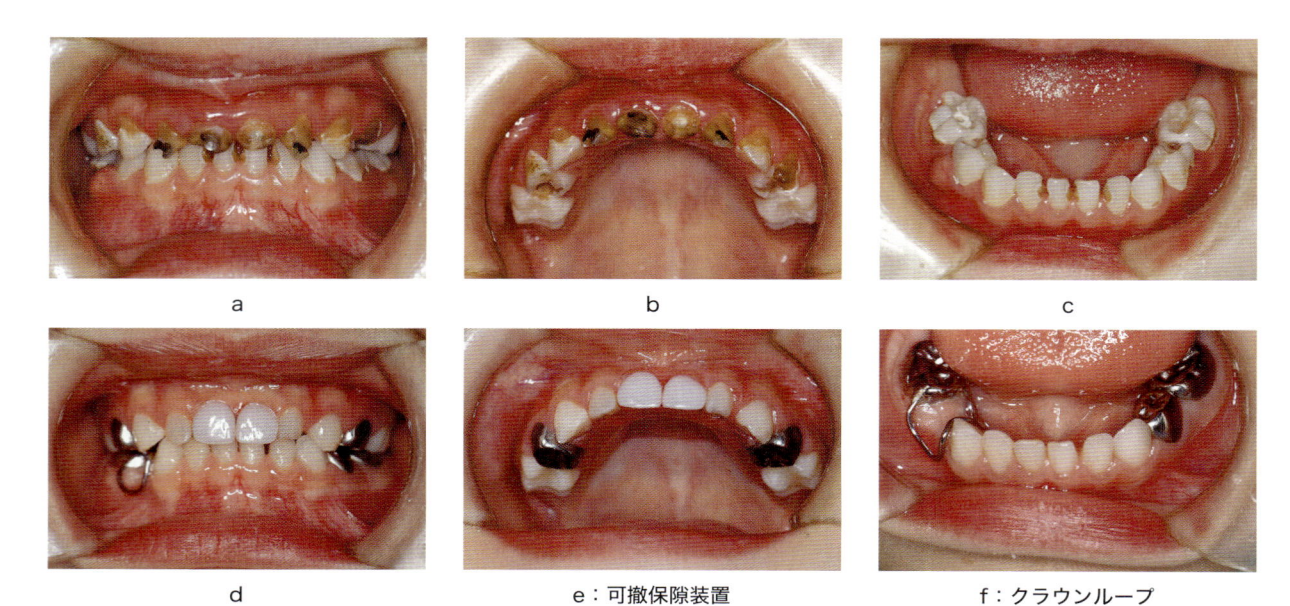

a   b   c

d   e：可撤保隙装置   f：クラウンループ

図 15-20　隣接面齲蝕の歯冠修復を行い保隙（4 歳，女児）
前歯部の齲蝕があるが，臼歯部の隣接面齲蝕によるリーウェイスペースの減少を生じさせないことが重要である．上顎には可撤保隙装置，下顎にはクラウンループによる保隙を行った．

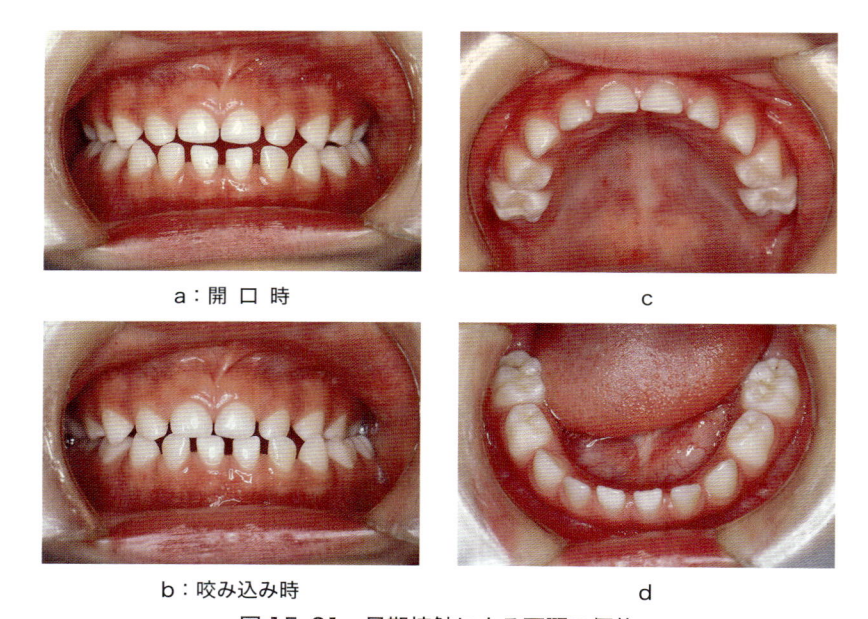

a：開 口 時   c

b：咬み込み時   d

図 15-21　早期接触による下顎の偏位
静かに閉口すると，左右乳犬歯がほぼⅠ級の咬み合わせになるが（a），意識しないで閉口すると，左側の乳犬歯に誘導されて，下顎は左側へ偏位する（b）．

による咬合調整を行うが，乳犬歯間幅径が狭い症例では歯列弓の拡大が必要である．

（3）　不正咬合に至る骨格型要因の軽減

a　歯列弓の拡大（表 15-4）

［方針］　乳歯列で臼歯部交叉咬合がある場合には，臼歯部歯列弓幅径の上下顎の不調和が

表 15-4 歯列弓の拡大

	上顎急速拡大装置 (図 15-22, 23)	上顎緩徐型側方拡大装置 (図 15-24)	クワドヘリックス (図 15-25)
適応症と特徴	①正中口蓋縫合が開大するため, 歯軸の頬側傾斜が少ない拡大が可能である. ②固定式であるため, 確実である.	①おもに歯軸の傾斜によって拡大する. ②患児, 保護者の協力が不可欠である.	①固定式であるため, 確実である. ②上顎前方部と臼歯部, それぞれの拡大量を調整できる. ③調整時の着脱が, やや煩雑である.
製作法	①乳犬歯と第二乳臼歯にバンドを試適 ②印象にバンドを戻し, 作業用模型を作製 ③正中に拡大用スクリューを入れて, バンドにろう着 ④乳犬歯と第二乳臼歯間は, ワイヤーをろう着し, 第一乳臼歯も同時に移動させる. ⑤セメントで合着 ⑥第二乳臼歯のみにバンドをかけ, 乳犬歯は, 接着性レジンでスクリューのワイヤーを固定する方法もある.	①印象し, 作業用模型を作製 ②第二乳臼歯にアダムスクラスプ ③乳犬歯間に唇側誘導線を屈曲 ④正中に拡大用スクリューを埋め込む. ⑤即時重合レジンで床を作製 ⑥床を正中で分割し, 左右の床がスクリューのみでつながるようにする.	①第二乳臼歯にバンド試適 ②印象にバンドを戻し, 作業用模型を作製 ③0.9 mm ワイヤー屈曲 ④バンドにろう着
手順	①セメント合着後 1 週間ほど, 装置に慣れてもらう. ②朝晩 2 回, スクリューを口腔内で回転するように指導する. ③1 回の回転で 0.2 mm 拡大される*. ④回転用の鍵は, 飲み込みや紛失を防ぐために, 紐をつけておく. ⑤回転は, 保護者が行う.	①セット後 1 週間ほど装置に慣れてもらう. ②4〜7 日に 1 回, スクリューを回転するように指導する (症例によって間隔を長くする). ③1/4 回転で 0.2 mm 拡大される*. ④拡大によって装置に浮き上がる力がかかるので, 維持装置は確実に調整し, 浮き上がらないように, しっかりと入れるように, 本人と保護者に指示する. ⑤スクリューの回転は, 保護者が行う. ⑥食事のときは外し, 口腔ならびに装置の清掃に留意するように指導する. ⑦前歯部のみを拡大するときは, 床の正中最後方部に蝶番を挿入する, ファンタイプ (fan type) の設計にする.	①アクティベートのたびに除去して, 調整する. ②前歯部を広げる場合は, 後方のヘリックスを, 第二乳臼歯間を広げる場合は, 前方のヘリックスを調整する.

*拡大量は, スクリューの種類によって異なるので注意する.

原因であることが多く, また, 上顎歯列弓幅径が小さいことによることが多い. この不調和は, 長期間継続することで上下顎骨の成長に影響を与え, 骨格型の不正咬合につながっていく. こうした症例では, 乳歯列期の段階で早期に上顎側方拡大を行い, 上下顎の被蓋を改善して, 左右対称的な成長を促す.

b 下顎成長方向の改善

[方針] 乳歯列期の反対咬合の原因として, 歯性, 機能性, 骨格性があげられる. 下顎の過成長を伴う場合には, 成長のコントロールが困難であり, 矯正歯科との連携が必要である.

c 前歯部被蓋の改善 (図 15-26)

[方針] 前歯部反対咬合には, いずれにしても, 歯性, 機能性, 骨格性の 3 つの要因が関係しており, どの要因が主要なものかを資料をもとに慎重に分析する. 歯性や機能性のも

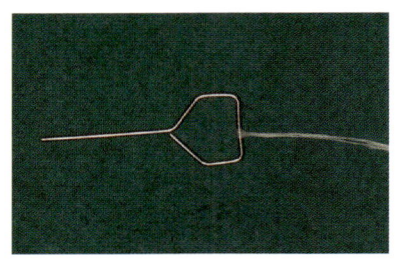

a：スクリューを回転させる鍵
飲み込みや紛失を防ぐために紐をつけておく.

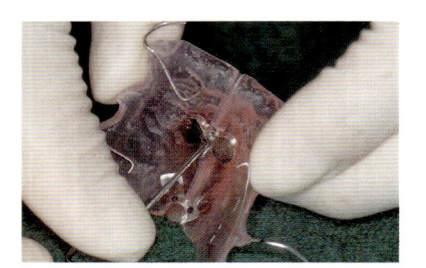

b：スクリューの回転
1回の回転（90度）で0.2 mm拡大

図15-22　スクリューの回転

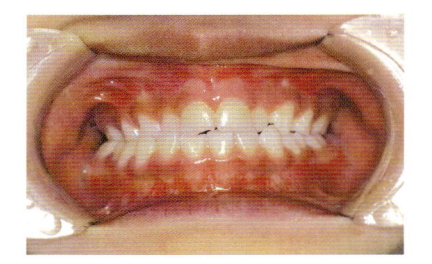

a：装 着 前
上顎歯列弓の狭窄右側臼歯部のクロスバイトがみられる.

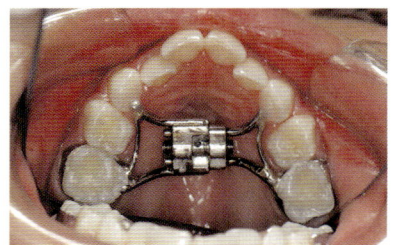

b：装置装着
乳犬歯部は，バンドではなく接着性レジンで固定を行った.

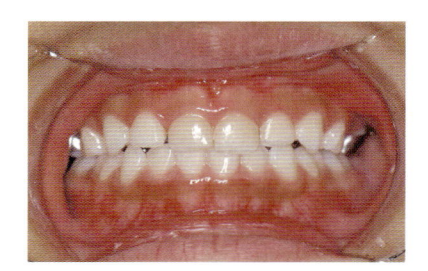

c：拡 大 後

図15-23　上顎急速拡大装置によるクロスバイトの改善（4歳，女児）

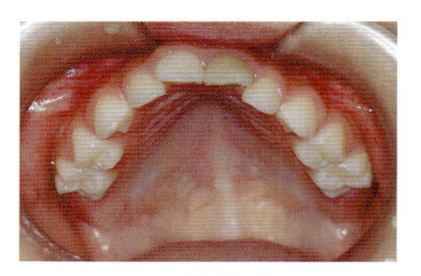

a：装 着 前
歯列前方の幅径が小さく，V字形の歯列となっている.

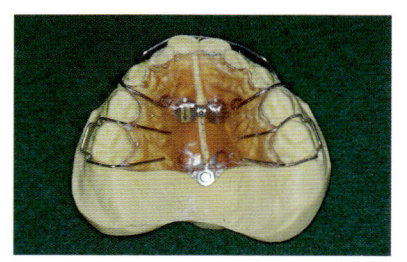

b：前方を拡大するファンタイプの拡大床

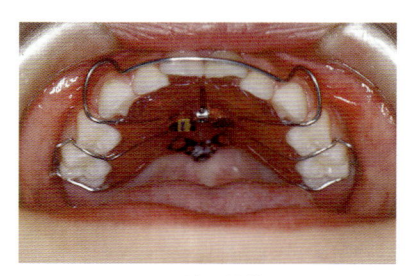

c：装置装着

図15-24　上顎緩徐型側方拡大装置

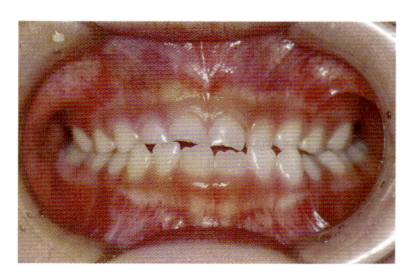

a：装 着 前

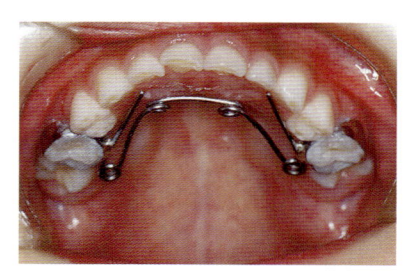

b：装置装着

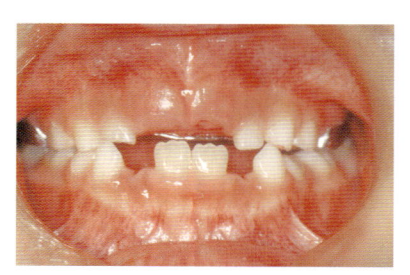

c：装置装着後5か月

図15-25　上顎前歯部歯列弓の劣成長に対して用いたクワドヘリックス
装置装着後5か月で左側の乳犬歯関係はⅠ級に改善した.　上顎両側乳中切歯と下顎両側乳側切歯は自然脱落した.

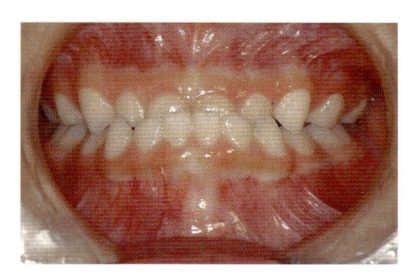
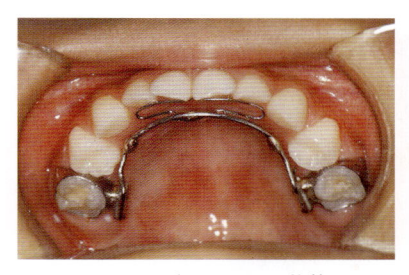
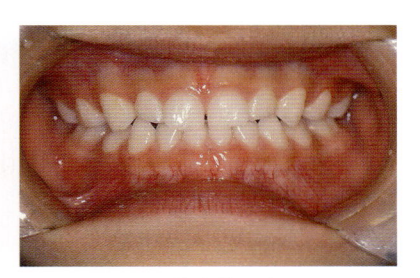

| a：装 着 前 | b：リンガルアーチの装着 | c：治療終了時 |

図 15-26　前歯部被蓋の改善

のであっても，放置しておくと骨格性に移行することがあるため，早期の被蓋改善を目標とする．治療には，リンガルアーチ，床装置，FKO などが用いられるが，骨格性が強い場合には，矯正歯科との連携が必要となる．

d　上顎牽引（図 15-27）

［方針］　骨格性の反対咬合のなかでも，上顎の劣成長の場合には，上下顎の前後的な不調和を解消するために，上顎の前方への牽引が行われる．

e　過蓋咬合の咬合挙上

［方針］　下顎前歯が上顎歯肉に強く当たるほどの過蓋咬合の場合には，咬合挙上板による咬合挙上を行う（p.294，機能的咬合誘導装置参照）．

（4）　口腔習癖への対処

p.302 参照

■ 3）Hellman の ⅡC〜ⅢA 期

（1）　永久前歯萌出位置の誘導

a　歯列弓の拡大（図 15-28，29）

［方針］　上顎中切歯，側切歯の萌出時に叢生，捻転があり，前歯部のスペース不足が予想される場合，あるいは交叉咬合がみられる場合には，歯列弓の拡大を行う．このとき，分析によって第一大臼歯間幅径の拡大が必要か否かを判断して，歯列弓全体の拡大とするか，前歯部のみの拡大とするかを判断する．

　　上顎急速拡大装置
　　上顎緩徐型側方拡大装置 ┐
　　クワドヘリックス　　　 ┘── 乳歯列の場合と同様

いずれの装置にも限界があり，拡大量が 4 mm 以上になる場合には，第一大臼歯や乳臼歯部の傾斜や上下歯列のバランスに注意する．

b　晩期残存した先行乳歯の抜去（図 15-30）

［方針］　下顎乳切歯の舌側に永久切歯が萌出した場合には，その先行乳歯を抜去するが，この段階では，自然の配列を期待して装置は用いない．

c　正中離開での正中埋伏過剰歯の抜去（図 15-31）

［方針］　上顎に正中離開がみられる場合，おもな原因は，正中埋伏過剰歯と上唇小帯の肥厚である．エックス線写真で正中埋伏過剰歯が確認されたら，その深さ，中切歯歯根の形成状態，患児の協力状態などを勘案して，抜歯の時期を決定する．抜歯後，なんらかの誘

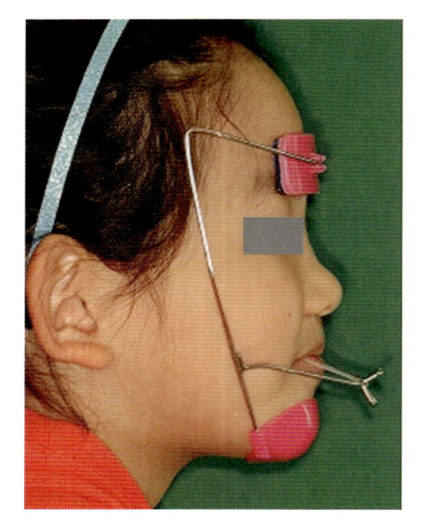
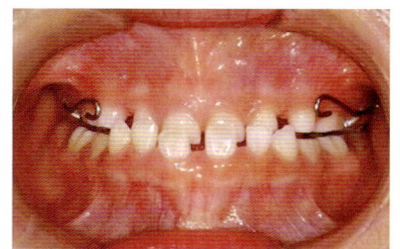
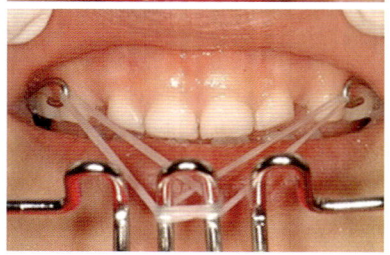

a：フェイシャルマスクと口腔内のフックに牽引ゴムを装置

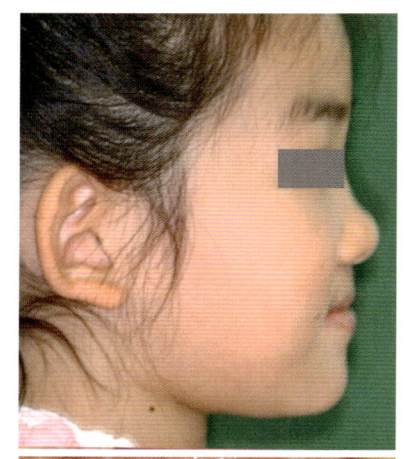
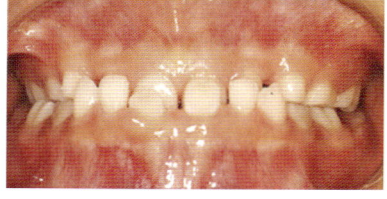

b：術　　前

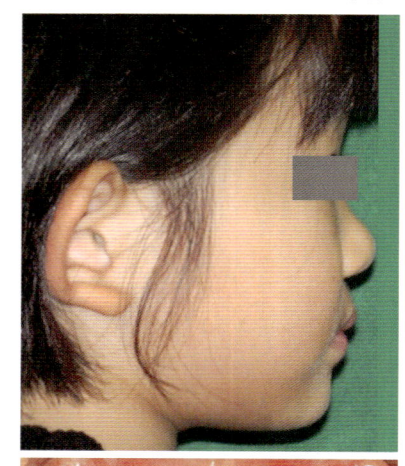
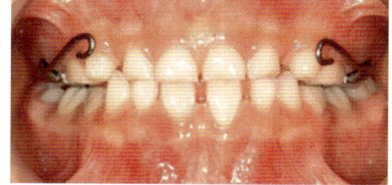

c：術後約 6 か月（牽引中）

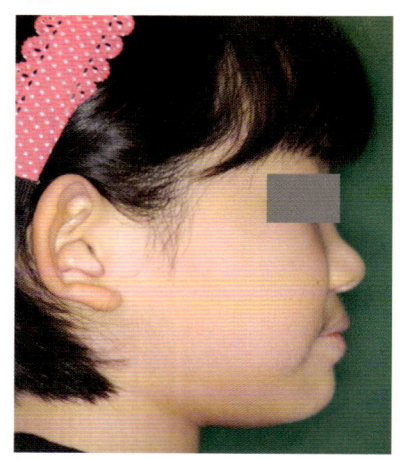
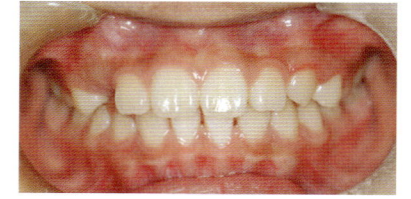

d：術後 3 年経過

図 15-27　上顎牽引装置

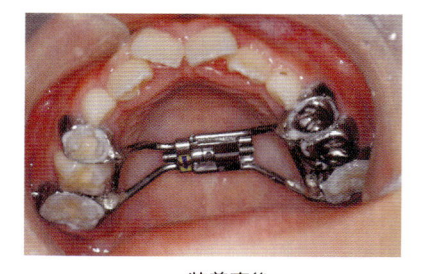

a：装着直後

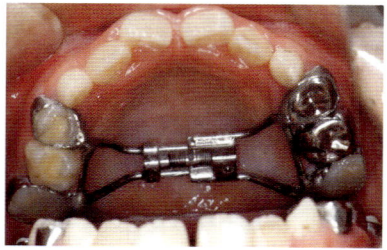
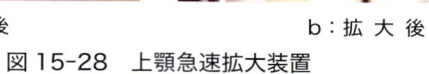

b：拡　大　後

図 15-28　上顎急速拡大装置

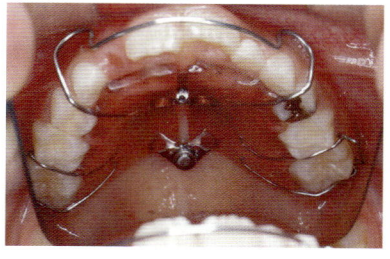

図 15-29　上顎緩徐型側方拡大装置
（ファンタイプ）

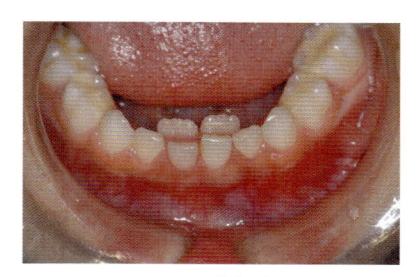

a：二重歯列

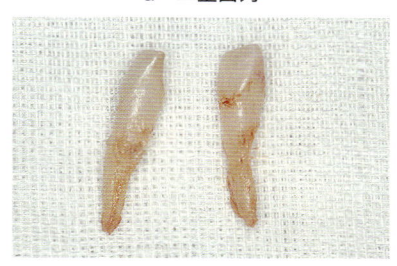

b：抜去した乳中切歯

図 15-30　歯根吸収を認めず晩期残
存した先行乳歯

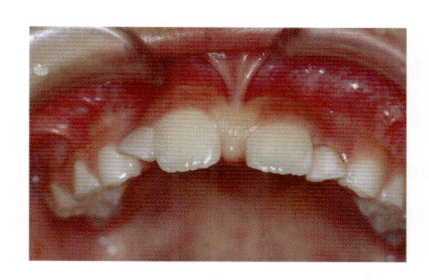

a

本症例では上唇小帯の肥厚もみられる.

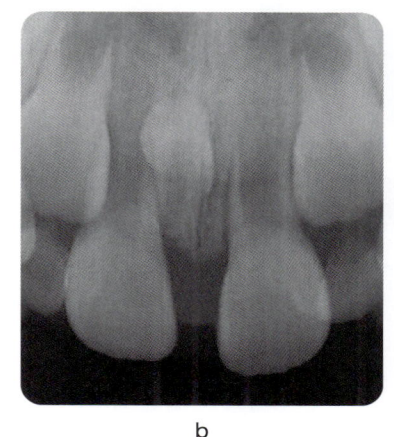

b

図 15-31　正中埋伏過剰歯による正
中離開

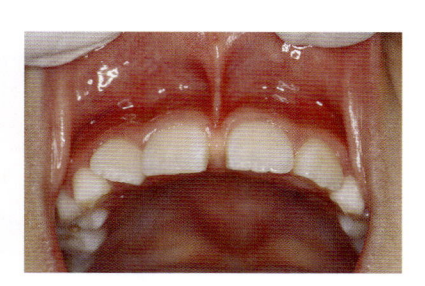

a：術　　前

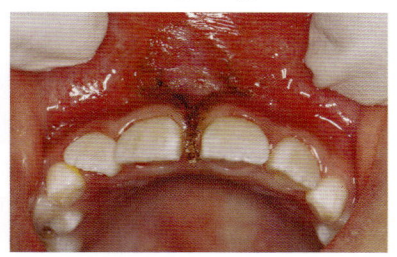

b：術　　後

図 15-32　上唇小帯の肥厚が原因と
思われる正中離開とレー
ザーによる手術

導処置を必要とすることが多い.

d　正中離開での上唇小帯切除術（図 15-32，p.209 参照）

[方針]　小帯が左右の中切歯間を越えて切歯乳頭にまで及び，正中離開のおもな原因と考えられる場合には，小帯切除を行う．術後，自然に正中が閉鎖しないときは誘導処置が必要となる.

e　埋伏歯の牽引（図 15-33）

[方針]　上顎前歯の埋伏の場合には，歯肉内萌出では，まず開窓による萌出誘導を行い，変化がみられないときは牽引を行う.

[手順]

① 当該歯が萌出するスペースが十分あるか確認する.

② 不足の場合は，ブラケットを接着し，ラビアルアーチを用いてレベリングとオープンコイルによるスペースの確保を行う.

③ 開窓して，埋伏歯にリンガルボタンを接着し，アーチワイヤーを利用して牽引する.

④ 最終的には，当該歯にもブラケットを装着して配列する.

f　前歯部叢生での乳犬歯のトリミング（ディスキング，スライシング）

[方針]　左右中切歯，側切歯が萌出しているが，乳犬歯間幅径が狭く，軽度の叢生がみられるときは，解消するために乳犬歯近心のトリミングを行うことがある．側切歯の萌出途中では乳犬歯間幅径拡大を期待して，処置は行わない.

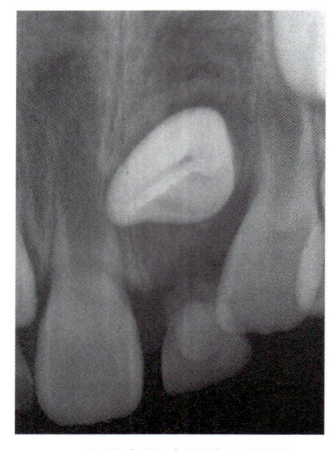

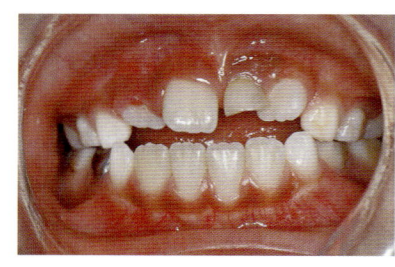

a：上顎左側中切歯の埋伏　　　　　　　　　b：牽 引 前

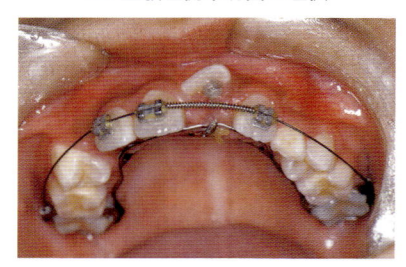

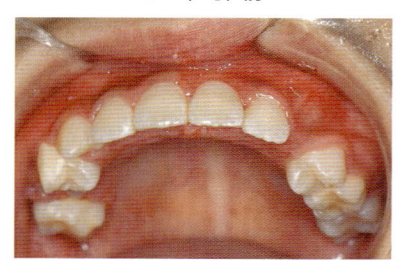

c：リンガルアーチとアーチワイヤーに　　　d：牽引終了時
　　よる牽引

図 15-33　埋伏歯の牽引

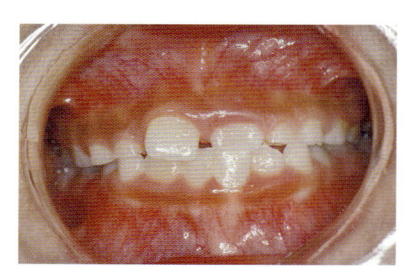

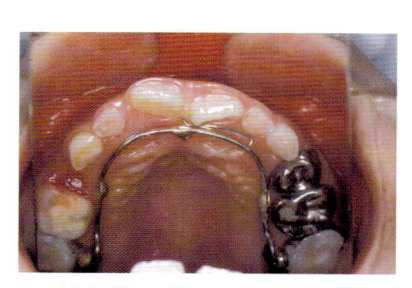

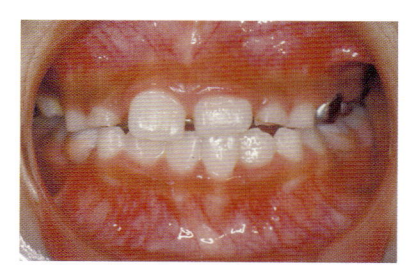

a：治 療 前　　　　b：補助弾線を付与したリンガルアーチ　　　c：交叉咬合改善時

図 15-34　上顎左側中切歯のみの交叉咬合

g　前歯部叢生での左右乳犬歯の抜去

[方針]　トリミングでは解消できない程度の前歯部の叢生で，側方歯群のディスクレパンシーが大きくない症例では，リンガルアーチでスペースロスを防ぎながら，左右乳犬歯の抜去を行い，前歯部の配列を行う．

h　1歯交叉咬合の処置

[方針]　1歯のみの交叉咬合で，当該歯を受け入れるスペースがある場合には，床型誘導装置，補助弾線を付与したリンガルアーチなどを用いて症状の改善を行う（図15-34）．交叉咬合ではなくても，図15-35に示すような中切歯1歯のみの捻転症例も，早めに症状の改善をはかる．

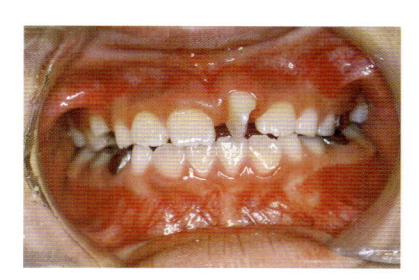

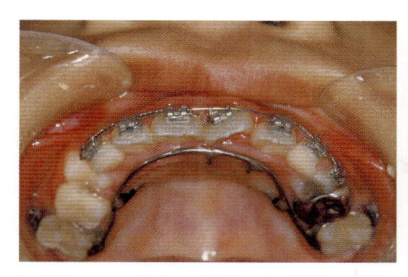

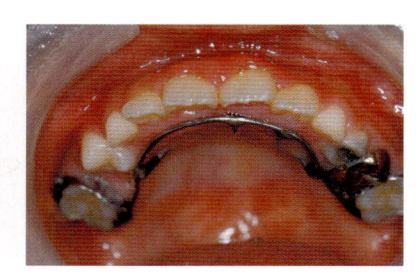

a：治　療　前　　　　　　　b：Nance のホールディングアーチと　　　　c：捻転改善時
　　　　　　　　　　　　　　　　　アーチワイヤー

図 15-35　上顎右側中切歯のみの捻転

表 15-5　望ましい第一大臼歯咬合関係の獲得

	スペースリゲイニング（図 15-36～38）	第一大臼歯の後方牽引（図 15-39）	交叉ゴム（図 15-40）	歯列弓拡大
方針	乳臼歯の早期喪失，特に第二乳臼歯の場合，放置している期間が長くなると，その遠心に存在する第一大臼歯の近心移動，近心傾斜が起こる． 　また，第一大臼歯が第二乳臼歯の下に異所萌出した場合にも，第一大臼歯の近心位への萌出が生じる． 　これらに対しては，第一大臼歯の遠心移動をはかって本来の位置に戻し，早期喪失した乳臼歯のスペースを回復する処置を行う．これを，スペースリゲイニングとよぶ．	異所萌出した両側第一大臼歯を元の位置に戻すため，リンガルアーチ式後方牽引装置を作製し，第二乳臼歯を抜去せずに第一大臼歯の位置を改善する．	上顎の第一大臼歯は，咬合面を遠心頬側に向けて萌出し，下顎では，近心舌側に向けて萌出するため，ときにハサミ状咬合を生じることがあり，早期の処置が望ましい．	永久前歯萌出位置の誘導の項で述べたように，上顎歯列弓の狭窄によって第一大臼歯のクロスバイトがある，あるいは咬合が緊密でない場合，また，そのために前歯部に叢生を生じている場合は，乳歯列と同様に歯列弓の拡大が行われる． 　上顎と下顎の歯列弓幅径の不調和の程度によって，急速拡大法，クワドヘリックス，可撤式の拡大床などを選択するのも乳歯列の場合と同様である．
適応症	側方歯群のスペース予測を行い，第一大臼歯の遠心移動により側方歯群の萌出余地が確保できる場合に行う．	エックス線写真で第二乳臼歯の根吸収が軽度であり，動揺がみられないものが適応である．	①第一大臼歯にのみハサミ状咬合がみられ，その他の歯列には問題がないもの ②上下顎第一大臼歯の歯軸を正せば，被蓋が回復できるもの ③第二大臼歯にも応用される．	
手順	①印象採得 ②装置が浮き上がらないように，アダムスクラスプ，唇側誘導線，単純鉤などでしっかり固定を行い，エクスパンションスクリューを埋め込む． ③通常，4～7 日間に 1 回（0.2mm）のペースで回転させる． ④食事のときは外すように指導する．	①第二乳臼歯へのバンド適合 ②印象採得 ③作業用模型作製 ④後方牽引装置作製 ⑤口腔内装着 　第一大臼歯に牽引用フックを装着し，パワーチェーンまたはパワーチューブにて牽引を行う．パワーチェーンを 2～3 週間ごとに交換する．	①上顎は頬側，下顎は舌側に，それぞれバッカルボタンをろう着したバンドを上下顎第一大臼歯に装着し，その間を矯正用エラスティックで結ぶ． ②食事のときは外し，食後に，本人が装着するように指導する．	

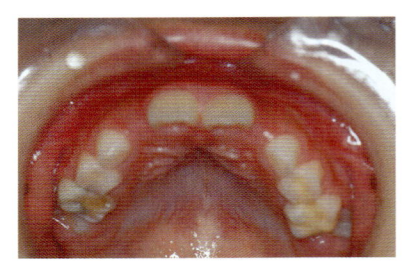
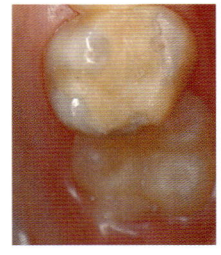
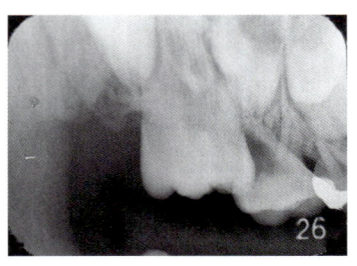

a　　　　　　　　　　　　b　　　　　　　　c：エックス線写真

図 15-36　上顎左側第一大臼歯の第二乳臼歯下への異所萌出

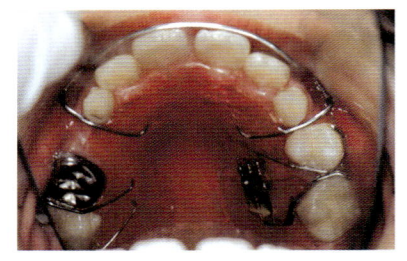
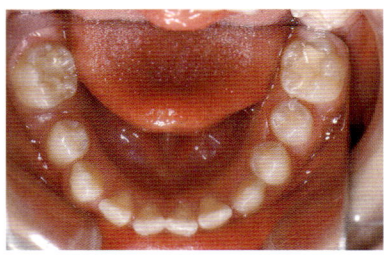
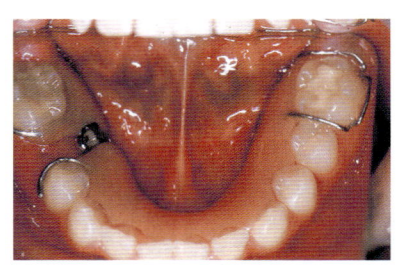

図 15-37　スペースリゲイニング
上顎左側第一大臼歯の遠心移動

a：治 療 前　　　　　　　b：スペース回復時
図 15-38　スペースリゲイニング
下顎右側第一大臼歯の遠心移動：5|のスペースが回復されている.

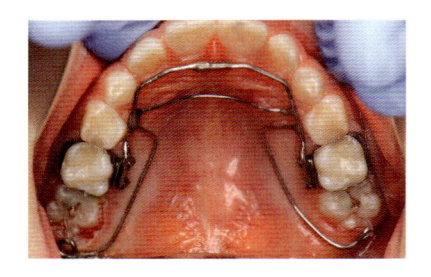

a　　　　　　　　　　　　b
図 15-39　第一大臼歯の後方牽引（Halterman の装置）

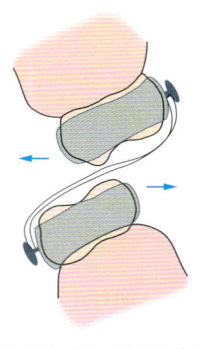

図 15-40　交叉ゴム

（2）　望ましい第一大臼歯咬合関係の獲得（表 15-5）

（3）　側方歯群長の確保：保隙

　ⅡC 期で，第二乳臼歯が抜去の適応となった場合には，第一大臼歯の萌出が進むまで，一時的な症状の軽減処置を行いながら，第二乳臼歯の根管治療を行い，自然の保隙装置として利用することがある.

　ⅢA 期では，可撤保隙装置やリンガルアーチによって側方歯群長の確保をはかる.

（4）　口腔機能障害の改善

　指しゃぶりの消去後や舌小帯強直症の治療後に，乳児型嚥下（p.28, 29 参照）や舌突出癖などの口腔機能障害が残ることがある.正常咬合は骨格，歯列および口腔機能の 3 つの要素が絶妙なバランスをとりながら成り立っており，その 1 つでもバランスが崩れると相互に影響を及ぼす.図 15-41-a は，舌突出癖と異常嚥下癖の影響により開咬となってい

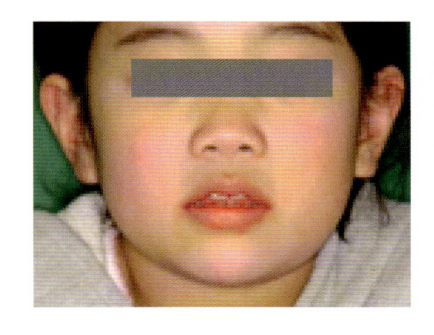
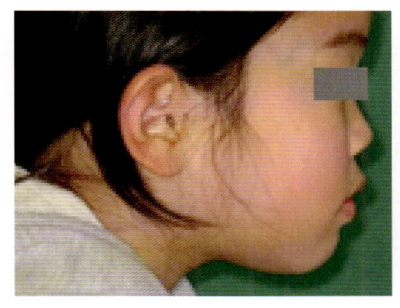
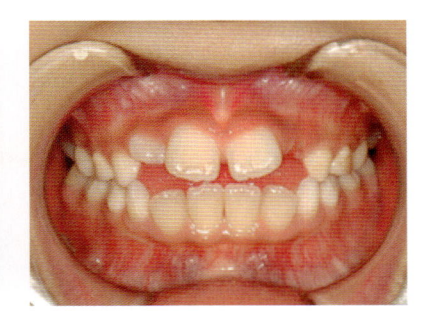

a：8歳2か月，女児

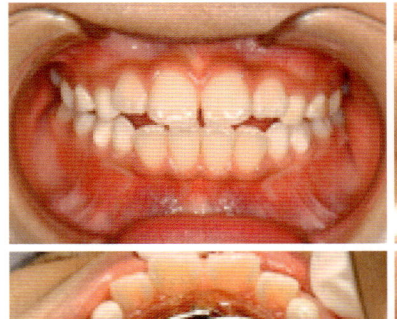
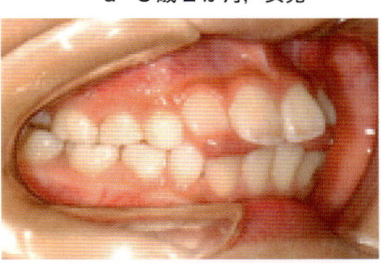

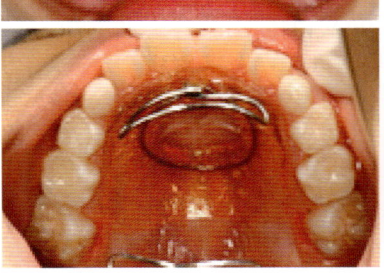
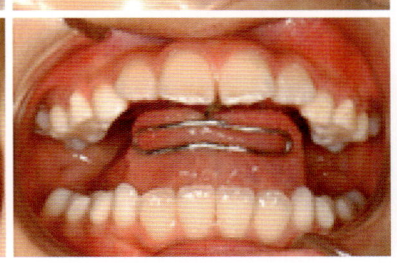
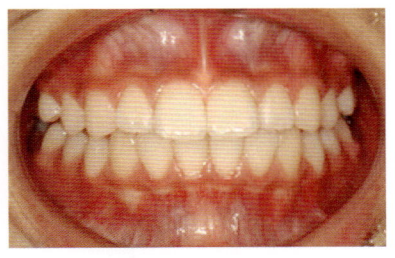

b：MFT と TTP による治療 　　　　　　　　　　c：治療終了2年後の口腔内

図 15-41　異常嚥下癖（MFT と TTP による治療）

る症例である．このような症例では，口腔周囲筋の弛緩が特徴であり，いつも口を開けている小児が多い．治療を行う場合には，歯列不正に影響を与えている口腔周囲筋の機能改善のために，できるだけ早い段階で口腔周囲筋の強化と筋機能訓練（MFT）を意識的に行わせるよう指導する必要がある．しかし，指しゃぶりから移行した強固な舌突出癖や異常嚥下癖は無意識下で行われるため，意識下で行わせる MFT では効果がみられない場合がある．このような場合には，tongue training plate（TTP）を用いると異常嚥下癖を改善することができる．（図 15-41-b）．本症例では6か月間 MFT を行ったが，舌突出癖に改善が認められなかったので，TTP を装着したところ3か月で舌癖の改善がみられた．経過観察においても舌癖の再発は認められず，上下前歯の被蓋関係も改善している（図 15-41-c）．

　図 15-42 は舌強直症の症例である．舌小帯伸展術を行い1か月を経過したが，舌機能の改善は認められず，舌を前方に突出させたり挙上することができない（図 15-42-b）．そこで，舌機能を中心とした MFT を行ったところ口腔機能の改善が認められた（図 15-42-c, d）．

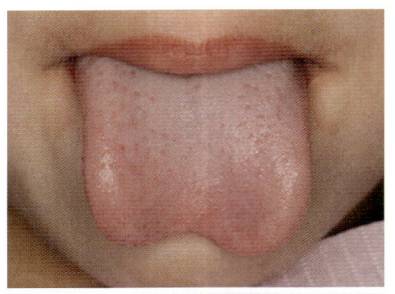
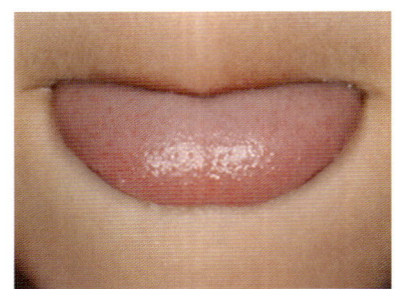
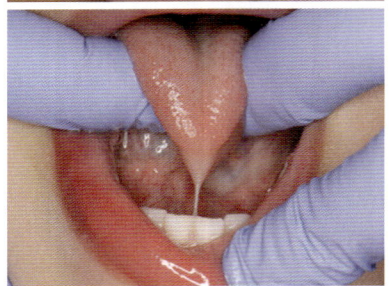
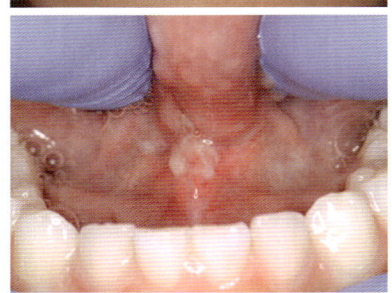

a：5歳9か月，男児 　　　　　　　b：舌小帯伸展術1か月後
　　　　　　　　　　　　　　　　　　口腔機能障害の残存がみられる．

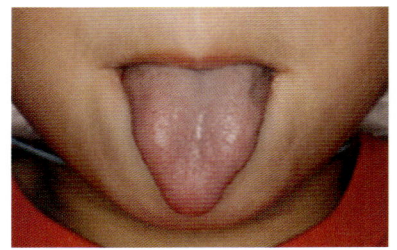
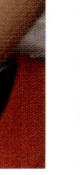
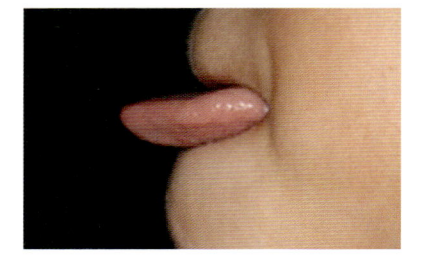

c：MFT治療開始1か月後

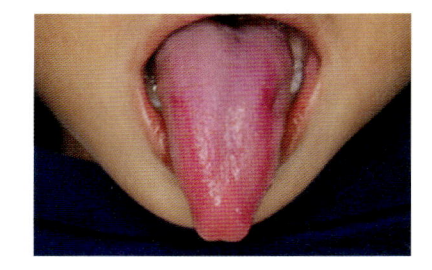
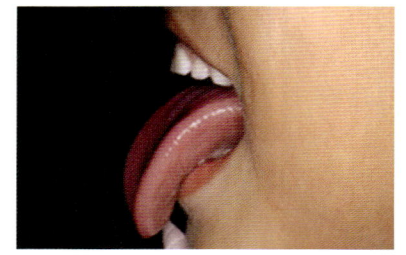
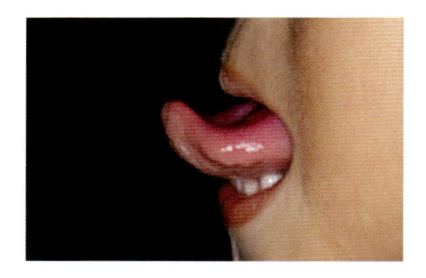

d：MFT治療開始6か月後
舌機能の改善が認められた．

図15-42　舌強直症（MFT治療）

3　機能的咬合誘導装置

　機能的装置（functional appliance）とは，咀嚼筋や口腔周囲筋および舌の機能を利用する矯正装置のことであり，そのため myofunctional appliance ともよばれる．本装置は，筋の機能力を利用する点で，通常の咬合誘導装置とは異なり，装置を介して咀嚼筋や口腔周囲筋の力を歯に伝えて歯の移動を行う場合と，反対に口腔周囲の筋力が歯に伝わらないようにして，その結果，歯の移動を助ける場合とがある．

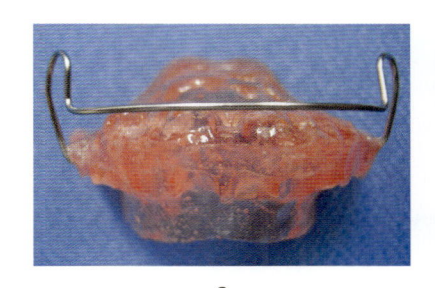
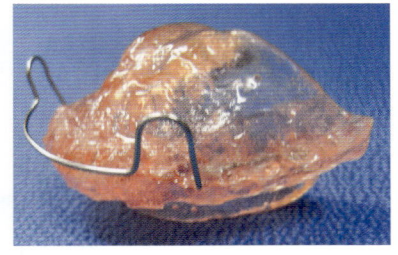

a　　　　　　　　　　　　b

図 15-43　Class Ⅱ級治療用のアクチバトール

　また，装置の種類によっては，顎骨の成長をコントロールするという考え方もある．すなわち，顎骨の基底部を拡大して叢生を治療したり，下顎骨の顆頭や関節窩部の形態を変化させて，上下顎の関係の異常を改善したりするという考え方である．しかし，歯列弓の増大や歯の位置的変化は，筋圧の除去による歯の位置や歯槽骨が変化したものであり，顎骨骨体部の変化によるものではないとの意見も多い．本装置を使用するか否かは，頭部エックス線規格写真による発育分析によって，歯槽性の不正咬合か，骨格性の不正咬合かを鑑別する必要がある．

■ 1）アクチバトール（FKO，アクチベーター）

　アクチバトール（activator）は，Andresen と Haupl によって 1936 年に考案された装置で，Ⅱ級不正咬合の治療のための装置として発展した．一般的な咬合誘導装置とは異なり，筋の機能力を矯正力として利用する．筋の機能力を最大限に利用するために，構成咬合という下顎位で作製する．本装置は，Class Ⅱ，Class Ⅲの上下歯列関係の治療に用いるとされているが，Class Ⅱ の症例では，歯の移動に加えて，顆頭や関節窩の形態的変化も期待できる（図 15-43）．

（1）適 応 症

　下顎の後退を伴う上顎前突，機能性下顎前突，過蓋咬合，交叉咬合が適応となる．おもに混合歯列期に利用する．

（2）構　　　造

　アクチバトールは，上下顎歯列にわたる一塊のレジン床と，0.9〜1.0 mm のワイヤーで構成され，上顎前突の症例では唇側線を上顎前歯に，下顎前突の症例では唇側線を下顎前歯に当てる．アクチバトールなどの機能的咬合誘導装置は，構成咬合位とよばれる顎位で咬合採得が行われ，構成咬合器上で作製される（図 15-44）．

（3）作用機序

　本装置を装着すると，構成咬合位に誘導された下顎が，長期間その位置に保持されることによって，構成咬合位から患者本人の習慣性咬合位へ偏位させる方向に筋力が作用する．この口腔周囲筋の筋力が，装置を経由して上下顎歯列に作用することで，上下顎切歯の歯軸傾斜と下顎位の変化を生じさせる．

（4）使用方法

　通常，原則として夜間使用させるが，就寝中を含めて 1 日 10 時間以上使用することが推奨される．鼻閉による口呼吸を伴う症例への適用は困難であり，このような場合には，

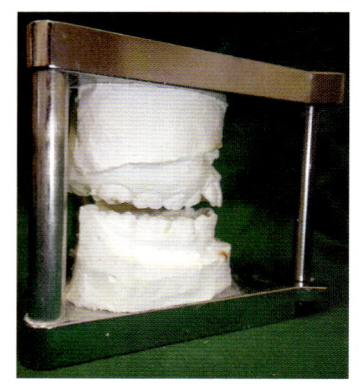
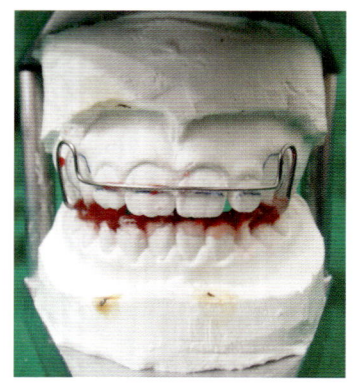

a：構成咬合器に付着された歯列模型　　b：作製中のアクチバトール

図 15-44　アクチバトールの作製

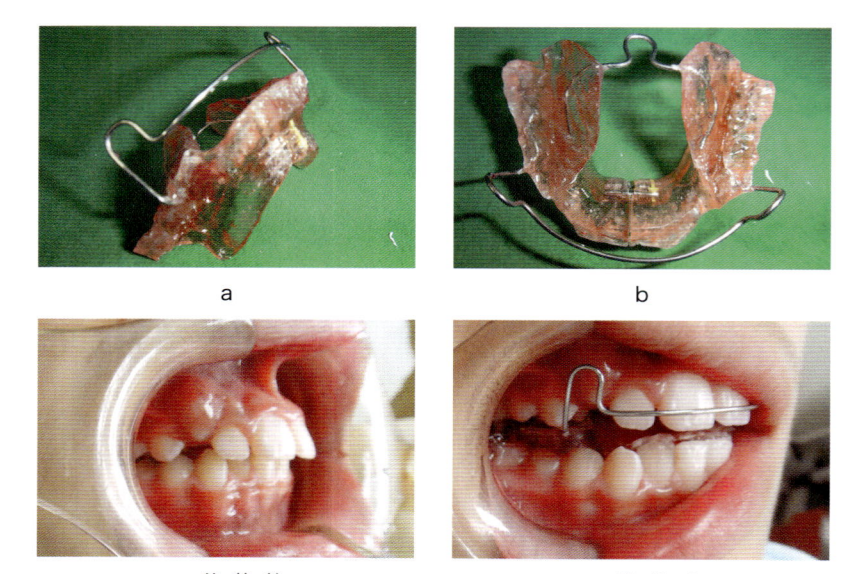

a　　　　　　　　　　　　　　b

c：装　着　前　　　　　　　　d：装　着　時

図 15-45　バイオネーター

装着時の呼吸を可能にするために，レジン床の前方部に通気孔を設計することもある．

■ 2）バイオネーター

　バイオネーターは，Andresen-Haupl のアクチバトールから派生し，その原型は Balters により開発された．下顎に劣成長や機能的遠心咬合がみられる場合に，下顎を近心に誘導し，新しい顎位を成立させる装置である．本装置は，アクチバトールと同様にレジン床とワイヤーで構成され，アクチバトールに比べてレジン床部が小さく，装着時の違和感が少ない（図 15-45-a, b）．

（1）　適　応　症

　機能的下顎遠心咬合，過蓋咬合，前歯部開咬，機能的下顎近心咬合など

（2）　作　用　機　序

　第一大臼歯および小臼歯の挺出を促し，咬合を挙上する際には，適切なレジン床の削除，

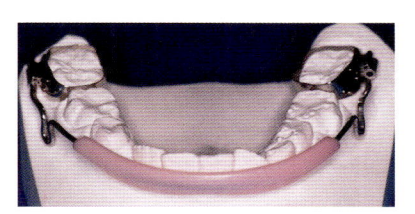

図 15-46　リップバンパー

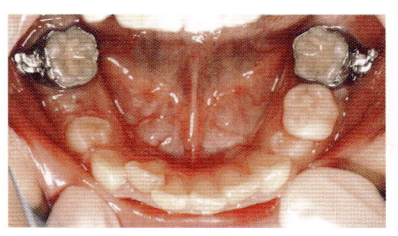

a：装 着 前

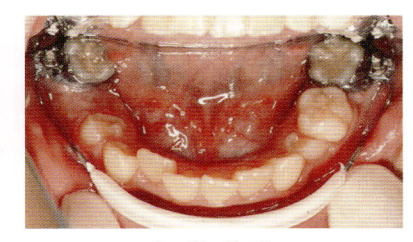

b：装 着 時

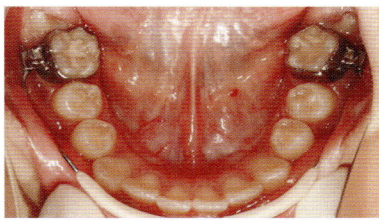

c：装着 1 年後

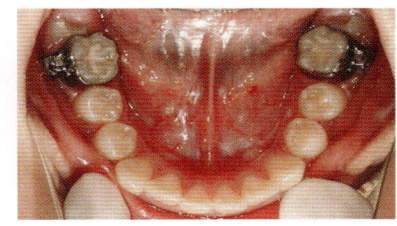

d：治療終了時

図 15-47　リップバンパーによる改善症例
下顎第一大臼歯が遠心移動し，前歯部叢生の改善がみられた.

調整により，萌出方向をコントロールすることが可能である．さらに，レジン床内に拡大ネジを組み込むことにより，歯列の拡大をはかることも可能である．

(3)　使用方法

被蓋の深い下顎遠心咬合の症例に対し咬合の挙上を行う場合には，Hellman の ⅢB 期が最も効果的であり，小臼歯の咬合が確立するまで装着を継続する．使用開始当初は 1 日数時間装着させ，徐々に使用時間を延長するように指示する．下顎を前方位に維持する神経筋反射を確立するために，最終的には，支障がなければ 1 日中装着できるように指導する．来院間隔は，治療効果が得られるまでは，4〜6 週間とする（図 15-45-c, d）．

■ 3）リップバンパー

下顎前歯部の口腔前庭に設計した，リップパッドによるレジン製のシールドにより，緊張したオトガイ筋の作用を排除する装置である（図 15-46）．

(1)　適 応 症

オトガイ筋の過度の緊張や，下口唇の習癖による下顎前歯部の平坦化，下顎前歯部の叢生や舌側傾斜など

(2)　構 　 造

下顎第一大臼歯に装着した（バンド）とバッカルチューブに，レジン製のバンパー（パッド）を付与した 0.9〜1.2 mm の唇側線により構成される．

(3)　作用機序

口腔前庭部のレジン製バンパーにより口唇圧が排除され，その反作用により下顎第一大臼歯の遠心移動が生じる．これを利用して，下顎第一大臼歯の遠心移動を行う装置として用いられる．また，舌圧により下顎切歯は唇側傾斜を生じ，歯列弓長径が増加する（図 15-47）．

■ 4）咬合挙上板　jumping plate

咬合挙上板は，過蓋咬合などの垂直的コントロールが必要な場合に用いられる装置で，

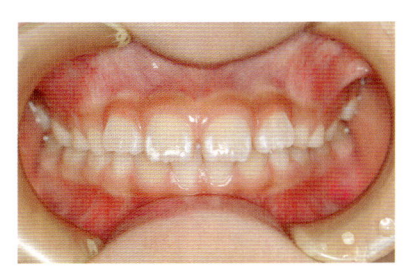
a：装 着 前

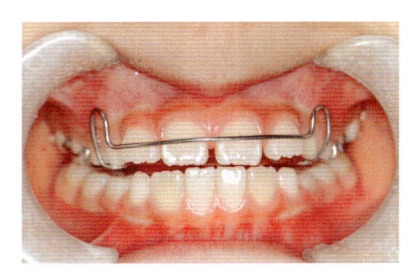
b：装着時（正面観）

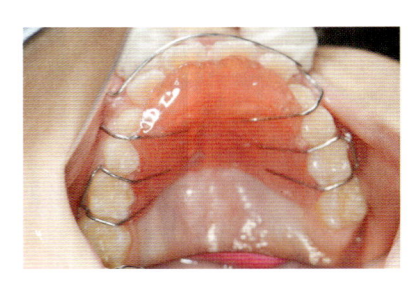
c：装着時（咬合面観）

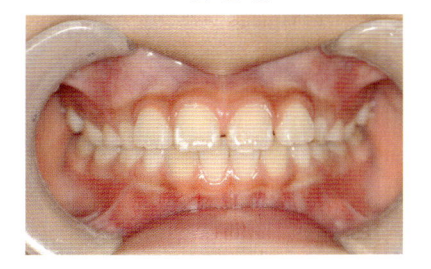
d：治療終了時

図15-48　咬合挙上板

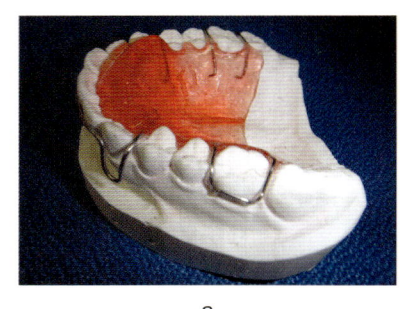
a

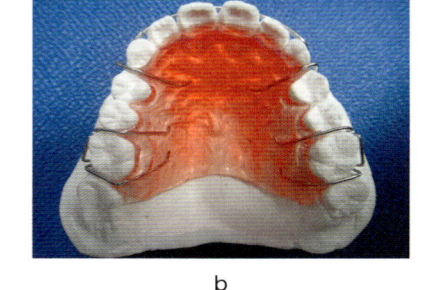
b

図15-49　咬合斜面板

機能的矯正装置と機械的矯正装置のコンビネーションを目的に開発された（**図15-48**）.

（1）　適 応 症

咬合挙上板は，混合歯列期から永久歯列期の過蓋咬合などの咬合高径を挙上する必要がある場合に用いられる.

（2）　構　　　造

臼歯部に装着されたアダムスのクラスプ 0.7 mm と，0.9〜1.2 mm の唇側線により構成され，口蓋部の床の厚みにより，下顎前歯の圧下および上顎大臼歯部の挺出を起こさせる.

（3）　作用機序

可撤式の装置で，上顎に装着し，前歯後方に設置された水平板が閉顎時に下顎前歯に接触することで，臼歯部が 2〜3 mm 離開する.　その結果，大臼歯の挺出と下顎前歯の圧下をはかるものである.

■ 5）咬合斜面板　bite plane

咬合斜面板は，おもに混合歯列期の，下顎遠心咬合の治療に用いられる装置である（**図15-49**）.

（1）　適 応 症

下顎遠心咬合を伴う上顎前突（Angle II 級 1 類）で，おもに混合歯列期の下顎遠心咬合の治療に用いられる.

（2）　構　　　造

臼歯部に装着されたアダムスのクラスプ 0.7 mm，またはボールクラスプと 0.9〜1.2 mm の唇側線により構成され，口蓋部の斜面により，下顎前歯の圧下および上顎大臼歯部の挺出を起こさせる.　斜面は，個々の症例に応じて，高さ，幅，および傾斜度を設定する.

（3） 作用機序

　下顎を閉鎖するときの筋の機能力によって，下顎前歯が斜面に沿って滑り，下顎が誘導され前進し，下顎枝および歯槽骨の成長が起こる．また，下顎前歯に接触することで臼歯部が2〜3 mm離開するので，臼歯が挺出し，咬合が挙上する．このとき，下顎前歯はわずかに圧下される．

E　口腔習癖と処置

1　口腔習癖の種類

　口腔習癖には，吸指癖，咬爪癖，歯ぎしり（ブラキシズム），咬唇癖，舌突出癖などさまざまなものがあるが，歯列に最も影響を与えるのは吸指癖である．表15-6に西條らによって行われた経年的追跡調査（1歳6か月児512名）の結果を示した．吸指癖は1歳6か月児で30.7%にみられたが，2歳児25.8%，3歳児18.9%，5歳児では10.0%と徐々に減少していた．一方，咬爪癖と歯ぎしりは，1歳6か月でそれぞれ0.2%，1.4%であったものが，徐々に増加して，5歳児ではそれぞれ4.3%，6.6%になっていた．この傾向は，黒須らが1〜11歳の小児患者669名について横断的に調査した結果と同様の傾向を示している（図15-50）．

■ 1）吸　指　癖（図15-51）

　胎児でも母指を口に入れているような様子がみられており，生理的な行動とも考えられている．母指吸引癖が最も多く，次いで，人差し指が多い．吸指癖と乳歯列咬合の関係について調査した米津らの結果によると，口腔習癖がなかった者に比べて，吸指癖のある小児では，明らかに上顎前突，開咬が多く，逆に過蓋咬合，反対咬合は少なかった．

　途中で吸指癖を中止した小児のその後の状態についての追跡調査の結果によると，吸指癖を2歳あるいは3歳で中止すると，その後，上顎前突，開咬は減少し，口腔習癖のなかったグループと差がなくなり，興味深いことに，過蓋咬合，反対咬合は少ないままで

表15-6　各年齢における口腔習癖の発現数と発現率　　　　　　　　　　　　　　人（%）

年　齢	1歳6か月	2歳児	3歳児	5歳児
口腔習癖なし	284（55.5）	323（63.1）	335（65.4）	374（73.0）
口腔習癖あり	228（44.5）	189（36.9）	177（34.6）	138（27.0）
吸　指　癖	157（30.7）	132（25.8）	97（18.9）	51（10.0）
弄　舌　癖	7（ 1.4）	5（ 1.0）	4（ 0.8）	3（ 0.6）
物　か　み	26（ 5.1）	17（ 3.3）	13（ 2.5）	4（ 0.8）
乳首しゃぶり	8（ 1.6）	4（ 0.8）	1（ 0.2）	1（ 0.2）
歯 ぎ し り	7（ 1.4）	10（ 2.0）	18（ 3.5）	34（ 6.6）
咬　爪　癖	1（ 0.2）	7（ 1.4）	19（ 3.7）	22（ 4.3）
弄　唇　癖	10（ 2.0）	7（ 1.4）	10（ 2.0）	9（ 1.8）
口　呼　吸	0	0	3（ 0.6）	2（ 0.4）
複数の習癖	7（ 1.4）	4（ 0.8）	8（ 1.6）	7（ 1.4）
そ　の　他	5（ 1.0）	3（ 0.6）	4（ 0.8）	5（ 1.0）
症　例　数	512	512	512	512

（西條ら）

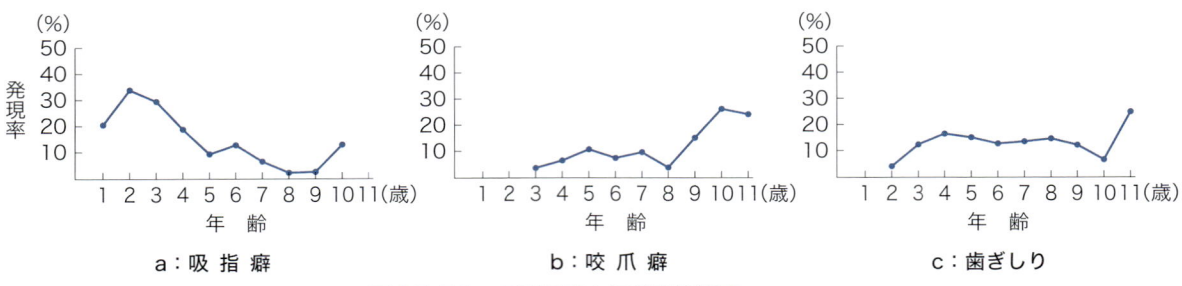

a：吸 指 癖　　　　　　　b：咬 爪 癖　　　　　　　c：歯ぎしり

図 15-50　口腔習癖の年齢別発現率（黒須ら）

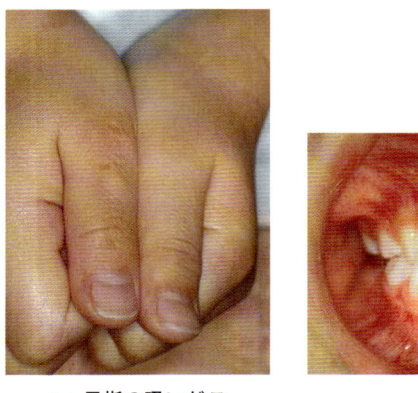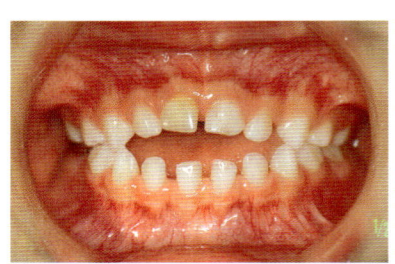

a：母指の吸いだこ　　　　　　b：開　咬

図 15-51　吸 指 癖

あった.

　こうしたことから，吸指癖は，3歳ころまでに中止できれば咬合への影響は少ないと考えられる. その後の年代における吸指癖への対応が問題である.

　石川は，次のように述べている.

　「外遊びが好きな子は，指に注意がいかなくなり，日中の指しゃぶりは少なくなっていく. 指しゃぶりは，それをどう止めるかではなく，そのエネルギーをどうほかの方向に変えていくかである」

2）咬 爪 癖

　3歳ころから始まり，学童期に増加する習癖である. 精神的緊張の高まりが原因と考えられており，落ち着きがなく，神経質な小児に多いとされている. 歯列への影響としては，正中離開，叢生，切端咬合などがある.

3）歯ぎしり（ブラキシズム）

　おもに睡眠中に上下の歯を咬み合わせて，間歇的に強く摩擦したり，かみしめたりする習癖である. 心理的原因による筋緊張亢進，早期接触による咬合の変化などが誘因として考えられている. 歯列への影響としては，歯の摩耗による咬合の不安定化，咬合性外傷などがある.

4）咬唇癖（吸唇癖）

　おもに下口唇を咬んだり，吸引したりする習癖で，上顎前歯が唇側に，下顎前歯が舌側

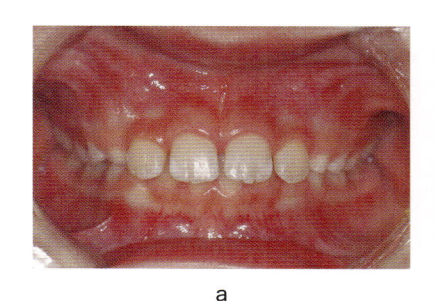
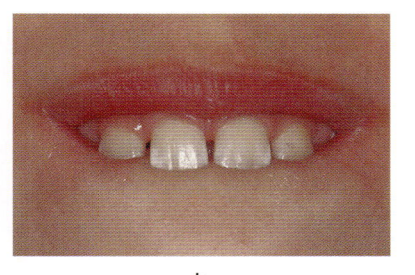

a　　　　　　　　　　　　　　　　　　b

図 15-52　咬唇癖による上顎前突

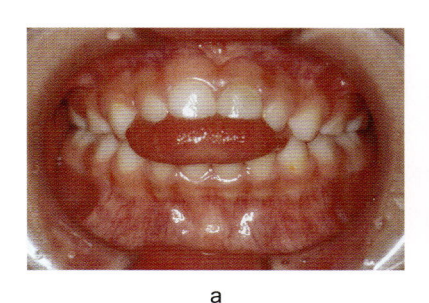
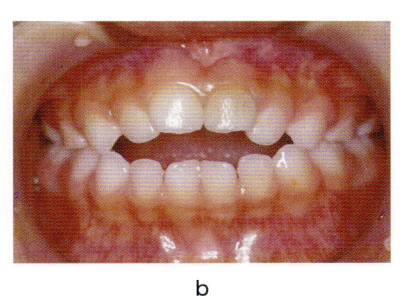

a　　　　　　　　　　　　　　　　　　b

図 15-53　異常嚥下癖による開咬

に転位する（図 15-52）．下口唇が，ちょうど上下前歯の間に収まり，口唇閉鎖がしにくくなることもある．精神的緊張の高まりが原因と考えられている．

■ 5）異常嚥下癖

　正常な嚥下は，上下の歯が接触し，舌尖は上顎前歯後方の口蓋ヒダ部分，舌背は口蓋に接した状態で行われるが，舌尖を上下顎前歯の間に押し込むようにして嚥下が行われている場合には異常嚥下癖とよぶ．正常な嚥下では，咬筋や側頭筋の収縮がみられるが，異常嚥下癖では，口輪筋やオトガイ筋の収縮を伴う．歯列への影響としては，開咬（図 15-53），上顎前突，空隙歯列などがある．

■ 6）舌突出癖

　舌を無意識のうちに習慣的に動かすことを弄舌癖という．特に，口呼吸や吸指癖により生じた開咬が原因となり，口腔前庭まで舌を突出させる癖を舌突出癖という．

■ 7）口 呼 吸

　鼻呼吸が行えないか，あるいはその割合が少なく，長時間にわたり口で呼吸することを口呼吸という．口呼吸の原因には，①鼻性口呼吸：鼻咽腔疾患に起因するもの，②歯性口呼吸：上顎前突により口唇閉鎖が困難なもの，③習慣性口呼吸：原因はなく，習慣的に生じるものがあげられる．特に，習慣性口呼吸では，習慣的に口を開いている鼻呼吸との鑑別が必要になる．

2 口腔習癖への対処

■ 1）心理療法

家庭環境やその変化，幼稚園，小学校などの生活環境におけるストレスの反映と捉え，保護者，家族とともに，その原因を考え対処していく必要がある．また，そのことが新たなストレスを与えることのないように，無理のない方法を患児とともに考えていく姿勢が大切である．

■ 2）歯科的療法

（1）タングクリブ（タングガード）

舌の突出を抑制することで，開咬，上顎・下顎の前突を改善するとともに，嚥下時に舌が正しい位置をとるように誘導する（**図 15-54**）．

（2）ナイトガード

歯ぎしりによる歯の咬耗が著しい症例や，かみしめによる顎関節，咀嚼筋の痛みなどの症状がある場合に使用する．

（3）筋機能療法 myofunctional therapy（MFT）

異常嚥下癖に対して，さまざまな訓練法を用いて正常な嚥下を訓練したり，口唇閉鎖不全，口呼吸に対して口唇閉鎖を促すような訓練を行ったりする（**図 15-55**）．

おもな口腔習癖の原因と影響，その処置法を**表 15-7** に示す．

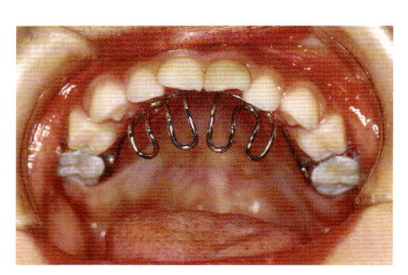

a：装置装着 　　　　　　　　b：改 善 後

図 15-54　タングクリブ：図 15-53 の患児

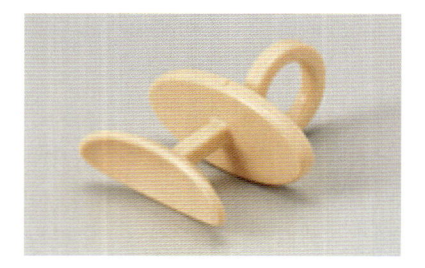 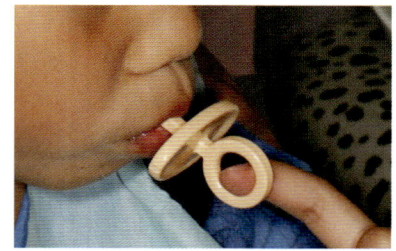

図 15-55　口唇閉鎖訓練
口唇と前歯の間に入れて，口唇を引っ張ることで閉鎖の訓練を行う．
大き目のボタンに糸を付けたものでも代用できる．

表 15-7　口腔習癖の原因と処置法

	原　因	影　響	処　置　法
吸　指　癖	・吸啜反射の習慣化 ・精神的緊張 ・欲求不満	・開　咬 ・上顎前突 ・上顎前歯唇側傾斜 ・下顎前歯舌側傾斜 ・交叉咬合 ・歯列弓狭窄	・習癖防止装置 　（フィンガーガード） ・心理的アプローチ
咬　爪　癖	・精神的緊張	・開　咬 ・叢　生 ・正中離開	・心理的アプローチ
歯 ぎ し り （ブラキシズム）	・早期接触 ・精神的緊張	・咬　耗 ・咬合性外傷	・心理的アプローチ ・ナイトガード ・薬物療法
咬　唇　癖 （吸唇癖）	・吸指癖に伴う	・開　咬 ・上顎前突 ・上顎前歯唇側傾斜 ・下顎前歯舌側傾斜	・オーラルスクリーン
異常嚥下癖 舌 突 出 癖	・吸指癖からの移行 ・鼻咽頭疾患 ・乳児性嚥下が残留したもの	・開　咬 ・上顎前突 ・上下顎前歯の唇側傾斜 ・空隙歯列	・習癖防止装置： 　タングクリブ（タングガード） ・筋機能訓練：舌
口　呼　吸	・鼻性口呼吸 ・歯性口呼吸 　（上顎前歯の突出により口唇 　閉鎖が困難な場合） ・習慣性口呼吸	・上顎前突 ・歯肉炎 ・歯周炎	・筋機能訓練：口輪筋 　　　　　　　　口腔周囲筋

（前田隆秀　編：小児歯科マニュアル，南山堂，2006 より一部改変）

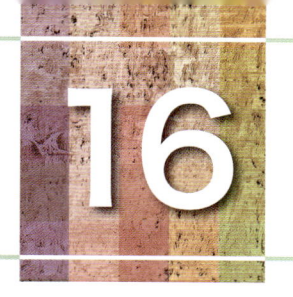

16 小児の口腔保健と医療連携

歯科口腔保健の推進は，『健康日本21』の理念に基づき，ライフステージに応じた健康対策として取り組む必要がある．ライフステージは，学齢期，成人期（妊産婦期を含む），高齢期の各期に，要介護者，障害者（児）の2つの対象者が加えられ，分類される．口腔保健指導は，それらのステージごとの齲蝕や歯周疾患の特性や罹患状況をふまえて行われる必要がある．

また，口腔保健指導の目的は，歯科疾患の予防など口腔の健康を保つことである．対象者自身が生活習慣を改善するための行動目標を設定し，セルフケアが行えるようにする．

口腔保健指導は，歯科口腔保健の推進に関する法律（歯科口腔保健法，平成23年8月公布）に則り，次の基本理念のもとに行われる．

① 国民が，生涯にわたって日常生活において歯科疾患の予防に向けた取り組みを行うとともに，歯科疾患を早期に発見し，早期に治療を受けることを促進する．

② 乳幼児期から高齢期までのそれぞれの時期における口腔とその機能の状態，および歯科疾患の特性に応じて，適切かつ効果的に歯科口腔保健を推進する．

③ 保健，医療，社会福祉，労働衛生，教育その他の関連施策の有機的な連携を図りつつ，その関係者の協力を得て，総合的に歯科口腔保健を推進する．

このような施策展開が行われる一方で，母子，乳幼児，学童に対する保健指導については，核家族化，都市化の進んだ社会状況のなかで考え方が変化してきている．『健康日本21』の一翼を担う『健やか親子21』（2001年度から2024年度まで延長，表16-1）では母子の健康水準を向上することを目的としていることからも，次世代を担う子ども達を育てるために，親への育児サポートや生活支援などを含む保健指導が望まれている．こうしたこともふまえ，小児に対する歯科口腔保健は，歯科医師が単独で行うのではなく，小児科医師，保健師，看護師など他職種との医療連携も不可欠である．

A 乳幼児の口腔保健

1 乳幼児歯科保健

乳幼児への口腔保健指導は，保護者，特に，おもな養育者である母親の協力なしには成功しない．専門的立場から保護者に基本的な歯科知識について教育し，指導を行うことはきわめて重要である．

保護者への口腔保健指導は，妊娠後は，保健所および市町村の保健センターで主催される母子保健指導において，出産後は，1歳6か月児健康診査，3歳児健康診査などの健診に併せて行われている．最近では，各自治体を中心に，妊産婦教室や歯の萌出前の乳児健診に歯科保健を組み入れているところもある．

表16-1　健やか親子21（第2次）

『健やか親子21』は，2001年から開始した，母子の健康水準を向上させるためのさまざまな取り組みを，みんなで推進する国民運動計画である．母子保健はすべての子どもが健やかに成長していくうえでの健康づくりの出発点であり，次世代を担う子ども達を健やかに育てるための基盤となり，2015年より3つの基盤課題と2つの重点課題を設定している．

　基盤課題A　　切れ目のない妊産婦・乳幼児への保健対策
　基盤課題B　　学童期・思春期から成人期に向けた保健対策
　基盤課題C　　子どもの健やかな成長を見守り育む地域づくり
　重点課題①　　育てにくさを感じる親に寄り添う支援
　重点課題②　　妊娠期からの児童虐待防止対策

（厚生労働省ホームページより）

■ 1）母子への口腔保健指導の意義

『健やか親子21』（表16-1）にもある「子どもの心の安らかな発達の促進と育児不安の軽減」のために，口腔保健を通じて育児支援を行うことはきわめて意義がある．

口腔保健指導の具体的な内容として，次の事柄があげられる．

①齲蝕の原因菌は母子伝播するので，妊娠前に計画的に歯科治療を完了しておくこと．

②妊娠5〜7か月の安定期には歯科治療が可能であること．

③授乳や卒乳，離乳食の進め方など．

これらの情報を提供し，指導することで母親の不安を取り除くことが大切である．

■ 2）妊婦期から乳幼児期の母子歯科保健

母子に対する保健指導・健康支援は，妊娠期から始まり，周産期，新生児期，乳幼児期をとおして行われる（母子保健法，昭和40年8月公布）．

1970年代ころは「むし歯の洪水」といわれたこともあり，これまでの口腔保健指導は齲蝕を中心に考えられてきた．しかし近年では，齲蝕が減少し，「歯の形態の回復から口腔機能の回復へ」という流れに移行し，ライフステージに応じた健康対策が望まれるようになってきている．その一方で，子どもの齲蝕の罹患は二極化し，早期発症型小児齲蝕 early childhood caries（ECC）のように，社会経済的な要因により生じた健康格差が存在することもいわれている．こうしたことを背景に，口腔の母子保健による健診の流れは，齲蝕や歯周疾患などの疾病や異常への対応から育児支援へと移行している．

（1）　基本的な母子保健関連施策（図16-1）

厚生労働省の母子保健関連施策（平成27年9月2日）は次のとおりである．

①妊娠の届出：母子健康手帳の交付

②妊婦健診：母親学級・両親学級，妊産婦の健康診査と保健指導

③医療的養育支援：低出生体重児の届出，新生児訪問事業

④1歳6か月児健診，3歳児健診

これらの母子保健関連施策の実施の主体は市町村であり，各市町村の保健センターや地域子育て支援拠点，各都道府県の女性健康保健センター，保健所，福祉事務所，児童相談所を窓口として，健康診査や保健師などの訪問事業を通じて行われる．

『母子保健法』の第12条により，市町村は1歳6か月児および3歳児に対して，健康診査を行うことが規定されており，その他の乳幼児に対しても，第13条により，必要に応じて健康診査を実施し，健康診査を受けることを勧奨することが定められている．

母子保健法　第1条

母性並びに乳児及び幼児の健康の保持及び増進を図るため，母子保健に関する原理を明らかにするとともに，母性並びに乳児及び幼児に対する保健指導，健康診査，医療その他の措置を講じ，もつて国民保健の向上に寄与する．
以上が目的として定められている．

母子保健法　第12条

市町村は，次に掲げる者に対し，厚生労働省令の定めるところにより，健康診査を行なわなければならない．①満1歳6か月を超え満2歳に達しない幼児，②満3歳を超え満4歳に達しない幼児

母子保健法　第13条

前条の健康診査のほか，市町村は，必要に応じ，妊産婦又は乳児若しくは幼児に対して，健康診査を行い，又は健康診査を受けることを勧奨しなければならない．

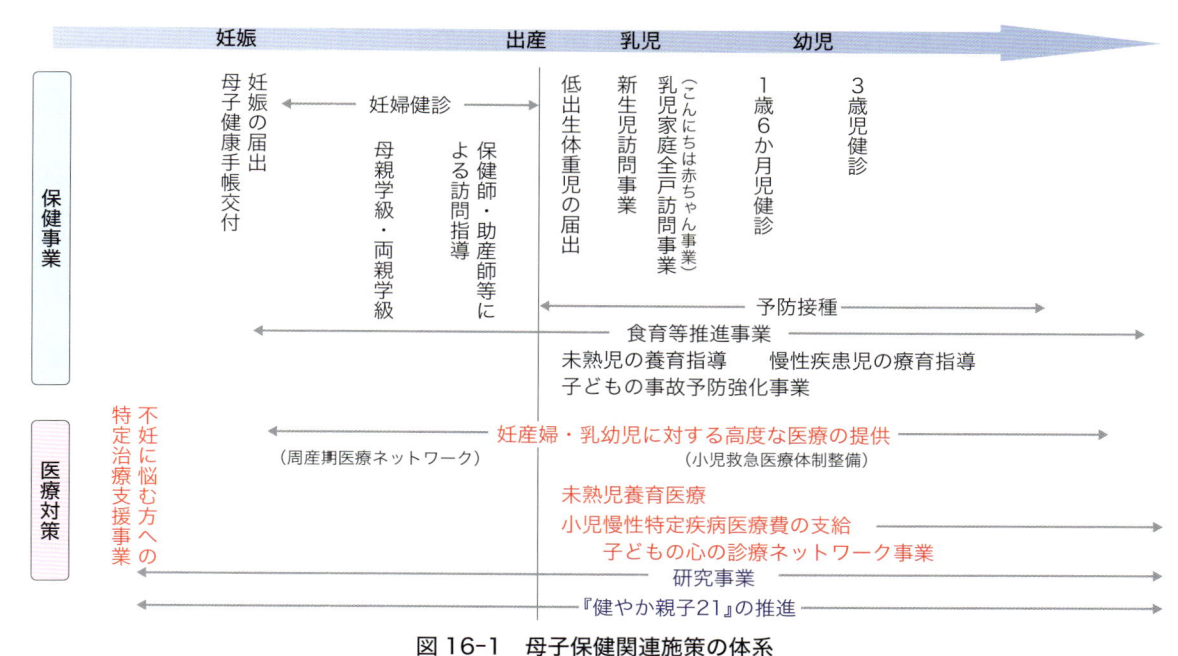

図 16-1　母子保健関連施策の体系
(厚生労働省)

また，各市区町村の実情に合わせて，次のことが実施される．

① 妊産婦の歯科健診

② 10 か月児健診などの乳児健診における歯科健診・歯科保健相談

③ 2 歳児，2 歳 6 か月児，4 歳児，5 歳児の歯科健診

④ 小学校の就学前健診における歯科健診

これらの口腔保健活動の現場である乳幼児歯科健診でも，育児支援の観点から，育児不安を軽減するような施策が求められている．

2018 年 12 月，子どもの健やかな成育のための施策をすすめるため，従来の児童福祉法，母子保健法などを総合的に推進する『成育過程にある者及びその保護者並びに妊産婦に対し必要な成育医療等を切れ目なく提供するための施策の総合的な推進に関する法律』（成育基本法）が成立した．

■ 3）母子健康手帳

母子健康手帳とは，母子保健法で定められた手帳のことであり，市区町村の役所に妊娠届を提出することにより交付される．その様式は，厚生労働省令（母子保健法第 16 条および母子保健法施行規則第 7 条）で定められている（図 16-2）．母子健康手帳は，①妊婦期の母体の状況や子どもの発育の記録，②健康診査や予防接種のスケジュール，③妊娠期から就学期までの保健指導上の項目がまとめられ，健診時に必要事項が記入できるようになっている．

子育ての指針となる育児のしおりには，乳児期には，指しゃぶりや，おしゃぶりなどの口遊びが口の機能発達に大切であることや，仕上げ磨き，おやつの規律性，フッ化物の塗布による齲蝕予防などに関すること，乳歯や永久歯の萌出や生え変わりの時期，食べる機

母子健康手帳

母子健康手帳の前半部分を「省令様式」といい，医学的記録および保護者の記録を記載する．これは，全国統一様式であり，作成および取り扱い要領が通知される．

後半部分を「任意様式」といい，行政情報，保健育児情報などが記載される．具体的な内容は市町村の判断に委ねられるが，作成例が厚労省より通知される．

母子健康手帳

市町村（特別区）名

母 子 健 康 手 帳

令和　　年　　月　　日交付　No.＿＿＿＿＿＿＿＿＿＿＿

保護者の氏名：＿＿＿＿＿＿＿＿＿＿＿

：＿＿＿＿＿＿＿＿＿＿＿

子の氏名＿＿＿＿＿＿＿＿＿＿＿（第　　子）

生年月日：令和　　年　　月　　日　性別：＿＿＿＿＿

妊娠中と産後の歯の状態

（上顎）
（下顎）

歯の状態記号：健全歯／　むし歯（未処置歯）C
処置歯○　喪失歯△

右──奥歯　奥歯──左
前歯

初回診査	年　月　日
妊　娠	週
要治療の むし歯	なし／あり（　　本）
歯　石	なし　あり
歯肉の 炎症	なし／あり（要指導）／あり（要治療）
特記事項	
施設名 又は 担当者名	

8 7 6 5 4 3 2 1	1 2 3 4 5 6 7 8	妊娠・産後　　週
8 7 6 5 4 3 2 1	1 2 3 4 5 6 7 8	歯　石　なし　あり
		歯肉の炎症　なし／あり(要指導)/あり(要治療)

特記事項

年　　月　　日診査｜施設名又は担当者名

8 7 6 5 4 3 2 1	1 2 3 4 5 6 7 8	妊娠・産後　　週
8 7 6 5 4 3 2 1	1 2 3 4 5 6 7 8	歯　石　なし　あり
		歯肉の炎症　なし／あり(要指導)/あり(要治療)

特記事項

年　　月　　日診査｜施設名又は担当者名

※むし歯や歯周病などの病気は妊娠中に悪くなりやすいものです。歯周病は早産等の原因となることがあるので注意し、歯科医師に相談しましょう。
※歯科医師にかかるときは、妊娠中であることを話してください。

a：様 式 (1)

< 1歳6か月児健康診査は、全ての市区町村で実施されていますので、必ず受けましょう。>

1 歳 6 か 月 児 健 康 診 査
（　　年　月　　日実施・　歳　か月）

体　重	．　kg	身　長	．　cm
胸　囲	．　cm	頭　囲	．　cm

栄養状態：良・要指導　　母乳：飲んでいない・飲んでいる　　離乳：完了・未完了

目　の　異常 (眼位異常・視力・その他)	なし・あり・疑 （　　）	耳の異常 (難聴・その他)	なし・あり・疑 （　　）

予防接種（受けているものに○を付ける。）　Hib　小児肺炎球菌　B型肝炎　ロタウイルス　ジフテリア　百日せき　破傷風　ポリオ　BCG　麻しん　風しん　水痘

健康・要観察

歯 の 状 態	E D C B A A B C D E
	E D C B A A B C D E

むし歯の罹患型：O₁ O₂ A B C
要治療のむし歯：なし・あり（　　本）
歯の汚れ：きれい・少ない・多い
歯肉・粘膜：異常なし・あり（　　）
かみ合わせ：よい・経過観察
（　　年　　月　　日診査）

特記事項

施設名又は担当者名

次の健康診査までの記録
（自宅で測定した身長・体重も記入しましょう。）

年 月 日	年齢	体重	身長	特記事項	施設名又は担当者名
		．kg	．cm		

※むし歯の罹患型　O₁：むし歯なし、歯もきれい　O₂：むし歯なし、歯の汚れ多い
A：奥歯または前歯にむし歯　B：奥歯と前歯にむし歯　C：下前歯にもむし歯

< 3歳児健康診査は、全ての市区町村で実施されていますので、必ず受けましょう。>

3 歳 児 健 康 診 査
（　　年　月　　日実施・　歳　か月）

体　重	．　kg	身　長	．　cm
頭　囲	．　cm	栄養状態：ふとり気味・普通・やせ気味	

目の異常（眼位異常・視力・その他）：なし・あり・疑（　　）

耳の異常（難聴・その他）：なし・あり・疑（　　）

予防接種（受けているものに○を付ける。）　Hib　小児肺炎球菌　B型肝炎　ロタウイルス　ジフテリア　百日せき　破傷風　ポリオ　BCG　麻しん　風しん　水痘　日本脳炎

健康・要観察

歯 の 状 態	E D C B A A B C D E
	E D C B A A B C D E

むし歯の罹患型：O A B C₁ C₂
要治療のむし歯：なし・あり（　　本）
歯の汚れ：きれい・少ない・多い
歯肉・粘膜：異常なし・あり（　　）
かみ合わせ：よい・経過観察
（　　年　　月　　日診査）

特記事項

施設名又は担当者名

次の健康診査までの記録
（自宅で測定した身長・体重も記入しましょう。）

年 月 日	年齢	体重	身長	特記事項	施設名又は担当者名
		．kg	．cm		

※むし歯の罹患型　O：むし歯なし　A：奥歯または前歯にむし歯
B：奥歯と前歯にむし歯　C₁：下前歯がむし歯　C₂：下前歯やその他にむし歯

b：様 式 (2)

図 16-2　母子健康手帳
（厚生労働省）

能の発達の仕方など，乳幼児から6歳くらいまでの口腔保健に関する要点を含んでおり，母子健康手帳の利用は口腔保健上きわめて重要な役割をはたしている．

■ 4）1歳6か月児健康診査

1歳6か月児健康診査は，母子保健法で定められた母子保健関連施策の1つとして行われる乳幼児健康診査であり，各市区町村で実施される．

（1）目　　的

幼児初期の身体発育，精神発達の面で，歩行や言語など発達の標識が容易に得られる1歳6か月児のすべてに対して健康診査を実施する．運動機能，視聴覚などの障害，精神発達遅滞などの障害をもつ児童を早期に発見し，適切な指導を行い，心身障害の進行を未然に防止するとともに，生活習慣の自立，むし歯の予防，幼児の栄養および育児に関する指導を行い，健康の保持および増進を図ることを目的とする．法定で定められた歯科健診が含まれる（図16-2-b）．

この時期の幼児は，平均的には第一乳臼歯までの萌出が認められ，生歯数は16本程度である．2016（平成28）年度歯科疾患実態調査では，2歳児の齲蝕罹患率は7.4％であることから，通常この年齢での齲蝕の発症はほとんどない．健診時には，離乳食へ上手く移行して離乳・卒乳ができているか，甘味飲料を入れるなど哺乳ビンの継続使用がされていないか，食事時間が規則的か，仕上げ磨きを行っているかなど，生活習慣などから齲蝕リスクを評価し，適切な保健指導を行うことが重要である．

歯列・咬合の異常はこの年齢では通常みられないが，口腔の機能や形態の発育変化が著しい時期でもある．口腔をよく観察し，必要がある場合には専門医を受診することをすすめる．具体的な口腔保健指導としては，離乳や卒乳，食べ方の問題，指しゃぶりやおしゃぶりの使用，歯磨きの仕方などに関するものを中心に行い，育児支援の側面からのサポートも行う．

■ 5）3歳児健康診査

3歳児健康診査は，1歳6か月児健康診査と同じく，母子保健法で定められた乳幼児健康診査である．各市区町村で実施される

（1）目　　的

幼児の健康・発達の個人的差異が比較的明らかになり，保健，医療による対応の有無が，その後の成長に影響を及ぼす3歳児のすべてに対して健康診査を行う．視覚，聴覚，運動，発達などの心身障害，その他，疾病および異常を早期に発見し，適切な指導を行い，心身障害の進行を未然に防止するとともに，齲蝕の予防，発育，栄養，生活習慣，その他，育児に関する指導を行い，幼児の健康の保持および増進を図ることを目的とする．法定で定められた歯科健診が行われる（図16-2-b）．

この時期の平均的な生歯数は20本で，乳歯列の完成期にあたり，心身の発育が旺盛で，生活習慣も確立してくる．2016（平成28）年度歯科疾患実態調査では，3歳児，4歳児の齲蝕罹患率は8.6％，36.0％であり，乳歯齲蝕発症が急激に増加する時期でもある．したがって，歯科健診においては，初期齲蝕の検出，適切な対応と指導を行う必要がある．

保育園・幼稚園などに通い始めることで社会性が生じ，そうした状況のなかでショ糖などを含む甘味飲食物を摂取する機会や回数が多くなる．こうした状況を生活習慣調査から

聴取し，齲蝕の罹患リスクと関連する場合には指導を行う必要がある．また，自我が強くなる時期でもあることから，小児本人による歯磨き習慣を確立させる．その一方で，プラーク清掃技術は未熟なため，保護者による仕上げ磨きを行う必要がある．

歯列・咬合の異常の診断は，ある程度の診査が可能となり，問題がある場合には専門医への相談を勧奨する．また，その歯列・咬合の異常が口腔習癖に起因する場合も，習癖に対する指導を受けるようにすすめる．

B　学童期・思春期の口腔保健

1 　学校歯科保健

■ 1）学校歯科保健の目的と学校歯科医の役割

学校歯科医とは

大学以外の学校で，歯科健康診断や歯科保健指導，歯科保健教育などの職務を非常勤で行う歯科医師のこと．歯科医師と教育者の身分も併せもち，学校歯科医の職務の準則に従い，学校のなかで活動を行う．

学校における歯科保健活動は，歯科保健教育，歯科保健管理ならびに歯科保健に関する組織活動の 3 つに分けられ，学校歯科医が活動に従事する（表 16-2）．

学校歯科医の職務は，学校保健安全法第 1 条により「児童生徒等及び職員の健康の保持増進を図るため，学校における保健管理に関し必要な事項を定めるとともに，学校における安全管理に関し必要な事項を定め，もって学校教育の円滑な実施とその成果の確保に資すること」と定められており，保健に関する専門職として学校関係者，児童生徒，保護者や地域の住民と連携をはかりながら，子どもの健康づくりのために活動に従事する．

学校における健康づくり活動は，「疾病発見・管理的解決手法」から「健康増進・支援的解決手法」へと転換していくことが重要である．そのためにも，これまで以上に学校における歯・口の健康づくりの諸活動を推進し，自律的に健康問題を解決し，行動できる子どもの育成が求められている．

■ 2）学校歯科健康診断

（1）意　　義

学齢期になると，小児本人が齲蝕の処置や予防，歯口清掃の意義などを理解できるようなる．そのため，口腔保健指導や支援が乳幼児期にも増して重要となる．学校歯科保健とは，学校という教育の場で，歯や口の「健康維持・増進」を目的とした活動である．

現在，学校などで行われる保健指導は，学校保健安全法（平成 21 年 4 月公布）に基づいている．その第 9 条にあるように，保健指導の充実が法律上明記された．

学校保健安全法　第 9 条

養護教諭その他の職員は，相互に連携して，健康相談又は児童生徒等の健康状態の日常的な観察により，児童生徒等の心身の状況を把握し，健康上の問題があると認めるときは，遅滞なく，当該児童生徒等に対して必要な指導を行うとともに，必要に応じ，その保護者に対して必要な助言を行うものとする．

表 16-2　学校歯科医の役割

1　**保健教育**
　・学級担任，養護教諭とともに，歯，口を教材とした学習指導案を作成し，指導する
　・子どもに対しての直接講話や，食生活指導，ブラッシング指導などを行う機会を増やす

2　**保健管理**
　・CO，GO の継続管理結果を評価し，教育的効果が望めるよう再度適切な方法を指導する
　・健康診断結果に捉われず，子どもが悩んでいる問題について健康相談を行う

3　**組織活動**
　・保健所，地域歯科医師会，地域学校歯科医会，町内会，自治会などと連携して子どもの健康づくりが円滑に推進できる環境整備を働きかける

（日本歯科医師会ホームページより改変）

学校歯科健診は，学校保健安全計画に基づいて行われ，次の3つがある．

① 定期健康診断：毎年6月30日までに行われなければならない．

② 臨時健康診断：必要時に行う．

③ 就学時健康診断：就学4か月前に行う．

学校定期健康診断，就学時健康診断における歯科健診は，**図16-3, 4**の様式を用いて行われる．

（2）　保健調査

保健調査票を用いて，「学校における幼児，児童及び生徒の発育及び健康の状態を明らかにする」ことを目的とする．調査の範囲は，幼稚園，小学校，中学校，高等学校，中等教育学校などの文部科学大臣があらかじめ指定する学校であり，調査の対象は調査実施校に在籍する満5歳から17歳までの児童などである．

（3）　CO と GO

学校歯科健康診断は，事後措置として検査終了後，保健指導，健康相談，要観察（要観察歯：CO，歯周疾患要観察者：GO）および疾病を有する者への個別指導，受診をすすめることになっている．

CO：視診にて明らかな齲窩は確認できないが，齲蝕の初期病変としての白濁や白斑が認められ，放置すると齲蝕に進行すると考えられる歯である．CO導入の意義は，ただちに齲蝕として処置するのではなく，その事後措置として子どもが自ら気づき，齲蝕への進行を促進するような生活習慣を見直す契機となる保健教育を行うことが狙いである．

GO：プラークの付着と歯肉に軽度の炎症がみられるが，歯石の沈着はなく，生活習慣の改善と，注意深いブラッシングなどによって炎症が改善されるような歯肉の状態をいう．

CO，GOへの対応は，継続的な観察が必要であり，学校における保健指導を基本としているが，「自分の健康は自分で守る」という基本的な健康づくりの理解を培う健康教育の教材としての意義もある．

（4）　事後措置

学校歯科医は，学校歯科健診の事後措置として学校保健安全法第14条に則り，次のことを行う．

① 歯科疾患治療の指示

② 歯科疾患・異常の精密検査の指示

③ 要観察者への指導

④ 歯口清掃，生活習慣改善の指導

⑤ 個別指導

⑥ 健康相談

⑦ 歯科疾患の予防処置の指示

⑧ 健康診断結果及び保健調査の統計的まとめと分析後の評価

学校歯科医は，単に学校歯科健診の結果を通知するだけでなく，子どもが自分の健康課題を捉え，自分で健康増進できるように支援しなければならない．

また，生きる力を育むために歯科保健教育がより重視されるようになった今日においては，従来からの歯科保健管理だけではなく，より積極的に教育に関与することが推奨され

児童生徒健康診断票（歯・口腔〈くう〉）

小・中学校用

| 氏　名 | | | | | | 性別 | 男 | 女 | 生年月日 | 年　　月　　日 |

歯　　式
・現在歯
・う　歯　　　　　未処置歯　　　（例 A B）
・　　　　　　　　処置歯　　　　　C ○
・喪失歯（永久歯）　　　　　　　　　　△
・要注意乳歯　　　　　　　　　　　　　×
・要観察歯　　　　　　　　　　　　　C O

年齢	年度	顎関節	歯列・咬合	歯垢の状態	歯肉の状態	歯　式	歯の状態 乳歯		永久歯				その他の疾病及び異常	学校歯科医 所見	月日	事後措置

各行：
歳　平成年度　0 1 2　0 1 2　0 1 2　0 1 2
8 7 6 5 4 3 2 1 ｜ 1 2 3 4 5 6 7 8
上下 右　E D C B A ｜ A B C D E　左 上下
E D C B A ｜ A B C D E
8 7 6 5 4 3 2 1 ｜ 1 2 3 4 5 6 7 8

（乳歯：現在歯数・未処置歯数・処置歯数）（永久歯：現在歯数・未処置歯数・処置歯数・喪失歯数）　月　日

（以下同様の行が9行繰り返される）

図16-3　児童生徒健康診断票
（文部科学省）

第1号様式（用紙 日本工業規格A4縦型）（第4条関係）

就学時健康診断票

						健康診断年月日	
就学予定者	氏名		性別	男 女	保護者	氏名	
	生年月日	年 月 日生	年齢			現住所	
	現住所					就学予定者との関係	
主な既往症							
予防接種		インフルエンザ菌b型（Hib） 小児肺炎球菌 B型肝炎 ジフテリア・百日せき・破傷風・ポリオ BCG 麻しん・風しん（第1期 第2期） 水痘 日本脳炎					
栄養状態	栄養不良		耳鼻咽頭疾患				
	肥満傾向						
脊柱			皮膚疾患				
胸郭			歯	齲歯数	乳歯	処置	
視力	右	（ ）				未処置	
	左	（ ）			永久歯	処置	
聴力	右					未処置	
	左			その他の歯の疾病及び異常			
眼の疾病及び異常			口腔の疾病及び異常				
その他の疾病及び異常							
担当医師所見							
担当歯科医師所見							
事後措置	治療勧告						
	就学に関し保健上必要な助言						
	その他						
備考							

教育委員会名

図 16-4 就学時健康診断票
（文部科学省）

ている．『健康日本21』，『健康増進法』の制定などにより，学齢期はライフステージのなかの重要な時期とされることから，子どもの健康の保持増進の責務を負うのは各学校となった．

C 児童虐待

児童虐待は，児童の周囲の人間（保護者など）が，児童に対して虐待を加える，もしくは育児放棄（ネグレクト）することである．児童虐待への関心が高まったのは，1961年のアメリカ小児科学会による国家規模の調査以来とされ，日本では1980年代後半から，厚生労働省，東京や大阪の自治体により調査が行われるようになった．

図 16-5 に厚生労働省による児童虐待相談対応件数の推移を示す．2000（平成12）年度では17,725件であったものが，21年後の2021（令和3）年度には，207,659件と11倍以上に増加している．これは，児童を取り巻く環境の変化だけでなく，報道などにより児童虐待に関する関心の高まりや，2000年に施行された『児童虐待の防止等に関する法

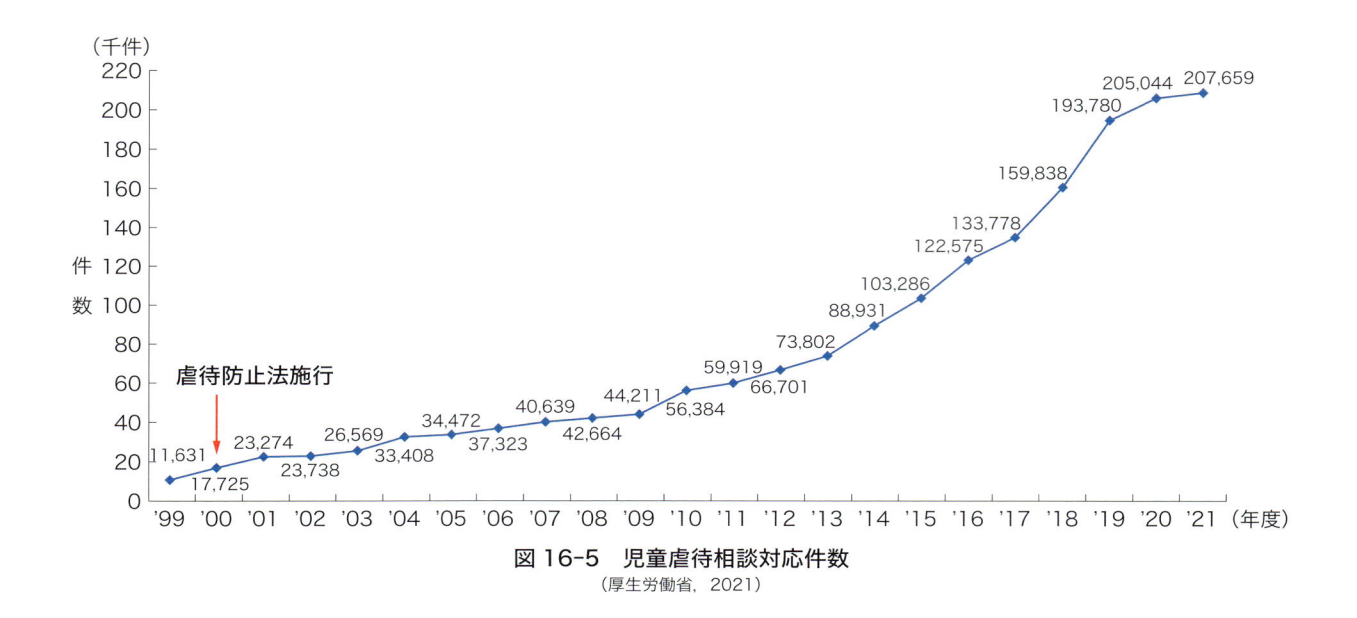

図16-5 児童虐待相談対応件数
（厚生労働省, 2021）

律』（児童虐待防止法）を契機として各機関が積極的に児童虐待防止に取り組んだ結果，潜在化していたものが顕在化したためと考えられる．しかし，これは相談があった件数であり，実際の件数はさらに多いことが予想される．

1 虐待の種類（法的定義）

児童虐待防止法で，「児童虐待」を「保護者（親権を行う者，未成年後見人その他の者で，児童を現に監護するものをいう）がその監護する児童（18歳に満たない者）に対し，次に掲げる行為をすること」と定義し，次の行為を列挙している（2条）．また，第3条では「何人も，児童に対し，虐待をしてはならない」と規定している．

■ 1）身体的虐待

児童の身体に外傷が生じ，または生じる恐れのある暴行を加えることである．殴る，蹴る，投げ落とす，激しく揺さぶる，やけどを負わせる，溺れさせる，首を絞める，縄などにより一室に拘束するなどがあげられる．代理ミュンヒハウゼン症候群などもこれに相当する．

■ 2）性的虐待

児童にわいせつな行為をすること，わいせつな行為をさせることをいう．性的暴力，写真の被写体などがあげられる．

■ 3）ネグレクト

児童の心身の正常な発達を妨げるような著しい減食，長時間の放置，保護者としての監督を怠ることなどである．ネグレクトには，①一般的ネグレクト，②医療的ネグレクト（メディカルネグレクト，デンタルネグレクト），③教育的ネグレクト（学校に行かせないなど），④情緒的ネグレクト（情緒的かかわりを与えない）がある．

図16-6に児童虐待の相談種別対応件数の年次推移を示す．近年最も対応件数の多い心

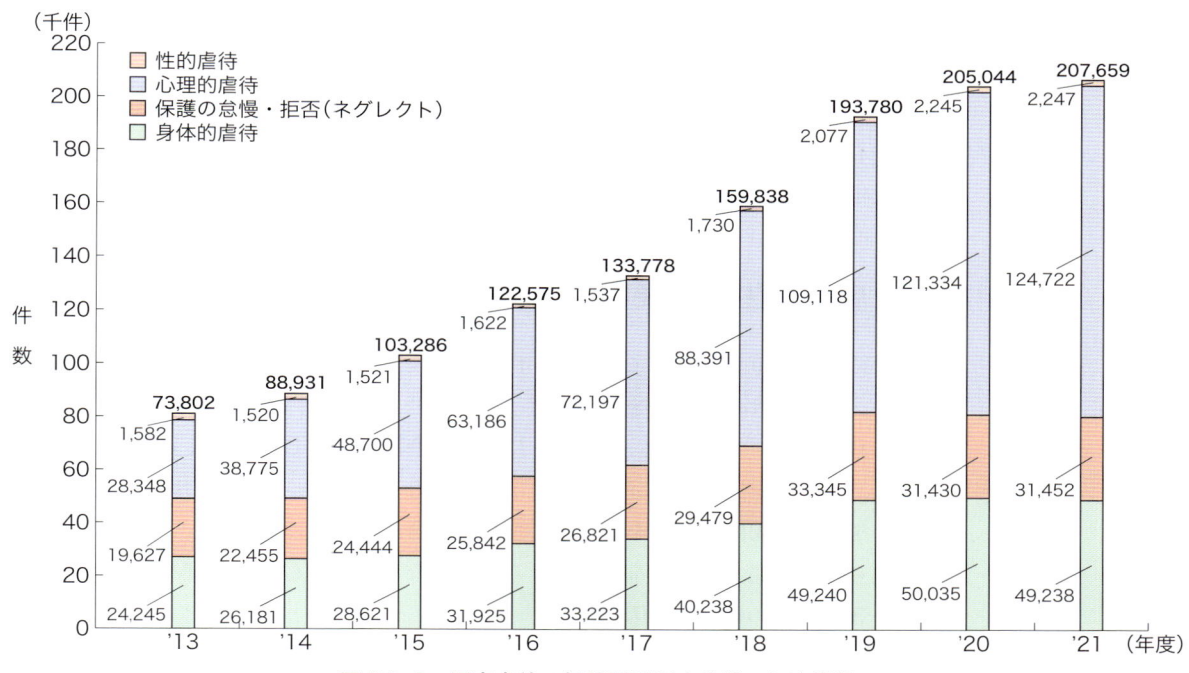

図 16-6　児童虐待の相談種別対応件数の年次推移
（厚生労働省，2021）

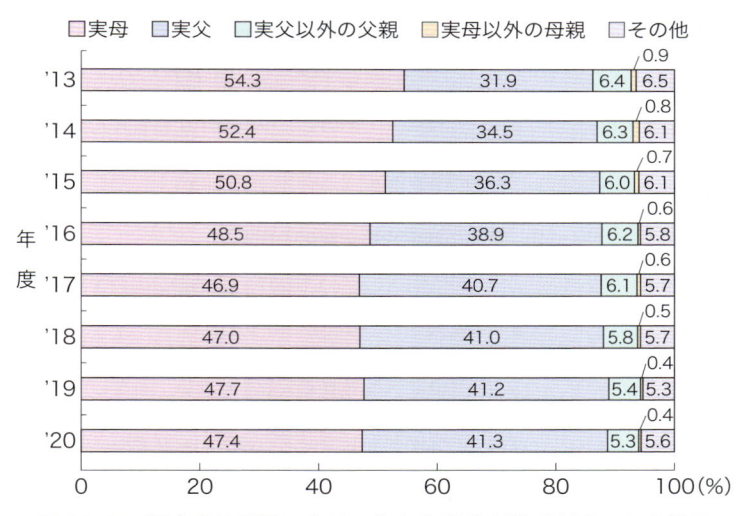

図 16-7　児童虐待相談におけるおもな虐待者構成割合の年次推移
（厚生労働省，2021）

理的虐待は，2014（平成26）年度から2021（令和3）年度で3倍以上に増加している．

　また，**図 16-7** に虐待者別の構成割合の年次推移を示す．2013年度では実母が50％超で最も多かったが，2016（平成28）年度では50％以下に減少し，2013年度では約30％であった実父の割合が，2017年度からは40％を超えている．

■ **4）心理的虐待**

　児童に対する著しい暴言，または著しく拒絶的な対応，児童が同居する家庭における配

偶者に対する暴力，その他，児童に著しい心理的外傷を与える行動を行うことで，言葉による脅し，無視，兄弟姉妹間での差別的扱い，子どもの目の前で家族に対して暴力をふるう（ドメスティックバイオレンス：DV）などがあげられる．

近年，心理的虐待の対応件数が顕著に増加した背景には，DV が子どもの心理的虐待として児童相談所に通告されるようになったことなどによる．

2 　虐待が生じる要因

児童虐待は，虐待する人の生育環境，性格，考え方，未分化な感情など，個人の内面的な要因が，虐待される子どもを含む家族の問題や社会的な要因と相互に関連し，発生すると考えられている．すなわち，虐待発生には多重要因が関与していると考えられる．例えば，妊娠，出産，育児期の家庭では，産前産後の心身の不調や，妊娠，出産，子育てに関する悩みを抱え，周囲の支えを必要としている場合がある．こうした家庭に適切な支援が差し伸べられず，痛ましい児童虐待に至ることがないようにしなければならない．

表 16-3 に虐待の起こる要因を示す．

表 16-3　虐待の起こる要因

1．虐待者側の問題
①乳幼児期に安定した依存関係を経験していない，または虐待された体験がある
②自己に対する評価が低く，傷つきやすい
③自分や周囲に対して要求水準が高い
④攻撃性が高く，それをコントロールできない
⑤未熟な性格で，配偶者おのおのが互いを支えられない
⑥人格障害やアルコール依存症，統合失調症などの精神疾患をもっている
⑦知的障害がある
⑧身体疾患をもっている

2．家族の状況や社会文化的背景
①暴力が，虐待以前から家庭内にある
②望まない結婚または妊娠，出産である
③夫婦の関係がうまくいっていない
④経済的な問題を抱えている
⑤相談できる人や頼れる人をもたない，孤立した，もしくは閉ざされた家庭である
⑥親子が，新生児期から乳幼児期にかけて離れて暮らした体験がある
⑦ほかに手のかかる子どもや病人などが家族にいる
⑧完全なもの，優良なものだけが価値があるとする社会
⑨地域で横のつながりがなく，相互扶助の力が弱い社会

3．虐待される子どもにみられる特徴
①未熟児で育児に手がかかる
②病弱で，育てるのがむずかしい
③よく泣き，泣きやまない
④反応が少ない，食が細いなど
⑤発育・発達が遅れている
⑥なんらかのかたちで親の期待が裏切られている
⑦親の嫌悪している対象によく似ているなど，陰性感情を投影されやすい
⑧自分を護る力が弱い
⑨行動上の問題がある（成長後）
⑩自己評価が低い（成長後）

3　虐待児にみられる症状

　虐待を受けた子どもには，身体に新旧の傷が混在するばかりでなく，行動面や精神面での症状を示すことがある．十分に観察を行ってその特徴を見いださなければならない．身体面の症状，行動面の症状，精神・神経面の症状を**表16-4**に，また，その要点を次に示す．

■ 1）身体的虐待における所見

（1）全身的な所見

　日常生活で生じにくい身体の部位に損傷が生じている．発生部位などからスポーツ外傷などとの鑑別が必要になる．不自然な理由や部位の外傷，やけど，硬膜下血腫，骨折などを繰り返す場合は，特に注意が必要である（p.265 参照）．

（2）口腔・顔面領域の所見

　頭頸部，顔面，口腔軟組織，歯，歯周組織などにおいて，日常生活で生じにくい部位や種類の外傷性損傷が生じている．原因の特定できない歯の動揺，亜脱臼，異物混入，口腔内のやけどなどを繰り返す場合もある．

（3）行動面の所見

　運動，情緒，言語などの発達の遅れ，異常な警戒心，動植物への残虐行為，性的逸脱行動などがみられる．また，保護者などとの不自然な関係性や会話，例えば，母親から怒ら

表16-4　虐待児にみられる症状

身　体　面	行　動　面	精神・神経面
①体重増加不良	①食行動異常：過食，多飲，異食，盗食，食欲不振	①運動発達の遅れ
②低身長，成長障害	②便尿失禁，弄便	②情緒発達の遅れ
③皮膚症状：皮下出血，擦過傷，表皮剝離，膿疱，皮膚緊張低下	③常同姿勢	③言語発達の遅れ
④打撲傷，裂傷，切傷	④自傷行為	④抑うつ
⑤骨折，脱臼，骨端破壊	⑤緘　黙	⑤過　敏
⑥熱傷，火傷	⑥虚　言	⑥不　眠
⑦頭部外傷：頭蓋骨骨折，硬膜下血腫，脳内出血	⑦盗み，万引き	⑦体が硬い
⑧内臓損傷	⑧家出徘徊	⑧無表情
⑨脊椎損傷，麻痺	⑨いやがらせ	⑨活気がない，無気力
⑩眼症状：網膜剝離，白内障	⑩暴力，暴言	⑩頑　固
⑪痙　攣	⑪集団不適応	⑪気分易変
⑫てんかん	⑫落ち着きがない，多動	⑫易興奮
⑬脱水症，低栄養	⑬器物破壊	⑬注意集中困難
⑭下痢，嘔吐，消化不良	⑭だらしがない	⑭人と適切な距離がとれない
⑮循環障害	⑮いじめ	⑮大人の顔色をうかがう
⑯凍　傷	⑯火遊び，放火	⑯パニック
⑰歯の脱落，舌損傷	⑰性的いやがらせ	⑰チック
⑱肛門・性器の損傷	⑱性的逸脱行為	⑱ファンタジー
⑲尿路感染症，膣炎	⑲自殺企図	⑲てんかん症状，心因性疼痛
⑳死　亡	⑳その他，奇妙な問題行動	⑳解離症状
		㉑確認強迫
		㉒不定愁訴
		㉓被害念慮
		㉔加害者意識（現実から遊離した）
		㉕希死念慮

れているにもかかわらず、「お母さん大好き」などの好意を示すような、状況的に不適切な言葉がみられる場合も注意が必要である。

■ 2）ネグレクトにおける所見

（1）　全身的な所見

不潔による汚れ、臭い（不潔な皮膚状態）、栄養状態不良による体重増加不良、低身長などがみられる。

（2）　口腔領域の所見

保護者による管理がされていない、清掃不良による多数歯齲蝕、歯肉炎、歯周炎がみられる。また、学校健診などの歯科受診の指示に従わない場合も多い。

4　虐待予防へのネットワーク構築

■ 1）要保護児童対策地域協議会（子どもを守る地域ネットワーク）

虐待を受けている子どもや支援を必要としている家庭を早期に発見し、適切な保護や支援をはかるためには、関係機関のあいだで情報や考え方を共有し、適切な連携をしなければならない。子どもや保護者に関する情報の交換や支援内容の協議を行う場として、要保護児童対策地域協議会（子どもを守る地域ネットワーク）が規定（児童福祉法第25条の2）され、地方自治体はその設置に努めている。また、厚生労働省は、地方自治体での要保護児童対策地域協議会の設置促進と、活動内容の充実に向けた支援を行っている。

（1）　市区町村子ども家庭総合支援拠点

市町村は、子どもや妊産婦の福祉に関する支援業務を適切に行う必要があり、子どもとその家庭や妊産婦などを対象に、実情の把握、子どもなどに関する相談全般から通所・在宅支援を中心とした、より専門的な相談対応や必要な調査、訪問などによる継続的なソーシャルワーク業務までを行う拠点の整備を行っている。

（2）　児童相談所

児童相談所は、子どもに関する家庭などからの相談に応じ、子どもが有する問題や子どものニーズ、子どものおかれた環境の状況などを的確に捉え、子どもや家庭に適切な援助を行い、子どもの福祉をはかるとともに、その権利を擁護する。

厚生労働省では、児童虐待が発生したとき迅速で的確な対応ができるよう、児童相談所の体制強化を推進している。

■ 2）児童虐待の早期発見、予防における小児歯科の役割

虐待の早期発見、予防においては、小児歯科が関与できることが多く、その役割が注目されている。小児歯科では、虐待の所見が如実に表れる口腔内の所見をみることができるだけでなく、診療台に上がった子どもの体幹の状態、来院した患児と母親の関係性を観察評価できるからである。また、小児歯科では、齲蝕や歯肉炎などの歯周疾患を評価するために、口腔衛生に関する関心度、1週間分の食事記録に加えて家族構成などの情報も採取する。

これらの内容は、児童のおかれた社会経済的背景なども評価できることから、児童虐待発見の端緒となりうる。こうした状況もふまえ、歯科医師、小児歯科医師は、児童相談所、

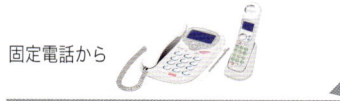
固定電話から

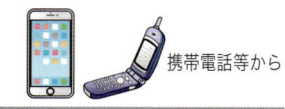
携帯電話等から

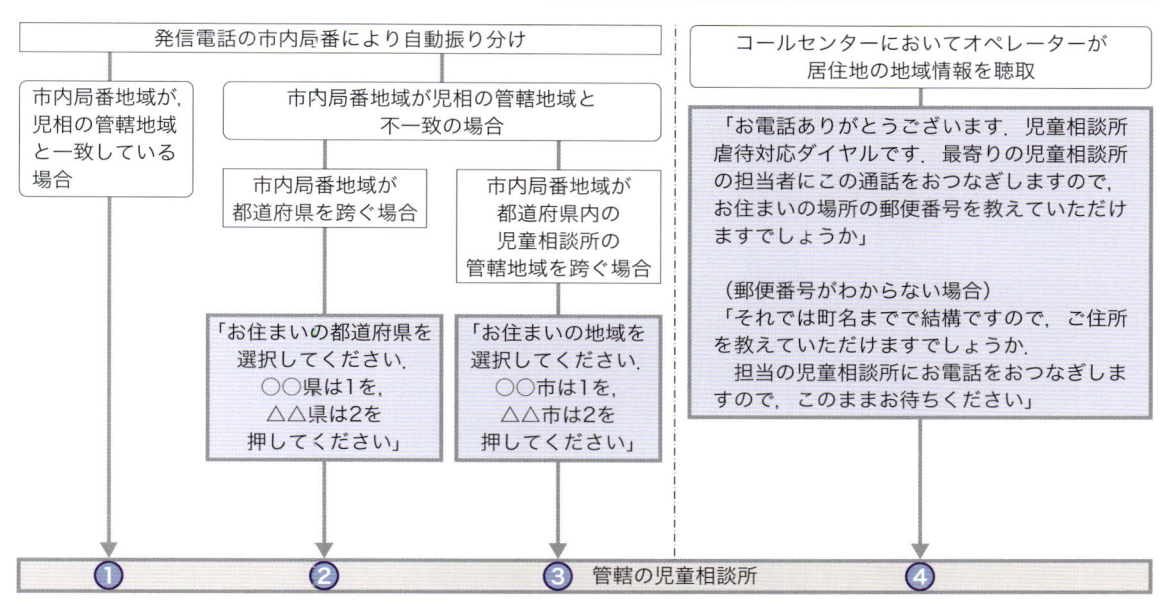

図16-8　児童相談所虐待対応ダイヤルのフロー
（厚生労働省）

福祉事務所などの行政機関，保健センター，保健所，幼稚園・保育園・小学校・中学校などの各種教育機関とも連携して虐待予防に努めなければならない．

■ 3）児童虐待の通告義務と通告先

児童虐待の通告は，児童福祉法第25条および児童虐待防止法第6条により規定されており，児童虐待を受けたと思われる児童を発見した者は，すみやかに市町村，都道府県の設置する福祉事務所もしくは児童相談所に通告しなければならないこと，刑法の秘密漏示罪の規定その他の守秘義務に関する法律の規定は，この通告をする義務の遵守を妨げるものと解釈してはならないことが定められている．これにより，児童虐待の通告はその義務が優先し，虐待の事実がなくても罰せられることはない．また，法律で規定されてはいないが，その他の通告先としては，保健センターや保健所などもあげられる．

■ 4）児童虐待対策の現状と今後の方向性

図16-5に示したように，児童虐待相談対応件数は年々増加し，児童虐待による死亡事件も相次いでいる．その一方で，児童相談所，市町村での相談体制および社会的養護体制などの児童虐待に対する対策は不足しているのが現状である．この現状に対する課題としては，児童虐待の①発生予防，②早期発見，早期対応，③子どもの保護支援，保護者支援があげられており，それぞれに対して，子育て支援事業の普及・推進，虐待に対する通告の徹底と児童相談所虐待対応ダイヤルの周知，一時保護所の拡充，混合処遇の改善など必要な施策が推進されている．

児童相談所虐待対応ダイヤルに関しては，2015（平成27）年7月から，子ども達や保護者のSOSの声をいち早くキャッチするために「189」（いちはやく）という3桁の番号に変更された．ダイヤルによる通告，相談は，匿名で行うことができ，通告，相談をした人，その内容に関する秘密は守られることになっている（図16-8）.

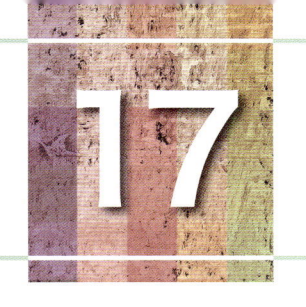

17 障害児の歯科診療

障害児の歯科診療は，基本的に定型発達児（健常児）の場合と変わらない．定型発達児，障害児ともに，根底に流れるのは tender-loving-care（TLC），すなわち，愛情をもって優しく接することである．障害児の歯科診療を行ううえでは，おのおのの障害のもつ特異性を熟知し，対応しなくてはならない．

A 障害の定義と概念

■ 1）定　義

障害者という呼称は，医学用語ではなく，福祉行政のなかから生まれた用語である．日本では 1970 年，「心身障害者対策基本法」が制定され，その後 1993 年に一部改正され，「障害者基本法」に改題された（平成 25 年最終改正）．その第 2 条において，障害者を「身体障害，知的障害，精神障害（発達障害を含む），その他の心身の機能の障害（以下「障害」と総称する）がある者であって，障害及び社会的障壁により継続的に日常生活又は社会生活に相当な制限を受ける状態にあるものをいう」と定義している．

社会的障壁

障害がある者にとって障壁となるような事物，制度，慣行，観念，その他一切のもの

■ 2）概　念（図 17-1）

（1）国際障害分類（ICIDH）

世界保健機構（WHO）は，1980 年に，障害を 3 つの階層に分けて捉える概念を，国際障害分類（international classification of impairments, disabilities and handicaps：ICIDH）として発表した．この概念は，障害を，「疾病または変調」の発現に始まり，その症状が顕在化したものを「機能・形態障害」，生活上の活動が制約されることを「能力障害」，それが社会生活のうえで不利益な状態におかれることを「社会的不利」と捉えている．

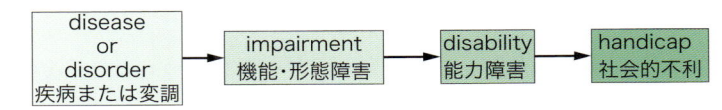

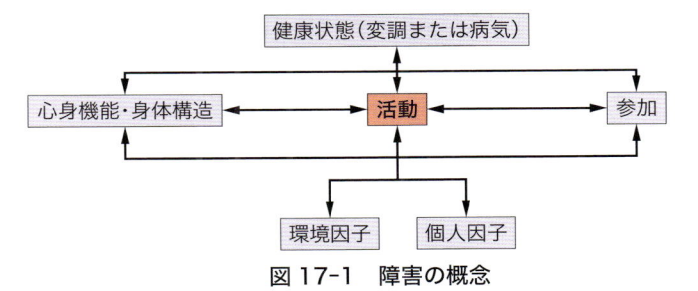

図 17-1　障害の概念

国際障害分類は，障害を階層別に捉えているが，その概念図において階層間の相互作用が考慮されておらず，矢印は一方通行性で後戻りがなく，さらには，障害への環境要因の影響が考慮されていなかった．

（2）　国際生活機能分類（ICF）

各階層間の相互作用を考慮し，矢印を双方向性とし，さらに，背景因子として環境因子と個人因子の側面を加味して，障害者のもつ生活機能をプラス面から捉えるよう視点を変更した概念が，2001年，国際生活機能分類（international classification of functioning, disability and health：ICF）として発表された．現在，多くの施設でICFに基づくリハビリテーションが行われている．

■ 3）障害の種類と障害児数

障害児の分類は，医療，福祉など，おのおのかかわりをもつ分野によって異なり，医学的分類では，原因疾患名や症候群名などに基づいて行われている．福祉行政，法律では，障害を身体障害，知的障害，精神障害に分けている（障害者基本法）．また，障害児とは，障害者のうち児童福祉の対象となる18歳未満の小児をさし，18歳以上を障害者とよび，両者をいい表すときは，障害児・者または障害児（者）と総称する．

身体障害は，身体障害者福祉法施行規則により，視覚障害，聴覚障害，平衡機能障害，音声言語機能または咀嚼機能障害，肢体不自由，内部障害（心臓機能障害，腎臓機能障害，呼吸機能障害，膀胱または直腸機能障害，小腸機能障害，ヒト免疫不全ウイルス（HIV）による免疫機能障害）に分類され，重症度を，最重度の1級から軽度の7級に分けている．申請者には身体障害者手帳が交付されている．

知的障害では，厚生労働省のガイドライン（療育手帳制度について：厚生事務次官通知昭和48年9月）に基づいて，各都道府県がおのおの基準を設けて，申請者に療育手帳を交付している．ガイドラインでは，IQがおおむね35以下の者と，IQがおおむね50以下であって，盲，ろうあ，肢体不自由などを有する者を重度A判定とし，それ以外をB判定としているが，中度など，ほかの区分を定めることも差し支えないとしている．さらに，名称においても療育手帳に別名を併記してもよいとしている．

令和4年版障害者白書（内閣府）によれば，日本の障害児数（18歳未満）は，身体障害児7.2万人（在宅児6.8万人，施設入所児0.4万人），知的障害児22.5万人（在宅児21.4万人，施設入所児1.1万人）である．

身体障害と知的障害の両方を併せもつものを重複障害とよび，その両者ともに重度のものを重症心身障害とよぶ．

B　障害児の歯科的問題点

障害児は，一般に，歯科疾患に罹患しやすく，治療や予防を困難にする要因を多くもっており，歯科診療や歯科保健指導に際し，定型発達児と比べて配慮すべき問題が多い．

■ 1）歯科保健・予防管理上の問題点

（1）　歯数，歯の形態，歯質

障害そのものが，胎生期あるいは出生前後の異常や障害が原因の場合が多いため，定型

発達児に比べて，エナメル質形成障害，石灰化の異常，歯数異常，形態異常などが多い．

（2）　歯列・咬合

顎顔面の成長・発育に，先天的または後天的な異常，顎口腔周囲筋の異常緊張，運動の異常，口腔習癖に関連した歯列・咬合の異常がみられる．

（3）　齲蝕，歯周疾患

① 好ましい歯科保健習慣の定着が困難で，歯口清掃不良のものが多く，歯の形成障害，摂食・嚥下機能障害，咀嚼機能障害，歯列・咬合の異常などのため，定型発達児に比べて齲蝕，歯周疾患に罹患しやすい．

② 早期発見，早期治療がむずかしく，治療への協力性が得られないなどの理由で，重症化しているものが多い．

③ 歯科治療終了後も口腔保健管理の継続がむずかしく，齲蝕の発生，修復物の破損，歯周疾患の再発などを起こしやすい．

④ 障害および合併疾患の治療のための薬物の長期使用が，特異的な歯科疾患の発生，増悪を助長する要因となることがある．

■ 2）診療上の問題点（診療を阻害する要因）

（1）　協力性確保の困難性

知的能力障害，自閉スペクトラム症などのために，認知能力，環境変化への適応能力が未熟である患児や，恐怖や不安が強い患児，診療を拒否する患児などに対する対応法（行動調整法）の工夫が必要である．

（2）　姿勢，異常反射，筋の異常緊張の制御の困難性

脳性麻痺にみられるような，診療時の筋の異常緊張・反射，不随意運動の緩和・抑制のための工夫，および苦痛の少ない安定した診療姿勢を確保する工夫が必要である．

（3）　コミュニケーションの困難性

コミュニケーションには言語理解能力と言語表出能力が必要である．障害の種類・程度により，そのいずれか一方，あるいは両者に障害がみられる場合があり，コミュニケーションの方法に工夫が必要である．

（4）　医学的リスク管理

障害児は，定型発達児に比べて重篤な合併症をもつことが多く，特に先天性心疾患，てんかんなどを合併しやすい．また，脳性麻痺，重症心身障害児などは，歯科診療時に呼吸が抑制されやすいため，注意が必要である．

■ 3）保護者・患児側の問題点

① 障害・疾患の治療や訓練が優先され，保護者の関心が歯科治療，口腔保健に向いていないことが多い．

② 保護者の，障害に対する受容段階はさまざまである．特に低年齢児の保護者は，障害の受容が進んでいないことが多い．さらに，その心理は常に揺れ動いている．

③ 患者本人への好ましい歯科保健習慣の動機づけや，歯科保健上のしつけがむずかしい．

④ 患者自身あるいは保護者による口腔保健管理が十分でないことが多い．

⑤ 通院にさまざまな困難を伴う．常に付き添いが必要，あるいは移動手段に制限がある，障害そのものの治療，訓練，通学に時間がとられるなど，障害の状況，家庭環境

などの影響を受ける．

■ 4）口腔機能の発達と獲得の問題点

摂食・嚥下機能，発音機能に代表される顎口腔領域の諸機能の獲得に，遅れや偏り，異常がみられ，機能獲得のための支援が必要であり，そのためのチーム医療が求められる．

C　おもな障害の概要

これまで，精神障害・疾患の分類の標準的な診断基準として用いられてきたアメリカ精神医学会のDSM-Ⅳが2013年に改訂され，DSM-5として提示されている．そのなかで，精神遅滞（精神発達遅滞），広汎性発達障害は，それぞれ知的能力障害（知的発達症/知的発達障害），自閉スペクトラム症（自閉症スペクトラム障害）に疾患名が変更され，その解釈も変化してきている．そこで，両疾患については，DSM-5に加え，DSM-Ⅳについてもその概要を併記する．

1　知的能力障害（知的発達症/知的発達障害）

知的能力障害は，DSM-5の診断基準では，認知能力（IQ）と適応機能の双方を評価することに力点をおいており，重症度は，IQ値よりも適応機能によって決定される．

知的能力障害は，発達期に発症し，概念的，社会的，および実用的な領域における知的機能と適応機能両面の欠陥を含む障害であり，次の3つの基準をみたす必要がある．

① 臨床的評価および個別化，標準化された知能検査によって確かめられる知的機能の欠陥

② 個人の自立や社会的責任において，発達的および社会文化的な水準をみたすことができなくなる適応機能の欠陥

③ 知的および適応機能の欠陥は，発達期のあいだに発症する．

知的機能は，個別施行による知能検査により測定され，知的能力障害をもつ人は，標準偏差15，平均100の検査では，65〜75（70±5）以下の値である．

なお，必要とされる支援のレベルを決めるのは適応機能であるため，重症度レベルは，それぞれIQの値ではなく適応機能に基づいて定義される．

適応機能の欠陥は，同じ年齢および社会文化的な背景をもつ人と比べて，個人的自立および社会的責任における集団の標準をどれだけみたしているかで示される．適応機能は3領域，すなわち，概念的領域，社会的領域，および実用的領域における適応的な論理的思考についてであり，軽度，中等度，重度，最重度の4段階に分類される．

知的能力障害の有病率は，一般人口全体の約1％で，年齢によって変動する．重度知的能力障害の有病率は，おおむね1,000人に6人の割合である．

（1）原　　因

診断基準からも明らかなように，知的能力障害は疾患名ではなく，前記の3要件をみたしたものすべてを包括した病態名であり，原因疾患は多種多様である．

胎生期，出生期，あるいは出生後に脳に障害を与えた原因を分類したものを**表17-1**に

精神遅滞（精神発達遅滞）（DSM-Ⅳ）

　アメリカ精神医学会（DSM-Ⅳ, 1994）では，精神遅滞は，次の3要件をみたすものと定義している．
　① 明らかに平均以下の知的機能
　　　個別施行による知能検査でおよそ70，またはそれ以下の知能指数（幼児においては，明らかに平均以下の知的機能であるという臨床的判断による）．
　② 同時に，現在の適応機能（その文化圏で，その年齢に対して期待される基準に適合する有能さ）の欠陥または不全が，次のうち2つ以上の領域で存在
　　　意志伝達，自己管理，家庭生活，社会的/対人的技能，地域社会資源の利用，自律性，発揮される学習能力，仕事，余暇，健康，安全など
　③ 発症が18歳未満
　　　18歳以後に知能障害をきたした場合には，精神遅滞とは区別される．

表 17-1　障害の原因となりうる事項

加わる時期	原因となりうる事項
遺伝子	血族結婚，家系に同病
卵・精子	遺伝子の突然変異（エックス線，放射能，ホルモン失調，その他）
受　　精 ↓ 胎　　芽 （妊娠8週まで） 胎　　児	①感染（風疹，流感，その他のウイルス性疾患，トキソプラズマ，梅毒など） ②栄養障害，ビタミン欠乏，糖尿病 ③エックス線照射，放射能 ④薬物，ホルモン薬，内分泌疾患，麻酔薬 ⑤機械的損傷・外傷 ⑥血液・血行障害（性器出血），母児血液不適合 ⑦妊娠高血圧症候群 ⑧胎盤機能不全
出　　生	①早産（未熟，出血しやすい） ②脳外傷（鉗子，骨盤位分娩） ③窒息（臍帯てんらく，胎盤早期剝離，早期破水，墜落分娩） ④麻酔薬使用 ⑤重症黄疸，高熱
乳　　児 幼　　児 学　　童	①脳炎，脳膜炎，鉛中毒，ヒ素中毒，一酸化炭素中毒 ②急性脳症 ③脳の外傷，日本脳炎

（高木俊一郎 編：小児精神医学，同文書院，1995）

示した．

（2）　症状（行動の特徴）

　① 注意力，集中力，記憶力は低いが，警戒心，恐怖心は強く，自己防衛的である．
　② 語彙と言葉の理解力が乏しく，言語によるコミュニケーションが障害される．
　③ 運動機能の発達が遅れ，敏捷性に欠ける．
　④ 社会性の発達が遅れ，その場に合った行動がとれない．
　⑤ 感情の表出が未熟で，興奮やパニックを起こしやすい．

（3）　口腔所見

　① 知的能力障害は，疾患名ではなく一症状であることから，さまざまな原因，あるいは

原因となる疾患によって口腔所見が異なる.

② 一般に，口腔衛生状態は良好ではなく，齲蝕や歯周疾患の罹患率が高い．また，処置率ならびに治療，予防も実施しにくい状況にあることが多いため，重症化しやすい．しかし，十分管理された知的能力障害児の歯科疾患の罹患状況，口腔衛生状態は，定型発達児と相違はみられない．

③ 先天奇形や症候群を伴う者では，歯の形態や数の異常，口蓋の異常が多い．

④ 口腔周囲筋の低緊張による開口，歯列の開大，流涎などがみられることもある．

（4）　歯科治療上の問題点と注意点

① 知的能力障害児の歯科治療時の対応は，定型発達児の対応と同じで，一人ひとりの発達段階と個性を考慮しつつ，愛情をもって優しく接することが基本である．歯科治療に対して不協力という理由のみによる安易な抑制治療を避け，患児の適応状態を確認しながら，ゆっくりと刺激の少ないものから徐々に経験させ，行動変容を試みる．

② このような行動科学的なアプローチの効果が期待できない場合には，ほかの対応法（行動調整法）の適用を検討する．

③ 一般に，3歳〜3歳6か月程度以上の発達段階に達していれば，行動科学的なアプローチによる行動変容が可能であるとされている．しかし，歯科治療の受容には，発達年齢以外にも多くの要因が関与しているので注意が必要である．

④ やむをえず身体抑制下の強制的な治療を行うときは，優しく語りかけながら，素早く短時間に確実な処置をする．

⑤ 治療中，不意に顔や身体を動かすことがあるため，常に患児の身体，手，頭部に軽く手を添えるなど，事故防止のための対策が必要である．

⑥ 確実で，痛みを与えない局所麻酔を行い，歯科治療時に痛みを与えない．

⑦ 歯科治療は，必ずラバーダム下で行い，誤飲・誤嚥に細心の注意を払う．

2　自閉スペクトラム症/自閉症スペクトラム障害

　自閉スペクトラム症は，DSM-5の新しい疾患名で，DSM-IVの自閉性障害（自閉症），アスペルガー障害，小児期崩壊性障害，レット障害，および特定不能の広汎性発達障害，さらに，以前は早期幼児自閉症，小児自閉症，カナー型自閉症，高機能自閉症，非定型自閉症とよばれていた障害を包括している．これは，①対人コミュニケーションと対人的相互反応の欠陥，②行動，関心，活動における限定的で反復的な様式，という2つの中核的な領域の欠陥によって特徴づけられる．

（1）　診断基準の概要

① 複数の状況で，社会的コミュニケーションおよび対人的相互反応における持続的な欠陥があり，現時点または病歴によって，次により明らかになる．

・相互の対人的情緒的関係の欠落

　　例）対人的に異常な近づき方や，通常の会話のやりとりができないといったものから，興味，情動，または感情を共有することの少なさ，社会的相互反応を開始したり応じたりすることができないことに及ぶ．

　相互的な社会関係とコミュニケーションのパターンにおける質的障害，および限局した常同的で反復的な関心と活動の幅によって特徴づけられる一群の障害をいい，自閉症（自閉性障害），アスペルガー症候群（アスペルガー障害），レット症候群（レット障害）などが含まれる．

（1）自閉症（自閉性障害）

　自閉症は，1943 年，アメリカの精神科医 Kanner が，統合失調症患者の「自閉」症状を示す子ども達の症例を「早期小児自閉症」と報告して以来，その概念や病因論は，長いあいだ混乱や変遷がみられた．現在では，中枢神経系になんらかの障害が推定される発達障害と捉えられており，WHO の国際疾病分類 ICD-10(2003)，アメリカ精神医学会の分類 DSM-IV(1994)ともに，広汎性発達障害の 1 つに位置づけ，統合失調症とは区別している．

　自閉症は，3 歳以前に現れる発達の異常または障害で，次の 3 領域に異常をもつことが特徴である．

　① 対人関係の障害
　② 言語およびコミュニケーション障害
　③ 脅迫的同一性保持または常同的行動

　このほか，恐れ，恐怖症，睡眠と摂食の障害，かんしゃく発作や攻撃性などの問題行動を示すことがある．また，手首を咬むなどの自傷行為はかなり頻繁で，特に重度の精神遅滞が合併している場合によくみられる．自閉症は，すべての水準の IQ にみられるが，約 3/4 の症例には著明な精神遅滞がみられる．発現頻度は 2〜20/10,000 で，男児は女児に比べて 4〜5 倍多い．

（2）アスペルガー症候群

　アスペルガー症候群は，オーストリアの医師 Asperger が，1944 年，「小児期の自閉的精神病質」と題した論文を発表したことに始まる．Asperger が報告した症例は，Kanner の報告した「典型的な自閉症」と多くの類似点があったが，言語あるいは認知的発達において遅延や遅滞がみられないという点で自閉症とは異なっており，著しく不器用で，男児に多く，女児の 8 倍である．

　なお，Wing（1996）は，Kanner の典型的な自閉症からアスペルガー症候群，さらに，その周辺にあるどちらの定義も厳密にはあてはまらない一群を加えた比較的広い概念，すなわち，重度の知的障害を伴う例から知的な遅れがない例までを，連続した一連のものとみなす「自閉症スペクトラム障害」という概念を提唱した．

・対人的相互反応で非言語的コミュニケーション行動を用いることの欠陥
　例）まとまりの悪い言語的・非言語的コミュニケーションから，アイコンタクトと身振りの異常，または身振りの理解やその使用の欠陥，顔の表情や非言語的コミュニケーションの完全な欠陥に及ぶ．
・人間関係を発展させ，維持し，それを理解することの欠陥
　例）さまざまな社会的状況に合った行動に調整することの困難さから，想像上の遊びを他者と一緒にしたり，友人をつくることの困難さ，または仲間に対する興味の欠如に及ぶ．

② 行動，興味，または活動の限定された反復的な様式で，現症または病歴によって，次の少なくとも2つにより明らかになる.
- 常同的または反復的な身体の運動，物の使用，または会話
    例）おもちゃを一列に並べたり，物をたたいたりするなどの単調な常同運動，反響言語，独特な言い回し
- 同一性への固執，習慣へのかたくななこだわり，または言語的・非言語的な儀式的行動様式
    例）小さな変化に対する極度の苦痛，移行することの困難さ，柔軟性に欠ける思考様式，儀式のようなあいさつの習慣，毎日同じ道順をたどったり，同じ食物を食べたりすることへの要求
- 強度または対象において，異常なほどきわめて限定され執着する興味
    例）一般的ではない対象への強い愛着または没頭，過度に限局，または固執した興味
- 感覚刺激に対する過敏さ，または鈍感さ，または環境の感覚的側面に対する並外れた興味
    例）痛みや体温に無関心のようにみえる，特定の音または触感に逆の反応をする，対象を過度に嗅いだり触れたりする，光または動きを見ることに熱中する.
③ 症状は発達早期に存在していなければならない（しかし，社会的要求が能力の限界を超えるまでは，症状は完全に明らかにならない場合もあれば，その後の生活で学んだ対応の仕方によって隠されている場合もある）.
④ その症状は，社会的，職業的，または，ほかの重要な領域における現在の機能に臨床的に意味のある障害を引き起こしている.
⑤ これらの障害は，知的能力障害，または全般的発達遅延ではうまく説明されない.

　自閉スペクトラム症の重症度は，「社会的コミュニケーションの困難性」と「限定された反復的な行動」それぞれについて「支援を要する」，「十分な支援を要する」，「非常に十分な支援を要する」の3段階に評価する.

　自閉スペクトラム症の頻度は人口の1％であり，女性に比べ男性に4倍多く診断される.

　その他の症状として，多動，衝動性，自傷行為，他害，パニックなど，行動上の問題を伴うことがあり，極端な偏食，異食などがみられることもある.

　また，てんかんの合併率が高く，一般に，定型発達児のてんかんの初発は幼児期であるが，自閉スペクトラム症では思春期にも初発することがあり，初発のピークが幼児期と思春期の2回ある.

（2）　口腔所見
① 自閉スペクトラム症特有の歯科領域の所見はない.
② 人の介入を嫌がるため，歯科保健管理がむずかしく，齲蝕，歯周疾患が発生しやすい.
③ 極端な偏食，ときに齲蝕誘発能の高い飲食物や，酸蝕症の原因となる飲食物への固執や反芻，口腔内に食物を長時間溜め込むなどの食行動異常がみられることがある.
④ 異食，異常習癖のため，咬耗，摩耗がみられることもある.
⑤ 自傷行為による口唇の裂傷，歯の破折などの口腔外傷や歯肉退縮などがみられることがある.

酸蝕症
さまざまな原因により歯の硬組織，特にエナメル質が侵蝕される疾患である.
小児では清涼飲料水，果汁などの酸の過剰摂取が原因となる.

表17-2　自閉スペクトラム症児の得意なこと・苦手なこと	
苦手なこと	・言葉での説明を聴いて理解すること ・言葉でのコミュニケーション ・イメージ，想像すること ・見通しがもてないこと，急な予定変更 ・意味や目的がわからないこと ・暗黙の了解や，いわゆる常識といったもの ・感覚刺激
受け入れやすいこと 得意なこと	・習慣化，パターン化，ルーチン化されたこと ・目で見て理解できること ・見通しがつき，意味がわかり，興味をもてば根気よく取り組む

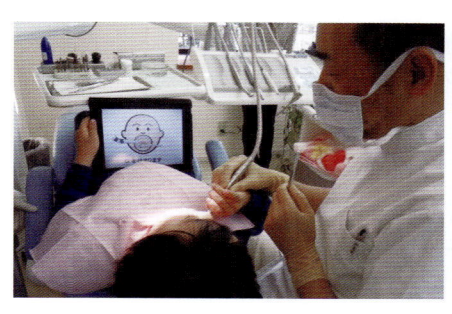
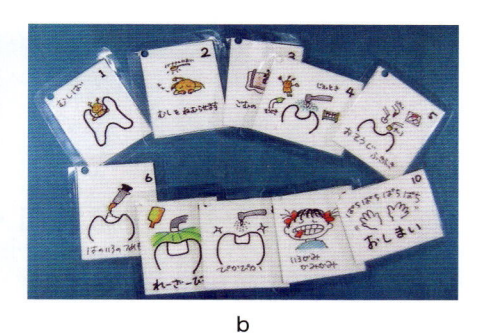

a　　　　　　　　　　　　　　　　b

図17-2　視覚支援に用いる視覚媒体

（左：良盛典夫先生（岐阜県多治見市開業）のご厚意による　右：愛知学院大学歯学部附属病院小児歯科・障害者歯科）

（3）　歯科治療上の問題点と注意点

　自閉スペクトラム症は，新しい環境への適応性が低く，コミュニケーションの確立がむずかしく，感覚過敏がみられるため，小児歯科臨床で最も対応が困難な障害の1つである．一方，パターン化，ルーチン化，習慣化された事柄や視覚情報として理解できること，見通しがつく状況は，自閉スペクトラム症児にとって受け入れやすいという特性がある（**表17-2**）．

　自閉スペクトラム症児には，このような特性を理解した対応が重要である．通常，診療場面での流れや，対応手順のパターン化，ルーチン化をはかり，小児ができそうな簡単なことから始め，スモールステップで成功体験を積み重ねながら徐々にステップアップし，歯科環境に慣れさせ，歯科治療を受け入れられるように行動変容していく．

　さらに，自閉スペクトラム症児は，言葉による指示理解や状況判断が苦手で，視覚的な情報処理は得意なため，TEACCHアプローチの概念に基づいて，絵カードや写真などを用いて診療の手順を視覚的に提示・説明し，診療の場面の「見通しをつきやすく」するような工夫も重要である（**図17-2**）．逆に，音やにおい，顔・首・口に触れるなどの感覚刺激を極端に嫌がることがある．このような嫌悪刺激を避けるためにも，事前に保護者から情報を聴取し，対策を講じておく必要がある．

　TEACCHアプローチは，treatment and education of autistic and related communication handicapped childrenを略した呼称で，TEACCH，TEACCHプログラムともよば

れる．TEACCH は，ノースカロライナ州立大学の Elic Schopler 教授によって始められた，自閉スペクトラム症とコミュニケーション障害児に対する治療と教育という意味である．能力を伸ばすことよりも，周りを変えて，自閉スペクトラム症の人が住みやすいように環境を整えることが TEACCH の基本的な考えであり，これを構造化と表現している．

　構造化には，次の 3 つの要素が考えられている．

[場所の構造化]　どこで何をすればよいかを，わかりやすくする．

[時間の構造化]　いつ何をすればよいかを，わかりやすくする．

[手順の構造化]　決まった順序，流れを示す．

　また，同一性の保持を好むことから，担当医，担当衛生士，補助者，さらに，診療ユニットを同一にし，同一の道程・手順で患児を導入することで診療が円滑にいくことが多い．

　しかし，このような配慮のうえでトレーニングを実施しても効果がみられない場合には，漫然とトレーニングをつづけるのではなく，ほかの対応法への変更を検討する必要がある．

３ 注意欠如・多動症/注意欠如・多動性障害

　DSM-IVの注意欠陥/多動性障害（ADHD）から DSM-5 で変更された疾患名で，発症年齢の記述が，「7 歳以前に存在し，障害を引き起こしている」から，DSM-5 では，「不注意または多動-衝動性の症状のうち，いくつかが 12 歳になる前に存在していた」に変更されている．

　本疾患の基本的特徴は，機能または発達を妨げるほどの不注意と多動性-衝動性，また，そのいずれかの持続的な様式である．

[不注意]　課題から気がそれること，忍耐の欠如，集中しつづけることの困難，およびまとまりのないこととして，注意欠如・多動症で行動的に明らかになるが，それらは反抗や理解力の欠如のためではない．

[多動性]　不適切な場面での（走り回る子どもといった）過剰な運動活動性，過剰にそわそわすること，過剰にトントンたたくこと，またはしゃべりすぎることをさしている．成人では，多動性は，過剰に落ち着きがないこと，あるいはその活動で他人を疲れさせることによって明らかになるかもしれない．

[衝動性]　事前に見通しを立てることなく即座に行われる，および自分に害となる可能性の高い性急な行動（例：注意せず道に飛び出す）のことである．あるいは，すぐに報酬を欲しがること，または満足を先延ばしにできないことに現れるかもしれない．衝動的行動は，社会的侵害（例：過剰に他人の邪魔をする）および/または長期的結果を考慮せずに重要な決定を下すこと（例：十分な情報なしに職を決める）などによって明らかになるかもしれない．

　注意欠如・多動症は，小児期に発症する（不注意または多動-衝動性の症状のうち，いくつかが 12 歳になる前から存在する）．有病率は，子どもの約 5%，成人の約 2.5% である．女性より男性に多く，小児期で 2：1，成人期で 1.6：1 である．

　特有の口腔所見はみられず，診療時の対応は自閉スペクトラム症に準じる．

4 限局性学習症/限局性学習障害

限局性学習症は，DSM-IVの学習障害から DSM-5 で変更された疾患名で，DSM-IVの読字障害，算数障害，書字表出障害，特定不能の学習障害の診断を統合している．

限局性学習症の本質的な特徴は，正規の学校教育期間中，すなわち発達期に始まり，基本となる学業技術（読字，綴字，書字，計算，数学的推理など）を学習することの持続的な困難さがあり，正常水準の知的機能を示す人の学習に影響を及ぼす．

（1） 診断基準の概要

① 学習や学業的技能の使用に困難があり，その困難を対象とした介入が提供されているにもかかわらず，次の症状の少なくとも 1 つが存在し，少なくとも 6 か月間持続している．
- ・不適確または速度が遅く，努力を要する読字
- ・読んでいるものの意味を理解することの困難さ
- ・綴字の困難さ
- ・書字表出の困難さ
- ・数字の概念，数値，または計算を習得することの困難さ
- ・数学的推論の困難さ

② 欠陥のある学業的技能は，その人の暦年齢に期待されるよりも著明にかつ定量的に低く，学業または職業遂行能力または日常生活活動に意味ある障害を引き起こしている．

③ 学習困難は学齢期に始まる．

④ 学習困難は，知的能力障害群，非矯正視力または聴力，ほかの精神または神経疾患，心理社会的逆境，学業的指導に用いる言語の習熟度不足，または不適切な教育的指導によってはうまく説明されない．

読字，書字，および算数の学習領域にわたる本疾患の有病率は，学齢期の子どもにおいて 5〜15％である．

特有の口腔所見はみられず，診療時の対応も定型発達児と大きく変わるところはない．

5 てんかん

世界保健機関（WHO）では，てんかんとは，「種々の成因によってもたらされる慢性の脳疾患であって，大脳ニューロンの過剰な発射に由来する反復性の発作（てんかん発作）を特徴とし，それにさまざまな臨床症状および検査所見を伴うもの」と定義づけている．

（1） てんかんの発作型と抗てんかん薬

てんかん発作型国際分類は，2010 年に改訂案が提案されているが，現在一般的に用いられている 1981 年版を示す（**表 17-3**）．国際分類では，てんかん放電の局在により部分発作（2010 年改訂版の焦点発作）と全般発作に大別されている．

[部分発作]　過剰な電気的興奮が脳の一部に限定されて起こる発作

[全般発作]　大脳の両側にまたがる広い範囲で過剰な興奮が起こることで発生する発作

てんかんの治療は，抗てんかん薬による薬物療法と外科的治療が行われる．薬物療法で

表17-3　てんかん発作型国際分類（1981）

部分発作	全般発作
A　単純部分発作（意識障害を伴わないもの） B　複雑部分発作（意識障害を伴うもの） C　二次的に全般化する部分発作	A　欠神発作 B　ミオクロニー発作 C　間代発作 D　硬直発作 E　硬直間代発作 F　脱力発作

表17-4　発作分類による薬物の選択
部分発作：カルバマゼピン，フェニトインなど
全般発作：バルプロ酸ナトリウム，クロナゼパム，エトスクシミドなど

は，発作の種類により多くの抗てんかん薬のなかから発作の種類により選択される（**表17-4**）．

(2)　代表的なてんかん

a　子どもに多いてんかん

[中心・側頭部に棘波をもつ良性小児てんかん]　小児期の代表的な良性てんかんで，「ローランドてんかん」ともいわれ，小児の発作で最も頻度が高い．発症年齢は，3〜14歳で，発作は，睡眠に関連して起こることが多く，顔面や口唇周囲が痙攣を起こし，2〜3分で自然に収まる．予後は良好で，発作は思春期以降に消失する．

[小児欠神発作]　小児てんかんの2〜8％を占める．突然，意識消失発作が起こり，それまでの動きや会話が途切れ，5〜15秒程度で元の動作を再開する．転倒はしない．小発作ともよばれる．

[点頭てんかん（West症候群）]　点頭てんかんは，West症候群と同義語に用いられている．好発年齢は，生後3〜11か月で，きわめて短時間で，一瞬頭部を前屈し，うなずくような動作を伴う発作である．多くの場合，発作は5〜10秒間隔で繰り返し出現するのが特徴である．難治性のてんかんで，精神運動発達の遅滞，停止がみられ，一部はLennox-Gastaut症候群に移行する．

[Lennox-Gastaut症候群]　小児期，おもに8歳未満に発症し，強直発作，非定型欠神発作，脱力発作，てんかん重積など多彩なてんかん発作を生じる．難治性の疾患で，90％が知的能力障害を伴う．

b　その他のてんかん

[ミオクロニー発作]　顔面，四肢，体幹の筋肉が瞬間的にビクンと収縮する発作である．

[脱力発作]　筋の緊張が瞬間的に低下・消失し，力が抜けてしまう発作である．身体がよろめいたり，持っているものを落としたり，ときには，突然，倒れてしまう．

[強直間代発作]　突然の意識喪失とともに全身性強直痙攣（強直発作）が起こり，徐々に間代性の痙攣発作へ移行する発作で，大発作ともよばれる．突然，異様な叫び声をあげ，手足が伸展硬直し，身体全体を震わす発作がしばらくつづいたあと（強直相），手足，身体全体がガクンガクンと律動的に震え（間代相），数分つづいたあとに終了する．発作直後は意識がもうろうとなり，眠りに移行し，その後は正常な状態に戻る．

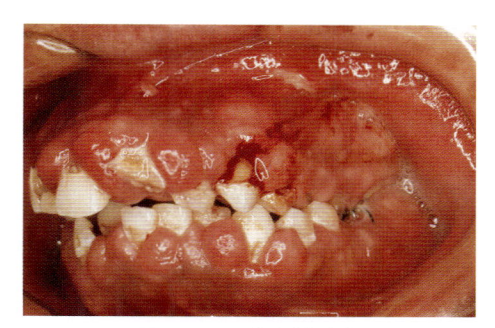
図 17-3　歯肉増殖症

表 17-5　歯科治療中のてんかん発作への対応

・薬物療法で発作がコントロールされ，怠薬がなければ，通常の歯科治療は問題ない
・発作は通常，2〜5分以内に治まる
・ただちに治療を中止し，すべての器械・器具を口腔内から取り除く
・周囲の危険物を取り除き，外傷の防止に努める
・嘔吐物や分泌物の誤嚥を防ぐため，顔を横向きにし，必要に応じて吸引する
・経過時間を確認しながら，発作の終息を待つ
・発作が10〜15分以上つづくようなら，発作を止めるため抗てんかん薬（ベンゾジアゼピン系）を静注する
・備えがなければ，すみやかに専門医へ搬送する

［痙攣（てんかん）重積状態］　発作がある程度の長さ以上つづく，または短い発作でも反復し，そのあいだの意識の回復がないものをいう．30分以上つづいた場合をてんかん重積状態とされていたが，最近では，5〜10分間以上発作がつづく場合は重積状態と判断して，治療を開始したほうがよいと考えられている．

（3）　口腔所見

　抗てんかん薬（フェニトイン）を服用している患児では，歯肉増殖症がみられる（図 17-3）．歯肉増殖の程度は，抗てんかん薬の服用開始時期，服用量（血中濃度）と関係がある．

　また，てんかん発作時に転倒し，顎顔面を強打し，歯の外傷が好発する．発作時，それぞれの患児は，転倒の仕方に一定の傾向があることから，特に外傷を起こすことが多い患児にはプロテクターの装着をすすめる．

（4）　歯科治療上の問題点と注意点

① 抗てんかん薬によって発作がコントロールされており，怠薬がない場合には，通常の歯科治療は問題がない．そのため，術前に服薬の有無，体調について常に聴取する．

② 小児神経科の主治医より発作についての医療情報を聴取しておく．

③ 保護者から日常の発作の頻度，発作の状態と対応方法，さらに，発作の起こりやすい状況や前駆症状の有無などを術前に聴取しておくことが重要である．処置中に発作が発現しても通常のものであるか否かは，保護者がその対応も含めて熟知していることが多い．

④ 発作は，通常2〜5分以内に治まるが，二次的な事故防止のために，**表 17-5** に示すような対応が必要となる．

⑤ 痙攣重積が起きたときは，緊急処置を必要とするため，対応が遅れないように準備し

ておく.

⑥ 歯肉増殖症への対応としては，抗てんかん薬の種類や投与量の変更が可能か否かなどを主治医と相談する．歯肉増殖は口腔内環境と関係することから，刷掃指導を患児ならびに介助者に指導する．重篤な歯肉増殖により摂食や口腔清掃に障害が強くでるときは，歯肉切除術を行う．抗てんかん薬の服用に変化がなければ再発する可能性もあるが，口腔清掃の徹底により，進行速度と程度を抑制することができると考えられている.

6 肢体不自由

体幹や四肢（上肢および下肢）に不自由があり，そのままの状態では将来社会生活を営むのに不自由をきたすものを肢体不自由という．原因となる疾患は，麻痺性疾患として脳性麻痺やポリオ，先天性あるいは後天性の関節拘縮，四肢の先天性あるいは後天性の欠損，脊椎破裂などの頭蓋や脊椎の形成障害を伴う先天性の中枢神経障害，進行性筋ジストロフィー症などの筋原性疾患，先天性骨形成不全症などの骨系統疾患など多種多様である.

■ 1）脳性麻痺

日本では，脳性麻痺を「受胎から新生児期（生後4週以内）までのあいだに生じた脳の非進行性病変に基づく，永続的な，しかし変化しうる運動および姿勢の異常である．その症状は2歳までに発現する．進行性疾患や一過性運動障害，または将来正常化するであろうと思われる運動発達遅滞は除外する」とした，厚生省脳性麻痺研究班の定義（1968）が一般的に用いられている.

(1) 原　　因

従来，周産期要因が2/3近くを占めていたが，近年，周産期管理の向上により相対的に出生前要因が増加しているといわれている．また，新生児医療の進歩により，複数の危険因子をもった児が救命され，後遺症としての重度の重複障害児への対応が重要になってきている.

周産期の要因は，おもに呼吸循環障害による低酸素性脳障害である.

a 出生前

母体のウイルス感染，放射線，母体の異常，妊娠高血圧症候群，胎盤早期剥離，脳形成異常，胎内感染，頭蓋内出血，先天性水頭症など

b 周産期，新生児期

呼吸循環不全による低酸素性脳障害，重症核黄疸，頭蓋内出血，髄膜炎，脳炎など

(2) 合 併 症

脳性麻痺の合併症，随伴症候としては，言語障害（70〜75％），精神遅滞（50〜60％），視覚障害（50％），聴覚障害（25％），てんかん（30〜35％），行動異常，情緒障害，歯の障害，脊柱側彎症などがある.

(3) 脳性麻痺の分類

脳性麻痺の分類を表17-6に，麻痺別分類を図17-4に示した.

表 17-6　脳性麻痺の分類

病型による分類	痙直型 spastic type	四肢の緊張が強くなり，腱反射，伸張反射の異常亢進により随意運動が円滑にできない．四肢を屈曲，伸展するときにジャックナイフあるいは鉛管を屈伸するような抵抗感のあるタイプ．脳性麻痺の約 70〜80％を占める．
	アテトーゼ型 （不随意運動型） athetotic type	意思により抑制できない不随意運動を示す型で，興奮時や意向運動時に亢進する．物をつかもうとしても，不随意的に四肢が揺れ動き，なかなか目的を達成できないタイプ．脳性麻痺の約 10％を占める．
	強直型 （固縮型） ridge type	筋の緊張が全体として亢進し，他動的な運動に際し，四肢が鉛管のように硬く抵抗を示す．痙直型に比べて硬さの程度が強い．
	運動失調型 ataxic type	運動時の平衡維持が障害されフラフラする状態．目的運動に対する各筋の協調運動が障害される．
	混合型 mixed type	上記の障害が重複しているものをいう．
障害部位（麻痺部位）による分類	単麻痺	四肢のうち一肢が麻痺したものであるが，その頻度は少ない．
	片麻痺	身体の片側が麻痺し，原則として上肢のほうが下肢より麻痺が強く，痙直型がほとんどである．
	対麻痺	両下肢が対称的に麻痺したもので，痙直型がほとんどである．
	両麻痺または対麻痺	上肢と下肢が麻痺し，原則として下肢のほうが上肢より麻痺が強い．
	三肢麻痺	三肢が麻痺したもので，その頻度は少ない．
	四肢麻痺	四肢が同程度麻痺したもので，痙直型では精神遅滞やてんかんを伴うことが多く，不随意型の大部分はこの四肢麻痺である．
	重複片麻痺	片麻痺が左右両側にみられ，上肢のほうが下肢より麻痺が強い．

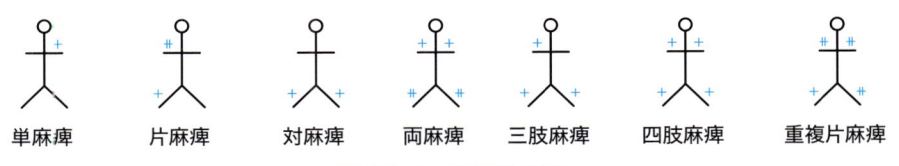

単麻痺　　片麻痺　　対麻痺　　両麻痺　　三肢麻痺　　四肢麻痺　　重複片麻痺

図 17-4　麻痺別分類

（4）　口腔所見

a　エナメル質減形成が多い

脳損傷を受けた時期によって，エナメル質減形成の部位，現れ方が異なる．歯ぎしり（ブラキシズム）や歯のくいしばりによる歯の咬耗，摩耗が多い．

b　咀嚼・嚥下障害

咀嚼筋，嚥下時の筋の協調が障害され，舌突出から咀嚼・嚥下がうまく行えず，食物が口腔外へあふれ出したり，口腔内に残留したりする．また，誤飲を起こすことがある．

c　流　　涎

口唇閉鎖不全，嚥下機能障害などにより現れる（図 17-5）．

d　齲蝕，歯周疾患

唾液の粘稠，食物残渣，口腔清掃の困難性から齲蝕に罹患しやすく，重症化しやすい．また，単純性歯肉炎に罹患しやすい．

e　歯肉増殖症

てんかんを合併していると，抗てんかん薬（フェニトイン）の服用により，重度な歯肉

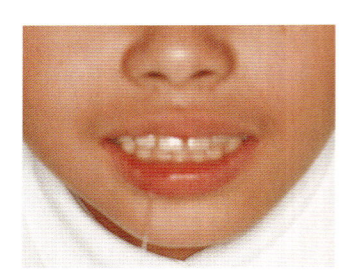

図 17-5 　流　　涎

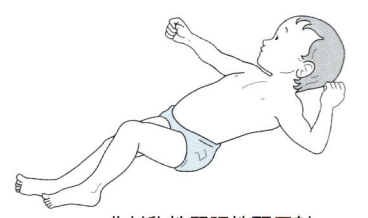

a：非対称性緊張性頸反射
頭を一側に向けると，顔が向いた側の上下肢が伸展し，反対側の上下肢を屈曲させる（フェンシング姿勢）反射．原始反射の1つで，定型発達児では4〜6か月ころ消失する．

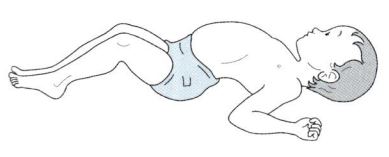

b：緊張性迷路反射
空間での頭部の位置変化により起こる反射．仰臥位で頭部が軽度に後屈されると上下肢・体幹が伸展する．また，伏臥位では頭部が軽度に前屈されると上下肢・体幹が屈曲する．原始反射の1つで，定型発達児では4か月ころ消失する．

図 17-6 　治療中に誘発する異常反射例

増殖症を起こす．

f　歯列・咬合異常

咀嚼筋，口腔周囲筋の異常な筋活動により歯列・咬合の異常がみられる．特に舌突出が原因の上顎前突，歯列弓の狭窄の頻度が高い．

g　外　　傷

転倒しやすく，歯の外傷も多い．

（5）　歯科治療上の問題点と注意点

脳性麻痺児の歯科治療では，次に示すような多方面からの対策が必要となる．

① 筋の異常緊張・反射や不随意運動の制御と診療姿勢の確保

② コミュニケーション障害への対応

③ 知的能力障害への対応

④ 全身的リスク管理面

脳性麻痺は，身体障害など外見上の障害の重さと知的能力障害の程度とは関連がなく，知的能力障害がまったくない場合でも，言語でのコミュニケーションをはかることができない場合があるので注意が必要である．また，歯科治療時の患児の精神的緊張は，筋の異常緊張，異常反射や不随意運動を誘発し，増悪させるため，精神的な緊張を取り除きリラックスさせる工夫をする．また，治療時の体位変換，突然の音や刺激により，全身や口腔周囲の異常反射や筋緊張，さらに，非対称性緊張性頸反射や緊張性迷路反射（図 17-6）などの原始反射が誘発されることがあるので，注意を要する．異常反射の抑制にボバースの反射抑制体位（姿勢）の応用が有効な場合もある．

治療中，唾液の貯留，歯の切削屑や水などを誤嚥させないように注意すると同時に，異常反射や不随意運動に伴う呼吸筋の異常緊張，過開口や無理な開口，下顎の圧迫による気道閉塞や舌根沈下，息ごらえなどによる呼吸抑制についても十分注意する．

言語障害や視覚・聴覚障害，知的能力障害を伴う脳性麻痺児では，意思の疎通をはかりにくいが，身体に優しく触れるなどコミュニケーションをはかる．

■ 2）進行性筋ジストロフィー

筋肉（骨格筋）が徐々に萎縮していく疾患である．単に萎縮していくのではなく，筋肉

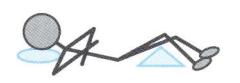

が壊死，再生を繰り返し，脂肪や結合組織に徐々に変性していく，骨格筋の進行性，破壊性病変による筋疾患群で，心筋をも障害する．

遺伝的基盤のもとに発症することが知られており，遺伝形式ならびに臨床症状から細かく分類されている．

（1） 代表的な筋ジストロフィー

a　X連鎖劣性筋ジストロフィー

[Duchenne 型筋ジストロフィー]　X連鎖劣性遺伝で，ほとんど男児のみに発症する．X染色体短腕に存在するジストロフィン（dy）の欠失，あるいは変異に基づく筋細胞膜タンパク生成が欠損し，筋変性が生じる．なお，ジストロフィンは，全身の骨格筋，心筋，平滑筋線維膜，シナプスや神経細胞膜に存在し，その生成に関与している．

通常3〜5歳ころに，転びやすい，動揺性歩行，走れないなどの症状で発症する．筋力低下は休みなく進行し，10歳前後で歩行不可能となり，25歳前後で呼吸機能不全，心不全により死亡する．

[Becker 型筋ジストロフィー]　X連鎖劣性遺伝で，ジストロフィンの異常により発症する．Duchenne 型と比べて発症は遅く，進行も緩慢である．

b　先天性筋ジストロフィー

進行性筋ジストロフィーのなかで乳児期より発症するもの

[福山型先天性筋ジストロフィー]　福山らによって報告された先天性筋ジストロフィーで，日本での症例がほとんどである．中枢神経系の障害を合併し，Duchenne 型に次いで多い．最近，本症の遺伝子座が9番染色体の長腕31-33領域に存在することが報告された．常染色体劣性遺伝による．

新生児期あるいは乳児早期から筋緊張が低下し，特に顔面筋が侵されるため特有の顔貌を呈し，知的能力障害，痙攣などを認める．

[非福山型先天性筋ジストロフィー]　欧米では古くから報告されており，新生児期，乳児期に発症し，運動発達の遅れがあるが，福山型と異なり中枢神経症状がない．最近，本症の遺伝子座が6番染色体の長腕22-23領域に存在することが報告された．常染色体劣性遺伝による．

[筋緊張症候群]　いくつかの疾患があるが，代表例として筋強直性ジストロフィーがある（常染色体優性遺伝）．発症は20〜30歳代にかけてみられるものが最も多い．最近，本症の遺伝子座が19番染色体長腕13.3領域に存在することが報告された．

（2） 口腔所見

a　齲蝕，歯周疾患

口腔周囲筋，咀嚼筋の障害から口腔清掃管理がむずかしく，罹患率が高い．

b　咀嚼機能

咬合力，咀嚼能力の低下がみられる．

c　歯列，咬合

舌および口腔周囲筋，咀嚼筋群の萎縮に伴う筋弛緩により，巨舌，開口，歯列弓の拡大，上下顎骨の開大がみられる．

（3）　歯科治療上の問題点と注意点

　疾患の進行程度や病型によってリスクが異なる．重症な患児では，呼吸抑制，心不全を起こしやすいので，術中，生体監視装置による循環・呼吸の観察は不可欠である．また，反射性咳嗽が減退しているため，特に誤飲や誤嚥に注意する．

　呼吸器や心臓に重篤な合併症を起こしている場合には，歯科治療が禁忌になることもある．体幹や頸部の筋力が低下している場合には，身体の固定が必要である．その際，呼吸抑制に注意する．

　ラバーダムを装着し，誤飲を予防する．また，開口の維持が困難な場合には，開口器を用いる．その際，特に呼吸抑制に注意する．

7　感覚器障害

　感覚には，視覚，聴覚，温度覚，触覚，痛覚，味覚，嗅覚，平衡覚，固有覚，内臓覚などがある．これらの感覚器官に生じた障害で，歯科医療に関しては，視覚，聴覚，言語障害がある．まれに，無痛症のように歯科ときわめて密接な疾患もある．

■ 1）視覚障害

　障害者福祉の観点からは，おもに視力と視野の障害が問題となる．視覚障害の程度としては，視力がまったくない盲（全盲）と，一部視力が残っている弱視（両眼の矯正視力が0.3未満）に分けられる．

[先天性の原因]　奇形，色素性網膜変性症，梅毒，風疹など
[周産期に起こる原因]　淋病，未熟児網膜症，外傷など
[後天的な原因]　トラコーマ，髄膜炎，糖尿病，Behçet病，腫瘍，白内障，緑内障，外傷など

（1）　口腔所見

　視覚障害に特有な症状，所見はない．

（2）　歯科治療上の問題点と注意点

　行動変容の基本ともいえるTell-Show-DoのShowが行えず，患児とのラポールをとることがむずかしい．治療にあたっては，話しかけや説明を行ったのち，手で触れさせ，不安や恐怖を取り除くように心がける．治療中は，孤立や不安を与えないように，常に言葉をかけ，スキンシップをはかる．

■ 2）聴覚障害

　聴覚障害には，難聴，聾，異常聴覚現象がある．難聴は，伝音系と感音系に分けられる．外耳道・鼓膜・耳小骨を経て内耳の有毛細胞に至る過程を伝音系といい，内耳の有毛細胞から，聴神経・脳幹の聴覚伝導路を経て，大脳半球側頭葉の第一次聴覚野に至る過程を，感音系という．

[伝音系難聴の原因]　奇形，中耳炎など
[感音系難聴の原因]　遺伝，先天性風疹症候群，先天性サイトメガロウイルス感染症，先天（性）梅毒，未熟児，重症新生児黄疸，髄膜炎，麻疹，流行性耳下腺炎，ストレプトマイシン，カナマイシン，ネオマイシンなどのアミノグリコシド系抗菌薬の副作用など

（1） 口腔所見

聴覚障害に特有な症状，所見はない．

（2） 歯科治療上の問題点と注意点

難聴児には知的能力障害はないが，言語発達は遅れることから，意思の疎通がむずかしい．歯科治療にあたっては，補聴器，読唇術，手話，筆談，図，模型などを用いて意思の疎通をはかる．

■ 3） 先天性無痛無汗症

先天性無痛無汗症は，遺伝性感覚・自律神経ニューロパチー（HSAN）に属する疾患で，Ⅳ型に相当する．Ⅴ型は無汗を伴わない先天性無痛症とされている．Ⅳ型，Ⅴ型のいずれも全身の温度覚と痛覚が消失し，Ⅳ型では全身の発汗が低下し，さまざまな程度の知的能力障害や発達障害を合併することがある．

歯科的な問題点は，痛みを感じないため，繰り返し起こる舌や口唇，頬粘膜の咬傷と，それに伴う難治性の潰瘍である．なお，咬傷は生後6か月ころ，下顎乳歯中切歯萌出開始に合わせて始まり，これがきっかけとなり本症の診断がつくこともある．また，齲蝕や歯ぎしりによる咬耗は，痛みを訴えないため早期発見が遅れ，歯髄炎，根尖性歯周組織炎，骨髄炎に進展してはじめて気づくこともある．さらに，自己抜歯による歯の喪失もみられる．

診療上の対応では，知的能力障害に対する配慮が必要である．咬傷の予防には，歯が萌出し咬傷が始まったら保護プレートを装着する．原因歯の安易な抜去は，歯の萌出に伴い抜歯を繰り返すことになり，根本的な治療にはならない．手指の咬傷もみられる．

8 言語障害

言語障害には，発音の不明瞭（構音障害），話し方・話し言葉の流暢性の障害，話す・聞くなどの言語機能の基礎的な発達の遅れや偏りなどがある．

構音障害は，先天的な形態異常である口蓋裂や粘膜下口蓋裂，あるいは鼻咽腔閉鎖不全，舌，口唇などの構音器官の形態的・機能的異常に伴うものである．また，話し方・話し言葉の流暢性の障害は，吃音，脳性麻痺などによる話し言葉のリズムの異常などである．言語機能の基礎的な発達の遅れや偏りによる言語障害は，知的能力障害，対人関係に障害のある自閉スペクトラム症，あるいは読字に関連した限局性学習症などにみられる．また，聴覚障害がある子どもの場合には，言語発達に遅れがみられることもある．

言語障害特有の口腔所見はないが，原因が先天的な形態異常である口蓋裂などの場合には，原疾患に関連した口腔所見を示し，診療時の対応においても，原疾患の特性を考慮した配慮が必要である．

9 口唇裂・口蓋裂

口唇裂・口蓋裂は，胎生初期に，なんらかの原因による上顎突起あるいは下顎突起などの癒合不全によって生じる先天奇形（異常）で，大奇形である．

(1) 発生要因

発生要因は，いまだ不明な点が多いが，次の3つが考えられている．

a 遺伝要因（遺伝子の変異など）

近親者罹患率は10〜20％で，一般集団の0.1〜0.5％よりはるかに高率である．また，罹患一致率は一卵性双生児33〜66％，二卵性双生児5〜8％である．染色体異常であるKlinefelter症候群，Down症候群（21トリソミー）などの罹患率は，一般集団よりはるかに高率である．

b 環境要因（感染，放射線，化学物質などの母体環境）

放射線照射は，染色体の突然変異を誘発する．サリドマイド，抗悪性腫瘍薬，ホルモン薬，抗てんかん薬，アルコールなどの化学物質には催奇形性がある．

c 遺伝要因と環境要因が相互に関与

風疹ウイルス，糖尿病，高年齢妊娠などは，環境要因と宿主の遺伝要因に影響する．唇顎口蓋裂は男児に多く，口蓋裂は女児に多い．また，右側よりも左側に多く発生する．

唇顎口蓋裂の障害として次のことがあげられる．

① 顎顔面の形態異常

② 哺乳障害

③ 言語障害

④ 顎発育障害

⑤ 耳疾患および聴力障害

⑥ 精神的・心理的障害

(2) 口腔所見

口蓋裂部に欠如歯や矮小歯がみられることが多い．裂部は不潔になりやすく，口腔清掃がむずかしいことから齲蝕に罹患しやすい．上顎骨の劣成長による反対咬合，さらに，上顎の狭窄による交叉咬合がみられる．

(3) 治　療

連絡を密にする．唇顎口蓋裂や口蓋裂では，口腔内陰圧が十分に得られないため，哺乳障害を生じやすい．そのため，口蓋裂部に硬質レジンでつくられた哺乳床（Hotz床，口蓋床）を装着することで，授乳の改善，上顎の狭窄防止や顎成長の誘導を図る．

a 口 唇 裂

口唇裂の初回手術は，生後3か月で，体重6kg程度の時期に行われる．

b 口 蓋 裂

口蓋裂の手術は，言語発達および鼻咽腔閉鎖機能の早期獲得のためには早期に行うことをすすめている．しかし，早期手術は，晩期手術より強い中顔面の発育障害が起こることも明白であり，また，未手術の唇裂・口蓋裂症例の顎顔面の成長が良好である事実からも，晩期手術が主張された．長期間鼻咽腔閉鎖不全のまま経過すると異常構音が習慣化し，その後に手術や機能訓練を行っても容易に正常な構音様式にならないことから，最近では，異常構音の発現や習慣化が生じる前の1歳半前後に行われる．

c 鼻咽腔閉鎖不全

通常，口蓋裂の手術後，なお10〜20％の鼻咽腔閉鎖不全が残存する．

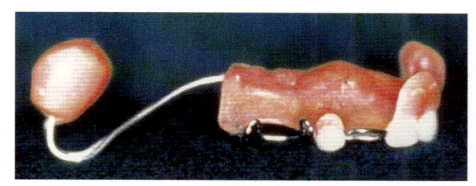
a：本　体

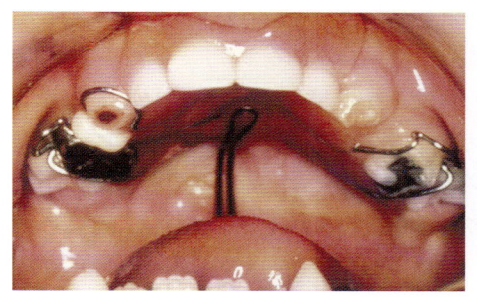
b：装　着

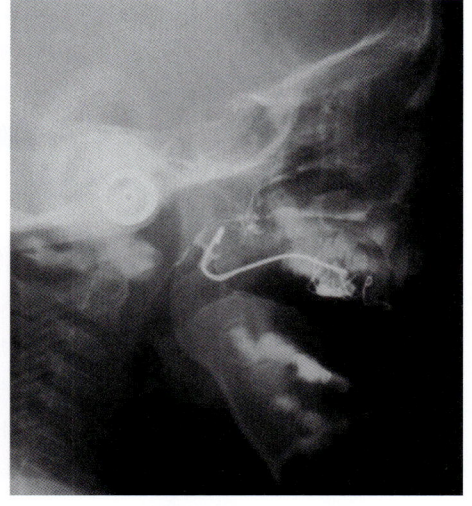
c：装着後の側貌エックス線写真

図17-7　スピーチエイド

［軟口蓋挙上板］　軟口蓋部を後上方に挙上するために口蓋延長部を設けた装置で，構音法習得のうえで効果的である．

［スピーチエイド］　鼻咽腔部に挿入されるバルブ，維持装置としての硬口蓋床部，両者を連結する軟口蓋部からなる（**図17-7**）．バルブを鼻咽腔部に挿入することにより，閉鎖不全部分を縮小させることが目的で，鼻咽腔の狭小化により，鼻咽腔漏出呼気量の減少ならびに発語明瞭度が増す．さらに，鼻咽腔が狭小されるとバルブを少しずつ削除し，最終的にはスピーチエイドが不必要になり，撤去されることもある．

　患児の口腔衛生状態は悪化することが多い．齲蝕や歯周疾患の予防，摂食指導，歯列不正への対応，言語治療，易上気道感染への対応，心理面での介助などから，看護師，小児科医師，形成外科医師，耳鼻咽喉科医師，口腔外科医師，小児歯科医師，矯正歯科医師，補綴歯科医師などの専門歯科医師，言語療法士などによるチームアプローチが重要である．

（4）　歯科治療上の問題点と注意点

　長期的展望に立った治療計画をチームアプローチとして捉える．心理的なアプローチが重要である．

D　歯科的対応

1　行動科学・心理学の概念を応用した対応

　障害児の心身の機能発達は，偏りや遅滞を伴うものの，定型発達児と同じ過程をたどっていく．そのため，障害児への歯科的な対応は，基本的には定型発達児に対する対応法と同じで，一人ひとりの障害の特異性と小児の発達段階，個性に配慮しつつ，愛情をもって優しく接することが重要である．ただし，障害児の場合，円滑な診療をすすめるうえで配慮を必要とする問題を多くもっているため，それぞれの障害の特異性を理解し，その障害

児に適した対応を選択することが重要である．

　一般に，緊急を要する処置がない場合や特殊な場合を除いて，身体抑制下での歯科治療を避けるため，歯科環境や診療に慣れさせるためのトレーニングを行いながら，簡単な処置から徐々に診療を進めていく．そのため，診療室に入ること，治療椅子に寝ること，治療椅子上での歯磨きなどからトレーニングを始める．いわゆるスモールステップで，子どもができそうな簡単なことから始め，成功体験を積み重ね，達成感をもたせながら徐々にステップアップし，診療が受け入れられるように，さまざまな行動変容技法を応用して行動変容していく．通常，発達年齢が3歳〜3歳6か月以上に達していれば，歯科診療に対するレディネスが備わり行動変容が可能とされているが，3〜4回程度のトレーニングにより行動変容効果がみられない場合には，対応法の再評価を行う．

　また，自閉スペクトラム症に代表されるような，言語理解やコミュニケーション能力に障害のある子どもには，診療手順をパターン化したうえで，情報を絵カードや写真など視覚的媒体を用いて提示し，診療場面での理解や見通しをつきやすくするための視覚的支援を併用すると効果的である（p.329参照）．しかし，こうした行動科学・心理学の概念を応用したアプローチ法には限界があり，障害の状態によっては短期間に効果を得ることがむずかしいこともある．

　対応法（行動調整法）の種類，概念，応用方法の詳細については，第8章参照．

2　薬物を用いた対応

　前述の対応による効果が期待できない場合には，亜酸化窒素鎮静法，静脈内鎮静法，全身麻酔法など薬物を用いた対応法を応用する．

　亜酸化窒素鎮静法は，30%亜酸化窒素-70%酸素の混合ガスを吸入させる方法で，障害児の外来診療において簡便に行うことができ，前述のトレーニングと併用することにより高い有効性が得られる．亜酸化窒素鎮静法の応用では，装置，マスクに対する不安や恐怖を取り除き，安定してガス吸入ができるようにトレーニングすることが必要である（図17-8）．当然のことながら，診療椅子上で亜酸化窒素吸入のためのトレーニングを拒否する，きわめて不協力な患児に，無理に亜酸化窒素鎮静法を応用しても，ほとんど効果はみられない．この場合は，静脈内鎮静法あるいは全身麻酔法の適応となる．

　静脈内鎮静法は，抗不安薬あるいは静脈麻酔薬の静脈投与により鎮静状態にする方法で，吸入鎮静法より確実な効果が得られる．

　全身麻酔法を用いた歯科治療は，治療中，子どもの協力を得る必要がなく，1回の麻酔で多数歯の治療を終了できる利点があるが，通常は入院が必要である．近年，日帰りの全身麻酔下歯科治療を行う施設も増加しているが，薬物を用いる対応法は，診療機関により対応できる範囲が異なる．

3　抑制下での歯科治療

　不協力であるという理由のみで，安易に身体抑制下での診療を行わず，行動変容法をは

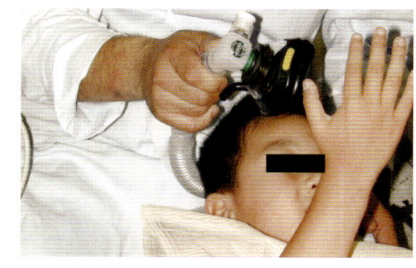
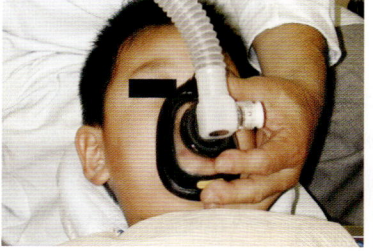
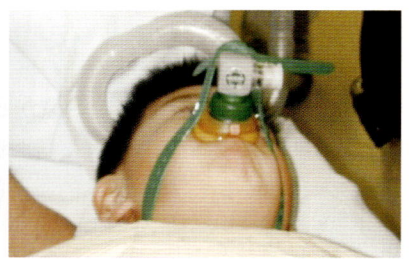

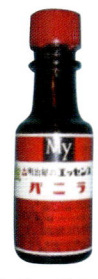
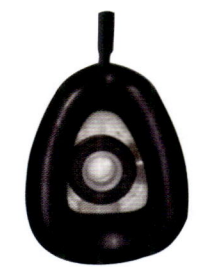
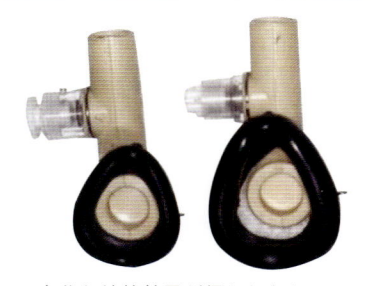

a：あらかじめバニラエッセンスで甘い香りをつけた face mask で「いいにおいがする」ことを強調しながらマスクを見せ，マスクのにおいを嗅がせる．

b：face mask で鼻，口を覆い，ガスを吸入させ，徐々に亜酸化窒素の濃度を上昇させる．

c：十分な鎮静効果が得られたら，nose mask に交換する．

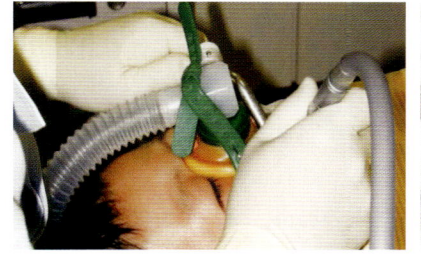
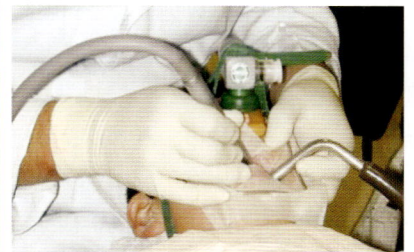

d：nose mask に交換し，安定した鎮静効果が得られたら，切削バーをつけない状況でタービン切削，バキューム使用の模擬診療を実施し，患児の反応を確認する．

e：実際に歯の切削および充填処置を実施する．

図 17-8　亜酸化窒素鎮静法

じめとした，ほかの対応法の適用を検討する必要がある．しかし，ほかの対応法の適用が困難で，危険を伴う場合には，患児の安全を守るために抑制具の使用はやむを得ないこともある．その際，心理面への悪影響への配慮を忘れてはならない．さらに，号泣，激しい抵抗状態下での無理な抑制治療は，誤嚥，呼吸抑制など重大事故の可能性が高くなることを認識し，呼吸・循環の監視下で，短時間に効率的な診療に心がけることはいうまでもない．

　また，アテトーゼ型（不随意型）の脳性麻痺児などでは，患児側から抑制帯の装着を求められることもあるが，反射抑制体位の応用などの工夫をし，可能なかぎり抑制具を使用しない歯科治療ができるか，検討が必要である．

　なお，突発的な体動に配慮した予防的な徒手による身体固定や軽度の抑制は，事故防止のうえから必要である．

4 保健指導

■ 1）治療から予防へ

障害児歯科医療においても，定型発達児同様，治療中心の歯科医療から予防と口腔の機能向上，健康増進とQOL向上を念頭においた歯科医療システムの確立が重要である．

障害児の歯科治療は，定型発達児に比べて多くの時間と困難を伴い，患者・家族に与える負担は大きい．さらに，障害児は，さまざまな理由で歯科疾患に罹患しやすいため，低年齢からの予防・歯科保健指導は定型発達児以上に重要である．しかし，前述のように母親・保護者の関心は，障害とその基礎疾患，合併疾患の治療や訓練・教育に向けられ，口腔や歯科保健に対する関心はきわめて低く，歯科保健管理を目的に自主的に歯科医療機関を訪れることは少ない．

進行した齲蝕治療を目的とした歯科受診は，歯科治療そのものが困難であるばかりか，患児に歯科への不要な恐怖心を植えつけ，その後の歯科受診，歯科保健管理にも悪影響を与える．そのため，可能なかぎり早期から予防のための歯科保健指導が重要である．

■ 2）口腔清掃の指導

精密な歯科治療は，行動がコントロールしにくい障害児には限界があることがあり，再治療症例も少なくない．できるだけ児自身で口腔衛生を良好に維持できるように指導しなくてはならないが，限界がある場合には，保護者，介助者に口腔衛生の重要性を訴え，援助することが重要である．

歯磨きの完全な自立とは，口腔のすみずみまで歯ブラシが届き，きれいに磨ける，自発的にきれいにしようという生活態度が身につくことである．これには，かなり高いレベルの知的発達や手指運動能力・巧緻性が要求される．障害児の場合，全員に歯磨きの完全な自立を求めることは困難であり，一人ひとりの能力に応じた，生涯にわたる支援が必要である．そのためには，学齢期のあいだに，おのおのの発達段階に応じた歯磨き能力を引き出すとともに，よりよい歯科保健習慣の定着に向けて，本人および保護者，介助者への指導が重要となる．

■ 3）生活指導

毎食後，就寝前に，効果的な口腔清掃をすることは簡単ではないことから，健常児以上に甘味食品の摂取を控えた指導（栄養指導，シュガーコントロール），ならびに口腔機能の発育を考慮した食生活指導が重要である．

■ 4）定期健診

定期的に口腔衛生状態をチェックし，指導をとおして強化する．また，口腔疾患の早期発見，早期治療のうえからも，それぞれの児に合った定期健診が重要である．

障害児の定期健診の意義を次に示す．

① 歯科疾患の予防，早期発見，治療

② 定期的な指導と専門的な口腔清掃，予防処置を受ける．

③ 治療の必要がない状態でよい経験を積み，人，環境，処置に慣れさせ，歯科診療への適応性を高める．疾患がない時期からの，予防のための定期的な通院が重要である．

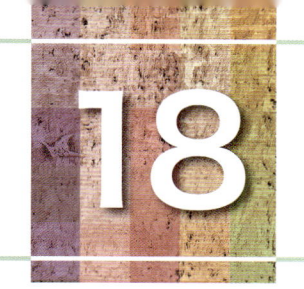

小児歯科臨床と遺伝

小児歯科臨床は，成長発達過程にある小児を対象としており，その口腔内の状態，環境は日々変化している．このことが小児歯科の魅力でもあるが，診断，加療の是非を含めて臨床をむずかしくもしている．臨床においては，齲蝕，歯周疾患，歯の形態的・構造的異常，顎顔面・歯列の異常，顎関節症，粘膜疾患をみる機会が多い．これらの疾患ならびに異常に影響を及ぼす因子として，遺伝，環境があげられる．

■ 1）成長発達に影響を及ぼす因子

（1）遺伝に関連する因子（先天的因子）

人種，家系，性別あるいは遺伝子の障害，染色体異常，先天性代謝異常などがある．

（2）環境に関連する因子（後天的因子）

胎児や子どもの発育は，そのおかれた環境に左右される．妊娠中の母体の環境，栄養，疾病（感染，内分泌障害），生活環境などがある．

これらを出生前，出生時，出生後に分けたものを**表18-1**に示した．

■ 2）親から子どもへの遺伝子の伝達

同じ両親から生まれても，一卵性双生児を除いて顔立ち，性格はまったく異なる．これは精子，卵子ができる際の減数分裂による．対の染色体のうち1つが受精することから23の染色体ができる確率は2^{23}（約10^7）で，精子，卵子ともにこの確率であるため10^{14}である．さらに，減数分裂の際に染色体交叉によって両親から生まれる子どもの遺伝子の組み合わせは，10^{14}をはるかに超えた天文学的数字となる．

両親の双方あるいは片方に疾患原因遺伝子があると子どもに伝達される．その伝達のされ方，すなわち，遺伝形式にはいくつかの種類がある．**表18-2**にメンデルによる遺伝形式のパターンを，**表18-3**に歯科関連遺伝性疾患の代表例を示した．

■ 3）顎顔面口腔領域に異常を起こす代表的な症候群

小児歯科臨床ではさまざまな症候群をみる機会が多い．症候群のなかには，歯科治療にあたって注意を払うべき重大な合併症を伴うことも少なくないことから，顎顔面口腔領域に異常を伴う症候群と，その症候群における主要合併症を知っておくことは重要である．一方，顎顔面口腔領域に出現した小奇形から染色体異常や症候群を導き出し，適切な歯科健康管理にあたることも歯科医師の責務である．

表18-1　成長発達に影響を及ぼす因子

出生前	遺伝子の異常，染色体異常，母体の感染（風疹），化学物質，放射線の影響，母体の栄養，母体の内分泌状態，器械的障害など
出生時	器械的障害，環境順応（呼吸），血液型の不適合，酸素欠乏など
出生後	栄養，内分泌，神経系などの障害，外傷，感染，生活環境，社会的要因など

表 18-2　メンデルによる家系のパターン

常染色体優性遺伝	・患者は通常，少なくとも1人の患者を親にもつ ・男性，女性のいずれにも発症する ・いずれの性を介しても伝達される ・患者と非患者との結婚によりできる子どもは50%の確率で患者となる
常染色体劣性遺伝	・患者は通常，非患者である両親から生まれる ・男性，女性のいずれにも発症する ・患者の親は保因者である ・親の血族結婚が発症率を増加させる
X連鎖性伴性劣性遺伝	・ほとんど男性にのみ発症する ・家系内で男性から男性への伝達はない ・母親は無症候の保因者で，患者男性を親族にもつ ・父親が患者で，母親が保因者の場合は女性にも発症する
X連鎖性伴性優性遺伝	・男性，女性のいずれにも発症するが，女性のほうが男性よりも形質発現が強い ・患者女性の子どもは，性別によらず50%の確率で患者となる ・患者男性が親の場合，娘は全員患者となるが，息子はならない
Y連鎖性遺伝	・男性のみに発症する ・患者男性は常に患者を父親としてもつ ・患者男性の息子はすべて患者となる

表 18-3　歯科関連遺伝性疾患の代表例

疾患	一般症状	口腔内症状	参照頁
Duchenne 型筋ジストロフィー	筋変性	開咬，下顎角の開大	p.337
先天性外胚葉形成不全	無汗症，発毛不全	歯の欠如	p.349
Miller-Dieker 症候群	発育遅滞，筋緊張低下	小顎症	
Prader-Willi 症候群	肥満，低身長	エナメル質形成不全	
Marfan 症候群	長管骨の過成長	高口蓋，口蓋裂	p.356
Treacher Collins 症候群	外耳・中耳の異常	下顎-頬骨低形成	p.354
Beckwith-Wiedemann 症候群	臍ヘルニア，過成長	巨大舌	p.214, 356

（1）　小奇形とは

　日常生活に支障をきたさない程度の軽微な奇形で，各奇形の一般集団中の出現頻度は5%未満と比較的まれなものである．小奇形を1〜2個有する者はまれではないが，3個以上有する者は非常に少なく，かつ臨床上重大な日常生活に支障をきたす大奇形を併せもつ場合が多く，染色体異常に多い．

　また，特徴的な小奇形の組み合わせにより特定の奇形症候群，染色体異常やその他の遺伝病の診断に役立つ．そして，奇形症候群の診断がなされると，予測されるほかの異常，成長発達や腫瘍発生などを含めた予知が可能となり，臨床上，重要である．**表 18-4** におもな小奇形を示した．

　日常臨床では，初診時に患児をみる際には全身から始める．頭部，頸部，四肢，体幹，そして最後に口腔内を診察して，小奇形の有無を観察する習慣をつけたい．

（2）　先天奇形症候群が疑われる患児の診察の手順

　次の事項に注意して小児を観察する．

　①医療面接によって生育歴を聴取，あるいは母子健康手帳を参考にして子宮内および成長障害の有無を確認する．また，家系内に同様な者がいるか否かを聴取する．

表 18-4　おもな小奇形

I．頭部・顔		III．鼻	V．耳		VII．体幹	VIII．外性器・肛門部	IX．四 肢	X．皮 膚

I．頭部・顔
1．頭髪欠損
2．前額突出
3．後頭扁平
4．長頭
5．後頭突出
6．扁平な顔
7．丸い顔
8．小下顎
9．下顎後退
10．下顎突出

II．眼域・眼球
1．瞼裂狭小
2．眉毛叢生
3．両眉毛癒合
4．両眼開離
5．内眼角贅皮
6．眼間狭小
7．内眼角開離
8．瞼裂斜上
9．瞼裂斜下
10．眼瞼下垂
11．虹彩欠損
12．眼球陥凹
13．眼球突出

III．鼻
1．小さい鼻
2．低い鼻稜
3．低い鼻根
4．上向き鼻孔
5．嘴様の鼻

IV．口・口腔
1．幅広い人中
2．短い人中
3．長い人中
4．小口
5．大口
6．下がった口角
7．二分口蓋垂
8．舌沈下
9．高口蓋
10．狭口蓋
11．大舌
12．小舌
13．舌突出
14．歯間離開

V．耳
1．耳介低位
2．耳介聳立
3．耳介後方傾斜
4．小耳介
5．外耳道狭小
6．耳介前の瘻
7．耳介前の陥凹
8．副耳
9．耳介奇形

VI．頸
1．項部毛髪線低位
2．翼状頸
3．項部の過剰皮膚

VII．体幹
（胸・腹部・背部）
1．乳頭欠損
2．乳頭低形成
3．過剰乳頭（副乳）
4．乳頭間離開
5．前胸部突出（鳩胸）
6．ロート胸
7．鎧状の胸
8．短い胸骨
9．腹直筋開離
10．臍ヘルニア
11．仙骨部陥凹

VIII．外性器・肛門部
1．小さい陰茎
2．大きい陰茎
3．停留精巣
4．二分陰嚢
5．襟巻き状陰嚢
6．陰核肥大
7．前位肛門

IX．四 肢
1．クモ指（趾）
2．短指
3．先細りの指
4．指状の母指
5．重なった指
6．彎指
7．屈指
8．幅広い母指（趾）
9．水かき指（趾）
10．短い第5指
11．揺り椅子の底状の足
12．爪欠損
13．爪低形成

X．皮 膚
1．カフェオレ斑
2．色素脱失
3．血管腫
4．色素沈着
5．弛緩性皮膚
6．毛細血管拡張

XI．皮膚紋理
1．軸三叉遠位
2．総隆線数減少
3．総隆線数増加
4．手掌単一屈曲線（猿線）
5．指単一屈曲線（指屈曲線の欠如）

（柳澤正美，阿部敏明，多田　裕 編：小児科学「遺伝と先天異常」，南山堂，1996）

② 知的能力障害の有無

③ 先天性心奇形など大奇形の存在の有無

④ 身長，巨人症，あるいは身体各部の均整異常の有無

⑤ 肥満，あるいはやせの有無

⑥ 筋緊張の異常の有無

⑦ 皮膚，頭髪，爪の異常

⑧ 皮膚紋理の異常の有無

⑨ 口腔所見からの異常の有無

　初診時すでに症候群名が明らかな場合でも，これらの奇形の有無を確認し，症候群アトラスなどを参照し確認する．もし，保護者が異常を認知しておらず症候群の可能性がある場合には，専門医との連絡が必要となる．

（3）　顎顔面口腔領域におけるおもな小奇形

　小奇形が表出されやすい部位として顎顔面口腔領域があげられる．

　歯科医師は，服を脱がせて全身を診察することは限られることから，専門領域である顎顔面口腔領域の小奇形に精通して，症候群を診断できる能力を備えておきたい．

（4）　小奇形から症候群

　小奇形から症候群の見当をつけ，症候群の詳細を調べ，歯科治療だけでなく予防を含めた歯科管理に役立たせる．

19 治療時に留意すべき小児疾患

A　遺伝性疾患

1　先天性外胚葉形成不全（先天性外胚葉異形成症）

　毛髪，歯，汗腺など，外胚葉由来組織の形成不全を本態とする先天異常である．X連鎖劣性（潜性）遺伝（XLR）と，常染色体劣性（潜性）遺伝（AR）があるが，XLRがほとんどである．XLRの原因は*Ectodysplasin A*遺伝子の変異である．男児に発現し，女児では典型例はみられず，保因者として軽度な異常所見がみられる．

(1)　臨床症状

[毛髪]　貧毛がほとんどで，無毛は少ない．頭髪は疎である．眉毛，睫毛，恥毛を欠く．

[歯]　部分無歯症（多数歯の欠如）あるいは完全無歯症である（図19-1-b）．歯が存在しても，矮小歯，円錐歯などの形態異常がみられる．

[汗腺]　汗腺の低形成や無形成のため，発汗は著しく少なく，夏季などではうつ熱，発熱がみられる．XLRの患者（ヘミ接合体）では，エクリン腺はほとんど存在せず，女児の保因者（ヘテロ接合体）では，正常汗腺部分と低・無形成部分がモザイクを形成し，発汗は，多少減少する．

[顔貌]　歯槽骨の低形成，無歯，下眼瞼の色素沈着を伴ったシワなどから老人様顔貌を示す（図19-1-a）．ときに，全身発育障害，爪の変形，乳腺低形成，皮脂腺低形成，唾液腺低形成などをみることがある．

(2)　歯科的所見

①歯の欠如と形態異常　　②著しい空隙歯列　　③歯槽骨の形成不全　　④上・下口唇の翻転
⑤咀嚼機能障害　　　　　⑥発音障害　　　　　⑦低い咬合高径　　　　⑧審美障害

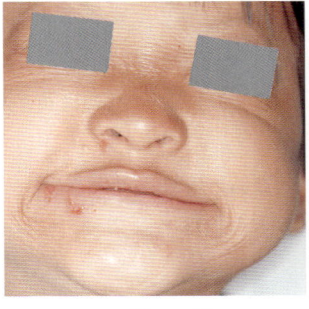
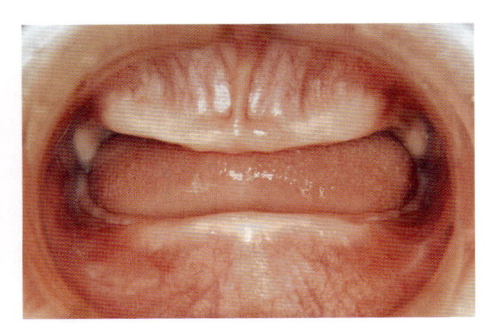

a：顔　　貌　　　　　　　　　　b：口腔所見

図19-1　先天性外胚葉形成不全

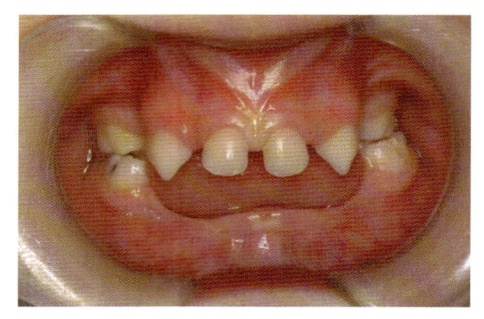
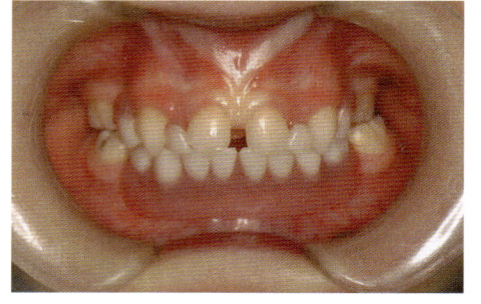

a：装着前 　　　　　　　　　　　　b：装着後

図 19-2　可撤保隙装置の装着
咀嚼機能ならびに発音機能，審美の改善をはかる．

（3）　歯科治療上の注意点

① できるだけ早期に小児義歯を装着し，咀嚼機能の向上をはかる（**図 19-2**）．

② 生後，無歯期であった時期が長いため，grinding 運動はほとんどみられず，おもに chopping 運動がみられることから，咀嚼運動の指導が必要なことがある．

③ 矮小歯，円錐歯などは，ジャケット冠などによる歯冠修復を行う．

④ 存在する歯は，将来の補綴物装着も考慮し，齲蝕にならないように注意，管理する．

⑤ 歯科治療中，発熱を起こさないように室温を調整する．号泣するときは，特に室温に配慮する．

2　骨形成不全症

膠原線維の合成・分泌に関与する遺伝子の異常による．全身の結合組織の形成不全が起こり，骨の脆弱化をきたし，軽微な外力によって多発性，反復性の病的骨折を起こす．Ⅰ型コラーゲンの遺伝子変異（*COL1A1*，*COL1A2*）が原因である．常染色体優性（顕性）遺伝である．

（1）　臨床症状

易骨折性，青色強膜，難聴，象牙質形成不全症，小人症がみられる（**図 19-3**）．

骨形成不全症の分類を次に示す．

[Ⅰ型]　生後まもないころから骨折を起こし，骨折後の骨変形や側彎症による低身長がみられる．関節弛緩，青色強膜，難聴，象牙質形成不全症がみられる．象牙質形成不全症は，乳歯では 80％に，永久歯では 35％にみられ，色調は黄色〜青色（オパール様色）で，歯根は発育不全で，短根である．

[Ⅱ型]　最重症型．骨の脆弱性が強いことから，子宮内ですでに多発骨折がみられ，胎児期や乳児早期に死亡することが多い．膜様の頭蓋骨，短縮した長管骨，青色強膜の特徴がある．

[Ⅲ型]　生後早期から四肢骨，肋骨，椎骨などの骨折を繰り返し，著しい四肢の変形がみられる．出生時にみられる青色強膜は加齢に伴い正常になる．歯の異常については不明である．常染色体劣性（潜性）遺伝もある．

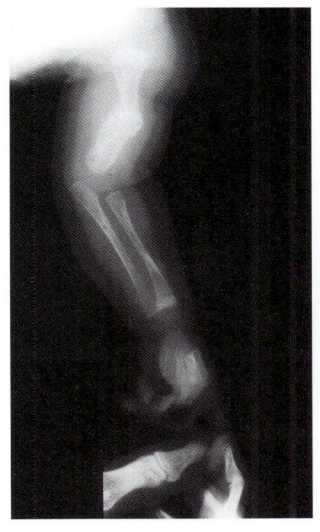
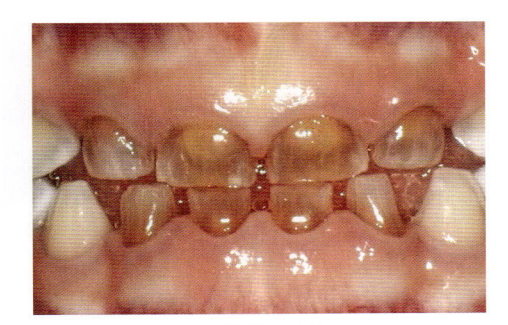

a：脆弱な骨　　　　　　　　　b：乳歯の変色

図19-3　骨形成不全症

[IV型]　最も軽症で，骨折は幼児以後にみられる．強膜は正常で，象牙質形成不全症を伴うものと伴わないものがある．

（2）　歯科的所見

① 象牙質形成不全症を伴った骨形成不全症は，エナメル質が剝離しやすく，象牙質は脆弱で摩耗しやすい．

② 歯に透明感のあるオパール様色を示す．

③ 歯根が短小で細く，歯髄腔の狭小化が進行する．

（3）　歯科治療上の注意点

① 咬耗防止のための歯冠修復および審美的な修復を考慮する．

② 象牙質の脆弱性，さらに，永久歯の形態上の特徴，ならびに歯髄腔の狭小傾向から，歯髄疾患の根管治療はむずかしい．

③ 乳幼児では，抑制の仕方によっては骨折を起こすことから，細心の配慮が必要である．抑制具や開口器は，できるだけ使用しない．

④ 抜歯の際には，歯槽骨骨折に注意する．

3　鎖骨頭蓋骨異形成症（鎖骨頭蓋異骨症）

　鎖骨の欠損あるいは形成不全，頭蓋骨の縫合部の骨化遅延，ならびに歯の萌出遅延を主症状とする先天性骨疾患である．*RUNX2* 遺伝子の変異による．常染色体優性（顕性）遺伝によるが，1/3 は新生突然変異による孤発例である．

（1）　臨床症状

　体格に低身長で，鎖骨は全欠損ないし部分欠損するが，骨化不全のみのこともある．通常，両側の鎖骨を欠損するが，片側性のこともある（図19-4-a）．

　頭部は顔面に比べて大きく，頭蓋骨縫合の骨化遅延による大泉門開大，短頭，前額突出

RUNX2 遺伝子

骨芽細胞分化，軟骨細胞後期分化のマスター遺伝子で，骨格形成を制御する転写因子である．この *RUNX2* 遺伝子を欠損させたマウスでは，骨形成がまったく起こらない．

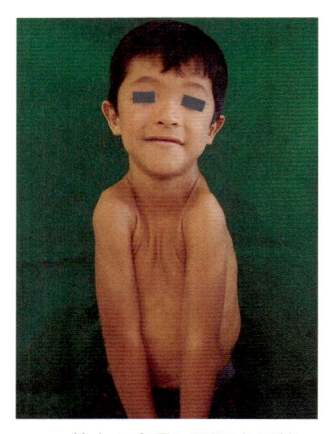
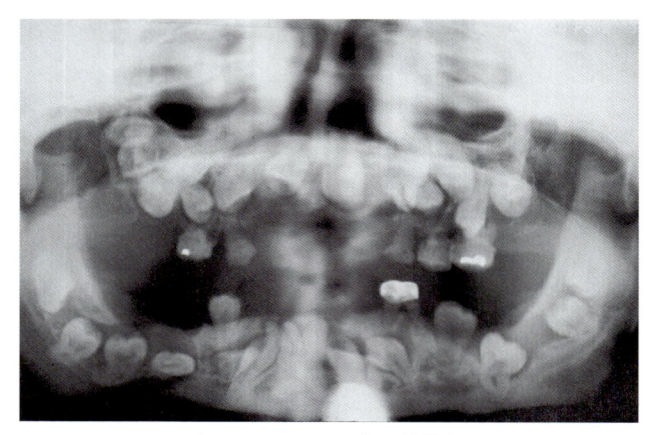

a：前方で容易に両肩を近接　　　　　　b：パノラマエックス線写真

図19-4　鎖骨頭蓋骨異形成症

がみられる．顔面は，両眼隔離，鼻根扁平，鼻骨の形成異常，副鼻腔の発育不全，上顎骨の発育不全がみられる．一般的に知的能力障害はない．

（2）　歯科的所見

① 上顎骨の発育不全に基づく反対咬合

② 乳歯根の吸収不全

③ 乳歯ならびに永久歯の萌出遅延

④ 永久歯の埋伏と多数の埋伏過剰歯がみられる（**図19-4-b**）．

⑤ 歯の形態異常，高口蓋を示し，口蓋裂をみることがある．

（3）　歯科治療上の注意点

① 経年的にエックス線写真検査で観察し，乳歯根吸収状態，永久歯歯胚の位置や萌出の可能性などをみる．晩期残存乳歯を抜去しても，後継永久歯の萌出力が弱く，萌出が期待できないことが多い．開窓によって，晩期ながらも永久歯が萌出することがある．

② 永久歯の歯根が完成した成人では，萌出はむずかしく，義歯の適応となることがある．

4　先天性表皮水疱症

軽度な機械的刺激により容易に皮膚や粘膜に水疱が発生し，瘢痕治癒を繰り返し，皮膚，粘膜は瘢痕化する．水疱の発生位置や状況により単純型，接合型，栄養障害型に分類され，栄養障害型が最も多い．単純型は，瘢痕などを残さず治癒するが，栄養障害型は，出生時より水疱形成があり，瘢痕化し，爪，指の先の変形や萎縮，脱落をみる．

栄養障害型は，常染色体優性（顕性）遺伝と常染色体劣性（潜性）遺伝によるもので，表皮，基底膜，真皮の連結を維持する接着構造分子（ラミニンやケラチンなど）の遺伝子変異が原因である．治療は対症療法が行われる．

（1）　臨床症状

① 血液検査データからは電解質の異常はみられないが，栄養不良となり，全身の成長発育が遅れる．

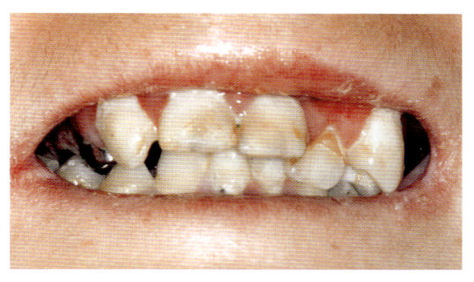

図 19-5　先天性表皮水疱症

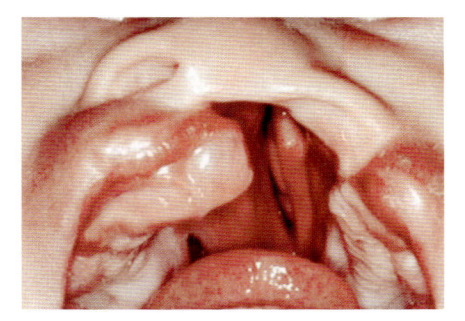

図 19-6　唇顎口蓋裂
（歯科医師国家試験 第 104 回）

② 爪の萎縮や変形，ときに脱落

③ 皮膚の瘢痕化

④ 瘢痕による合指症，関節拘縮，角膜びらん，耳介の変形

⑤ 喉頭，咽頭にも粘膜異常がみられ，瘢痕狭窄により呼吸困難を生じる．

（2）　歯科的所見（図 19-5）

① 口腔粘膜の水疱，びらんがみられる．単純型ではまれである．

② 口腔では，舌の病変が最も多く，口腔前庭が浅くなり，舌小帯短縮を伴う．

③ 頬粘膜，口唇粘膜にも水疱，瘢痕がみられ，開口障害を生じる．

④ 口蓋粘膜にもみられ，口蓋ヒダが消失することがある．

⑤ エナメル質形成不全がみられ，齲蝕になりやすい．

⑥ 口腔の成長発育不全により歯列不正がみられる．

（3）　歯科治療上の注意点

① 開口障害から，術野の確保が困難である．

② ラバーダムの装着は口腔粘膜の保護に有効である．

③ 口腔清掃を行うときは，歯ブラシで粘膜を刷掃しないようにする．

④ 浸潤麻酔は通法どおり行うことができる．

⑤ 気管内挿管による全身麻酔はきわめて困難である．

⑥ 皮膚に外力が加わるため，抑制具は使用しない．

5　その他の遺伝性疾患

■ 1）口唇裂・口蓋裂

　口唇裂は上口唇に，口蓋裂は口蓋に現れる先天性の裂溝である．両者はそれぞれ単独に，あるいは合併して発現する（図 19-6）．日本での発症頻度は，およそ 400〜600 人に 1 人とされる．口唇裂は男児に多く，口蓋裂は女児に多い．遺伝因子と環境因子が複雑に絡み合って生じる多因子遺伝病とされている．①顎顔面の形態異常，②哺乳障害，③構音障害，④顎発育障害，⑤聴覚障害，⑥その他の先天異常の合併などを生じる．最も重要な症状は哺乳障害であり，栄養障害，誤嚥性肺炎を合併しやすい．口蓋裂児用乳首による哺乳指導や Hotz 床の装着によって，多くの症例で経口哺乳が可能となる．

口唇裂はおよそ3〜5か月までに，口蓋裂はおよそ1歳前後〜1歳6か月ころの時期に手術が施行される．口蓋裂患児では鼻咽腔閉鎖機能が十分達成されないため，正常言語を獲得するための言語治療が重要となる．口蓋裂の閉鎖術によって口蓋の成長が障害され，歯列不正が合併する．また，口蓋裂部に歯の数・形態・位置の異常が発生することが多く，乳歯列から咬合管理体制を考慮する必要がある．

　多くの専門家により適切な時期に適切な治療が施され，それぞれの治療が連携した体制のもとに行われることが重要である．

■ 2）顔 面 裂

　斜顔面裂と横顔面裂がある．

[斜顔面裂]　上口唇人中の側方から外鼻の側方を経て，内眼角や下眼瞼部に至る裂で，外鼻孔より下方では上顎突起と内側鼻突起の間，上方では上顎突起と外側鼻突起の間の癒合不全により生じる．

[横顔面裂]　口角より側方へ向かい，頬部に至る裂で，上顎突起と下顎突起の癒合不全により生じる．

■ 3）Treacher Collins 症候群（下顎顔面異骨症）

　第一，第二鰓弓領域の発達障害によって起こり，顔面骨（頬骨，下顎骨）と聴覚器の形成不全（耳介奇形，外耳道閉鎖，中耳奇形など）を主症状とする．頬骨の低形成による眼裂の外下方への傾斜，下眼瞼欠損，下睫毛の欠損がみられる．知能は大多数が正常である．聴覚障害の頻度が高く，二次的発達遅滞を生じることがあるので，聴覚障害の早期発見が大切である．

　常染色体優性（顕性）遺伝であるが，60％の症例は新生突然変異による．80〜90％に，*TCOF1* 遺伝子の変異がみられる．

[歯科的所見]

① 下顎骨の低形成があり，下顎枝，下顎骨体は短く，下顎角は大きく，下顎骨は後退し，鳥様顔貌を示す．

② 高口蓋，口蓋裂がみられることがある．

③ 開咬の頻度が高い．

④ 歯科治療時の開口の際は，呼吸障害に注意する．

■ 4）Crouzon 症候群（頭蓋顔面異骨症）

　頭蓋顔面骨の特徴的な形成異常を伴う遺伝性先天奇形である．頭蓋狭窄症，上顎の低形成，眼球突出によって特徴づけられる．常染色体優性（顕性）遺伝によるもので，1/2 は新生突然変異による散発例である．10番染色体長腕の *FGFR2*（線維芽細胞増殖因子受容体2型）遺伝子の変異による．FGFR2 関連頭蓋骨縫合早期癒合症に含まれる．

　頭蓋縫合（冠状縫合，矢状縫合，人字縫合）の早期癒合により，尖頭で短頭を示す．浅い眼窩により眼球突出が生じ，外斜視，両眼隔離がみられる．頭蓋内圧亢進がつづくと視神経萎縮による視力低下，てんかんを起こす．その他の所見としては，オウムの嘴様鼻，耳介低位，伝音性難聴，中顔面部の形成不全がみられる．一般的に，知的能力障害は伴わない．

[歯科的所見]　上顎の劣成長による反対咬合，歯列弓狭窄による叢生，開咬，高口蓋など

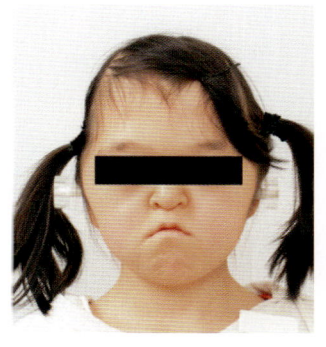
a：顔　　貌

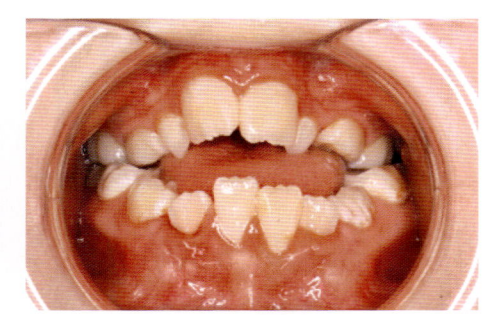
b：口腔所見

図 19-7　Apert 症候群
（歯科医師国家試験 第 109 回）

がみられる．咬合の改善には，外科的矯正治療が適応となることがある．

■ 5）Apert 症候群（尖頭合指症）

尖頭と両側手足の合指趾症を伴う症候群である．常染色体優性（顕性）遺伝であるが，散発例も多数報告されている．*FGFR2* 遺伝子の変異による．FGFR2 関連頭蓋骨縫合早期癒合症に含まれる．

頭蓋の冠状縫合が早期に閉鎖するため，頭蓋の前後径が短くなり，頭頂が半球状に突出し，後頭部が平坦になり尖頭となる．眼窩が浅く，眼球は軽度に突出し，両眼隔離がみられ，鼻根部は低く，特異な顔貌を示す（図 19-7-a）．合指趾は全例にみられ，第 2・第 3・第 4 指の完全癒合が最も多い．Crouzon 症候群と比べて，知的能力障害を伴うことが多い．

［歯科的所見］　上顎骨の形成不全による反対咬合，上顎歯列弓の狭窄，狭高口蓋を示す（図 19-7-b）．

■ 6）軟骨無形成症

四肢短縮型低身長症の代表的疾患である．頭部は体幹に比べて大きく，前額部突出，低い鼻根部，中顔面低形成を示す．特有の顔貌と低身長および四肢短縮から診断は容易である．独歩開始は 2 歳前後と遅れるが，知能は正常なことが多い．成長終了時の身長は 120 cm 程度である．

常染色体優性（顕性）遺伝であり，4 番染色体短腕の *FGFR 3*（線維芽細胞増殖因子受容体 3 型）遺伝子の変異が原因である．

［歯科的所見］　上顎劣成長，上顎歯列弓狭窄，歯の形態異常，先天欠如，萌出遅延などがみられる．

■ 7）第一第二鰓弓症候群（Goldenhar 症候群を含む）

胎生期に現れる第一，第二鰓弓由来器官の形成不全を示す．小耳症，下顎の形成不全を主とした顎顔面の変形を生じる．耳介形成不全がみられ，耳介の変形・矮小化，副耳，外耳道の狭窄・閉塞および中耳の異常による伝音性聴力障害がある．

Goldenhar 症候群では，眼球結膜の類上皮腫および脂肪類皮腫がみられることがあり，脊椎の異形成や頸椎の癒合などがみられる．家族性の例もあるが，多くは散発例である．

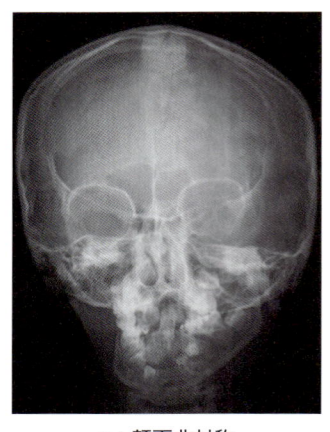
a：顔面非対称

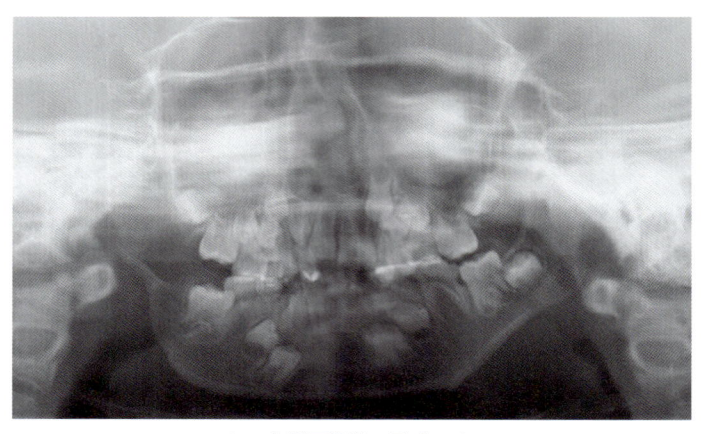
b：右側下顎枝の形成不全

図 19-8　第一第二鰓弓症候群

[歯科的所見]　下顎骨，特に下顎枝や下顎骨関節突起の形成不全と小顎症がみられる．上顎骨，頬骨の形成不全もみられる．片側性の形成不全が多く，顔面非対称を示す（図 19-8）．横顔裂，口唇裂・口蓋裂を伴うことがある．さまざまな不正咬合を呈し，咬合の改善には，歯科矯正治療と外科矯正手術が併用される．

■ 8）Marfan 症候群

　骨格の異常，眼の異常，心血管系の異常を 3 主徴とする．フィブリリンをコードする遺伝子（*fibrillin 1* 遺伝子，*FBN1*）の異常により生じる．常染色体優性（顕性）遺伝による．

　顔貌は長頭で面長である．高身長，長い四肢，くも状指，関節の過伸展，胸郭の変形など骨格系の症状，水晶体転位による近視，虹彩欠損など目の症状，大動脈弁閉鎖不全症，僧帽弁閉鎖不全症など心血管系の症状がみられる．

[歯科的所見]　アーチ型高口蓋，口蓋裂，エナメル質形成不全などがある．歯科治療にあたっては，心血管系の異常に留意する．

■ 9）Russell-Silver 症候群

　出生時からみられる低身長，骨格の左右非対称，第 5 手指の内側彎曲を 3 主徴とする．染色体異常はなく，18 トリソミー症候群の一部で本症と類似の症候を示すものがある．常染色体優性（顕性）遺伝による．耳介低位で，両眼隔離と眼瞼下垂がみられる．

[歯科的所見]　小さく尖った下顎と小顎症がみられる．高口蓋，叢生などがみられる．

■ 10）Beckwith-Wiedemann 症候群（EMG 症候群）

　臍ヘルニア exomphalos，巨舌 macroglossia，巨大症 gigantism を 3 主徴とする．多くは散発例だが，家族性の例では常染色体優性（顕性）遺伝を示す．11 番染色体の 11p15 領域の染色体異常，あるいは遺伝子の異常による疾患である．

　骨年齢の促進がみられる．顔貌では，眼窩下縁低形成，耳介の奇形，軽度の小頭などがみられる．ほとんどの症例で知能は正常であるが，ときに知的能力障害がみられる．

[歯科的所見]　大きな舌，大きな口，開咬，下顎歯列弓開大などがみられる（p.215，図 12-20 参照）．巨舌は，舌縮小術の適応となる場合がある．

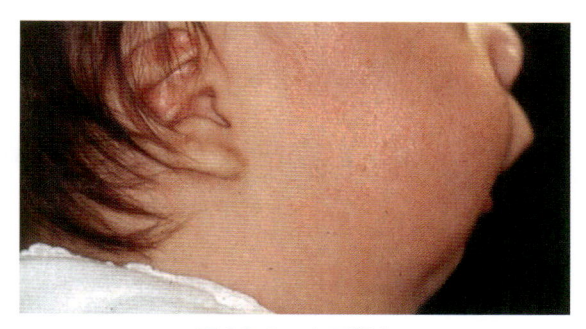

図 19-9　小下顎症
（歯科医師国家試験 第 100 回）

■ 11) Robin シークエンス（Pierre Robin 症候群）

　小下顎症，舌根沈下，それに伴う吸気性気道閉塞を 3 主徴とする．胎生早期の発生異常がさまざまな奇形を連鎖的に誘発していると考えられている．先天性心疾患と知的能力障害がみられることがある．本症の一部は *SOX9* 遺伝子の調節障害が原因とされる．

[歯科的所見]　出生時から小下顎症の特徴的な側貌（鳥貌）がみられ（図 19-9），舌根沈下，気道狭窄による呼吸困難や哺乳障害を示す．しかし，幼児期以降は下顎の発育とともに呼吸困難は改善することが多い．口蓋裂の合併率は高い．小顎症による叢生，歯の先天欠如がみられる．

■ 12) 先天性色素失調症

　皮膚に紅斑，水疱，表面剥離がみられる．色素沈着は自然に消退する．X 連鎖優性（顕性）遺伝によるが，孤発例もみられる．多くが女性に発症する．骨，眼，歯，爪，毛髪，中枢神経系などの合併症に注意する．知的能力障害やてんかんを合併することがある．

[歯科的所見]　乳歯および永久歯の，多数歯の先天欠如や形態異常がみられる．歯の萌出遅延，矮小歯がみられる．

■ 13) 低ホスファターゼ症

　血清アルカリホスファターゼ（ALP）活性の低下，骨の低石灰化，くる病様変化，乳歯の早期脱落などがみられる先天性骨代謝疾患である．おもに常染色体劣性（潜性）遺伝であり，組織非特異的アルカリホスファターゼ遺伝子の変異が原因である．

　周産期型，乳児型，小児型，成人型，症状が歯に限局する歯限局型に分類される．

[歯科的所見]　乳歯の歯肉退縮，動揺，早期脱落を生じる．特に下顎乳前歯にみられる．アルカリホスファターゼ活性の低下によりセメント質形成不全を生じ，歯槽骨との結合を失い，乳歯の早期脱落をきたす．乳歯の早期脱落に対しては，義歯を装着する．小児科医と連携し対応する（p.198 参照）．

■ 14) Sturge-Weber 症候群

　顔面の大血管腫と，同側の脳髄膜血管腫および痙攣を特徴とする母斑症である．血管の発生異常と考えられ，ほとんどが散発例で，遺伝性に乏しい．胎齢第 6 週ころ神経管の周囲に血管脈絡が出現し，第 9 週には脈絡構造は消失するが，本症候群では，この脈絡構造が遺残したものと考えられる．くも膜・軟膜の血管腫，脳皮質の石灰化像，痙攣，片麻痺，二次性脳萎縮などがみられる．てんかん，知的能力障害がみられる．

[歯科的所見]　歯肉，口唇，口蓋，舌，頬粘膜にも血管腫がみられる．抗てんかん薬のフェニトインを服用している場合は，歯肉増殖がみられる．

B　染色体異常

染色体異常は，新生児で 0.5〜0.8％，自然流産児で 50〜60％とされる．染色体異常の大部分は，卵子，精子の形成過程および受精期に生じたもので，少数が受精後の卵割期に生じる．染色体異常には，数的異常（異数体，モザイク，倍数体）と構造的異常がある．

1　Down 症候群

本症候群は，1866 年，Down, J. L. によって報告された．基本の染色体型は「47,XY（XX），＋21」で，21 番染色体が 3 本あり，染色体数が 47 の 21 トリソミー（標準型）が 95％を占める．残りの 5％を転座型とモザイク型が占める．転座型は，染色体数は 46 本で，G 群染色体（21，22）内転座と，21 番染色体と D 群染色体（13〜15）との転座の頻度が高い．モザイク型は，染色体数 47 と 46（正常）の細胞が混在しており，正常細胞の占める割合が多いほど症状が軽微である．

日本の新生児集団での発生頻度は 0.1％で，母親の加齢に伴う不分離が原因のことが多い．母親の年齢が 20 歳以下での発生は 1/2,500 に対して，45 歳以上では 1/50 と高くなる．重篤な合併症を伴わないかぎり，比較的予後良好である．

（1）　臨床症状

中程度から重度の知的能力障害があり，学童期には，モザイク型を除き，知能指数は 50 以下である．成長障害による低身長で，軽度から中等度の肥満がある．性格は温和である．関節の過伸展があり，筋緊張が低く，運動発達遅滞がみられる．

[頭部，顔面]　頭部の特徴としては，後頭部扁平の小頭が多い．顔面は特徴的で，顔貌所見から本症候群を疑うことができる．額が広く，眼裂が外上方につり上がっている（眼裂斜上），両眼瞼が離れている（両眼隔離），内眼角贅皮，低い鼻稜，習慣性開口，口唇の肥厚，耳介低位，短頸などの特徴がみられる．

[四肢・皮膚紋理]　指が短い．特に第 5 指が短く，内側に彎曲している．手掌では，手掌単一屈曲線（猿線）が約半数にみられる．

[合併症]　先天性心疾患が約半数にみられ，心室中隔欠損，心内膜欠損，心房中隔欠損などが多い．先天性十二指腸閉鎖，甲状腺機能低下，滲出性中耳炎などがみられる．白血病の合併が一般集団の頻度より高い．

[その他]　加齢による退行現象（早期老化），易感染性など

（2）　歯科的所見

[軟組織]　口唇の弛緩，口腔容積に対して大きい舌，溝状舌，舌乳頭の肥厚がみられる．

[硬組織，咬合]　乳歯および永久歯の萌出遅延，歯の先天欠如，エナメル質形成不全，癒合歯，矮小歯がみられる．狭高口蓋，上顎歯列弓狭窄，上顎の低形成に伴う反対咬合，交叉咬合，開咬などの不正咬合がみられる．

[齲蝕，歯周疾患]　齲蝕罹患率は低いとされる．しかし，生活習慣によっては重症齲蝕もみられる．歯周疾患の発症率は高く，下顎前歯部の歯槽骨の吸収などがみられることが多い．

[その他]　摂食・嚥下障害が多くみられる．中顔面の低形成による睡眠時呼吸障害がみられる．

（3）　歯科治療上の注意点

① 先天性心疾患の合併が多いことから，感染性心内膜炎の予防に留意する．症例によっては，小児科主治医と密な連絡が必要である．

② 易感染性であることから，観血処置には注意する．

③ 歯周疾患の予防に力を入れる．

2　Turner 症候群

性染色体の数的異常であり，X 染色体が 1 つしかない X 染色体モノソミー（45，X）である．

（1）　臨床症状

女性で，低身長，二次性徴発現不全による無月経，翼状頸，外反肘がみられる．思春期に身長の伸び率不良がある．知的能力は正常である．

[頭部，顔面]　内眼角贅皮，大きな目，耳介変形，後頭部低位毛髪腺など

[合併症]　先天性心疾患（70%が大動脈狭窄），腎疾患など

（2）　歯科的所見

狭高口蓋，小顎，不正咬合がみられる．

（3）　歯科治療上の問題点と注意点

歯科治療時の協力性には問題がないが，心奇形を合併していることがあるので，小児科主治医と連絡をとり，循環動態，心内膜炎などに注意する．

3　その他の染色体異常

■ 1）18 トリソミー症候群（Edwards 症候群）

常染色体異常では，21 トリソミーに次いで頻度が高い．多くが染色体不分離による散発例である．生命予後は不良であり，1 年以上生存する割合は約 10%とされる．しかし，日本では徐々に生存率は上昇している．頭部と四肢の奇形を特徴とする．苺状の頭蓋変形，後頭部の突出，両眼隔離，眼瞼下垂，眼の異常，耳介低位がみられる．知的能力障害を伴う．先天性心奇形，肺高血圧症を合併する．

[歯科的所見]　小下顎症，高口蓋がみられ，口蓋裂を伴うことがある．

■ 2）Klinefelter 症候群

「少なくとも 2 つ以上の X 染色体と 1 つの Y 染色体をもつ男性性腺機能不全」と定義される．細長型高身長を臨床的な特徴とする性染色体異常症である．配偶子形成過程での，両親いずれかの性染色体の不分離による．小精巣，無精子症，女性型乳房，細長い手足が

みられる．知的能力障害を伴う．

[歯科的所見]　大きな歯冠，タウロドント（長胴歯，p.66 参照），上下顎前突，口蓋裂がみられる．

■ 3）5p-症候群

5 番染色体短腕（5p）の部分欠失に起因する．乳幼児期の甲高い猫のような泣き声，知能や運動機能の発達遅延，特異な顔貌を 3 主徴とする．特有の泣き声は，喉頭の構造異常と筋緊張低下による．知的能力障害を伴う．歩行開始は 2 歳以降である．顔貌は，小頭，小下顎症，両眼隔離，眼瞼裂斜下，耳介低位，口角下垂がみられる．心奇形，腎奇形，乳幼児の呼吸器易感染や中耳炎を示す．自傷行為や多動性がみられる．

[歯科的所見]　小下顎症，高口蓋，口唇口蓋裂を伴うことがある．

C　感 染 症

1　先天（性）梅毒

梅毒は，スピロヘータ科の梅毒トレポネーマ *Treponema pallidum* 感染症で，性行為感染症として知られる．先天（性）梅毒は，梅毒に感染した母体から，胎盤をとおして血行性に胎児に梅毒トレポネーマが移行することによって発症する．母体内で胎児に感染が起こる時期は，おもに，胎盤が完成する妊娠 18 週以降である．

（1）　臨床症状

[早発性梅毒]　重症例では流・死産する．出生時から症状がみられ，鼻炎，鼻漏，発疹，粘膜皮膚症状，リンパ節腫脹，骨軟骨炎，肝脾腫，髄膜炎，血小板減少症など多彩である．

[遅発性梅毒]　学童期以後に，皮膚粘膜，骨，歯，中枢神経系に症状が出現する．

Hutchinson 歯，実質性角膜炎，内耳性難聴（Hutchinson の 3 主徴）が特徴的である．

[処置]　梅毒の治療には，ペニシリン G が投与される．

（2）　歯科的所見と歯科治療上の注意点

① 口囲放射状瘢痕（Parrot の凹溝），Hutchinson 歯（半月状切歯），桑実状臼歯（Fournier 歯）がみられる．

② 術者は，感染に注意し，手袋，マスクなどの防護具を装着する．

2　麻　疹

麻疹ウイルス（RNA ウイルス）の初発感染によって発症し，高熱，カタル症状，発疹を特徴とする．空気感染によって伝播する感染力のきわめて高いウイルスであり，不顕性感染は少ない．また，生後 4〜6 か月までは母体からの移行抗体があり，感染から防御されている．感染後は終生免疫となる．現在，日本ではワクチン接種率の上昇により患者数は激減し，海外からの輸入例のみである．

（1）　臨床症状

臨床経過としては，7〜18 日の潜伏期間ののち，カタル期があり，高熱と鼻汁，咳など

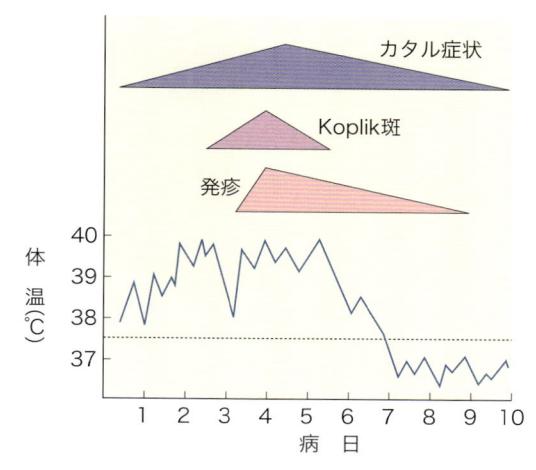

図 19-10　麻疹の臨床経過（発熱日を第0病日とする）

がみられる．3〜4日後に解熱傾向がみられると同時に，頬粘膜に Koplik 斑がみられる．
Koplik 斑の出現後，再度高熱となり（二峰性発熱），顔面，頸部，体幹，四肢に発疹が出
現する．3〜4日後に回復期に向かう（図 19-10）．カタル期，発疹初期には感染力が強い．
[処置]　有効な治療薬はなく，発熱に対する対症療法が行われる．合併症として細菌感染
を起こした場合，抗菌薬を投与する．

(2)　歯科的所見と歯科治療上の注意点

① カタル期の後半に，両側大臼歯の頬側面相当部付近の頬粘膜に Koplik 斑が出現する．
　紅暈を伴う小さな白斑である．発疹が出現すると Koplik 斑は消失に向かうため，特に
　処置の必要はない（p.218，図 12-29 参照）．

② 感染力が強いので，発疹を伴う発熱の解熱から3日経過するまでは外出させない．

3　風　　疹

　風疹ウイルス（RNA ウイルス）の初発感染によって発症し，全身の発疹，リンパ節腫
脹，発熱を3徴候とする．感染経路は飛沫感染である．

　ワクチンによる予防が可能である．1歳児と小学校就学前に2回，ワクチン接種を行う．

(1)　臨床症状

　小児の初感染では，通常，重篤にはならず，発熱は軽度で，発疹は2〜3日で消退する．
合併症がなければ自然経過で軽快し，予後良好である．不顕性感染は約 25％で，終生免疫
を獲得する．
[処置]　有効な治療薬はなく，対症療法を行う．
[先天性風疹症候群]　妊婦が妊娠初期に風疹に初感染すると，胎児に感染し，出生児に白
内障，心奇形，難聴，中枢神経異常などを合併する先天性風疹症候群がみられる．

(2)　歯科的所見

① 先天性風疹症候群児では，前述した大奇形とともに，エナメル質減形成が高頻度で生
　じ，口唇口蓋裂も生じやすい．歯の萌出遅延の報告もある．

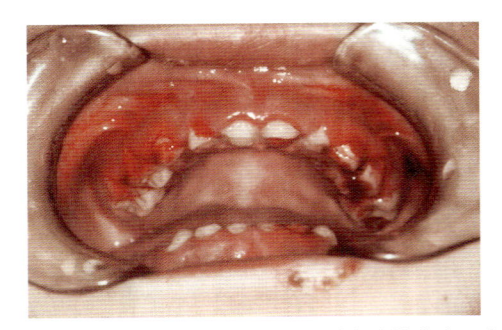

図 19-11　ヘルペス性歯肉口内炎（疱疹性歯肉口内炎）

② 小児が風疹に罹患すると，軟口蓋に点状出血斑がみられる．

4　単純ヘルペスウイルス感染症（HSV）

　単純ヘルペスウイルスの1型または2型（HSV-1，HSV-2）による感染症で，皮膚，粘膜の発疹，新生児の脳炎，性器感染症，全身性感染症，角膜炎などをきたす．潜伏期間は2日～2週で，感染経路は接触感染である．HSV-1は皮膚粘膜，神経に，HSV-2は性器に親和性が高い．

　初感染のほとんどは不顕性感染である．初感染は，生後6か月～3歳までの，母体からの移行抗体が減弱した乳児や幼児にみられるが，成人での初感染もある．一般に，乳幼児での初感染は症状が強く出現する．新生児で脳炎を合併することがある．乳幼児期あるいは小児期では，ヘルペス性歯肉口内炎，カポジ水痘様発疹症，ヘルペス性角膜炎，急性性器ヘルペスなどがみられる．

■ 1）ヘルペス性歯肉口内炎（疱疹性歯肉口内炎，図 19-11）

　乳幼児に多く，おもにHSV-1の初感染時に出現する口内炎である．HSV-1の初感染は，多くの小児では無症状の不顕性感染であるが，小児によっては急性のヘルペス性歯肉口内炎を引き起こす．ヘルペス性歯肉口内炎の発現と患児の口腔衛生状態とは無関係である．

（1）　臨床症状

　発熱とともに歯肉，頬粘膜，舌などに小水疱，潰瘍が多発する．すぐに小水疱は壊れ，びらんとなり，疼痛，流涎が著明となる．食物や水分摂取時の疼痛により食欲不振となる．びらんは1～3 mmほどの紅色調を示し，のちに不規則に癒合して出血するようになる．歯肉は発赤，腫脹し，舌は白苔をおび，悪臭を放つ．頸部リンパ節の腫脹がみられ，口唇や口囲に水疱やびらんがみられることもある．発熱は3～5日つづき，全経過2～6週間で治癒する．

　初発時の特有な症状と，短期間の急性症状から診断は容易である．確定診断としては，血清中のHSV-1の抗体価が4倍に上昇する．

　鑑別疾患としては，口腔カンジダ症，手足口病，ヘルパンギーナ，再発性アフタがある．
［処置］　脱水に気をつけ，水分を与える．また，食物を摂取しやすいように加工したり，

食事の前に潰瘍部に表面麻酔薬を塗布したりする．対症療法が中心であるが，急性症状が強い症例では，抗ウイルス薬であるアシクロビルの内服がすすめられる．

　ヘルペス性歯肉口内炎の治療に，抗菌薬あるいは副腎皮質ステロイドの投与は禁忌である．

（2）　歯科治療上の注意点

　口内炎が消退するまで歯科治療は避ける．

■ 2）口唇ヘルペス

　口唇ヘルペスが初感染のこともあるが，ほとんどが再発型である．初感染した HSV-1 は，知覚神経節に存在しつづけ（終生潜伏），心因的ストレス，過労，発熱，日焼け，外傷，あるいは歯科治療時のラバーダムの刺激などにより HSV-1 が再活性化し，再発性口唇ヘルペスとして顕性化する．

（1）　臨床症状

　口唇の外表部に水疱を生じ，疼痛を伴う．

[処置]　対症療法を行うが，水疱が発現する前の不快な時期にアシクロビルを投与すると，症状が緩和される．

（2）　歯科治療上の注意点

　HSV-1 の放出量が多く，感染性があることから，歯科治療はできるだけ避ける．

5　水　　痘

　水痘・帯状疱疹ウイルス（varicella zoster virus：VZV）の初感染によって発症し，幼児，学童期前半に多く発生する．感染経路は空気感染である．感染力は麻疹に次いで強く，家族内感染が 90％ 以上で，不顕性感染は少ない．自然感染により終生免疫を獲得する．

（1）　臨床症状

　顔面，躯幹を中心に紅斑が出現し，水疱，膿疱，痂皮と進む．各段階で発疹が混在する．発熱を伴うことが多い．健康小児の罹患では，自然経過で軽快し，予後良好である．

[処置]　対症療法を行う．重症水痘には抗ウイルス薬のアシクロビルを投与する．

（2）　歯科的所見と歯科治療上の注意点

　① 口腔粘膜にアフタや小紅斑がみられる．

　② 感染力が強いので隔離し，発疹が痂皮化するまで外出させない．

6　帯状疱疹

　思春期以降に発現することが多い．起炎ウイルスは水痘・帯状疱疹ウイルス（VZV）であり，水痘に罹患後，神経節に潜伏したウイルスによって回帰発症し，帯状疱疹をきたす．

（1）　臨床症状

　免疫力が低下すると，水痘・帯状疱疹ウイルスが再活性化し，神経支配領域の皮膚に水疱が広がる（図 19-12）．発疹の発症部位は，胸腹部，肋骨に，通常一側にみられることが多く，顔面では，顔面皮膚以外に眼，鼻，口腔粘膜にもみられる．疼痛を伴うことが多

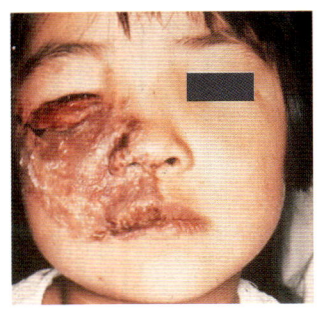

図19-12　帯状疱疹

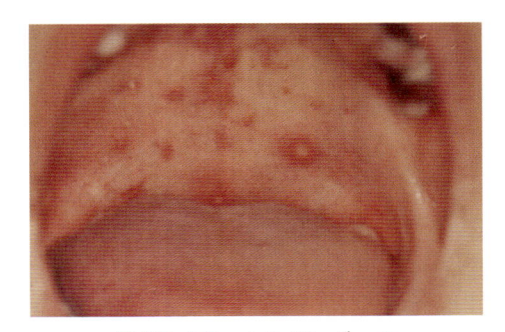

図19-13　ヘルパンギーナ

い．顔面神経領域の発症では，顔面麻痺の併発に注意する．

[処置]　対症療法を行う．抗ウイルス薬，免疫グロブリンを投与する．

(2)　歯科治療上の注意点

VZV の感染を伝播しないために，歯科治療は避ける．

7　ヘルパンギーナ

多くはエンテロウイルス属に起因し，おもにコクサッキーウイルス A 群である場合が多いが，コクサッキーウイルス B 群やエコーウイルスで発症することもある．4歳以下の幼児に多くみられる．感染力は弱いが，流行性があり，夏季に罹患者が増える．

(1)　臨床症状

高熱とともに，軟口蓋，扁桃弓周囲に小円形の水疱がみられ，水疱はすぐに壊れて潰瘍を形成する（図19-13）．咽頭痛，嚥下痛のため，経口摂取不良となる．1～4日で解熱し，7日以内には自然治癒する．

[処置]　解熱鎮痛薬の投与など，おもに対症療法が行われる．予後は良好で，合併症はほとんどみられない．

(2)　歯科的所見と歯科治療上の注意点

① 軟口蓋に水疱，潰瘍がみられ，嚥下痛を伴う．
② 歯科治療は，症状が消失してから行う．

8　手足口病

12章，p.219 参照

9　流行性耳下腺炎

ムンプスウイルス（RNA ウイルス）の初感染によって発症する．ムンプスウイルスは患者の唾液，尿に排泄されるため，飛沫あるいは接触により感染する．不顕性感染が30～40％と多く，終生免疫を獲得する．年間をとおして幼児，学童に多く発生する．

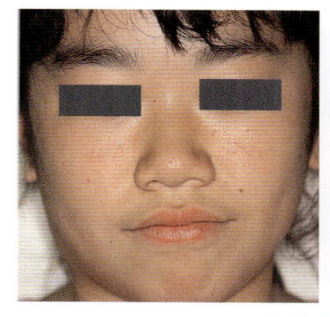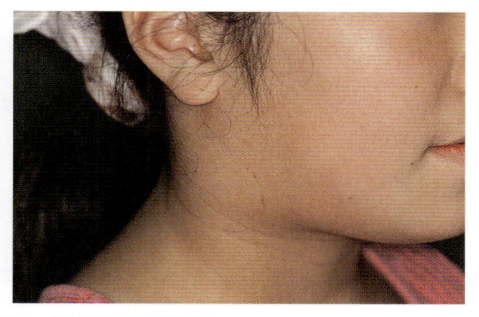

図 19-14　流行性耳下腺炎

（1）　臨末症状

　発熱，頭痛，食欲不振，倦怠感などの前駆症状を経て耳下腺が腫脹する（**図 19-14**）．腫脹は痛みを伴い，両側あるいは片側の耳下腺にみられる．耳下腺腫脹は 3〜7 日つづき，解熱後，腫脹は消退する．顎下腺の腫脹を伴うこともある．合併症には，無菌性髄膜炎，感音性難聴，膵炎がある．

　思春期以降に発症すると，耳下腺腫脹とともに睾丸炎，卵巣炎を起こすことがある．

［処置］　対症療法を行う．予防には，弱毒性生ウイルスワクチンを投与する．

（2）　歯科治療上の注意点

　① 歯科を受診し，口腔内に異常所見や顎関節症の疑いがない場合は，小児科受診をすすめる．

　② 耳下腺腫脹開始から消退まで 10 日ほどを要することから，それ以降に受診させ，経過をみる．

10　ウイルス性肝炎

　原因ウイルスとして，A 型・B 型・C 型肝炎ウイルスがあり，D 型・E 型・G 型肝炎は日本ではまれである．さらに，アデノウイルス，サイトメガロウイルス，EB ウイルスなどがある．A 型肝炎ウイルスは，汚染された食物を摂取することで感染する．B 型・C 型肝炎ウイルスは，血液を介して感染し，母子感染，血液汚染事故，輸血などにより感染するが，輸血後の感染は激減している．

　特に血液，唾液と接触しやすい歯科医師は，B 型肝炎ウイルスへの注意が必要である．

（1）　臨床症状

　B 型肝炎ウイルス感染は，60〜160 日の潜伏期を経て，発熱，嘔吐，食欲不振，倦怠感，感冒様症状が数日〜数週間つづき，黄疸が出現することがある．無症候性のこともある．まれに劇症肝炎（意識障害，出血傾向，急速な肝の萎縮など）に進展する．

　ウイルス性肝炎は，急性肝炎と慢性肝炎の経過をとるが，ほとんどは急性肝炎である．

　B 型や C 型肝炎ウイルスに感染すると，しばしばキャリア化し，これらの一部が慢性肝炎の経過をとる．C 型肝炎では，成人期に肝硬変，肝癌へと進むものがある．

（2）　歯科治療上の注意点

① 歯科治療と関係が深いウイルス性肝炎は，おもに B 型肝炎で，HBs 抗原保有者の血液，血液が混入した唾液などから感染する．

② 歯科治療は，急性期にはできるだけ避け，回復してから行う．

③ 歯科治療にあたっては，ゴム手袋，フェイスガード，予防着などを装着する．

④ 使用した器械・器具は，おのおのの機器に合わせて，消毒と滅菌を確実に行う．

⑤ 使用したガーゼなどの焼却物や，注射針などの不燃物を分類し，確実に廃棄する．

⑥ 先端が鋭利な器具の使用には細心の注意を払う．特に，針刺し事故に注意する．

⑦ 歯科処置にあたっては，できるだけ出血させないようにし，血液，唾液が飛散しないよう配慮する．

⑧ 印象採得後，印象材表面を流水下でよく洗い，グルタールアルデヒドで消毒してから石膏を注ぐ．また，使用したトレーはグルタールアルデヒド液に浸漬する．

⑨ もし誤って針刺し事故などを起こした場合には，汚染部位を，流水下でよく洗う．すみやかに，高力価 HBs グロブリンの投与を受け，その後，抗体価の測定を受ける．HBe 抗原陽性者からの曝露では，さらに曝露時，1 か月後，5 か月後の 3 回，HB ワクチンの皮下注射を行う．

11　後天性免疫不全症候群（AIDS）

　ヒト免疫不全ウイルス（human immunodeficiency virus：HIV）が，CD4$^+$T 細胞，CD4$^+$単球・マクロファージ細胞に感染し，免疫不全，日和見感染，中枢神経障害などをきたす．HIV は，レトロウイルスに属する RNA ウイルスで，逆転写酵素をもち，RNA から DNA の変換を行い，宿主の細胞に寄生する．感染により，リンパ球のなかでも，CD4$^+$リンパ球数とその割合が低下すると細胞性免疫不全となり，さまざまな感染症を併発する．感染経路は，汚染された血液ならびに血液製剤，性交渉，母子感染などである．

（1）　臨床症状

　感染後，一過性の非特異的な感冒様症状のあと，数年から数十年に及ぶ無症候期を経て発症する．特異的な症状はないが，症状が明らかになるのは日和見感染を併発したときである．おもな疾患として，真菌症，細菌感染症，原虫症，ウイルス感染症，悪性腫瘍，リンパ性間質性肺炎などである．

　以前は致死的な疾患であったが，治療薬の開発により，慢性疾患へと変遷している．

（2）　歯科的所見と歯科治療上の注意点

① AIDS（acquired immunodeficiency syndrome）を発症すると，口腔内にカンジダ症，単純ヘルペスなどが出現する．

② B 型肝炎ウイルスと比べると感染力は弱いが，観血処置には十分注意する．特に針刺し事故に注意する．

③ 歯科治療は，B 型肝炎ウイルス感染者の場合に準じる．

1 くる病

　ビタミンD摂取不足，吸収不全，代謝障害などでカルシウムとリンの代謝異常が起こって発症する骨の石灰化障害である．骨端軟骨板が閉鎖する前，すなわち成長過程にある小児の骨に過剰な類骨組織がみられる状態である．骨端軟骨の閉鎖以降に発生したものを骨軟化症という．

　下肢の変形（幼児期ではO脚，3歳以上ではX脚になることが多い），脊柱の彎曲，低身長，易骨折，毛髪異常，低カルシウム血症に起因する筋緊張の低下がみられる．出生時から発症すると頭蓋骨の軟化がみられ，生後2〜3か月の発症では，前額部突出，泉門の閉鎖不全，胸部の変形がみられる．

■ 1）ビタミンD欠乏性くる病

　極度の偏食によるビタミンD摂取不足，紫外線曝露不足，消化管切除などによるビタミンD吸収低下などにより，生体に必要なビタミンDが供給されないために起こる．

■ 2）ビタミンD依存性くる病

　症状はビタミンD欠乏性くる病と酷似している．Ⅰ型とⅡ型に分類される．Ⅰ型は腎臓の1α-水酸化酵素異常によるビタミンD欠乏が原因であり，常染色体劣性（潜性）遺伝である．Ⅱ型はVDR（*intracellular vitamin D receptor*）遺伝子異常によりビタミンD受容体障害がある．低カルシウム血症，高アルカリホスファターゼ血症を伴う．

[処置]　ビタミンDの大量療法とカルシウム投与が行われる．

[歯科的所見]

　① エナメル質，象牙質の形成不全がある．

　② 歯髄腔が広く，根端が開いている場合がある．

　③ 歯の萌出は遅延する．

■ 3）低リン血症性ビタミンD抵抗性くる病

　先天的なリン転送障害がおもな原因で，特に腎尿細管におけるリン再吸収，および腸管におけるリン吸収障害により腎臓からのリン排泄増加によって著明な低リン血症と，くる病を示す．常染色体性，X染色体性のいくつかの遺伝子変異が明らかになっている．女児より男児に重症例が多い．散発例も少なくない．

　検査所見では，低リン血症，高アルカリホスファターゼ血症がみられ，血清カルシウム値は正常である．

[処置]　リン製剤とビタミンD療法を行う．

[歯科治療上の問題点と注意点]

　① 薄い象牙質と広い歯髄腔がみられる（図19-15）．

　② 歯は咬耗しやすく，歯髄感染を起こしやすい．

　③ 特発的に根尖膿瘍をみる．

　④ 早めの歯冠修復を考慮し，齲蝕予防を徹底する．

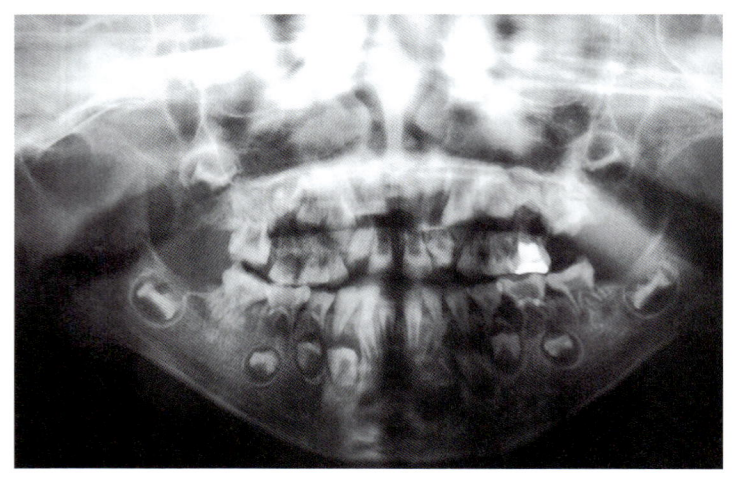

図 19-15　低リン血症性ビタミン D 抵抗性くる病：パノラマエックス線写真

E　　内分泌疾患

1　先天性甲状腺機能低下症（クレチン病）

　甲状腺機能低下症は，なんらかの原因で血中甲状腺ホルモンが低下する病態で，先天性と後天性，あるいは原発性と二次性（下垂体性），三次性（視床下部性）などに分けられる．先天性甲状腺機能低下症をクレチン病という．クレチン病の大部分は原発性で，甲状腺の形成異常（欠損，低形成，異所性）によるものが多い．日本での発生頻度は 1/8,000 で，男女比は 1：2 と女児に多い．分娩遅延と新生児期の高体重がみられるが，その後の身体・知的発達は遅延する．

（1）　臨床症状

　新生児期をすぎると，便秘，嗄声，皮膚乾燥，臍ヘルニア，遷延性黄疸，体重増加不良などがみられる．顔貌は巨舌，浮腫，粗剛な毛髪，小泉門開大などがみられる．骨年齢が遅延し，低身長，短い四肢をきたし，さらに，運動機能および知能発達の遅れが明らかとなる．しかし，新生児マススクリーニングによって，治療が早期に始められるようになり，身体・知的発達は著しく改善されるようになった．

［処置］　甲状腺ホルモン補充療法を行う．

（2）　歯科的所見

　① 巨舌による舌突出ならびに開咬
　② 歯の発育遅延と萌出遅延

2　甲状腺機能亢進症

　なんらかの原因で血中甲状腺ホルモンが増加し，特有な臨床症状を示す疾患である．おもな原因は，①甲状腺刺激ホルモン（TSH）過剰分泌，②甲状腺異常刺激物質，③ホ

ルモン分泌腫瘍，④炎症，⑤医原性（甲状腺ホルモン薬の服用，ヨード含有不整脈薬の服用）などである．

[Basedow病] 甲状腺機能亢進症の原因のなかで最も頻度が高い．甲状腺濾胞上皮細胞の甲状腺刺激ホルモン受容体に対する自己抗体（TRAb）に起因する自己免疫疾患である．甲状腺ホルモンの過剰産生を生じる．

[処置] 抗甲状腺薬が投与される．

(1) 臨床症状

Basedow病の3主徴は，び漫性甲状腺肥大，頻脈，眼球突出であるが，小児では眼球突出の頻度は成人より低い．このほか，発汗，振戦，易疲労感，体重減少がみられる．小児では，落ち着きがない，根気がない，学業成績の低下を示すことがある．

思春期では，発症前後の急速な身長の伸びがあり，高身長となることが多い．

(2) 歯科的所見

① 乳歯の早期脱落，永久歯の早期萌出がみられる．

② 骨年齢が速く進むことがある．

③ 歯根膜の拡大や骨多孔症がみられる．

3 副甲状腺機能低下症

副甲状腺は，甲状腺の背面に左右2個存在する．副甲状腺ホルモン（PTH）作用が不十分なため，低カルシウム血症，高リン血症をきたす．

副甲状腺のおもな作用は，①骨吸収の促進によるカルシウムなどの放出，②腎尿細管における無機リン再吸収の抑制，およびカルシウム再吸収の促進，③尿細管における活性型ビタミンDの生成促進などで，副甲状腺ホルモンは，血漿カルシウムイオン濃度の上昇，リン濃度の低下に働く．

(1) 臨床症状

PTHの合成・分泌が欠如，あるいは低下した疾患で，副甲状腺機能低下症と偽性副甲状腺機能低下症に大別される．

[副甲状腺機能低下症] 奇形症候群に伴う副甲状腺の発生異常，カルシウム感受性の異常，副甲状腺の破壊（自己免疫疾患）などが原因となる．

臨床症状としては，低カルシウム血症による神経・筋の易興奮による，テタニーと痙攣が主要症状である．筋肉痛，筋攣縮，筋硬直がみられる．進行すると，喉頭痙攣による呼吸障害や全身痙攣，意識消失が出現する．

[偽性副甲状腺機能低下症] 副甲状腺ホルモンの分泌能は正常であるが，腎尿細管などの副甲状腺ホルモン受容体系に障害があるため，機能低下症をきたす．散発例のほか，遺伝性が疑われる例があるが，遺伝形式はさまざまである．

臨床症状としては，おもに低カルシウム血症性テタニーがみられ，副甲状腺機能低下症の臨床症状と同一である．肥満，低身長，円形顔貌，第4中手骨短縮などを伴うことが多い．

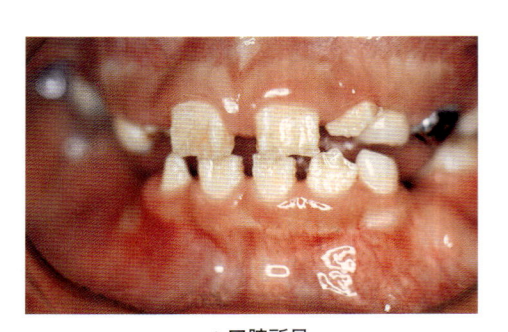

a：口腔所見
すべての歯に形成不全がみられる．

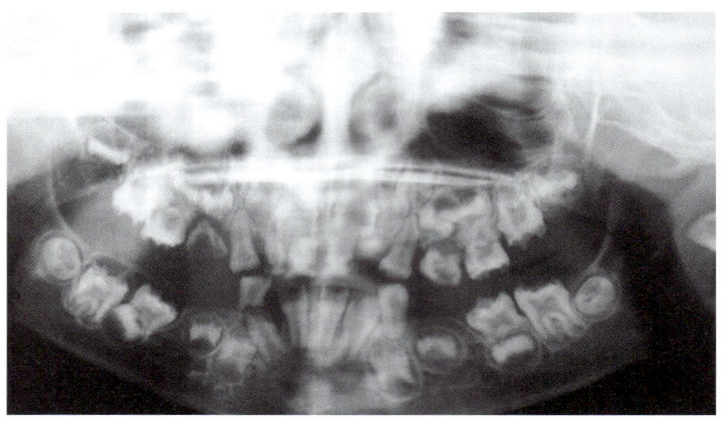

b：パノラマエックス線写真
重篤なエナメル質減形成と象牙質の形成障害がみられる．

図 19-16　副甲状腺機能低下症

（2）　歯科的所見（図 19-16）

① 歯の形成，特に基質添加期，石灰化期に障害を与え，重篤なエナメル質減形成ならびに象牙質の形成障害がみられる．

② 歯の萌出遅延

③ 歯の形態異常，特に歯根の短小

④ 歯槽硬線の肥厚

⑤ 欠如歯

（3）　歯科治療上の注意点

① 歯科治療にあたっては，低カルシウム血症性テタニーに注意を払う．治療前に，血漿カルシウムレベルが 8 mg/dL 以上あることを確認するとよい．不整脈，喉頭痙攣，気管支痙攣の発現に注意する．

② 早めの歯冠修復を考慮し，齲蝕予防を徹底する．

F　　血液疾患

歯科治療は，基本的に外科療法であり，観血処置を伴うことが日常的である．患児がなんらかの血液疾患を合併している場合には，十分な知識と配慮が必要である．

1　貧　　血

末梢血の赤血球容積（ヘマトクリット：HT）の減少，あるいはヘモグロビン（Hb）濃度の低下と定義され，健常児の平均値よりも－2SD（標準偏差）以下の場合を貧血という．学童期の貧血の診断基準となる Hb は 12 g/dL である．貧血の原因は，赤血球の産生障害，赤血球の分化障害，赤血球の破壊の亢進（溶血性貧血），赤血球の喪失（出血）に分けられる．

医療面接では，発症時期，食事内容，黄疸，出血傾向，投薬，先行感染，出生時体重，近親結婚などが重要である．

■ 1）鉄欠乏性貧血

小児貧血の90％以上を占め，急速に成長する乳児期と学童期に好発する．体内の鉄の75％はヘモグロビン鉄であり，出生時貯蔵鉄の不足，鉄の摂取量不足，成長に伴う鉄需要量の増大などが原因である．思春期になると再び鉄需要量が増えるため，それに見合った鉄を十分摂取しないと，貧血を起こす（思春期性貧血）．

（1） 臨床症状

軽度の貧血では症状は出現しにくいが，鉄欠乏が進行し，Hb 8 g/dL 以下では，顔色不良，易疲労感，食欲不振，不活発となる．また，学童では，運動時の動悸，息切れ，耳鳴り，めまいなどを起こすことがある．

［処置］ 小児の場合，8〜10 mg/kg/日の鉄を食事により摂取する必要がある．

（2） 歯科的所見と歯科治療上の注意点

① 口腔粘膜の赤みが消失する．

② 観血処置は，貧血症状が改善されてから行う．

■ 2）再生不良性貧血

特発性再生不良性貧血の病因として，造血幹細胞の異常，骨髄微小循環の異常，造血因子およびその受容体の異常などがあり，末梢血における汎血球減少と骨髄の低形成を特徴とする．その結果，赤血球，好中球，血小板数が著しく減少し，易感染性となり，出血傾向が出現する．先天性と後天性に大別され，先天性10％（Fanconi 貧血など），二次性10％（肝炎後など），特発性80％程度である．年間発症率は小児 15,000 人に 1 人である．

（1） 臨床症状

おもな症状は，貧血と出血傾向である．貧血による蒼白ならびに易疲労性があり，血小板減少による鼻出血，皮膚出血斑（点状あるいは小さな出血斑），歯肉出血がある．また，好中球減少による感染症の合併がみられる．

（2） 歯科的所見と歯科治療上の注意点

① 頬粘膜や歯肉に点状の出血斑がみられ，歯肉出血がみられる．

② 好中球の減少により易感染性となり，口腔粘膜に潰瘍やカンジダがみられる．

③ 観血処置により重篤な出血，感染が生じることがあるため，小児科主治医と密な連絡を必要とする．

④ 特に抜歯には注意する．交換期の乳歯の抜去でも止血困難となる．局所の止血には，吸収性止血剤，サージカルパックなどを使用する．

2　血小板減少性紫斑病

血小板減少をきたすほかの基礎疾患があるか否かで，症候性と特発性に分類される．小児では，ほとんどが基礎疾患のない特発性である．

■ 1）特発性血小板減少性紫斑病 （ITP）

本症は，血小板膜タンパクに対する自己抗体（IgG）が検出されることが多く，血小板

再生不良性貧血

○特発性再生不良性貧血
いずれの年齢でも発症する．原因不明の骨髄低形成がみられ，難治性である．
○二次性再生不良性貧血
クロラムフェニコールなどの薬物，化学物質，放射線などの物理的要因，あるいは肝炎ウイルスなどによって起こる．
○先天性再生不良性貧血
Fanconi 貧血のことをいう．DNA の修復能に欠陥があり，染色体の脆弱性がみられる．色素沈着，骨格異常，小人症，小頭症，腎奇形などの多発奇形を伴う．

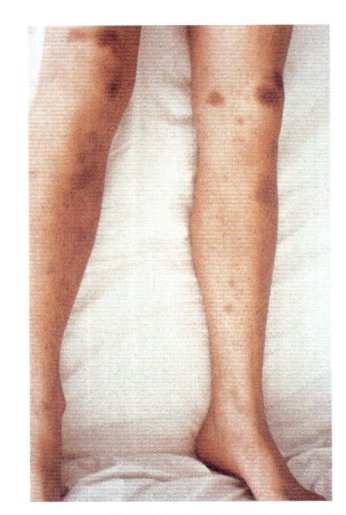

図 19-17　特発性血小板減少性紫斑病

自己抗体の発現による血小板破壊によって生じると考えられており，自己免疫疾患と捉えられている．15 歳以下の特発性血小板減少性紫斑病の年間発症率は約 10 万人に 5〜8 人である．50〜65％の小児例でウイルス感染歴がある．2〜8 歳の小児に好発し，6 か月以内に治癒する急性型が多い．末梢血の血小板数の診断基準は，10 万/μL 以下である．

(1)　臨床症状

　皮膚の紫斑（点状出血あるいは斑状出血）がみられ（図 19-17），血小板数 1 万/μL 以下の重症例では，歯肉出血や鼻出血などの粘膜出血，さらに血尿，下血などをみることもある．関節内出血は通常認めない．

　血小板の寿命が短縮する．出血時間は延長し，毛細血管抵抗性，血餅退縮能はともに減弱するが，凝固時間は正常である．

[処置]　血小板数著減または出血傾向が増悪した場合には，副腎皮質ステロイド，免疫抑制薬が用いられる．また，重症例には免疫グロブリンの大量投与が行われる．重度の慢性特発性血小板減少性紫斑病の最終療法として，脾臓の摘出が行われる．

(2)　歯科的所見と歯科治療上の注意点

　① 口腔粘膜の出血斑がみられる．重度では歯肉出血がみられる．

　② 観血処置にあたっては，小児科主治医と密に連絡をとる．

　③ 血小板数 7〜8 万/μL 以下では，観血処置は避け，軽快してから行う．

　④ 副腎皮質ステロイドや免疫抑制薬を投与されている場合には，感染などに配慮する．

3　血 友 病

　先天性の血液凝固因子の欠乏によって生じ，重篤な出血症状を呈する．第Ⅷ因子活性の低下による血友病 A と，第Ⅸ因子活性の低下による血友病 B がある．第Ⅷ因子遺伝子あるいは第Ⅸ因子遺伝子の異常が原因である．両疾患ともに X 連鎖性劣性（潜性）遺伝によるもので，男性のみに発症し，女性は保因者となる．1/3 は散発例である．

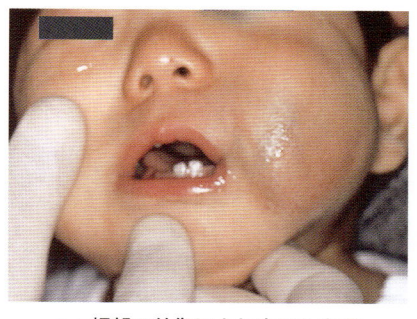
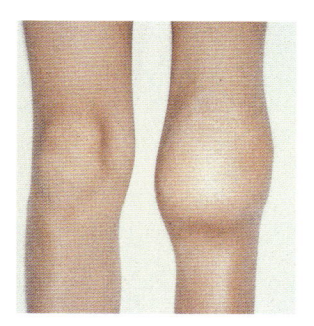

a：頰部の外傷により生じた血腫　　　　b：関節内血腫

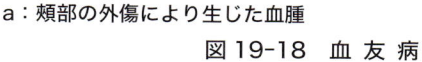

図 19-18　血 友 病

　日本での血友病の発生頻度は，男子出生 10,000 人に 1 人である．血友病 A と血友病 B の発症比率は 5：1 である．

（1）　臨床症状

　出血症状は新生児では少なく，乳幼児期から皮下出血，関節内出血，筋肉内出血などの深部出血をきたす（**図 19-18**）．重症例では，関節内出血を反復し，関節の変形，運動障害をきたすことが多い．

　血小板数，出血時間，毛細血管抵抗は正常であるが，凝固時間は延長する．血友病は，内因系の凝固障害のため，活性化部分トロンボプラスチン時間（APTT）は延長するが，プロトロンビン時間（PT）は正常である．

　また，臨床症状から血友病 A と血友病 B を鑑別することはできないため，確定診断には第Ⅷ・第Ⅸ因子活性を測定する．出血症状の程度は，凝固因子活性レベルと相関し，1％未満が重症，1〜5％未満が中等度，5〜20％が軽度に分類される．

［処置］　第Ⅷ因子あるいは第Ⅸ因子を投与する補充療法が基本である．

（2）　歯科的所見と歯科治療上の注意点

　① 血友病特有の口腔所見はないが，出血をきたした場合には，止血困難となる．

　② 抜歯などの観血処置に際しては，小児科主治医と連絡を密にとり，第Ⅷ・第Ⅸ因子製剤の補充を行う．局所の止血には，密な縫合，吸収性止血剤，サージカルパックなどを考慮する．

　③ 伝達麻酔は，血腫を形成する可能性があるため禁忌である．

■ 1）von Willebrand 病

　von Willebrand 因子（VWF）の異常による出血性疾患である．常染色体優性（顕性）遺伝によるもので，von Willebrand 因子遺伝子の異常がある．von Willebrand 因子は出血部位の血管内皮下に露出したコラーゲンに結合し，これに血小板が結合して血小板凝集を引き起こす．また，第Ⅷ因子と結合して複合体を形成している．von Willebrand 因子の量的・質的異常により，一次止血機構が障害され，第Ⅷ因子の低下も伴って凝固障害をきたす．

　鼻出血などの粘膜出血が多く，歯肉出血，抜歯後出血がある．典型例では出血時間が延長し，第Ⅷ因子の低下に伴い，活性化部分トロンボプラスチン時間（APTT）は延長する．

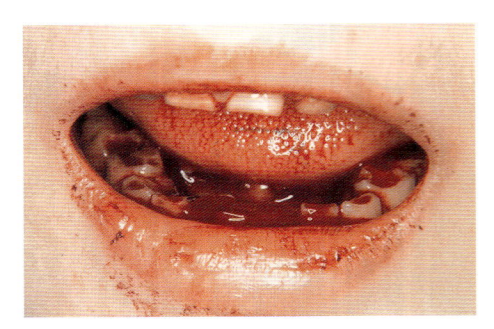

図 19-19　急性リンパ性白血病：Ａ|Ａ の自然脱落による出血

4　白 血 病

　白血病は，小児期悪性新生物の約 1/3 を占める頻度が高い疾患で，小児ではほとんどが急性型である．急性白血病は，骨髄中の未熟な造血前駆細胞の増殖を特徴とし，増殖の由来から急性リンパ性白血病（ALL）と急性骨髄性白血病（AML）とに分けられる．また，慢性骨髄性白血病では，各分化段階の造血細胞の増殖がみられる．小児白血病の70〜80％が急性リンパ性白血病である．

　原因は，遺伝性要因，放射線被曝，薬物，ウイルス感染などとされる．

■　1）急性リンパ性白血病

　発症のピークは 3〜6 歳である．末梢血にリンパ芽球が著しく増殖し，大部分の症例で赤血球の減少による貧血と血小板減少をきたす．末梢血白血球数は，減少するものから著しく増加するものまである．骨髄細胞中に 20％以上の芽球を認め，細胞形態，免疫学的細胞形質，染色体・遺伝子解析などにより病型診断が行われる．各臓器への白血病細胞（芽球）の浸潤・増殖と骨髄造血不全により，さまざまな症状を示す．

（1）　臨床症状

　易疲労性，発熱，貧血，出血傾向，紫斑，蒼白，リンパ節腫脹，四肢の関節痛，感染，肝脾腫が起こる．

[処置]　多剤併用療法が選択され，複数の治療相からなる．寛解導入療法により，臨床症状の消失，正常骨髄造血能の回復がみられ，95％の症例において完全寛解が得られる．予後不良例や再発例に対しては，造血幹細胞移植が適応される．

（2）　歯科的所見と歯科治療上の注意点

　① 口腔粘膜は蒼白で，点状出血，溢血斑，口腔潰瘍，歯肉出血，歯肉壊死や歯槽骨吸収をみることがある（図 19-19）．

　② 出血傾向，易感染性があるため，観血処置は，小児科主治医と密に連絡をとって行うが，基本的には完全寛解期に行う．抗菌薬の予防投与が必要である．

5　播種性血管内凝固症候群（DIC）

　血液は，通常血管内で凝固することはないが，さまざまな基礎疾患や病態を背景に凝固

能が亢進し，全身の，おもに細小血管で播種性に血栓を多発する．その結果，凝固因子，抗凝固因子や血小板が消費性に著しく低下し，循環不全や壊死による組織・臓器障害を起こす．さらに，二次的な線溶系の亢進によって全身性の出血傾向，溶血性貧血を示す重篤な後天性凝固障害症である．重症感染症や悪性腫瘍などの基礎疾患があり，生命の危機を伴う重篤な疾患は，いずれも DIC を引き起こす可能性がある．

（1）　臨床症状

基礎疾患の違いにより症状は一様ではないが，基本的には出血傾向と循環不全である．

（2）　歯科治療上の注意点

DIC は，生命の危機を伴う重篤な状態であり，歯科処置は禁忌である．

6　ビタミン K 欠乏症

ビタミン K 欠乏により，ビタミン K 依存性凝固因子（第 II，第 VII，第 IX，第 X 因子）の産生が低下して生じる凝固障害である．生理的にビタミン K が欠乏している新生児と，生後 2〜3 か月の母乳栄養乳児（人工栄養はビタミン K を含む）に好発する．

[新生児メレナ]　新生児の吐血や下血など，消化管からの出血をきたす状態をいう．おもに，出生後早期にビタミン K を産生する腸内細菌叢が確立できないために起こるが，出生時にビタミン K が適切に投与されるようになり，発症が激減した．

口腔所見として，乳歯が青色に変色する．

7　好中球減少症

好中球の絶対数の減少により生じる病態を示し，末梢血中の好中球が 1,000〜1,500/μL を軽度，500〜1,000/μL を中等度，500/μL 未満であれば高度と定義される．好中球減少をきたす原因としては，抗好中球抗体，抗菌薬や抗悪性腫瘍薬などの薬物投与，放射線照射，感染症などの外因性のものと，骨髄前駆細胞の異常による内因性のもの（先天性好中球減少症，周期性好中球減少症）とに分類される．

1）先天性好中球減少症

乳児期早期に発症する重症の好中球減少症である．常染色体劣性（潜性）遺伝が多く，好中球エステラーゼ遺伝子，*HAX1* 遺伝子などの変異がみられる．骨髄では，前骨髄球，骨髄球までの成熟はみられるが，成熟好中球減少が著明である．

（1）　臨床症状

著明な好中球減少をきたし，皮膚感染症，口内炎，肛門周囲膿瘍がみられ，肺炎や敗血症などの重症感染症を合併することがある．

[処置]　好中球減少に対する治療は，顆粒球コロニー刺激因子（G-CSF）投与が有効な場合もあるが，G-CSF 不応例では造血幹細胞移植が適応される．合併する感染症の抗菌薬治療が行われる．

（2）　歯科的所見と歯科治療上の注意点

① 歯槽骨吸収，歯肉炎，口内潰瘍がみられる（**図 19-20**）．咽頭炎やカンジダ症を合併

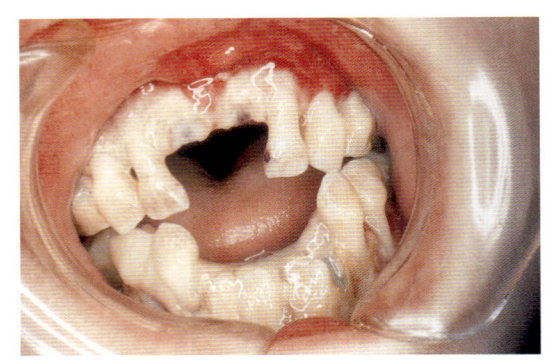

図 19-20　先天性好中球減少症による壊疽性口内炎

　　することがある．
　②易感染性であることから，観血処置では，抗菌薬，G-CSF の投与などについて，小児科主治医と密に連絡をとる．
　③定期的に管理し，歯肉炎，歯周炎の予防に努める．

■　2）周期性好中球減少症

　造血前駆細胞の周期的な異常により生じる．末梢血の好中球数が，平均 21 日程度の周期で，正常期から好中球減少期まで変化する．好中球エステラーゼ遺伝子変異が関与するとされる．好中球減少期には，口内炎，歯周炎，リンパ節炎，口腔，肛門周囲膿瘍がみられ，重症感染症を合併することもある．

G　　代謝障害

1　糖 尿 病

　糖尿病とは，インスリン作用不足により高血糖が持続する病態で，1 型（インスリン依存型）と 2 型（インスリン非依存型）がある．

［1 型（インスリン依存型）］　小児に多く，発症は，5〜8 歳と思春期がピークである．膵臓のランゲルハンス島 β 細胞の破壊のため，インスリンが絶対的に不足している．1 型糖尿病は，自己抗体が出現する自己免疫性と，自己免疫の関与がない特発性に分類される．小児の発症率は，日本では年間人口 10 万人あたり約 1.5〜2 人である．インスリンの投与は生涯必須である．

［2 型（インスリン非依存型）］　遺伝的なインスリン分泌障害と，インスリン感受性低下に，過食，肥満，ストレスなどが加わり発症する．糖尿病の 90％以上を占めるが，小児では少ない．しかし，近年，小児の肥満が急増し，2 型の発見率が上昇しており，学童期より思春期で高い．発症，進行は 1 型に比べて緩徐で，治療の基本は食事療法と運動療法である．

（1）　臨床症状

　糖尿，多尿，頻尿，多飲，口渇，体重減少，易疲労感などの症状と高血糖がみられる．

糖尿病の合併症を次に示す.

① 急性合併症：低血糖症（顔面蒼白，頻脈，冷や汗，手の震え，意識障害）

② 細小血管障害：腎症，網膜症，神経障害など

③ 大血管障害：脳軟化症，狭心症，心筋梗塞など

④ 白内障

⑤ 神経障害：筋力低下，神経痛，手足のしびれなど

⑥ 易感染性

⑦ 脂質異常

（2） 歯科的所見と歯科治療上の注意点

① 免疫機能の低下，細小血管障害から歯肉炎，歯周炎を起こしやすい.

② 小児では必ずしも重症にはならないが，齲蝕になりやすい因子があることから，食生活を含めた齲蝕予防は重要である.

③ 創傷治癒不全，易感染性のため，抜歯などの観血処置では，術前に抗菌薬の予防投与が必要となる.

④ 低血糖発作を防ぐために，歯科治療は食後に行う.

⑤ 小児科主治医と連絡をとり歯科治療を行う. 歯科治療中の低血糖症に注意し，低血糖症の徴候がみられたら，砂糖水を飲ませる.

H 腎 疾 患

1 ネフローゼ症候群

　高度のタンパク尿と低タンパク血症を主症状とする症候群で，浮腫，脂質異常症を伴うことが多い. 本症候群には原発性と二次性がある.

[原発性ネフローゼ症候群] 　小児期でのネフローゼ症候群の 90％以上を占め，タンパク尿が特徴である. 成因は不明であるが，T 細胞の機能不全による免疫不全とされている. 好発年齢は 3〜6 歳である.

[二次性ネフローゼ症候群] 　感染症や基礎疾患があり，二次的に高タンパク尿と低タンパク血症がみられる.

（1） 臨床症状

　浮腫，消化器症状，呼吸器症状，全身倦怠感などがみられる.

　副腎皮質ステロイド長期投与の患児は満月様顔貌（moon face）を示す.

　合併症として次のことがあげられる.

① 低容量ショック：多量のタンパクの急激な排泄により循環血漿量が減少し，ショックを起こす. 副腎皮質ステロイドの長期投与による副腎機能不全も関与することがある.

② 易感染：T 細胞機能不全，ならびに副腎皮質ステロイドの長期投与による細胞性免疫の抑制

③ 血液凝固異常：凝固因子の濃度の上昇，線維素溶解系活性の低下，循環血液量の減少に伴う血液濃縮などによる血液凝固系の亢進により，動脈血栓，静脈血栓がみられる.

① 易感染性，易ショック性である．小児科主治医と密に連絡をとり加療する．

② 感染根管治療は避ける．

③ 観血処置に際しては，抗菌薬の予防投与を行うが，腎機能を抑制する抗菌薬（アミノグリコシド系）の使用には配慮する．

2 急性糸球体腎炎

A群β溶血レンサ球菌（溶レン菌）の感染による抗原抗体反応で起こる．感染後，1〜3週ころに腎炎が発症する．溶レン菌の菌体抗原成分と，これに対する抗体が形成する免疫複合体が糸球体に沈着し，急性糸球体腎炎を引き起こす．小児の腎炎は，急性糸球体腎炎が最も多く，3〜10歳に多い．

（1）　臨床症状

典型例では，扁桃炎，上気道感染などの先行疾患後，1〜2週間で発症し，浮腫，乏尿，血尿，タンパク尿，高血圧がみられ，全身倦怠感，微熱，頭痛などがみられる．

重大な合併症として，高血圧性脳症，うっ血性心不全がある．

（2）　歯科治療上の注意点

歯科治療に先立ち，小児科主治医と連絡をとる．歯科治療は，急性期を避けて行う．

I 循環器疾患

1 先天性心疾患

胎生期における先天奇形で，遺伝要因と妊娠初期の環境要因が関与して発生する．先天性心疾患（congenital heart disease：CHD）の発生頻度は出生時におよそ1％である．心室中隔欠損症が約30％と最も多く，次いで，Fallot四徴症，心房中隔欠損症，完全大血管転位，肺動脈狭窄，両大血管右室起始，動脈管開存，心内膜床欠損，三尖弁閉鎖などで，その他，多くの種類がある．手術および自然治癒により学童期には半減する．

（1）　臨床症状

チアノーゼと心不全は，先天性心疾患の二大徴候である．先天性心疾患には，チアノーゼ群と非チアノーゼ群がある．

[チアノーゼ，図19-21-a]　毛細血管血液中の還元ヘモグロビンが5 g/dL以上になると出現する．皮膚，粘膜が青紫色に変化し，口唇，手足の爪床でみえやすい．ほとんどが動脈血の酸素飽和度の低下により出現する．多血症では出現しやすく，貧血では出現しにくい．

先天性心疾患でチアノーゼがあるということは，静脈血が動脈血に混合していること（右左短絡）を意味する．右左短絡の代表的なものは，Fallot四徴症である．一方，チアノーゼは，肺でのガス交換の障害により動脈血の酸素飽和度が低下することにより出現する．

チアノーゼが持続すると，多血となり，血液粘稠度が増し，末梢循環不全を起こし，手足の指の先端が太く，爪が丸みをおびた太鼓ばち指を示す（図19-21-b）．心臓の手術に

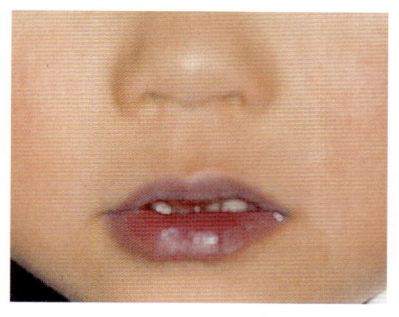
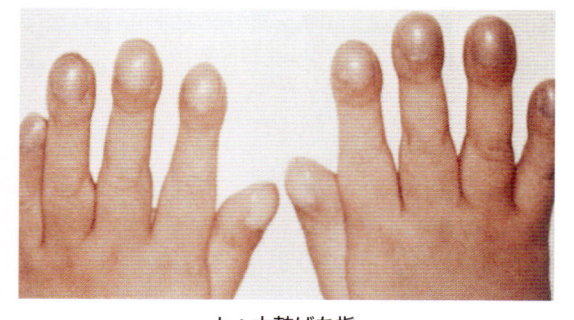

a：チアノーゼ　　　　　　　　　　　　b：太鼓ばち指

図19-21　先天性心疾患（R→L shunt）

よりチアノーゼが改善されると，太鼓ばち指も消失する．

[心不全]　心不全とは，心臓が身体の需要をみたすことができないために起こる症候で，小児では顔色不良，易疲労，労作時呼吸困難，起坐呼吸，夜間呼吸困難発作，浮腫などの症状がみられる．

（2）　歯科治療上の注意点

　①小児科主治医と密に連絡をとり加療する．

　②Fallot四徴症に代表される重篤な患児では，低酸素発作を起こすことがあるので，モニター下で処置する．啼泣が誘因となるので，号泣させないように注意する．

　③チアノーゼを有する心疾患患児では，出血傾向があることがあるので注意する．

　④歯科治療に不協力的で重篤な心疾患患児では，全身麻酔下の処置を考慮する．

　⑤感染性心内膜炎の予防対策は，次項を参照．

2　感染性心内膜炎

　感染性心内膜炎（infective endocarditis：IE）は，弁膜や心内膜，大血管内膜に細菌集簇を含む疣腫を形成し，菌血症，血管塞栓，心障害などを呈する全身性敗血症性疾患である．発症には，弁膜疾患や先天性心疾患に伴う異常血流や，人工弁置換術後などに生じる非細菌性血栓性心内膜炎が重要とされる．すなわち，観血処置などにより一過性の菌血症が生じると，非細菌性血栓性心内膜炎の部位に菌が付着，増殖し，感染性疣腫が形成されると考えられている．おもな原因菌は，レンサ球菌，黄色ブドウ球菌である．歯科治療に引きつづいて生じた感染性心内膜炎の症例は約18％とされる．小児の発症頻度は成人に比べて低く，0.34〜0.64件/10万人・年とされている．

（1）　臨床症状

　最も多い症状は発熱である．胃腸炎様症状，関節痛，筋肉痛などの非特異的症状，心不全症状などがみられる．乳幼児では，元気がない，哺乳量・食事量の減少などがみられる．心不全，塞栓症などの合併症がみられる．

　感染性心内膜炎の診断基準として，血液培養所見と心エコー所見が重要である．

[処置]　殺菌的な抗菌薬が選択され，高用量で長期の抗菌薬治療が行われる．副作用を抑えるため，原因菌の特定が重要である．

表 19-1　歯科処置前の抗菌薬の標準的予防投与法（小児）（経口投与のみを抜粋）

投与方法	βラクタム系抗菌薬アレルギー	抗　菌　薬	投　与　量	投与回数	備　　考
経口投与可能	な　し	アモキシシリン	50 mg/kg（最大 2 g）	単　回	処置前 1 時間
	あ　り	クリンダマイシン アジスロマイシン クラリスロマイシン	20 mg/kg（最大 600 mg） 15 mg/kg（最大 500 mg） 15 mg/kg（最大 400 mg）	単　回	処置前 1 時間

（日本循環器学会　ほか：感染性心内膜炎の予防と治療に関するガイドライン（2017 改訂版）より一部抜粋）

予防的抗菌薬投与

「感染性心内膜炎の予防と治療に関するガイドライン 2017 改訂版」より一部抜粋

（2）　歯科治療上の注意点

① 抜歯などの菌血症を誘発する歯科治療の術前には，予防的抗菌薬投与を行う．

　[高度リスク群]　感染しやすく，重症化しやすい患者である．人工弁置換患者，感染性心内膜炎の既往を有する患者，複雑性チアノーゼ性先天性心疾患，短絡造設術を実施した患者など

　[中等度リスク群]　必ずしも重篤とならないが，心内膜炎発症の可能性が高い患者である．ほとんどの先天性心疾患，後天性弁膜症，閉塞性肥大型心筋症，弁逆流を伴う僧帽弁逸脱など

② 予防的抗菌薬投与が強く推奨されるのは，出血を伴い菌血症を誘発する可能性のあるすべての侵襲的な歯科処置（抜歯などの口腔外科処置，歯周外科手術，インプラント手術，スケーリング，感染根管処置など）である．予防投与が推奨されないのは，非感染部位からの局所浸潤麻酔，抜髄処置，歯科矯正処置などである．乳歯の脱落時に出血を伴うことがあるが，通常は菌血症が考慮されることはない．

③ 歯科治療前の抗菌薬の標準的予防投与法として，小児の場合，アモキシシリン 50 mg/kg（最大 2g）の経口投与を処置 1 時間前に行う（**表 19-1**）．

④ 感染根管治療は避け，抜歯を行う．感染源をつくらないよう齲蝕予防を徹底する．

⑤ 歯科治療後の遷延する発熱の際には，感染性心内膜炎の可能性を念頭において，血液培養や心エコーなどの検査ができる医療機関と連携する．

3　急性熱性皮膚粘膜リンパ節症候群（川崎病）

冠動脈炎による冠動脈瘤が形成され，まれに冠動脈内の血栓性閉塞により突然死する．4 歳以下の乳幼児に好発し，女児より男児がやや多い．

（1）　臨床症状

　39℃前後の 5 日以上つづく発熱，不定形発疹，眼球結膜の充血，手足の浮腫，非化膿性頸部リンパ節腫脹，また，口腔内にも特徴的な症状が出現する．冠動脈瘤が形成され，軽快例でも心血管後遺症を残すことがある．諸症状が消退すると，爪と皮膚の移行部からの膜様落屑がみられる．

（2）　歯科的所見と歯科治療上の注意点

① 口唇の紅潮，苺舌，口腔咽頭粘膜のび漫性発赤がみられる．

② 本疾患の既往のある小児では，心血管系について小児科主治医と連絡をとる．

③急性期の治療として，抗血栓療法にアスピリンを用いるのが基本であることから，観血処置に注意する．

J　呼吸器疾患

1　急性気管支炎

気管支壁の炎症である．気管支のみに炎症が限局することはまれで，通常，気管・気管支炎の場合が多く，かつ上気道炎を合併している．

ウイルス感染によるものが多く，アデノウイルス，パラインフルエンザウイルス，RS ウイルス，インフルエンザウイルスなどが多い．また，肺炎球菌，ブドウ球菌，インフルエンザ桿菌などの細菌，あるいはマイコプラズマなどの感染による．アレルギー反応や化学物質の刺激によっても発症する．

（1）　臨床症状

湿性の咳が特徴で，上気道炎による乾性の咳が2～3日先行することが多い．感染によるものでは発熱を伴い，喀痰は無色透明なものから膿性のものまでみられる．喘鳴，胸痛，嘔吐を伴うことがある．

[処置]　ウイルス性と考えられる場合は，鎮咳去痰薬，解熱薬などの対症療法が行われる．細菌感染やマイコプラズマ感染が疑われる場合には，抗菌薬が投与される．

（2）　歯科治療上の注意点

気管支炎にはさまざまなものがある．全身への侵襲が強いものもあることから，小児科主治医と連絡をとる．歯科治療は，症状が軽減してから行う．

2　アデノイド肥大，扁桃肥大

扁桃に口蓋扁桃をさし，アデノイドは咽頭扁桃をさす．これらの組織は，感染防御上重要なリンパ組織であり，乳児期以降に肥大し，就学年齢から小学校高学年にかけて最大となる．病的に肥大すると次の臨床症状がみられる．

（1）　臨床症状

アデノイド肥大が後鼻腔を閉塞，あるいは肥大扁桃が睡眠時に下垂して気道を閉塞すると，鼻閉，いびき，鼻声，口呼吸がみられる．閉塞性睡眠時無呼吸症候群を引き起こすことがあり，血中酸素飽和度の低下，睡眠不足による注意力散漫や眠気がみられる．中耳炎を合併しやすい．慢性的なアデノイド肥大では，歯列，口蓋，顎の発育に影響し，特徴的なアデノイド顔貌がみられることがある．

（2）　歯科治療上の注意点

重度の場合は医科と連携をとり，摘出術の適応となる．

免疫性疾患（アレルギー）

免疫には，自己と非自己を認識すること，ならびに非自己が生体に侵入すると記憶するという大きな働きがある．生体は，非自己である抗原を認識すると，排除しようとする免疫反応を起こす．この免疫反応の結果が個体にとって破壊的であり，病的状態を引き起こした場合を，アレルギーという．

1 気管支喘息

気管支平滑筋の収縮，気道粘膜の浮腫，腺分泌の亢進などによる気管の狭窄により，発作性，可逆性の呼吸困難を伴う．小児気管支喘息の病態は多様だが，多くはアレルギー素因が影響し，吸入性アレルゲンなどで感作され，アレルギー反応を引き起こす．アレルゲンとしては，牛乳，卵白などの食物，ダニ，植物花粉，ハウスダストなどがある．血液検査で，末梢血中好酸球の増加や血清中の非特異的 IgE 値が高値を示す．ウイルス感染や運動，ストレスなどの刺激によっても誘発される．気管支喘息を発症する時期は 1～3 歳が多く，6 歳までに 90% が発症するとされる．思春期までにおよそ 60～70% が緩解する．

（1）　臨床症状

特に夜間，明け方に発症しやすく，笛声喘鳴と咳が出て，症状が進むと呼気性呼吸困難が出現し，寝ていることができず，起坐呼吸に移行する．呼気が延長し，子どもは苦しがる．

[処置]　軽度では，アレルゲン排除のための環境改善，運動や体力の増強を行いながら経過観察する．発作治療薬では気管支拡張薬の β_2 刺激薬が第一選択となる．中等度ないし重症発作重積状態では，副腎皮質ステロイドの投与が基本である．

（2）　歯科治療上の注意点

① 小児科主治医と連絡をとり，発作時の症状や緊急時の対応などを把握し加療する．発作を起こしやすい時期や時間の歯科治療はできるだけ避ける．

② 副腎皮質ステロイドの長期投与の患児では，易感染，易ショック性に注意する．

③ 局所麻酔を行う際は，時間をかけて少量ずつ注入し，発作に注意する．

2 蕁麻疹

膨疹，紅斑を伴う一過性，限局性の皮膚の浮腫である．薬物，感染，運動，入浴，ストレスなどさまざまな原因によって起こる．皮膚肥満細胞からヒスタミンなどのケミカルメディエーターが遊離し，真皮上層の血管の拡張と血漿成分の漏出が生じ発症する．Ⅰ型アレルギーによるものは全体の数%である．多くの場合，原因が特定できない特発性蕁麻疹である．

（1）　臨床症状

皮膚に境界明瞭な膨疹，紅斑を生じ，強い痒みを伴う．通常は 24 時間以内に消退する．

色素沈着，落屑などを伴わない．

（2）　歯科治療上の注意点

①局所麻酔をはじめとする薬物の投与は慎重に行う．

②蕁麻疹がみられるときは，歯科治療は避ける．

3　アトピー性皮膚炎

増悪・寛解を繰り返す掻痒のある湿疹を主病変とし，急性の紅斑ないし漿液性丘疹から落屑性の苔癬まで多岐にわたる．患者の多くはアトピー素因をもつ．アトピー素因とは，気管支喘息，アレルギー性鼻炎・結膜炎，アトピー性皮膚炎の家族歴，既往歴の存在，または IgE 抗体を産生しやすい素因をいう．遺伝性素因も強いが，炎症反応の原因に関しては多くの議論がある

（1）　臨床症状

乳児期，特に生後 2〜3 か月から 6 か月に発症する．乳幼児期では，頬，額，頭から始まる潮紅，丘疹を生じる．皮疹は湿潤傾向を示し，びらんを形成する．滲出液が乾燥し痂皮が形成される．しばしば，体幹，四肢に拡大する．増齢とともに乾燥傾向となり，苔癬，丘疹，掻痒が主体となる．

［処置］　アレルゲン除去などの環境対策，清潔保持，保護を目的とした外用剤や保湿剤塗布などのスキンケアが行われる．薬物療法は，副腎皮質ステロイド外用剤や，痒みを抑える目的で抗ヒスタミン薬の内服がしばしば行われる．

（2）　歯科治療上の注意点

局所麻酔薬をはじめとする薬物の投与は慎重に行う．

L　口腔領域における心身症

発病や経過に，心理社会的な因子が重要な意味をもつ身体疾患を，心身症とよぶ．

①慢性の情動ストレスによって，一定の素因をもった個体に機能障害が起こると，やがて器質的変化を起こす．

②感情や情動は，言葉や動作として発散させれば，それに伴う生理的変化とともに，すみやかに消失する．この言動への発散が妨げられると，長く心に残り，これに伴う生理的変化も持続し，いろいろな身体症例に発展する可能性がある．

③また，いったん身体疾患として発病しても，その経過に心理的因子が重要な意味をもつ症例や，神経症であっても身体症状を主とする症例は，しばしば心身症に含まれることがある．

歯科領域において，心身症と関係があると思われる疾患を次にあげる．

①顎関節症

②開口障害

③三叉神経痛

④口腔粘膜の潰瘍（再発性アフタ，更年期性のものなど）

表19-2　心の問題から起こりやすい症状とその誘因（年齢別）

	起こりやすい症状	誘因となりやすい事項
乳児期	幽門痙攣，下痢，便秘，全身の発育障害	母親のいらいらした感情，きちょうめんすぎる育児態度（授乳，離乳，排尿，排便などの訓練），愛情の欠乏，放任，虐待
幼児期	嘔吐，下痢，便秘，腹痛，食欲不振，拒食，憤怒痙攣，頻尿，夜尿，吃音，気管支喘息，指しゃぶり，性器いじり，反抗	弟妹の出生，嫉妬心，同胞間の玩具の取り扱い，競争心，感情的育児態度，両親の共働き，愛情の欠乏，虐待
学童期	頭痛，嘔吐，腹痛，関節痛，頻尿，夜尿，目まい，足の痛み，気管支喘息，チック症，吃音，爪かみ，不安神経症，強迫神経症，登校拒否，転換ヒステリー反応	同胞との関係（嫉妬心，競争心），親子関係（厳しいしつけ，あまやかし），友人関係，教師との関係，学業，習い事，虐待
思春期以後	起立障害症，気管支喘息，心臓神経症，腸管運動失調症，神経性食欲不振症，吃音，自慰，登校拒否，不安神経症，強迫神経症，転換ヒステリー反応，非行，自殺	個人の能力（学力，体格，体力），運動能力，身体的欠陥，親子関係，友人関係，教師との関係，異性関係，進学の問題，人生観，社会観，虐待

⑤ 抜歯後の疼痛

⑥ ある種の歯痛

⑦ 歯および歯周組織の違和感

⑧ 唾液分泌異常

⑨ 口腔の乾燥感，味覚の消失，異味症

⑩ 手術後神経症（顔面，口唇，歯列など）

⑪ 補綴物不適応（特に義歯）

⑫ 口腔習癖（吸指癖，咬爪癖，歯ぎしりなど）

⑬ 精神的脳貧血症（歯科不快症候群）

以上のような病名をもつ症例のうち，次に示すものが心身医学的治療の対象となる．

① 発病と経過に心理社会的因子の影響がはっきりとみられるもの．

② いったん身体疾患として発病してから，患者の性格的な歪みや，発病後に起こった感情的問題が症状を悪化させたり，必要以上に長引かせたりしているもの．

③ 長いあいだ受けてきた身体疾患の療法で改善がみられず，心理面からの治療を加味することによって症状の好転が期待されるもの．

小児は，次の理由により心身両面の適応障害を同時に現しやすい（表19-2）．

① 精神，身体ともに未熟，未分化なため，その反応は全体的に極端である．

② 大脳皮質の発達が不十分なため，感情の統御が困難である．

③ 幼児期（3〜5歳）と思春期は，ホルモン系および自律神経系の変動の時期で，それらの失調状態を起こしやすい．また，その時期が同時に反抗期でもある．

④ 社会経験が乏しく，鍛えられていないので，抵抗力に乏しい．

⑤ 心理的防御規制が確立していない．

⑥ 環境の影響を直接受けやすい．

（1）　診療方針

① 心身症を疑わせる症例のなかには，精神科医によって治療を必要とする神経症や，精神病質者，統合失調症の境界にあるもの，初期うつ病患者などが含まれていることが少なくない．これらの疾患が疑われる場合には，すみやかに精神科医による精神医学的診断を受けさせるべきである．

② 心身症の場合，患者の訴えは身体症状であるため，これらの徹底した検査が必要となる．十分な身体面での検査を行い，重大な身体疾患を除外することが必要である．

③ 心理・社会面での検査は，現症の発生や経過に関連のある感情問題の有無や内容，このような疾患を引き起こした患者の性格や生活環境，患者の性格をつくった幼児からの生活史などについても調べる．児童虐待の存在の可能性も考慮する．

④ この検査の中心となるのは患者との面接であり，患者の性格，感情問題などについて調べる．客観的データを得るためのさまざまな心理テストが，補助診断の目的で広く用いられている．

⑤ 口腔領域における心身症の治療法として，一般的に，簡易精神療法，向精神薬による治療，自律訓練法，行動療法，催眠療法などがある．これらの方法を精神療法と組み合わせて行うことが多い．

参考文献

1章　小児歯科学と小児歯科医療

1) 日本小児歯科学会創立 20 周年記念誌，小児歯科学雑誌，42，1982
2) 岡本清纓自叙伝：歯科遍歴 60 年，医歯薬出版，1984
3) 深田英朗 ほか：新小児医学大系 39 小児口腔歯学，中山書店，1985
4) Raymond L Braham & Merle E Morris：Textbook of Pediatric Dentistry, BC Decker Inc, Toronto, 1988
5) 前田隆秀：子どもの歯と口の変遷，小児保健研究，63：158-161，2004
6) 朝田芳信：小児歯科からみた口腔保健と子どもの健康，日本小児科学会雑誌，113：1373-1381，2009
7) 朝田芳信 ほか：子どもの歯科医療の未来予想図 ―疾病対応から機能育成へのパラダイムシフト―，*Dental Diamond*，40：27-53，2015

2章　小児の成長発育

1) 黒須一夫 編著：現代小児歯科学 ―基礎と臨床―，医歯薬出版，1997
2) 黒須一夫，土屋友幸：小児の歯科医療心理，医歯薬出版，1987
3) 内村　登，前田隆秀，宮澤裕夫 ほか：スタンダード小児歯科学，学建書院，2001
4) 赤坂守人 ほか編：小児歯科学，医歯薬出版，2000
5) 赤坂守人，深田英朗 編：小児の歯科栄養ハンドブック，医歯薬出版，1980
6) 深田英朗 編：小児のための歯科診療，学建書院，1980
7) 二木　武：母乳栄養の優秀性，医学のあゆみ，90：15-16，1974
8) 二木　武：最近の人工栄養の問題点，小児科臨床，28：235，1976
9) 馬場一雄：健康小児の栄養法，最新医学，12：147，1965
10) 今村栄一：育児栄養学，乳幼児栄養の実際，日本小児医事出版社，1999
11) 科学技術庁資源調査会 編：日本食品標準成分表，2010
12) 斎藤純男：日本語音声学入門 改訂版，三省堂，2013
13) 日本音声言語医学会：構音訓練のためのドリルブック，協同医書出版社，2003
14) 涌井　豊：構音障害の指導技法 ―音の出し方とそのプログラム―，学苑社，1996
15) 岩立志津夫，小椋たみ子：よくわかる言語発達，ミネルヴァ書房，2010
16) 阿部雅子：構音障害の臨床 ―基礎知識と実践マニュアル―，金原出版，2008
17) 日本歯科医学会：小児の口腔機能発達評価マニュアル，2018
18) 田角　勝，向井美惠 編著：小児の摂食・嚥下リハビリテーション 第 2 版，医歯薬出版，2014
19) 向井美惠：お母さんの疑問にこたえる乳幼児の食べる機能の気付きと支援，医歯薬出版，2013
20) 金子芳洋 訳：摂食スキルの発達と障害原著 第 2 版 ―子どもの全体像から考える包括的支援―，医歯薬出版，2009
21) 才藤栄一，植田耕一郎 監：摂食嚥下リハビリテーション 第 3 版，医歯薬出版，2016
22) 厚生労働省：授乳・離乳の支援ガイド，2019
23) 日本歯科医学会：口腔機能発達不全症に関する基本的な考え方，2018
24) 日本歯科医学会：小児の口腔機能発達評価マニュアル，2018
25) 日本小児歯科学会：日本人小児における乳歯・永久歯の萌出時期に関する調査研究，小児歯誌，26：1-18，1988
26) 日本小児歯科学会：日本人小児における乳歯・永久歯の萌出時期に関する研究 II ―その 1 乳歯について―（会議録），小児歯誌，55：177，2017
27) 山田好秋：嚥下の神経生理学，日摂食嚥下リハ会誌，10：3-11，2006
28) 中村由紀，齊藤一誠，早﨑治明：小児をとりまく最近の臨床トピックス ―小児の食・口の機能とその異常―，日本歯科評論，2017
29) Kramer SS：Special swallowing problems in children, *Gastrointest Radiol*, 10：241-250, 1985
30) 東京医科歯科大学顎口腔総合研究施設 編：顎運動とそのメカニズム，日本歯科評論社，1976
31) Katsavrias ED, Dibbets JM：The growth of articular eminence height during craniofacial growth period, *Cranio*, 19：13-20, 2001
32) 日本顎口腔機能学会 編，田村康夫 著：よくわかる顎口腔機能 第 1 版，医歯薬出版，2005
33) 日本顎口腔機能学会 編：よくわかる顎口腔機能 第 1 版，医歯薬出版，2005
34) 早﨑治明，中田志保，西嶋憲博 ほか：小児の咀嚼運動週末位の安定性に関する研究，顎機能誌，4：25-30，1997
35) 畑中豊美：咀嚼癖やブラキシズムの影響と予防，小児歯誌，54：53，2016
36) Sumi T：Activity in single hypoglossal fibers during cortically induced swallowing and chewing in rabbits, *Pflügers Arch*, 329-352, 1970
37) Gibbs CH, Wickwire NA, Jacobson AP et al：Comparison of typical chewing patterns in normal children and adults, *J A D A*, 105：33-42, 1982
38) Iwase Y, Saitoh I, Okamoto A et al：Do occlusal contact areas of maximum closing position during gum chewing and intercuspal position coincide?, *Arch Oral Biol*, 56：1616-1623, 2011
39) Hayasaki H, Nakata S, Saitoh I et al：Position and variability of minimum opening position during gum-chewing, *Prosthodont Res Pract*, 1：6-73, 2002
40) 齊藤一誠：小児期における顎口腔機能の発達を検索する，小児歯誌，50：15-21，2012

3章　頭蓋顎顔面の発育
4章　歯の発育と異常
5章　歯列・咬合の発育と異常

1) 黒須一夫 編著：現代小児歯科学 ―基礎と臨床―，医歯薬出版，1997
2) 内村　登，前田隆秀，宮澤裕夫 ほか：スタンダード小児歯科学，学建書院，2001
3) 栗栖浩二郎，田畑　純：ヒトの歯の形成異常をもたらす遺

伝性疾患とその原因遺伝子，解剖誌，73:201-208，1998

4) 飯村忠弘，江藤一洋：歯の発生，その1/歯胚の誘導，ザ・クインテッセンス，19(6):3-10，2000

5) 飯村忠弘，江藤一洋：歯の発生，その2/上皮―間葉相互作用と分子シグナルネットワーク，ザ・クインテッセンス，19(7):3-10，2000

6) 飯村忠弘，江藤一洋：歯の発生，その3/歯胚のシグナル中心-エナメル結節と歯冠形態の形成，ザ・クインテッセンス，19(8):3-9，2000

7) 飯村忠弘，江藤一洋：歯の発生，その4/歯周組織の発生と再生，ザ・クインテッセンス，19(9):3-9，2000

8) Abigail S et al : Transformation of Tooth Type Induced by Inhibition of BMP Signaling, *SCIENCE*, 282:1136-1138, 1998

9) Annette Neubuser et al : Antagonistic Interactions between FGF and BMP Signaling Pathways, A Mechanism for Positioning the Sites of Tooth Formation, *Cell*, 90:247-255, 1997

10) Heiko P, Rudi B : Teeth, where and how to make them, *Tooth development*, 59-64, 1999

11) 大森郁朗：簡明小児歯科学，医歯薬出版，1996

12) 平井五郎 ほか訳：Ten Cate の口腔組織学，医歯薬出版，1977

13) 尾崎 公 ほか訳：Sicher 口腔解剖学，医歯薬出版，1986

14) 井出吉信 ほか編：図説歯牙解剖学 ―歯牙解剖実習―，わかば出版，1993

15) 寺木良巳 ほか訳：Avery 口腔組織・発生学，医歯薬出版，1997

16) 赤坂守人 ほか編：小児歯科学，医歯薬出版，1999

17) Nolla CM : The development of the permanent teeth, *J Dent Child*, 27:254, 1960

18) Lauterstein AM : A cross-sectional study in dental development and skeletal age, *J A D A*, 62:161-167, 1961

19) Schour I & Masslar M : Studies in the tooth development, The growth pattern of human teeth, Part 1, *J A D A*, 27:1778-1793, 1940

20) Schour I & Masslar M : Studies in the tooth development, The growth pattern of human teeth, Part 2, *J A D A*, 27:1918-1931, 1940

21) Schour I & Masslar M : The development of the human dentition, *J A D A*, 28:1153-1160, 1941

22) Masslar M & Schour I : Developmental pattern of the child as refracted in the calcification pattern of the teeth, *Am J Dis Child*, 62:33-67, 1941

23) McDonald RE & Avery DR : Dentistry for the child and adolescent, 6th ed, Mosby, St. Louis, 1994

24) 三浦不二夫 ほか監訳：顎顔面の成長発育，医歯薬出版，1980

25) 榎 恵 ほか監：歯科矯正学，医歯薬出版，1977

26) 日本小児歯科学会：日本人小児における乳歯・永久歯の萌出時期に関する調査研究，小児歯誌，26(1):1-18，1988

27) 岡本清纓：乳歯萌出時期の変異統計学的研究，歯科学報，227:767-793，1938

6章 小児歯科臨床の流れ

1) 藤澤盛一郎，笹原廣重 編著：歯科医療面接アートとサイエンス，砂書房，2003

2) 小西浩二 ほか編：カラーアトラス口腔衛生活動マニュアル，医歯薬出版，1987

3) Igarashi K, Kamiyama K, Yamada T : Measurement of pH in human dental plaque in vivo with an ion-sensitive transistor electrode, *Archs Oral Biol*, 26:203-207, 1981

4) Dawes C : A mathematical model of salivary clearance of sugar from the oral cavity, *Caries Res*, 17:321-334, 1983

5) Watanabe S & Dawes C : The surface area of the adult human mouth and thickness of the salivary film covering the teeth and oral mucosa, *J Dent Res*, 66:1300-1302, 1987

6) Watanabe S : Salivary clearance from different regions of the mouth in children, *Caries Res*, 26:423-427, 1992

7) Suzuki A : The effect of parotid saliva on the oral environment, *Cariology Today*, 1:7-9, 2000

8) 南 真紀，鈴木 昭，渡部 茂 ほか：臼歯咬合面における唾液クリアランスについて，小児歯誌，37:153-158，1999

9) 鈴木 昭 ほか：唾液検査の実際，小児歯科臨床，7:19-24，2002

10) 渡部 茂 監訳，Edgar M，Dawes C，O'Mullane D 著：唾液 ―歯と口腔の健康― 第3版，医歯薬出版，2008

11) 今村栄一：育児栄養学 乳幼児栄養の実際，日本小児医事出版社，1994

12) 小川次郎 編：発達小児科学，医歯薬出版，1978

13) 桑原未代子：最新小児歯科アトラス，医歯薬出版，1979

14) 厚生省児童家庭局母子保健課 監：母子健康マニュアル，母子保健事業団，1996

15) 二木 武：栄養と発達，小児の発達栄養行動，1-39，1984

16) 日本小児歯科学会：日本人小児における乳歯・永久歯の萌出時期に関する調査研究，小児歯誌，26:1-18，1988

17) 馬場一雄 監：歯科診療のための小児保健指針 1版，東京医学社，1983

18) 吉田定宏 監：小児歯科テキスト，デンタルフォーラム，1998

19) 渡部 茂：口腔環境維持システム解明，小児歯科臨床，4(9):12-20，1999

20) Moorrees CF : Changes in Dental arch dimensions expressed on the basis of tooth eruption as a measure of biologic age, *J Dent Res*, 44:129-141, 1965

21) 厚生労働省：「第2次食育推進基本計画」に基づく子どもの健康づくりのための食育の推進について，2011

22) 厚生労働省：日本人の食事摂取基準（2020年版），2019

23) 厚生労働省：インフォームド・コンセントの在り方に関する検討会報告書 ～元気の出るインフォームド・コンセントを目指して～，1995

24) 阿南成一：医の倫理，六法出版社，1985

25) 岩森 茂：よくわかるインフォームド・コンセントの実際，金原出版，1993

26) 金川琢雄：診療における説明と承諾の法理と実際，多賀出版，1988

27) 厚生省健康政策局医事課 編：生命と倫理について考える，生命と倫理に関する懇談報告，医学書院，1990

28) 中川米三：医の倫理，玉川選書，1990

29) 宮武光吉：ハンディ社会歯科学，学建書院，1997

30) 鼻腔通気度検査法（Rhinomanometry）ガイドライン，日鼻誌，40:327-331，2001

31）武田　篤：聴覚言語障害，32:40-56，2003

7章　医療安全と危機管理
1）林　昭宏 ほか：当科を受診したスポーツによる顎顔面外傷の検討，第6回スポーツ歯学研究会論文集，65-67，1995
2）見崎　徹 ほか編：歯科医師のための救急処置マニュアル第3版，医歯薬出版，2012

8章　小児の臨床における対応
1）黒須一夫 編著：現代小児歯科学 ―基礎と臨床―，医歯薬出版，1997
2）黒須一夫，土屋友幸：小児の歯科医療心理，医歯薬出版，1987
3）Norman HO：Behavior control of the child dental patient, *J A D A*, 68:873, 1964
4）Benedict BK：Management of sensitive children in a general dental practice, *J Dent Child*, 31:146, 1964
5）内田安信：歯科心理の問題（Ⅰ）（Ⅱ），精神身体医学，8:150，220，1968
6）黒須一夫：小児における歯科臨床心理とその取り扱い法（Ⅰ）（Ⅱ），歯界展望，25:1123，26:67，1965
7）Lewin E 著，猪股佐登留 訳：社会科学における場の理論，誠信書房，1968
8）Wright GZ：Behavior management in dentistry for children, WB Saunders, Philadelphia, 1975
9）黒須一夫 ほか：小児の歯科診療における適応性 ―診療前の小児の行動―，国際歯科ジャーナル，5:609，1977
10）黒須一夫 ほか：歯科診療における小児の外部行動表出と取り扱いの難易度の評価に関する研究，小児歯誌，17:68，1979
11）土屋友幸：歯科診療における小児の情動変化に関する研究 第1編：歯科的諸刺激に対する外部行動変化，第2編：歯科的諸刺激に対する内部行動変化，愛院大歯誌，15:346，362，1978
12）土屋友幸 ほか：歯牙切削時の小児の情動変化に関する研究 1：外部行動変化，2：内部行動変化，小児歯誌，17:218，396，1979
13）渡辺美津子 ほか：抜歯用器具に対する小児の行動観察 ―質問調査・イメージテスト・外部行動観察―，小児歯誌，17:225，1979
14）福田　理：切削時の小児の行動変化に関する研究 第Ⅰ編：切削時の不適応行動，第Ⅱ編：切削時の顔面表情変化，第Ⅲ編：切削時の内部行動変化，愛院大歯誌，19:114，33，1981
15）山内哲哉 ほか：歯科初診時の小児の適応性に関する研究 第1報：適応・不適応を規定する要因について，小児歯誌，20:606，1982
16）横井勝美 ほか：歯科初診時の小児の適応性に関する研究 第2報：適応・不適応を外部基準とした数量化Ⅱ類による分析，小児歯誌，21:318，1983
17）保澤　静：小児の歯科診療前における行動変化に関する研究 第Ⅰ編：診療開始前の適応行動の経時変化，第Ⅱ編：診療開始前の内部行動の経時変化，愛院大歯誌，23:86，104，1985
18）黒須一夫 ほか：小児患者の家庭環境に関する心理的考察（1）両親の養育態度の一致・不一致，（2）小児の出生順位と性格特性，小児歯誌，23:1，11，1985
19）山内哲哉：歯科治療時における小児の情動変化に関する研究 第Ⅰ編：小児の内部行動変化，第Ⅱ編：小児の外部行動変化，愛院大歯誌，23:9，29，1985
20）横井勝美：浸潤麻酔下窩洞形成時の小児の情動変化に関する研究 第Ⅰ編：小児の内部行動変化，第Ⅱ編：小児の外部行動変化，愛院大歯誌，23:47，67，1985
21）Roy RK：Premedication in children undergoing single visit, multiple cavity repair, *J Dent Child*, 19:207, 1962
22）笠原　浩：痛くない歯科治 ―第3の麻酔・アナルゲジア，歯界展望，38:813，1971
23）香川　馨 ほか：笑気アナルゲジアによる鎮静効果に関する研究 ―小児における質問紙と外部行動観察―，小児歯誌，13:157，1975
24）土屋友幸 ほか：聴覚減痛法の歯科治療における効果（1）―小児における質問紙法外部行動観察―，愛院大歯誌，13:184，1975
25）土屋友幸 ほか：聴覚減痛法の歯科治療における効果（2）―ポリグラフ（4素子）による小児の内部行動の観察―，小児歯誌，13:148，1975
26）土屋友幸 ほか：聴覚減痛法の歯科治療における効果（3）―小児の歯の切削時のポリグラフ（8素子）による内部行動観察―，愛院大歯誌，13:382，1976
27）保澤　静 ほか：聴覚減痛法の歯科治療における効果（4）―小児の注射，抜歯時のポリグラフ（8素子）による内部行動観察―，口科誌，25:489，1976
28）Tsuchiya T et al：The use of bodysonic for dental treatment 1, Experimental use of bodysonic apparatus and questionnaires, *Ped Dent J*, 2:23, 1992
29）Tsuchiya T et al：The use of bodysonic for dental treatment 2, Behavioral studies and adaptation of the dental unit for the use of bodysonic, *Ped Dent J*, 2:37, 1992
30）東　正：子どもの行動変容オペラントの原理入門，川島書店，1977
31）渡辺達夫 ほか：歯科領域におけるモデリングの応用に関する研究 第1報：フィルムモデリング法による笑気吸入鎮静法の心理的導入方法，小児歯誌，18:346，1980
32）佐々宣子 ほか：歯科領域におけるモデリングの応用に関する研究 第2報：フィルムモデリング法による笑気吸入鎮静法の心理的導入効果，小児歯誌，18:351，1980
33）渡辺達夫：笑気吸入鎮静法による小児の鎮静効果に関する研究 第Ⅰ編：笑気吸入下における鎮静状態の内部行動変化，第Ⅱ編：笑気吸入下等における浸潤麻酔時の外部行動変化，第Ⅲ編：笑気吸入下における浸潤麻酔時の内部行動変化，愛院大歯誌，20:71，91，103，1982
34）山田ゆかり ほか：母親の歯科環境に対するイメージ ―障害児と健常児の比較―，小児歯誌，28:608，1990
35）福田　理 ほか：歯科治療が小児の尿中カテコールアミン変動に及ぼす影響 第1報：適応児と不適応児の比較，小児歯誌，30:568，1992
36）柳瀬　博：ジアゼパム経口投与鎮静法に関する研究 第1編：鎮静効果ならびに安全性の基礎的検討，第2編：臨床効果の検討，愛院大歯誌，31:393，409，1993
37）江川　寛：医療科学，医学書院，1997
38）内山喜久雄：行動療法，日本文化科学社，1998
39）森崎市治郎 ほか編：障害者歯科ガイドブック 第1版，医歯薬出版，1999
40）日本障害者歯科学会 編：スペシャルニーズデンティストリー障害者歯科，医歯薬出版，2009
41）小笠原　正：知的障害児・者への行動療法の応用 ―基礎と

臨床―，障歯誌，24:80-88，2003

42) 福田　理　ほか：心身障害児の歯科診療における行動療法トレーニングの臨床効果，小児歯誌，27(4):936-944，1989

43) 藤永　保　監：最新心理学事典，平凡社，2013

44) Gerald Z Wright：Behavior management in dentistry for children, WB Company, 1975

9章　齲蝕と予防

1) 真柳秀昭　ほか：仙台市保育園児における乳歯齲蝕の20年間推移 ―歯種歯面別罹患に関する断面調査の比較―，小児歯誌，33:882-894，1995

2) 真柳秀昭　ほか：保育園児における乳歯齲蝕の減少について ―仙台市北地区内保育園児10年間の検診結果から―，小児歯誌，22:152-166，1984

3) 厚生労働省：平成28年歯科疾患実態調査，2017

4) Keyes PH：Present and future measures for dental caries control, *J A D A*, 79:1359-1404, 1969

5) Newbrun E：Current concepts of caries etiology, Cariology, Lippincott Williams & Wilkins, Baltimore, 1978

6) Stephan MR：A quantitative method for evaluating physical and Chemical agents which modify production of acids in bacterial plaques on human teeth, *J Dent Res*, 22:45-51, 1943

7) Neff D：Acid production from different carbohydrate sources in human plaque in situ, *Caries Research*, 1:78-85, 1967

8) Gustafsson BE et al：The Vipeholm dental caries study. The effect of different levels of carbohydrate intake on caries activity in 436 individuals observed for five years, *Acta Odont Scand*, 11:232-364, 1954

9) Weiss RL, Trithart AH：Between meal eating habit and dental caries experience in preschool children, *Am J Pub Health Nations Health*, 50:1097-1104, 1960

10) Busscher HJ, van der Mei HC：Physico-chemical interactions in initial microbial adhesion and relevance for biofilm formation, *Adv Dent Res*, 11:24-32, 1997

11) Tanaka M, Moreno EC, Margolis HC：Effect of fluoride incorporation into human dental enamel on its demineralization in vitro, *Archs oral Biol*, 38:863-869, 1993

12) Margolis HC, Moreno EC, Murphy BJ：Effect of low levels of fluoride in solution on enamel demineralization in vitro, *J Dent Res*, 65:23-29, 1986

13) 日本口腔衛生学会フッ化物応用研究委員会　編：フッ化物応用と健康，口腔保健協会，2001

14) Bayless JM, Tinanoff N:Diagnosis and treatment of acute fluoride toxicity, *J A D A*, 110:209-211, 1985

15) 大森郁朗：シーラントとコート材の臨床テクニック，クインテッセンス出版，2002

16) 青山庸子　ほか：仙台市北地区内保育園児のう蝕罹患 ―6年間の推移について，小児歯誌，17:190-204，1979

17) 赤坂守人：小児齲蝕の最近の動向，歯界展望，55:439-442，1979

18) 赤坂守人　ほか：集団保育（乳児院児）の齲蝕罹患と保育環境について，日本歯科評論，406:202-208，1976

19) 赤坂守人　ほか：乳歯う蝕の疫学的研究，日本歯科評論，385:43-51，1972

20) 五十嵐公英：特殊微小pH電極による砂糖溶液摂取後の口腔内歯垢下pH変化の測定，小児歯誌，18:358-392，1980

21) 池田　正　ほか監訳：齲蝕 ―その基礎と臨床，医歯薬出版，1983

22) Suzuki Y & Watanabe S：The influence of saliva on pH changes in the mouth, *J Pedia Dent*, 13:89-93, 2003

23) 厚生省1歳6ヶ月児歯科健康診査要領検討委員会：1歳6ヶ月児歯科健康診査要領，日本歯科医師会誌，30:1335-1344，1978

24) 厚生省児童家庭局母子保健課　監：母子健康マニュアル，母子保健事業団，1996

25) 島田義弘　ほか：乳歯齲蝕の頻度に関する研究，口腔衛生誌，9:395-400，1959

26) 下野　勉，祖父江鎮雄：新しい齲蝕活動試験，歯界展望，43:829-835，1974

27) 須賀昭一　編：図説齲蝕学，医歯薬出版，1991

28) 祖父江鎮雄：萌出後間もない歯の齲蝕活動性，歯科ジャーナル，10:27-34，1979

29) 竹内光春：齲蝕発生と砂糖消費量に関する疫学的研究，歯科学報，19:67, 219, 324，1959

30) 中村正一　ほか：新しい齲蝕活動性試験に関する研究Ⅰ. 試験液S-3105の開発と予備試験について，口腔衛生誌，30:70-75，1980

31) 西村　康，内村　登，長谷則子　ほか：1歳6ヶ月児歯科診断に関する研究 ―1歳6ヶ月までの食生活とう蝕罹患との関係（1），小児歯誌，22:321-332，1984

32) 浜田茂幸　ほか訳：齲蝕の科学 第1版，医歯薬出版，1980

33) 松村誠士：齲蝕活動試験（カリオスタット）の細菌学的ならびに疫学的研究，小児歯誌，21:107-130，1983

34) 松久保隆　ほか：市販菓子の齲蝕誘発能の評価方法，口腔衛生学会誌，30:226，1980

35) 松村誠士　ほか：隣接面の齲蝕活動性度測定に関する研究，岡山歯学誌，1:63-70，1986

36) 三浦一生　ほか：哺乳ビンと歯，日本歯科評論，386:55-58，1975

37) 森主宜延：乳歯ウ蝕の原因因子としての哺乳ビンの役割についての研究，小児歯誌，15:207-213，1977

38) 八尋真由美　ほか：1歳6ヶ月児歯科健診に関する研究 ―幼児期における乳歯列咬合の経年的変化について，小児歯誌，22:287-293，1984

39) 山田　正：齲蝕と食，歯界展望別冊，齲蝕を考える，199-131，1982

40) 山根隆久：幼児における齲蝕，歯牙付着物，歯周疾患の状態とその相互関係について，歯学，60:812，1973

41) Alban A：An improved Snyder test, *J Dent Res*, 49:641, 1970

42) Barenie J et al：The use of fiber optics transillumination for the detection of proximal caries, *OS OM OP*, 36:891-897, 1973

43) Dale JW：Toothbrushing frequency and its relationship to dental caries and periodontal disease, *Aust Dent*, 14:120, 1969

44) Dreizen S et al：The buffer capacity of saliva as a measure of dental caries activity, *J Dent Res*, 25:213-222, 1946

45) Fitzgerald RJ：The potential of antibiotics as caries-control agents, *J A D A*, 87:1007, 1973

46) Gibbons RJ：Formation and significance of bacterial polysaccharides in caries etiology, *Caries Res*, 2:164-171, 1968

47) Jordan HV et al：A simplified diagnostic System for

culture detection and enumeration of *Streptococcus mutans*, *J Dent Res*, 66:57-61, 1987

48) Kristfersson K & Brathall D : Transient reduction of *Streptococcus mutans* interdentally by chlorhexidine gel, *Scand J Dent Res*, 90:417-422, 1982

49) Matsukubo T et al : A semiquantitative determination of *Streptococcus mutans* using its adherent ability in a selective medium, *Caries Res*, 15:40-5, 1981

50) Orland FJ et al : Use of the germfree animal technic in the study of experiment dental caries, I Basic observation on rats reared free of all microorganisms, *J Dent Res*, 33:147-174, 1954

51) Stephan RM : Intra-oral hydrogen ion concentrations associated with dental caries activity, *J Dent Res*, 23:257-266, 1944

52) Keyes PH : Recent advances in dental caries research, Bacteriology *Int Dent J,* 12:443-464, 1962

53) Newbrun E : Current concepts of caries etiology, Cariology, Lippincott Williams & Wilkins, Baltimore, 1978

54) Hamada S, Slade HD : Biology, immunology, and carigenicity of *Streptococcus mutans*, *Microbiol Rev*, 44:331-384, 1980

55) Lapirattanakul J, Nakano K : Mother-to-child transmission of mutans streptococci, *Future Microbiol*, 9:807-823, 2014

56) Caufield PW, Cutter GR, Dasanayake AP : Initial acquisition of mutans streptococci by infants : evidence for a discrete window of infectivity, *J Dent Res*, 72:37-45, 1993

57) Kozai K, Nakayama R, Tedjosasongko U et al : Intrafamilial distribution of mutans streptococci in Japanese families and possibility of father-to-child transmission, *Microbiol Immunol*, 43:99-106, 1999

58) Stephan RM : Intra-oral hydrogen ion concentrations associated with dental caries activity, *J Dent Res*, 23:257-266, 1944

59) Loesche WJ : Role of Streptococcus mutans in human dental decay, *Microbiol Rev*, 50:353-380, 1986

10章　齲蝕治療

1) Simonsen RJ & Stallard RE : Sealant-restorations utilising a diluted filled composite resin, one-year results, *Quintessence Int*, 8:77-84, 1977

2) 渡部　茂：小児歯科診療と局所麻酔, 小児歯科臨床, 9(2):40-45, 2004

3) 飯田　翠 ほか：DIAGNOdentTM の齲蝕診断に関する研究 ―カリエスメーター値との比較による齲蝕分類の試み, 小児歯誌, 42(1):45-51, 2004

4) 南　真紀 ほか：本学付属病院小児歯科外来における初診患者の実態調査, 小児歯誌, 42(2):81-86, 2004

5) 赤坂守人 ほか編：小児歯科学, 医歯薬出版, 2000

6) 黒須一夫 編著：現代小児歯科学 ―基礎と臨床―, 医歯薬出版, 1997

7) 桑原未代子：最新小児歯科アトラス, 医歯薬出版, 1979

8) 下岡正八 ほか編：新小児歯科学, クインテッセンス出版, 1996

9) 須賀昭一 編：図説齲蝕学, 医歯薬出版, 1991

10) 吉田定宏 監：小児歯科テキスト, デンタルフォーラム, 1998

11) Watanabe K et al : Longitudinal evaluation of mineral loss at the earliest stage of enamel demineralization using micro-computed tomography, *Health*, 14:334-340, 2012

12) 大嶋　隆：小児の歯科治療 シンプルなベストを求めて, 大阪大学出版, 2009

13) 八若保孝：乳歯根管治療の現状と可能性, 小児歯誌, 47:710-718, 2009

14) 新谷誠康 ほか編：小児歯科学ベーシックテキスト, 永末書店, 2016

15) 白川哲夫 ほか編：小児歯科学 第5版, 医歯薬出版, 2017

16) 中村　洋 ほか編：歯内療法学 第4版, 医歯薬出版, 2013

11章　歯周疾患

1) 甘利英一：小児歯周疾患の予防と処置, 小児歯科学テキスト, デンタルフォーラム, 1988

2) 甘利英一：小児の口腔軟組織疾患の年齢的な変化 ―とくに歯肉炎について―, 小児歯誌, 30:267-881, 1992

3) 甘利英一：小児の歯周疾患, ペリオドンティックスの臨床, 歯界展望別冊, 365, 1977

4) 岡田　宏：若年性歯周炎をめぐって, 日歯科医会誌, 40:467, 1987

5) 島田義弘：歯周病の基礎, 臨床, 予防, ライオン歯科衛生研究所, 1973

6) 中静　正, 石川　純 編：歯周治療学, 医歯薬出版, 1983

7) 長谷川紘司, 岩山幸雄 編：カラーアトラス歯周病の臨床, 医歯薬出版, 1987

8) Christersson LA et al : Specific subgingival bacteria and diagnosis of gingivitis and periodontitis, *J Dent Res*, 68:1633-1639

9) Darwish S et al : Studies of the predominant cultivable microbiota of early periodontitis, *J Periodont Res*, 13:1-16, 1978

10) Greene JC & Vermillion JR : The simplified Oral Hygiene Index, *J A D A*, 68:7, 1964

11) Kronauer E et al : Prevalence of incipient juvenile periodontitis at age 16 years in Switzerland, *J Clin Periodontol*, 13:103-108, 1986

12) Law DB et al : An Atlas of Pedodontics 2nd ed, WB Saunders Co, 1981

13) Lindhe J & Axelsson P : The effect of controlled oral hygiene and topical fluoride application on caries and gingivitis in Swedish school children, *Community Dent and Oral Epidemiol*, 1:9, 1973

14) Listgarten MA & Hellden L : Relative distribution of bacteria at clinically healthy and periodontally diseased sited in humans, *J Clin Periodontol*, 5:115-132, 1978

15) Loe H & Rindom Schiott C : Effect of mouthrinses and topical application of chlorhexidine on the development of dental plaque and gingivitis in man, *J Periodont Res*, 5:79-83, 1970

16) Loe H et al : Experimental gingivitis in man. *J Periodontol*, 36:171, 177-187, 1965

17) Loe H et al : The natural history of periodontal disease in man, Study design and baseline data, *J Periodont Res*, 13:550-562, 1978

18) Massler M et al : Occurrence of gingivitis in surburban Chicago schoolchildren, *J Periodontol*, 21:146-164,

1950

19) Massler M et al：Periodontal disease in children, *Int D J*, 8:323, 1958

20) Moore WEC：Microbiology of periodontal disease, *J Periodont Res*, 22:335-341, 1987

21) O'Leary TJ & Drake RB：The plaque control record, *J Periodontol*, 43:38-40, 1972

22) Page RC et al：Defective neutrophil and monocyte mobility in patients with early onset periodontitis, *Infect immune*, 47:169-175, 1985

23) Parfitt GJ：A five year longitudinal study of gingival condition of a group of children in England, *J Periodontol*, 28:26, 1957

24) Preus H & Gjermo P：Clinical management of prepubertal periodontitis in 2 siblings with Papillon–Lefèvre syndrome, *J Clin Periodontol*, 14:156-160, 1987

25) Socransky S et al：Present status of studies on the microbial etiology of periodontal diseases, In：Host–Parasite Interaction in Periodontal Diseases 1st ed, Genco RJ & Mergenhagen SE ed, American society for Microbiology, Washington DC, 2005

26) Tanner AC et al：Diagnosis of periodontal disease using rapid identification of "activityrelated" gram–negative species, *J Periodont Res*, 22:207-208, 1987

27) Theilade E et al：Experimental gingivitis in man, Ⅱ, A longitudinal clinical and bacteriological investigation, *J Periodont Res*, 1:1-13, 1966

28) Watanabe K：Prepubertal periodontitis, a review of diagnostic criteria, pathogenesis, and different diagnosis, *J Periodont Res*, 25:31-48, 1990

29) Williams DM et al：Pathology of periodontal diseases, Oxford Medical Publications, *Oxford*, 119-120, 1992

30) 松田裕子：歯ブラシ事典，学建書院，2004

31) Schour I & Massler M：Atlas of the mouth 2nd ed, American Dental Association, Cicago, 1958

32) Schlunger S, Yuodelis R：Disease of periodontium, Periodontal Disease 2nd ed, Lea and Febiger, Philadelphia, 1990

33) 梅田　誠　ほか：Papillon-Lefèvre 症候群患者2名の臨床的，免疫学的及び細菌学的検査所見および治療経過について，口病誌，57:430-440，1990

34) 木下四郎　編：最新歯周治療アトラス 第1版，医歯薬出版，1983

35) 下岡正八　ほか編：新小児歯科学，クインテッセンス出版，1996

36) 西山茂夫：口腔粘膜疾患アトラス，文光堂，1982

37) 西山茂夫：口腔粘膜疾患診療図説 1版，金原出版，1979

38) 吉田定宏　監：小児歯科テキスト，デンタルフォーラム，1998

39) 厚生労働科学研究費補助金難治性疾患克服研究事業：低フォスファターゼ症の個別最適治療に向けた基礎的・臨床的検討に関する研究，平成21〜23年度，総合研究報告書

40) Okawa R, Kitaoka T, Saga K et al：Report of two dental patients diagnosed with hypophosphatasia, *J Clin Case Rep*, 6:2, 2016

41) Okawa R, Kokomoto K, Yamamura–Miyazaki N et al：Oral findings in patient with lethal hypophosphatasia treated with enzyme replacement therapy, *Ped Dent J*, 27:153-156, 2017

12章　顎・口腔軟組織疾患

1) 深田英朗　監：最新小児歯科学，医歯薬出版，1981

2) 新村真人　ほか：ヘルペスカラーアトラス（1）単純ヘルペス，中外医学社，1989

3) 黒須一夫　編著：現代小児歯科学 ―基礎と臨床―，医歯薬出版，1997

4) 久保田康耶　ほか：歯科麻酔学，医歯薬出版，1994

5) 上條擁彦：図説口腔解剖学 1骨学，アナトーム社，1969

6) 上條擁彦：図説口腔解剖学 4神経学，アナトーム社，1969

7) 金子　讓，大曽根洋：歯科局所麻酔ハンドブック，日本歯科評論社，1991

8) 國分正廣：どのようにして局所麻酔薬は効くのか，日本歯科評論，別冊：55-62，1991

9) 饗庭忠男：キシロカイン希釈液のショックによる後遺症，日本医事新報，3235:102-103，1986

10) 三宅　健　ほか：局所麻酔用リドカイン製剤（歯科用）使用2時間後に顔面浮腫を認めたリドカイン過敏症の小児例，麻酔，36:609-612，1987

11) 恩地　裕，吉矢生人　ほか：麻酔科入門，永井書店，1985

12) 宮崎　正　編：口腔外科学，医歯薬出版，1989

13) 黒須一夫　編著：現代小児歯科学 ―基礎と臨床―，医歯薬出版，1997

14) 内村　登，前田隆秀，宮沢裕夫　ほか：スタンダード小児歯科学，学建書院，2001

15) 福島雅典　監：メルクマニュアル 第17版日本語版，日経BP出版センター，1999

16) 甘利英一　ほか：小児歯科診療の手引き（外科的処置），書林，1984

17) 池田正一：小児の疾患と歯科治療，歯界展望別冊，有病者の歯科治療，289，1981

18) 大森郁朗　訳：カラーアトラス小児歯科臨床診断，広川書店，1980

19) 桑原未代子：最新小児歯科アトラス，医歯薬出版，1979

20) 酒井信明，植松　宏　ほか：障害者の歯科医療，医学情報社，1998

21) 下岡正八　ほか編：新小児歯科学，クインテッセンス出版，1996

22) 高橋庄二郎　ほか編：標準口腔外科学 1版，医学書院，1985

23) 成田令博：口腔症状と全身疾患，医歯薬出版，1979

24) 西山茂夫：口腔粘膜疾患診療図説 1版，金原出版，1979

25) 大野秀夫　ほか：若年者の顎関節症に関する疫学的研究，小児歯誌，23(1):94-102，1985

26) 長谷川信乃　ほか：若年者における顎関節症，小児歯誌，36(2):273，1998

27) Moss RA et al：Temporomandibular joint dysfunction syndrome and myofacial pain dysfunction syndrome, *J Oral Rehabil*, 11:3-28, 1984

28) 峰野泰久　ほか：若年発症顎関節症の発症要因に関する臨床的研究，日顎誌，4:1-16，1992

29) Carraro JJ et al：Temporomandibular joint syndrome, *Oral Surg*, 28:54-62, 1969

30) Laskin DM：Diagnosis and etiology of myofacial pain and dysfunction, *Oral Maxillofac Surg Clin North Am*, 7:73-78, 1995

31) 都川延子　ほか：顎関節症・顎関節異常を訴える若年者の自我状態，小児保健，60(1):69-74，2001

32) 和嶋浩一：ストレスと顎関節症（TMD），歯界展望，6:1395-1402，1996

33) 吉野弘世 ほか：若年者の顎関節症における MRI 所見と臨床症状，小児歯誌，38(1):64-72，2000

34) 倉田康弘：小児期の顎関節症症状の有無と顎関節 MR 画像の検討，小児歯誌，39(5):937-947，2001

35) 小林富貴子 ほか：20 歳代無症状ボランティアにおける顎関節円板の位置と円板形態の MR 画像による評価，日顎誌，11(1):13-17，1999

36) Akerman S et al：Bilateral degenerative changes and deviation in form of temporomandibular joints, *Acta Odontol Scand*, 29:349-384, 1971

37) 太田宅哉，鶴山賢太郎：下顎頭の骨変形を伴う若年者の顎関節症，小児歯誌，40(4):616-626

38) Goddard G, 和嶋浩一, 井川雅子：TMD を知る 一最新顎関節症治療の実際一，クインテッセンス，1997

39) 田村康夫，長谷川信乃：学校歯科健診における若年者顎関節症の特徴と顎機能診査の問題点，日歯医師会誌，54(9):834-841，2001

40) Kononen M et al：Does clicking in adolescence lead to painful temporomandibular joint locking?, *LANCET*, 347:1080-1081, 1996

41) 佐藤修一 ほか：復位を伴わない顎関節円板前方転位例の自然経過，日顎誌，7(1):1-9，1995

42) Kurita K et al：Natural Course of Untreated Symptomatic Temporomandibular Joint Disc Displacement without Reduction, *J Dent Res*, 77(2):361-365, 1998

43) 三好克実：顎運動の 3 次元表現を応用した小児に適した顎運動解析装置の開発，小児歯誌，40(3):441-453，2002

44) Zarb GA, Carlsson GE, Sessle BJ & Mohl ND：Temporomandibular joint and masticatory muscle disorders, Munksgaard, Copenhagen, 1995

45) 木野孔司，杉崎正志，和気裕之：顎関節症はこわくない，砂書房，1998

46) 日本顎関節学会：「顎関節症の概念（2013 年）」「顎関節症と鑑別を要する疾患あるいは障害（2014 年）」「顎関節・咀嚼筋の疾患あるいは障害（2014 年）」および「顎関節症の病態分類（2013 年）」の公表にあたって，日本顎関節学会雑誌，26(2):40-45，2014

47) 厚生労働省：平成 28 年歯科疾患実態調査，2017

48) 原田 洋 ほか：若年者における顎関節症状の発生頻度（第 1 報），日顎誌，14(2):179-183，2002

49) 鈴木英弘 ほか：学童期検診における開口量および開閉口時クリック音の縦断的調査，日顎誌，30(1):51-57，2018

50) 日本顎関節学会編：顎関節治療の指針 2018 (http://kokuhoken.net/jstmj/publication/file/guideline/guideline-treatment-tmj-2018.pdf)

13 章　外科的処置

1) 藤岡幸雄：口腔疾患と抜歯，歯界展望別冊，抜歯，16，1969

2) 高橋庄二郎 ほか編：標準口腔外科学 1 版，医学書院，1985

3) 藪田敬次郎 ほか：小児の治療指針，小児科診療，55（増刊号），1992

4) McDonald RE & Avery DR：Dentistry for the child and adolescent, 6th ed, Mosby, St. Louis, 1994

5) Snawder KD：Handbook of clinical pedodontics, The C, V Mosby Company, 1980

6) 後藤早智，茂木瑞穂 ほか：小児歯科治療における歯科用局所麻酔剤スキャンドネスト®の臨床的評価 一他局所麻酔剤との比較一，小児歯誌，50(3):193-201，2012

14 章　歯の外傷と処置

1) 祖父江鎮雄 ほか：新小児歯科学，医歯薬出版，2001

2) 檜垣旺夫 ほか：カラーアトラス 小児歯科の臨床，医歯薬出版，1992

3) 赤坂守人 ほか編：小児歯科学，医歯薬出版，2002

4) 月星光博 訳：カラーアトラス外傷歯治療の基礎と臨床，クインテッセンス出版，1995

5) Andreasen JO & Andreasen FM：Essentials of Traumatic Injuries to the Teeth, Munksgaard, Copenhagen, 1990

6) 小平裕恵，朝田芳信 ほか：低年齢児における口腔内異物を除去した 2 症例，小児歯誌，42:693-699，2004

15 章　咬合誘導

1) 日本小児歯科学会：日本人小児の頭部 X 線規格写真基準値に関する研究，小児歯科学雑誌，33(4):659-696，1995

2) 日本小児歯科学会：日本人の乳歯歯冠並びに歯列弓の大きさ，乳歯列咬合状態に関する調査研究，小児歯科学雑誌，31:375-388，1993

3) 山下 浩 編：小児歯科学 一各論一，医歯薬出版，1981

4) Moyers RE 著，三浦不二夫 監訳：モイヤーズ歯科矯正学ハンドブック，医歯薬出版，1976

5) 黒須一夫 編著：現代小児歯科学 一基礎と臨床一，医歯薬出版，1997

6) 中田 稔：小児の咬合誘導，デンタルダイヤモンド社，1987

7) 西條崇子，米津卓郎，町田幸雄：1 歳 6 ヶ月から 5 歳にいたる小児の口腔習癖の推移と咬合状態との関連性について，歯科学報，97(2):137-147，1998

8) 米津卓郎，町田幸雄：吸指癖が乳歯列咬合に及ぼす影響に関する累年的研究，小児歯科学雑誌，36(1):93-100，1998

9) Graber TM，Neuman B 著，中後忠男，TJ 青葉，松本光生 ほか訳：グレーバー＆ノイマン可撤式矯正装置の臨床 第 1 版，医歯薬出版，1984

10) William R Proffit 著，作田 守 監，高田健治 訳：プロフィットの現代歯科矯正学 第 1 版，クインテッセンス出版，1989

11) Federico V Tenti 著，北總征男 訳：アトラス歯科矯正装置 固定式・可撤式装置の基本原理と使用法 第 1 版，東京臨床出版，1990

12) 鈴木祥井 ほか：歯科矯正学実習書 第 1 版，医歯薬出版，1992

13) 亀田 晃 監：歯科矯正学事典 第 1 版，クインテッセンス出版，1996

14) Birte Melsen 編，花田晃治 訳：現代歯科矯正学のコンセンサス Current Controversies in Orthodontics 第 1 版，クインテッセンス出版，1993

15) JA McNamara Jr, WL Brudon 著，宮島邦彰 訳，黒田敬之 監訳：混合歯列期の矯正治療 第 1 版，東京臨床出版，1997

16) Thomas M Graber, Thomas Rkosi, Alexandre G Petrovic 著，柴崎好伸 監訳：機能的矯正装置による顎顔面整形治療 一機能的矯正装置：その理論的背景と実践 第 1 版，東京臨床出版，1999

17) 後藤滋巳 ほか編：シェアサイド・ラボサイドの矯正装置ビジュアルガイド，医歯薬出版，125-145，2004

18) 牧　憲司, 橋本敏昭, 佐伯　桂：乳歯の早期喪失に対する保隙, *DENTAL DIAMOND*, 35(7):68-74, 2010

19) 白川哲夫　ほか編：小児歯科学　第5版, 医歯薬出版, 2017

20) 牧　憲司　ほか編：新歯科衛生士マニュアル小児歯科学, クインテッセンス出版, 2014

16章　小児の口腔保健と医療連携

1) 檜垣旺夫, 祖父江鎭雄　編：小児歯科保健新書, 永末書店, 1994

2) 日本小児歯科学会　編：乳幼児の口と歯の健診ガイド, 医歯薬出版, 2012

3) 木本茂成, 弘中祥司, 田中晃伸　編：子どものう蝕治療とリスクマネージメント, 2016.

4) 吉田昊哲, 嘉ノ海龍三, 山﨑要一　編：小児歯科は成育医療へ　―今を知れば未来がわかる―, デンタルダイヤモンド, 2011

5) 白川哲夫　ほか編：小児歯科学　第5版, 医歯薬出版, 2017

17章　障害児の歯科診療

1) Wright GZ：Behavior management in dentistry for children, WB Saunders, Philadelphia, 1975

2) 酒井信明：障害者歯科学, 相川書房, 1994

3) 酒井信明, 植松　宏　ほか：障害者の歯科医療, 医学情報社, 1998

4) 柳澤正義　ほか編：TEXT小児科学, 南山堂, 1996

5) 前川喜平　ほか編：標準小児科学　第2版, 医学書院, 1994

6) 福山幸夫　監：小児神経学アトラス, 診断と治療社, 1986

7) 森崎市治郎　ほか編：障害者歯科ガイドブック　第1版, 医歯薬出版, 1999

8) 下岡正八　ほか編：新小児歯科学　第3版, クインテッセンス出版, 2009

9) 日本障害者歯科学会　編：スペシャルニーズデンティストリー障害者歯科, 医歯薬出版, 2009

10) 高橋三郎　ほか訳：DSM-IV 精神疾患の診断・統計マニュアル, 医学書院, 1996

11) 融　道雄　ほか：ICD-10 精神および行動の障害　―臨床記述と診断ガイドライン―, 医学書院, 1994

12) ローナ・ウイング　著, 久保紘章　ほか監訳：自閉症スペクトル　―親と専門家のためのガイドブック―, 1998

13) ナンシーRフィニー　著, 梶浦一郎　監訳：脳性まひ児の家庭療育　第2版, 医歯薬出版, 1982

14) 松本昭子　ほか編：発達障害児の医療・療育・教育　改訂2版, 金芳堂, 2009

15) 大島一良：重症心身障害の基本的問題, 公衆衛生, 35:648-655, 1971

16) 小笠原　正：知的障害児・者への行動療法の応用　―基礎と臨床―, 障歯誌, 24:80-88, 2003

17) 福田　理：精神遅滞者の歯科医療, 障歯誌, 28:1-10, 2007

18) 福田　理, 大石紀子　ほか：心身障害児の歯科診療における行動療法トレーニングの臨床効果, 小児歯誌, 27(4):936-944, 1989

19) 福田　理：障がい児の歯科治療, 小児歯科臨床, 14(2):42-54, 2009

20) 福田　理：トレーニングを応用した笑気吸入鎮静法の心身障害児歯科治療に対する臨床効果, 小児歯誌, 33(1):29-35, 1995

21) 福田　理　ほか：障害児の歯科治療, 小児内科, 43(8):1365-1370, 2011

22) 下岡正八　ほか編：小児の歯科治療　―診察・検査・診断―, 永末書店, 2010

23) 良盛典夫　ほか：タブレット端末を用いたダウン症候群および自閉症児への行動調整法の応用, 障歯誌, 33(2):195-200, 2012

24) 日本精神神経学会日本語版用語　監, 高橋三郎, 大野　裕　監訳, 染谷俊幸　ほか訳：DSM-5 精神疾患の診断・統計, 医学書院, 2014

25) 五十嵐　隆　総編集, 岡　明　専門編集：小児科臨床ピクシス3 小児てんかんの最新医療, 中山書店, 2008

26) 森川昭廣, 森川　聖　編：標準小児科学　第5版, 医学書院, 2003

27) レノックス・ガストー症候群, 難病情報センター
http://www.nanbyou.or.jp/entry/4890 (9.12.2016)

28) 点頭てんかん（ウエスト（West）症候群）, 小児慢性特定疾患情報センター
http://www.shouman.jp/instructions/11-16-47/ (9.12.2016)

18章　小児歯科臨床と遺伝

1) 小佐野　満　ほか：小児科臨床　第54巻臨時増刊号, 診断と治療社, 1991

2) 遠藤文夫：III. 臨床から遺伝子へ臨床症状からのアプローチ, 小児科診療, 11:1777-1785, 1996

3) 田中克己　ほか：臨床歯科遺伝学, 医歯薬出版, 1981

4) 山村研一　ほか編：Molecular Medicine 臨時増刊号　―疾患モデルマウス―, 中山書店, 1994

5) 村松正實, 木南　凌　監：ヒトの分子遺伝学　第2版, メディカル・サイエンス・インターナショナル, 2001

6) 朝田芳信：遺伝子レベルからみた複根の謎, 東京都歯科医師会雑誌, 50(12):871-876, 2002

7) 朝田芳信：予防・口腔保健を実践するためのゲノムサイエンス, デンタルダイヤモンド, 29(1):41-44, 2004

8) Green GE：A study of the genetics of immunity to human dental caries, 41st General Meeting of IADR, 1963

9) Hunt HR et al：Inheritance of susceptibility to caries in albino rats (Musnorvegicus), *J Dent Res*, 23:385-401, 1944

10) Witkop CJ：Amelogenesis imperfecta, dentinogenesis imperfecta and dentin dysplasia revisited, problems in classification, *J Oral Pathol Med*, 17:547-553, 1988

11) Uematsu T et al：Mapping of affected gene (s) to dental caries susceptibility on mouse chromosome 2, *Ped Dent J*, 13(1):75-81, 2003

12) Shimizu T, Asada Y & Maeda T：Analysis of the coding region of MSX1 gene in familial tooth agenesis, *Ped Dent J*, 13(1):71-74, 2003

13) 柳澤正義, 阿部敏明, 多田　裕：小児科学　―遺伝と先天異常, 南山堂, 1996

14) 古庄敏行　ほか：臨床遺伝医学［I］, 診断と治療社, 1992

15) Vieira AR et al：Genome-wide scan finds suggestive caries loci, *J Dent Res*, 87(5):435-439, 2008

16) Shimizu T, Maeda T：Prevalence and genetic basis of tooth agenesis, *Japanese Dental Science Review*, 45:52-58, 2009

19章　治療時に留意すべき小児疾患

1) 赤坂守人　ほか編：小児歯科学, 医歯薬出版, 1996

2) 黒須一夫 編著：現代小児歯科学 —基礎と臨床—，医歯薬出版，1997

3) 柳澤正義 ほか：小児科，南山堂，1996

4) 薮田敬次郎 ほか：小児の治療指針，小児科診療，55増刊号，1992

5) 梶井 正 ほか：先天奇形症候群アトラス，南江堂，1996

6) 阿波彰一 ほか：小児疾患診療のための病態生理［I］，小児内科，21臨時増刊号，989

7) 西山茂夫：口腔粘膜疾患アトラス，文光堂，1982

8) 古庄敏行 ほか：臨床遺伝医学［I］，診断と治療社，1992

9) 古庄敏行 ほか：臨床遺伝医学［II］，診断と治療社，1992

10) 宮崎 正 編：口腔外科学，医歯薬出版，1989

11) Jones KL：Smith's Recognizable Patterns of Human Malformation 4th ed, WB Saunders, Philadelphia, 1988

12) McDonald RE & Avery DR：Dentistry for the child and adolescent, sixth edition, Mosoy, St. Louis, 1994

13) Wei SHY：Pediatric Dentistry-total patient care-, LEA & FEBIGER, Philadelphia, 1988

14) 酒井信明，植松 宏 ほか：障言者の歯科医療，医学情報社，1998

15) 小佐野 満 ほか編：小児科診療 第56巻増刊号，診断と治療社，1993

16) 大関武彦，古川 漸，横田俊一郎 編：今日の小児治療指針 第14版，医学書院，2006

17) 成富研二：先天性奇形症候群および遺伝性疾患データブック，診断と治療社，2001

18) 小児科診療増刊号，小児の症候群，1993

19) 梶井 正，新川詔夫，黒木良和，福嶋義光 編：先天性奇形症候群アトラス，南江堂，1996

20) 内山 聖 監：標準小児科学 第8版，医学書院，2013

21) 松岡瑠美子 ほか（日本小児循環器学会疫学委員会）：先天性心血管疾患の疫学調査—1990年4月—1999年7月，2654家系の報告，日小循誌，19：606-621，2003

22) 日本循環器学会 ほか：感染性心内膜炎の予防と治療に関するガイドライン（2017改訂版）(http://www.j-circ.or.jp/guideline/pdf/JCS2017-nakatani-h.pdf)

23) Nakatani S et al：Current characteristics of infective endocarditis in Japan, an analysis of 848 cases in 2000 and 2001, *Circ J*, 67：901-905, 2003

24) 宮崎 正 監：口腔外科学 第2版，医歯薬出版，2005

25) 一般社団法人日本障害者歯科学会 編，池田正一，黒木良和 監：口から診える症候群・病気，2012

26) 厚生省川崎病研究班：川崎病（MCLS，小児急性熱性皮膚粘膜リンパ節症候群）診断の手引き 改訂4版，1984

27) 日本小児内分泌学会糖尿病委員会：国際小児思春期糖尿病学会臨床診療コンセンサスガイドライン，2006-2008（日本語訳）

小児の口腔科学 第5版

2005 年 1 月 20 日	第 1 版第 1 刷発行
2007 年 3 月 20 日	第 1 版第 2 刷発行
2009 年 3 月 20 日	第 2 版第 1 刷発行
2011 年 3 月 20 日	第 2 版第 2 刷発行
2013 年 3 月 20 日	第 3 版第 1 刷発行
2015 年 3 月 1 日	第 3 版第 2 刷発行
2017 年 3 月 1 日	第 4 版第 1 刷発行
2019 年 3 月 1 日	第 5 版第 1 刷発行
2021 年 10 月 1 日	第 5 版第 2 刷発行
2023 年 3 月 1 日	第 5 版第 3 刷発行

編　者　　朝田　芳信
　　　　　大須賀　直人
　　　　　岡　　暁子
　　　　　清水　武彦
　　　　　仲野　和彦
　　　　　早崎　治明
　　　　　福田　　理
　　　　　星野　倫範
　　　　　森川　和政

発 行 者　　百瀬　卓雄

発 行 所　　株式会社 学建書院

〒112-0004　東京都文京区後楽 1-1-15-3F
TEL(03)3816-3888
FAX(03)3814-6679
http://www.gakkenshoin.co.jp

印刷製本　三報社印刷㈱

ISBN978-4-7624-4646-7